KB151855

HEADACHE

Sleep apnea headache
CADASIL
CSF fistula headache
Abdominal migraine
Occipital neuralgia
Chronic migraine
IIH Cluster headache
Cyclical vomiting syndrome
SUNA Dialysis
SUNCT headache
Post-ictal
MOH headache
Migrainous infarction
Primary stabbing headache
CGRP Chronic migraine
Cluster headache
MELAS
Cervicogenic headache
Headache attributed to traumatic injury
TAC
RCVS
RCVS
Migraine without aura

Diving headache
Tolosa-Hunt syndrome
Retinal migraine
Paroxysmal hemicrania
Vestibular migraine
ECT
NDPH
Primary cough headache
thunderclap headache
CVT
Nummular headache
hydrocephalus
Post-dural puncture headache
Neurostimulation
Status migrainosus
Migraine with aura
Hemiplegic migraine
Tension-type headache
Post-herpetic trigeminal neuropathy
Triptan overuse headache

2nd edition

두통학

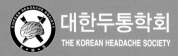
대한두통학회
THE KOREAN HEADACHE SOCIETY

군자출판사

두통학 `2nd edition`

첫째판 1쇄 발행 | 2009년 5월 24일
둘째판 1쇄 인쇄 | 2017년 6월 13일
둘째판 1쇄 발행 | 2017년 6월 23일
둘째판 2쇄 발행 | 2021년 7월 23일

지 은 이   대한두통학회
발 행 인   장주연
출 판 기 획   임경수
편집디자인   박선미
표지디자인   이상희, 안선주
일 러 스 트   유학영
발 행 처   군자출판사(주)
　　　　　등록 제4-139호(1991. 6. 24)
　　　　　본사 (10881) **파주출판단지** 경기도 파주시 회동길 338(서패동 474-1)
　　　　　전화 (031) 943-1888
　　　　　팩스 (031) 955-9545
　　　　　홈페이지 | www.koonja.co.kr

ISBN 979-11-5955-146-8
정가 89,000원

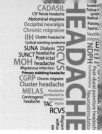

집필진 (가나다 순)

| 편집위원회

위원장	**김재문**	충남대학교병원
부위원장	**박정욱**	가톨릭대학교 의정부성모병원

위원	**김병수**	분당제생병원	**정재면**	인제대학교 서울백병원
	문희수	성균관대학교 강북삼성병원	**조수진**	한림대학교 동탄성심병원

간사	**차명진**	경찰병원

| 저자

기병수	대구 유니온병원		**안진영**	서울의료원
김병건	을지대학교 을지병원		**오건세**	대전병원
김병수	분당제생병원		**오경미**	고려대학교 구로병원
김성구	한림대학교 동탄성심병원		**이건희**	한림대학교 강남성심병원
김성택	연세대학교 치과대학병원		**이광수**	가톨릭대학교 서울성모병원
김수경	경상대학교병원		**이미지**	성균관대학교 삼성서울병원
김용재	이화여자대학교 목동병원		**이상봉**	가톨릭대학교 대전성모병원
김재문	충남대학교병원		**이윤진**	부산대학교 어린이병원
김지영	부산대학교병원		**이일근**	서울브레인신경과
김태석	가톨릭대학교 서울성모병원		**정경천**	강릉 동인병원
나정호	인하대학교병원		**정성우**	가톨릭대학교 인천성모병원
노영일	조선대학교병원		**정진상**	성균관대학교 삼성서울병원
도진국	대구가톨릭대학교병원		**정필욱**	성균관대학교 강북삼성병원
박광열	중앙대학교병원		**주민경**	한림대학교 강남성심병원
박성파	경북대학교병원		**최윤주**	전주예수병원
서종근	경북대학교병원		**한범기**	연세신경과의원
손종희	한림대학교 춘천성심병원		**한시령**	가톨릭대학교 성빈센트병원
송태진	이화여자대학교 목동병원		**황성희**	한림대학교 강남성심병원
신동진	가천대학교 길병원			

발간사

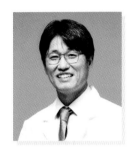

대한두통학회는 지난 2009년 두통학 초판 교과서를 출간한 이래 8년만에 개정판 교과서를 출간하게 되었습니다. 두통은 대부분 국민이 일생 중 한 번은 경험하는 매우 흔한 증상으로 대한두통학회의 역학조사에 의하면 1년간 두통 질환의 유병률은 60%에 달하였습니다. 최근 국제보건기구(world health organization)의 질병부담연구에서 한국에서 편두통은 모든 질환 중 장애를 안고 생활하는 기간(YLDs, years lived with disability)이 5번째로 긴 질환으로 조사 되었습니다. 또한 의료비용도 전체 통증 치료비의 약 3분의 1을 차지할 정도로 사회경제적 비용이 매우 큰 질환입니다. 하지만 두통환자 중 병의원을 찾는 사람은 10%에 불과하였고 대 부분의 환자는 본인의 두통을 신경성두통 또는 스트레스성두통 등으로 부정확하게 인식하고 있었습니다. 이러한 연구결과들은 한국에서 두통이 개개인의 사회, 경제적 활동에 심각한 장애를 초래함에도 불구하고 진단이나 치료 측면에서 아직 전문가를 통한 체계적인 관리가 안 되고 있음을 보여줍니다.

두통환자들이 제대로 된 진단과 치료를 받지 못하는 이유는 두통질환에 대한 보건당국과 국민들의 인 식부족과 함께 일차 진료의들이 두통 진단과 치료에 익숙지 못함에 기인하는 것으로 생각됩니다. 이러한 상황에서 두통질환의 체계적인 진단과 치료에 관한 국내 유일의 교과서인 '두통학' 개정판이 나오게 되어 저희 학회를 대표하여 매우 자랑스럽게 생각합니다. 두통학은 초판 이후 지난 8년간 진단과 치료측면에서 엄청난 변화가 있었습니다.

국제두통학회는 '국제두통질환분류' 개정판을 발표하였고 편두통과 군발두통 분야는 혁신적인 치료제 들이 개발되었고 새로운 진료지침도 발표되었습니다. 이번에 개정되는 두통학 교과서는 이러한 두통의 최 신지견을 제공하는 훌륭한 지침서가 될 것 입니다. 또한 내년 학회창립 20주년을 맞이하고 편두통진료지 침을 준비하는 시점에 교과서를 출간하게 되어 더욱 뜻 깊게 생각합니다.

마지막으로 이번 개정판 교과서를 위하여 열정과 수고를 아끼지 않으신 김재문 위원장님, 박정욱 부위 원장님과 차명진 간사님을 비롯한 교과서편찬위원회의 여러 위원들과 훌륭한 원고를 보내주신 모든 집필 진, 군자출판사 직원 여러분의 노고에 깊이 감사를 드립니다.

2017년 6월

대한두통학회 회장 **김 병 건**

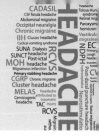

머리말

　2009년 대한두통학회에서 두통학 교과서를 발간한 이후 많은 선생님들의 성원과 격려로 두통학 2판을 발간하게 되었습니다. 두통은 인류와 더불어 오랜 역사를 갖고 있지만 다른 임상분야에 비해 연구가 길지 않은 편입니다.

　우리나라에서도 대한두통연구회를 발판으로 1999년부터 대한두통학회가 창립되어 그간 내적으로는 편두통 진료지침, 두통용어집, 국제두통질환분류 제 2판(ICHD-2) 및 제 3판 베타판(ICHD-3β)의 한국어판을 발간했습니다. 외적으로는 한일두통학회를 계기로 아시아-오세아니아 두통학회 창립의 주역을 담당하였으며 2회에 걸쳐 아시아-오세아니아 두통학회를 개최하여 대외적으로도 활동적이며 생산적인 학회임을 알릴 수 있었습니다. 특히 아시아-오세아니아가 국제두통학회에서 가장 주목 받고 발전하는 지역으로 자리매김하는데 열과 성을 다해 연구와 진료에 매진하신 두통학회의 동료, 선후배 선생님들께 깊은 존경의 마음을 보냅니다.

　이번에 개정된 두통학 2판에서는 2013년 발표된 국제두통질환분류 제 3판 베타판(ICHD-3β)을 근간으로 각각의 질병의 특성과 구체적이며 실제적인 진단 및 치료방법을 기술하려고 노력하였습니다. 국제두통질환분류 제 3판(ICHD-3)의 발간이 늦어지고 있고 각 분야에서 두통 환자를 진료하시는 선생님들께 더 이상 두통학의 새로운 발전을 전달해 드리기를 미루는 것이 옳지 않다는 판단에서 2판을 발간하게 되었습니다.

　이번 개정 교과서는 다소 전문적인 부분이 없지는 않으나 이는 두통이라는 학문을 이해하는 데 꼭 필요한 부분이라고 생각하였고, 진료현장에서 바로 실전가능하도록 집필하고자 노력했습니다. 따라서 1판에 비하여 그림이나 도표를 늘리고 대한두통학회 용어집, 대한신경과학회 용어집, 대한의사협회 의학용어집에서 가급적 익숙하며 평이한 용어를 사용하도록 노력하였습니다.

　교과서를 편찬하면서 먼저 ICHD진단기준을 만드는데 수고하신 국제두통학회 두통분류위원회의 노력에 경의를 표합니다. 아울러 1판 및 2판의 구성에 열과 성을 다해주신 정경천, 정진상, 이광수 두통학회 전회장님들, 그리고 아낌없는 지원을 해주신 현 김병건 회장님께 감사드립니다. 또한 1년이라는 짧지 않은 기간 동안 최선을 다해주신 박정욱 부위원장, 차명진 간사, 그리고 정재면, 조수진, 문희수, 김병수 위원님께 감사드리며 군자출판사 장주연 대표님과 조은희 대리님께도 감사말씀 전합니다.

2017년 6월

편집위원장 **김 재 문**

차례

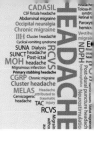

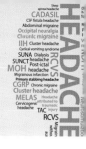

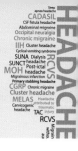

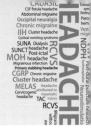

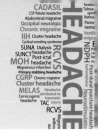

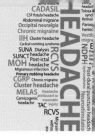

약어

약어	영문용어	한글용어
BOLD	blood oxygen level dependent	혈류산소수준
CADASIL	cerebral autosomal dominant arteriopathy with subcortical infarcts and leukoencephalopathy	카다실
CDH	chronic daily headache	만성매일두통
CGRP	calcitonin gene related peptides	칼시토닌유전자관련펩티드
CPH	chronic paroxysmal hemicrania	만성돌발반두통
CSD	cortical spreading depression	피질확산성억제
CTE	chronic traumatic encephalopathy	만성외상성 뇌병증
DHE	dihydroergotamine	디히드로에르고타민
FHM	familial hemiplegic migraine	가족반신마비편두통
GSPN	greater superficial petrosal nerve	큰얕은바위신경
HIT	headache impact test	편두통영향검사
ICHD	international classification of headache disorders	국제두통질환분류
ISI	insomnia severity index	불면증척도
MELAS	mitochondrial encephalomyopathy, lactic acidosis and stroke-like episodes syndrome	멜라스
MERRF	myoclonic epilepsy associated with ragged-red fiber	머프
MFPS	myofascial pain syndrome	근막통증증후군
MIDAS	migraine disability assessment	편두통장애평가
MMAT	menstrual migraine assessment tool	월경기편두통평가도구
NDPH	new daily persistent headache	신생매일지속두통
NRM	nucleus raphe magnus	큰솔기핵
NSAIDs	nonsteroidal antiinflammatory drugs	비스테로이드소염진통제
PAG	periaqueductal gray	수도관주위회색질

약어	영문용어	한글용어
PFO	patent foramen ovale	난원공개존
PTA	posttraumatic amnesia	외상후 기억상실
PVN	paraventricular hypothalamic nucleus	뇌실곁시상핵
RCVS	reversible cerebral vasoconstriction syndrome	가역적뇌혈관수축증후군
RVM	rostral ventromedial medulla	입쪽배내측연수
SAH	subarachnoid hemorrhage	거미막하출혈
SHM	sporadic hemiplegic migraine	산발반신마비편두통
SNPs	single nucleotide polymorphisms	단일염기다형성
SNRI	selective serotonin-norepinephrine reuptake inhibitor	선택세로토닌 노르아드레날린 재흡수억제제
SSRI	selective serotonin reuptake inhibitor	선택세로토닌 재흡수억제제
SSN	superior salivary nucleus	상타액핵
SUNA	short-lasting unilateral neuralgiform headache attacks with cranial autonomic symptoms	두개자율신경증상을 동반한 단기지속편측신경통형두통발작
SUNCT	short-lasting unilateral neuralgiform headache attacks with conjunctival injection and tearing	결막충혈과 눈물을 동반한 단기지속편측신경통형두통발작
TACs	trigeminal autonomic cephalalgias	삼차자율신경두통
TENS	transcutaneous electrical nerve stimulation	경피신경전기자극치료
TMS	transcranial magnetic stimulation	두개경유자기자극술
TNC	trigeminal nucleus caudalis	삼차신경꼬리핵
tSNS	transcutaneous supraorbital neurostimulation	경피안와위신경자극술
TTH	tension-type headache	긴장형두통
tVNS	transcutaneous vagus neurostimulation	경피미주신경자극술

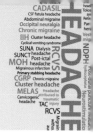

용어정리

한글	영문
가역적뇌혈관수축증후군	reversible cerebral vasoconstriction syndrome
가족반신마비편두통	familial hemiplegic migraine
개연무조짐편두통	probable migraine without aura
개연삼차자율신경두통	probable trigeminal autonomic cephalalgia
개연편두통	probable migraine
거대세포동맥염	giant cell arteritis
거미막하출혈	subarachnoid hemorrhage
결막충혈과 눈물을 동반한 단기지속편측신경통형두통발작	short-lasting unilateral neuralgiform headache attacks with conjunctival injection and tearing
경동맥박리	carotid artery dissection
경막천자후두통	post-dural puncture headache
경막하출혈	subdural hemorrhage
경추성두통	cervicogenic headache
고빈도삽화긴장형두통	frequent episodic tension-type headache
교대반신마비	alternating hemiplegia
구강안면통증	orofaical pain
구강작열감증후군	burning mouth syndrome
국제두통질환분류	International classification of headache disorders
군발두통	cluster headache
근막통증	myofascial pain
근이완제	muscle relaxant
근전도생체되먹임	EMG biofeedback
긴장형두통	tension-type headache

한글	영문
나비입천장신경절	sphenopalatine ganglion
난치성 만성편두통	refractory chronic migraine
냄새공포증	osmophobia
뇌간조짐편두통	migraine with brainstem aura
뇌경색이 없는 지속조짐	persistent aura without infarction
뇌기저형편두통	basilar-type migraine
뇌동맥박리	cerebral artery dissection
뇌정맥혈전증	cerebral venous thrombosis
뇌척수액	cerebrospinal fluid
단기지속편측신경통형두통발작	short-lasting unilateral neuralgiform headache attacks
단순진통제	simple analgesics
대상포진후신경통	post-herpetic neuralgia
대후두신경	greater occipital nerve
돌발반두통	paroxysmal hemicrania
돌발현훈	paroxysmal vertigo
동맥박리	arterial dissection
두개내압상승	intracranial hypertension
두개내압저하	intracranial hypotension
두개자율신경증상을 동반한 단기지속편측신경통형두통발작	short-lasting unilateral neuralgiform headache attacks with cranial autonomic symptom

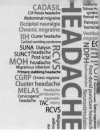

한글	영문
ㅁ	
만성군발두통	chronic cluster headache
만성긴장형두통	chronic tension-type headache
만성돌발반두통	chronic paroxysmal hemicrania
만성매일두통	chronic daily headache
만성편두통	chronic migraine
말초신경차단	peripheral nerve block
말초통증기전	peripheral pain mechanisms
망막편두통	retinal migraine
목신경얼기차단술	cervical plexus block
목혀증후군	neck-tongue syndrome
무균수막염	aseptic meningitis
무조짐편두통	migraine without aura
무해자극통증	allodynia
미세혈관감압술	microvascular decompression
ㅂ	
반신마비편두통	hemiplegic migraine
베타차단제	beta blocker
벼락두통	thunderclap headache
변형편두통	transformed migraine
보툴리눔독소A	botulinium toxin A
복부편두통	abdominal migraine
비정형안면통	atypical facial pain
빛공포증	photophobia

한글	영문
산발반신마비편두통	sporadic hemiplegic migraine
삼차시상로	trigeminothalamic tract
삼차신경꼬리핵	trigeminal nucleus caudalis
삼차신경통	trigeminal neuralgia
삼차신경혈관계	trigemino-vascular system
삼차자율신경두통	trigeminal autonomic cephalalgia
삼환계항우울제	tricyclic antidepressant
삽화군발두통	episodic cluster headache
삽화긴장형두통	episodic tension-type headache
삽화돌발반두통	episodic paroxysmal hemicrania
삽화편두통	episodic migraine
생체되먹이기 훈련	biofeedback training
생체행동 훈련	biobehavioral training
선택적세로토닌재흡수억제제	selective serotonin reuptake inhibitor
설인신경통	glossopharyngeal neuralgia
성행위와 연관된 원발두통	primary headache associated with sexual activity
세로토닌	serotonin
소리공포증	phonophobia
소아기교대반신마비	alternating hemiplegia of childhood
수도관주위회색질	periaqueductal gray
수면두통	hypnic headache
순수월경기무조짐편두통	pure menstrual migraine without aura
시각아날로그척도	visual analogue scale
시상하부	hypothalamus

ㅅ

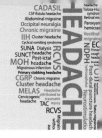

한글	영문
시신경염	optic neuritis
신경인성염증	neurogenic inflammation
신생매일지속두통	new daily persistent headache
안면신경신경통	facial nerve neuralgia
안와상신경차단술	supraorbital nerve block
약물과용두통	medication overuse headache
양성돌발사경	benign paroxysmal torticollis
양성돌발현훈	benign paroxysmal vertigo
에르고트	ergot
영아산통	infantile colic
외압력두통	external-pressure headache
요추천자	lumbar puncture
원발기침두통	primary cough headache
원발두통	primary headache
원발벼락두통	primary thunderclap headache
원발운동두통	primary exertional headache
원발찌름두통	primary stabbing headache
원형두통	nummular headache
월경관련무조짐편두통	menstrually related migraine without aura
월경편두통	menstrual migraine
유발점주사	trigger point injection
유발점통증	trigger point pain

한글	영문
이완훈련	relaxation training
인지행동요법	cognitive behavioral therapy

ㅈ

한글	영문
자발두개내압저하	spontaneous intracranial hypotension
재발성 통증성 안근마비신경병증	recurrent painful ophthalmoplegic neuropathy
저빈도삽화긴장형두통	infrequent episodic tension-type headache
저온자극두통	cold-stimulus headache
전정편두통	vestibular migraine
전초두통	sentinel headache
전형조짐편두통	migraine with typical aura
정맥동혈전증	venous sinus thrombosis
조짐편두통	migraine with aura
주기구토증후군	cyclical vomiting syndrome
중간신경통	nervus intermedius neuralgia
중추성 신경병증성 통증	central neuropathic pain
중추신경계혈관염	angiitis of central nervous system
지속반두통	hemicrania continua
지속특발안면통	persistent idiopathic facial pain
지연알코올유발두통	delayed alcohol-induced headache

ㅊ

한글	영문
척수삼차신경핵	spinal trigeminal nucleus
척추동맥박리	verterbral artery dissection
측두동맥염	temporal arteritis

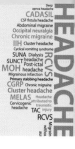

한글	영문
ㅋ	
칼시토닌유전자관련펩티드유발두통	CGRP-induced headache
코카인유발두통	cocaine-induced headache
ㅌ	
특발두개내압상승	Idiopathic intracranial hypertension
ㅍ	
편두통	migraine
편두통경색증	migrainous infarction
편두통유발발작	migraine aura-triggered seizure
편두통장애평가	migraine disability assessment
편두통지속상태	status migrainosus
편두통합병증	complication of migraine
피질확산성억제	cortical spreading depression
ㅎ	
항상성질환에 기인한 두통	headache attributed to disorder of homeostasis
혈관연축을 동반한 벼락두통	thunderclap headache with vasospasm
후두신경차단	occipital nerve block
후두신경통	occipital neuralgia
히스타민유발두통	histamine-induced headache

PART **1**

두통의 역사, 분류 및 역학

1

두통의 역사

정경천

1. 고대 국가들의 두통에 관한 기술

두통으로 고통받는 모습은 지난 수천 년 동안 변함없이 다양하게 묘사되고 있고 현생인류의 20만년사에 어느 세대에서도 경험해 오는 일이다. 환자들은 자신에게 일어나고 있는 증상이 무엇인지 모르면서 그 원인이 심각한 뇌질환이나 생명을 위협하는 무서운 질병이 아닐까 하고 두려워하며 긴 역사 속에 함께 하고 있다.

고대 메소포타미아, 이집트 및 그리스 신화에서도 두통으로 고통을 받는 극적인 모습이 주술적으로 기록되어 있다. 기원전 7세기 니니베Niniveh에 설립된 아슈르바니팔Ashurbanipal(기원전 669~631)의 도서관에서 앗수르-바빌론어로 번역되어 점토판에 그려진 기원전 3800년경 수메르인들의 것으로 보이는 서사시 한 구절이 발견되었고, "별빛처럼 번쩍거리고, 눈앞이 깜깜해지는……"이란 증상으로 오늘날 편두통migraine의 시각조짐과 같은 모습으로 기술되어 있다.

당시 이런 두통이 악마에 의해 생긴다고 믿어 주문이나 부적 등 다양한 방법으로 치료하였을 것이다. 이집트의 기록은 보다 구체적이며 편두통에 대한 신화적인 서술은 매우 인상적이다. 호루스Horus와 세트Seth 신들이 자신들이 겪는 두통을 불평하고, 호루스는 자신이 고통받는 편측두통을 더 이상 견딜 수 없어 이리스Iris와 네프티스Nephthys 여신들에게 하늘에서 새로운 머리를 내려주도록 빌게 하였다고 적혀 있다. 이 두통이 군집형, 삼차신경통trigeminal neuralgia, 국소감염이나 종양 등으로 구분되지는 않으나 기원전 1천년의 파피루스에 기록되어 있다. 비슷한 시기에 이집트에서 발견된 유골에서 톱으로 두개골을 자른 흔적이 있어 두통으로 뇌수술이 시행된 환자의 유골이라고 추정하며, 이는 이집트의 농민이나 노동계층에서 두통 환자의 앞머리뼈를 근세기까지 깊게 깎아내고 피를 흘리게 하는 치료가 시행되고 있어서 고대 이집트에서 뇌수술의 발달을 주장하기도 한다. 수술로 절개되어 구멍이 뚫린 것으로 추정되는 두개골

3

은 1867년에 페루의 묘지에서도 발굴되었고 유럽, 소아시아, 북아프리카와 미주 등 7000년 이전을 거슬러 선사시대 유적지에서도 발견되고 있다. 프랑스의 인류학자 브로카Paul Broca는 두개골에 시술의 상처가 치유된 것이며, 돌칼을 사용하여 출혈이 적었고 45분 내에 시행하여 생존율이 50%라고 추정하였고 이는 머리속에 갇힌 악마를 풀어주는 치료적 행위라고 믿었다고 설명하였다.

두통이 신의 저주라는 고대인들의 믿음은 기원전 4000년의 수메르인이나 이집트인들의 기록에서 자주 발견된다. 기원전 1200년 테베의 무덤에서 발견된 파피루스에는 편두통이나 신경통을 치료하기 위해 도자기로 만든 눈 모형이나 빨대를 물고 머리에 신들의 이름을 새긴 띠를 두르거나, 진흙으로 만든 악어 인형을 매달아 놓고 기도한다고 기록되어 있다. 신들에 드리는 제물과 마법의 상징성은 고대 그리스의 의학에서도 볼 수 있다. 기원 70년 엘더Elder는 두통 치료를 위해 교수대에 사용되는 올가미를 머리에 두르거나 붉은 실을 목에 묶고 조각상의 머리에서 부스러진 이끼를 제물로 이용해야 한다는 주장을 기록하였다.

고대 그리스의 기록들은 신화적 세계에 대한 내용과 함께 실제 임상경험을 바탕으로 한 의학적 태도와 당시의 철학적인 비평들을 담고 있다. 히포크라테스 전집에 두통은 발열, 구심, 구토, 코피, 경련, 그리고 여러 감각장애를 동반할 수 있는 위험한 질환들의 증상으로 기록되어 있다. 그리스 신화 속에는 제우스Zeus가 참을 수 없는 심한 두통을 호소하면서 대장장이의 신 헤파이스토스Hephaistos에게 도끼로 자신의 머리를 쪼개라고 명령하였다. 이러한 충격요법으로 그의 벌어진 두개골 안에서 두통의 원인으로 짐작되는 지혜와 전쟁의 여신인 아테나Atena가 탄생하였는데, 그녀는 이미 투구를 쓰고 손에 창을 든 갑옷 입은 성인이었다고 한다.

플라톤Plato의 대화록Charmides에 두통의 포괄적인 치료에 대한 언급이 있다. 소크라테스Socrates는 까다로운 성질을 누그러뜨리기 전에는 그의 두통에 대해 약을 주지 않을 것이며, 환자를 의뢰받았을 때 그의 정신을 치료한다는 동의서를 먼저 받으라고 하였다. 그는 사람의 눈과 머리를 함께 치유해야 하듯 육체를 치료하기 위해서는 영혼도 함께 치유해야 하며, 이 진리를 무시하면 치료는 실패라고 하였다.

라구스Largus의 고사에는 그리스에서 한 치료방법으로 전기 장어를 아픈 머리부위에 묶어두어 환자는 전기충격을 받고 고통에서 벗어나도록 하였다고 적혀있다.

고대인의 의학은 몸과 마음이 하나이며 질병을 징벌의 하나로 보는 극히 도덕적인 질병관념을 지키고 있었다. 히포크라테스Hippocrates of Kos(기원전 460~376) 시대부터 편두통의 성상에 대한 지배적인 사고는 인체는 불, 물, 공기, 흙의 4원소로 되어있고 그에 상응하는 혈액, 점액, 황담즙, 흑담즙에 의해 이루진다는 체액론과 다른 상대적인 이론으로 교감신경론이 있었다. 노랗고 검은 담즙이 지나치면 까다로운 감정, 냉소, 편견을 가지게 될 뿐 아니라, 구토성 두통으로 담즙을 토하고 내장이 뒤집힌다고 생각하였다. 그는 머리 반쪽에 시각장애와 동반된 심한 두통을 기술하였다. 로마시대에 의서를 쓴 셀수스Cornelius Celsus도 기원 후 30년에 이미 편두통에 대한 인식이 있었다. 갈레노스Claudios Galenos(130~201)는 4체액이 균형을 이루는 통일성에 대한 히포크라테

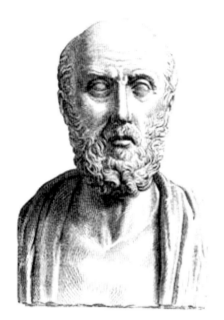

그림 1-1   Hippocrates of Kos (460~370 BC)

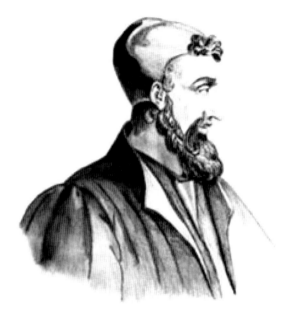

그림 1-2   Claudios galenos (129~216 AD)

스의 개념을 이어받았으며 평생 꾸준한 집필로 방대한 의학체계를 구축하였고 이후 천 수백 년 동안 유럽의학을 지배하면서 지대한 영향을 끼쳤다. 그는 담즙이 뇌를 자극해 편두통이 온다고 믿었으며 위장관에 과도한 체액을 뽑아내려고 방혈과 하제를 사용하였으며 몸 안에서 불순물과 독성물질을 제거해야 한다고 믿었다. 로마의 디오스코리데스Pedanius Dioscorides(40~90)는 그의 약물지De Materia Medica에서 당시 각각의 질병을 치료하는 특정한 식물들이 필히 존재한다고 믿었으며, 혈압을 떨어뜨리는 성분이 함유된 운향속ruta graveolens을 두통의 치료에 사용하였다고 하며 이는 두개혈관의 수축을 유도했을 것으로 추측된다.

2. 로마제국시대의 두통 분류

카파도키아출신의 그리스의사 아레타에우스Aretaios, Aretaeus는 2세기경 당뇨병을 처음으로 생생히 밝혔으며, 두통, 뇌전증, 히스테리 등 여러 신경학적 질환들을 기술하였다. 그는 두통을 만성적인 원인으로 두부에 갑작스런 동통이 일시적으로 수 일 동안에 걸쳐 경하게 오는 두통을 cephalalgia라고 칭하고, 장기간 지속되는 빈번하고 심한 두통을 cephalaea, 그리고 좌우측 관자부나 귀, 이마, 한쪽 눈, 반측 코, 두부에 국한되는 편측두통을 오늘날의 편두통과 같은 의미의 heterocrania로 구분하였고 그 원인은 차고 건조함에 있다고 보았다. 이 분류는 19세기까지 이어져 편두통과 긴장형두통을 구분하는 근간이 된다.

갈레노스는 의학, 해부학, 생리학과 다른 분야에서의 학문연구와 의학체계를 확립하여 평생 400권이

5

넘는 저술활동으로 17세기까지 중세유럽과 르네상스 뿐만 아니라 이슬람에까지 영향을 미쳤다. 그는 아레타에우스의 두통에 대한 임상적 서술과 병태생리이론을 발전시켜 편두통이 두개골조직을 자극하는 황색담즙에 기인하지만 이 유해물질들이 대뇌낫falx cerebri에 의해 차단되어 뇌와 뇌막의 반쪽에만 영향을 미친다고 설명하였다. 욱신거리는 동통은 뇌혈관에서 기인하고 긴장성의 동통그리스어로는 tonodes은 힘줄이나 신경에서 기인한다고 구분하였으며, 이는 현대의 긴장형두통 개념과 같다고 할 것이다. 편두통이란 단어는 갈레노스가 처음 사용한 편측두통hemicrania이란 단어에서 유래되었으며, 이는 프랑스에서 사용되어 16세기의 작가 의사인 라블레Francois Rabelais가 포화탄fire grenade에 비유하여 migraine이라는 용어로 시작되었다고 한다. 간에서 생성되어 편두통을 일으키는 황색담즙에 대한 갈레노스의 개념은 술을 많이 마시던 식민지 시대 프랑스에서는 migraine hepatique라는 용어로 남아 있게 되었다. 아레타에우스와 갈레노스는 동통이 눈과 뇌막에 심부통으로 나타나고 현훈과 동반되며, 심한 발한, 건막통, 구심과 담즙구토와 동반되어 환자를 장기간에 걸쳐 위험스럽게 하고, 암점scotoma과 현훈이 진동시각oscillopsia과 함께 나타난다고 기술하였다. 암점은 가끔 편두통의 시각조짐의 증상으로 오인되기도 하였으나 문헌적으로 그림자 진 어두운 눈shadow-eye이라는 뜻으로 사용되기도 하였다. 아레타에우스와 동시대 사람으로 펠롭스Pelops는 뇌전증에 앞서 나타나는 감각증상들을 조짐aura이라고 칭하였는데, 아레타에우스는 두통발생 전에 나타나는 조짐을 검보라색의 섬광이 시야에 나타나고 한꺼번에 뒤섞여 하늘에 무지개가 펼쳐진다고 기술하였다. 아우렐리아누스Caelius

Aurelianus는 편측두통과 crotophen을 현훈, 안통, 구역과 구토, 눈물, 이명과 함께 기술하였고, 7세기 그리스의 아에지나타Paulus Aeginata는 편두통의 유발인자들을 기술하였다.

3. 중세와 이슬람 의학에서 두통에 관한 기술

갈레노스 이후 중세기에 서양의학은 뚜렷한 발전이 없었다. 초기 동로마의 오리바시우스, 에티우스, 알렉산더Alexander Trallianus(525~605), 파울루스 등이 주로 고전들을 편집하였고 유럽에서는 성직자들이 주로 그리스 원전을 편집하고 해석하였다. 이 시기는 유럽 전역에 수도원이 설립되어 의학교육이 이루어지는 수도원 의학시대로 기독교 철학의 영향을 받아 질병은 죄와 악마 때문에 발생하고 치료는 기적적이고 종교적이며 마법적 관념이 되살아났으며, 주로 수도원에 환자들을 수용하였고 치료적으로는 약초의 재배가 고작이었다. 이 시대는 1130년 클레르몽 종교회의에서 수도사의 의료행위를 금지함으로써 막을 내렸다. 한편 아랍세계를 중심으로 그리스, 인도 의학이 전해져 중세 중기에는 발전된 이슬람 의학이 유럽으로 수입되었고 서양의학에 많은 영향을 끼쳤다. 대표적인 의학자로 라제스는 종교와 의료를 구분하고, 증상과 경과 관찰을 중시하며 특히 자연적 치유능력을 강조하고 식이와 환경위생을 중요시 하였다. 이슬람 의학은 갈레노스의 이론과 아리스토텔레스Aristoteles의 자연과학론의 융화를 시도하였으며, 이 시기에 두통을 기능적 장애로 이해하였던 그리스인들의 의학 전통이 비잔틴제국에서 지속되어 이슬람국가들에서 부활되었다. 6세기 비잔틴 제국의 알렉산더Alexander는 아레타에우스와 갈레노스의 주장을 바탕으로 자신의 경험을 통해 두통을 상세히 설명하였다.

10세기 페르시아의 위대한 과학자인 아비첸나Avicenna는 철학, 신학, 수학, 천문학, 의학 등에 정통하여 의학을 집대성하였으며 '캐논(의학규범)', '치료' 등 많은 저서를 남겼고, 갈레노스 의학과 아리스토텔레스의 철학을 함께 도입한 그리스 의학에 알렉산더의 기술을 융합하였다. 아비첸나는 뇌손상이나 유독물질과 관계없는 많은 두통을 관찰하였고, 감각둔화가 없으며, 두통이 어떤 소리나 빛, 냄새 자극에 의해 급격히 유발됨을 기술하였다. 그는 두통에 대해 병인에 따라 분류하였고 이는 11세기 바그다드에서 도식으로 요약되어 유럽에 널리 퍼져나갔다. 그밖에도 이븐 주르의 치료학과 음식에 관한 책이나 아블 카심의 의학편람이 집필되었으며, 아벤조아르, 아베로에스, 모세 마이모니데스 등이 활약하였다.

중세 후기에는 유럽 각지에 대학이 설립되어 의학을 주도하는 스콜라 의학의 시기였다. 12세기 이후 살레르노와 몽펠리에 의학교가 설립되고 파리, 옥스포드, 볼로냐, 파도바 등의 대학에 의과대학이 생겨 토론을 통한 의학교육이 중요시되었으나 역시 종교적이고 초자연적이며 관념적 사고가 우세하였다.

중세유럽의 의학 교육은 이슬람식 개념에 큰 영향을 받았으며, 빙엔Bingen의 성 힐데가르트Hildegard (1098~1179)가 쓴 '환영'에서 자신의 편두통에 대한 표현에서나, 연금술과 점성술에 심취된 알베르투스 마그누스Albertus Magnus(1206~1280) 등에 의해 주도된 당시의 실험적 자연과학에서도 여러 신비주의적인 개념이 내포되어 있었다. 힐데가르트는 뛰어난 지성과 음악 등 예술적 소양을 갖춘 수녀로 자신이 체험한 신비한 환영을 통해 위대한 영감을 얻었고 그녀의 작품을 통해 지그재그한 모양의 특이한 윤곽의 장식적인 도식은 편두통의 시각조짐 현상의 표현으로 편두통의 편측성에 대해 처음으로 설명한 임상가라고 할 수 있다.

중세 유럽에 신화적 요소가 아직 남아있어 질병을 잘못된 생활습관에 대한 신성한 징벌로 해석하였으며, 그 고통은 피할 수 없다고 생각하였다. 당시 사람들은 고통에서 벗어나려고 성지순례를 하고 질병 치료를 위해 특별히 제조된 혼합음료들을 마셨다. 800년경에는 두통치료를 위해 독수리의 머리와 사슴의 껍질을 섞어 가루로 만들어 기름에 녹인 혼합제를 코에 바르기도 하였다고 한다. 9세기 영국에서는 두통치료제로 말오줌나무의 즙, 암소의 뇌, 식초, 염소의 대변을 섞어 사용하여 위약효과를 기대하였다. 남미의 잉카에서는 두통치료를 목적으로 코카인이 함유된 코카액을 절개한 두피에 떨어뜨려 투여하였다. 아메리카 인디안들은 버드나무 껍질과 비버beaver의 고환 추출물을 섞어 만든 약물을 두통에 사용하였다고 하며 이는 살리실산염salicylate과 같은 성분이 포함되어 있었다.

4. 유럽 이외의 국가들에서 두통의 치료

중국 등 동양에서 두통 치료를 위한 전통적인 동양의학적인 치료방법이 근세기까지 명맥을 유지해 왔다. 침구치료는 그 권위서로 기원전 8세기부터 3세기까지 천 여년에 이르는 동안 수집된 치료적 문헌으로 인정되고 있는 황제내경黃帝內經에 집대성되어 있다. 동양인들은 두통을 신체에너지의 분포에 따라 구분하였으며, 치료 방법으로는 침술, 뜸, 요각, 한약재들과 함께 식이관리와 생활습관의 조절 등에 중점을 두어왔다.

내경에서부터 청대까지 두통을 칭하는 명칭으로 두통, 두풍, 미릉골통으로 구분되어 있으며, 그들을 병인, 동통의 부위, 수반된 증상, 기간, 좌우, 남녀의 차이와 개별의 예후에 따라 각각을 구별하여 설명하고 있다. 두통의 병인을 외인과 내인으로 나누고, 주로 풍한서습이 육경에 영향을 미쳐 나타나는 외적 요인이 있고, 기, 혈, 풍, 염, 간, 신 등이 내적 요인이 있다고 하였다.

조선시대의 허준(1539~1615)은 선조의 명을 받아 1610년에 의학서인 동의보감을 완결하였으며, 여기에서 기존의 두통에 대한 다양한 이론들을 정리하여 제시하였고 특징적인 증상과 소견에 따라 세분하여 이들을 정두통, 편두통, 풍한두통, 습열두통, 궐역두통, 담궐두통, 기궐두통, 열궐두통, 습궐두통, 진두통, 취후두통, 미릉골통 등으로 분류하였다. 두통의 원인들로 정, 기가 부족하고, 담음(노폐물)이 있으며, 귀, 코, 얼굴에 어떠한 문제가 있고, 상한, 온역, 학질 등이 있다고 하였다. 정두통은 머리가 아파서 눈과 목이 빠질 듯하고 뒷덜미가 당기는 통증으로 풍사가 뒷머리를 침범한 것이며, 편두통은 머리의 반이 차갑고 아픈 것으로, 오른쪽에 있는 것은 담과 열이고, 왼쪽에 있는 것은 풍과 혈허라고 하였다. 머리로 맑은 기운이 오르지 못하고 담음에서 생긴 탁기가 올라가 발생하는 담궐두통은 양 볼이 푸르고, 누렇고, 현훈이 동반하며, 눈감고 말하기를 싫어하며, 몸이 아래로 가

라앉으며 몽롱하여 토하려 하는 구역이 궐음과 태음의 합병이라고 설명하였는데 이는 오늘날의 편두통에 유사하다고 볼 수 있다. 기궐두통은 기혈이 허하여 사기가 거슬러 올라 머리가 아프고 귀가 울면서, 구규가 잘 통하지 않아 양쪽 태양혈의 통증이 심한 것이라고 하였다.

5. 과학적 의학변혁기의 르네상스 의학

인류가 자연과 인간에 관해 눈을 뜨며 문학과 예술의 영역에서 르네상스는 13세기에 시작되고 있었지만 의학적인 르네상스는 16세기에 이르러 안드레아스 베살리우스의 인체해부학이나 파라셀수스의 의약물학의 기초에 정립되면서 대혁신의 계기가 마련되었고 실증적 과학의 기초가 구축되었다.

박동성 두통이나 긴장성 두통은 15, 16세기에도 각각 혈관이나 신경의 변화로 기인된다고 보아왔다. 병리생태학적 연구로 현대의 두통 분류에서도 맥동성 두통은 편두통, 긴장성은 긴장형두통이란 형태로 존속한다. 갈레노스 총서에 대한 과학적 논증으로 인해 17세기의 변혁기에 의학의 새로운 단계로 진입하게 되었다. 근대 의학연구의 틀을 갖추고 혈액의 순환과 심장 작용으로 체순환의 본질을 밝힌 윌리엄 하비William Harvey(1578~1657)나 뇌신경과 근육 해부학의 선구자이었던 토마스 윌리스Thomas Willis (1621~1675)와 동시대의 연구자들은 갈레노스 의학을 계승하여 새로운 견해를 제시한 대표적인 인물들이다. 하비는 위와 뇌 사이에 신경지배의 손상이 편측두통의 원인이라고 하였다.

두통의 현대적 이해는 17세기에 이르러서 깨어나기 시작하였다. 찰스 르 포이Charles Le Pois(1563~1633), 토마스 윌리스, 그리고 요한 웨퍼Johann Wepfer(1620~1695) 등 신경학의 창시자들은 갈레노스의 이론을 보강하여, 뇌막과 두개강내 혈관들과 뇌신경들과의 관련성을 설명하였고, 조짐증상이 동반된 편두통을 기술하였다.

풍-타-무쏭 대학의 르 포이는 뇌전증, 히스테리, 편두통 등이 모두 두개강내 뇌질환들이며, 미열이 선행하는 자신의 편두통을 관찰하여 스트레스와 박탈감에 기인하고 위에서 발효된 수액이나 가스가 뇌로 올라가 생긴다고 주장하였다. 그는 12세 소녀의 뇌졸중 양상의 편두통 발작hemicraniae insultus을 기술하여, 왼쪽 관자부에 심한 두통에 이어 담즙 구토가 나타나며 저리고 뻣뻣해지는 한 손가락과 팔에 개미가 기어가고 산들바람이 스치는 듯이 이상감각이 선행하였고, 다음에 오는 발작은 심하지 않고, 사향과 같은 냄새와 함께 왼손에 저림이 있었다고 묘사하였다.

근대 신경학의 아버지라고 칭송되는 옥스포드 출신 토머스 윌리스는 체계적인 뇌 연구로 부검과 동물실험을 통해 정맥에 염료를 주사하여 국소 대뇌기능을 밝히려고 시도하였으며, 대뇌활동의 근원이 피질에 있으며 수많은 백질의 섬유로는 말초기관에 신호를 전달하는 통로임을 밝혀냈다. 교감이라는 고전적 개념으로 자궁이 몸속을 이리저리 움직이기 때문에 히스테리가 발생한다는 히포크라테스의 생각에서 벗어나 히스테리나 편두통, 다른 발작성 질환들이 뇌에서 온몸으로 전파된다고 보았다. 그가 1672년에 저술한 신경생리학과 신경질환에 관한 교과서에서 뇌 자체보다도 두개 내 혈관의 수축과 이어지는 확장으로 두통이 발생한다고 주장하여 근세기 두통의 혈관설에 보다 근접하였다. 그는 두통과 함께 오는 공복감fanes crania과 식습관의 변화, 느리게 확산되는 감각 증상들과 신경연축 등을 기술하였고 두통의 계절적 환경변화, 해와 달의 영향, 걱정 등과 관련되며, 견디기가 어렵고 만성적이지만 양성질환으로 보았으며 특발성이라고 하였다. 두통은 체질, 나이, 사회적 지위나 직업에 상관없이 발생하며, 그 치료에서 기존의 의학적 개념에 따르기보다는 두통에 대한 많은 경험적인 지식이나 치료방법들이 보다 유용하다고 주장하였다. 그의 업적으로 아레타에우스 시대 이후 처음으로 두통개념의 획기적인 발전이 이루어졌다.

샤프하우젠의 웨퍼는 윌리스의 뇌혈관계에 관한 개념을 보다 정립하여 뇌출혈과 혈관폐색을 기술하고, 동맥박동이 편두통발작의 병인으로 혈관벽을 느슨하게 하고 혈류를 정체시키며 혈관에서 조직으로 통과되는 혈장의 흡수를 방해한다고 주장하여 오늘날의 이해에 근접하였다. 웨퍼는 각종 동물들에 약물을 투입하며 실험적 약물학과 독물학의 개념을 구축하였고, 비소arsenic, 안티모니antimony, 수은의 사용위험을 경고하였으며, 삼차신경통, 경막하출혈, 기저편두통basilar migraine, 그리고 편두통성경색증migrainous infarction 등이 그의 저서에 기술되어 있다. 그는 편두통의 시각조짐의 증상을 처음 언급하였으며, 이 편두통의 시각조짐에 대하여 1723년 아브라함 바터Abraham Vater(1684~1751)의 학위논문에 일과성 반맹이 첫 증례라고 알려졌으나 이는 동시대의 하이니크Johann Heinicke에 의해 동반된 편두통은 없었다고 밝혀져, 1727년 티소Samuel Tissot(1728~1797)에 의해 인용된 웨퍼의 편두통 증례에서 보인 시각조짐에 대한 언급이 가장 오래된 보고가 된다.

6. 18세기 신경학 교과서에 서술된 두통

레이덴Leiden 대학에서 인본주의 임상교육의 창시자로 당시 유럽의 의사로 추앙받던 네델란드의 헤르만 부르하버Herman Boerhaave(1668~1738)와 그의 제자들인 알프레이트 폰 할러Albrecht von Haller(1708~1777), 스웨덴의 칼 폰 린네Carl Linne(1707~1778), 로버트 휘트Robert Whytt(1714~1766)와 그의 뛰어난 조수였으며, 후에 비엔나 의과대학을 창설한 제라드 반 스위텐Gerard van Swieten(1700~1772) 등을 중심으로 신경학 교과서들의 간행을 통해 19세기 두통 연구의 근간을 이루고 있었다. 부르하버와 반 스위텐이 저술한 히포크라테스의 잠언에 대한 5권의 주석은 실용의학서로 영향력이 매우 컸다. 그들은 니콜라스 튈프Nicolaes Tulp(1593~1674)가 이미 언급한 바 있는 군발두통cluster headache을 구체적으로 기술하였다. 스코트랜드의 휘트는 신경계 질환들은 신체 여러 부위 간에 공감의 결과라고 하였다. 뇌와 척수는 공감의 근원이고, 정신은 신경들을 따라 전신에 퍼지고, 영혼이 몸과 삶과 생명을 제공하며, 이는 뇌의 기능이라고 하였다. 신경장애로 인한 감수성은 갑작스런 날씨변동, 잘못된 식이, 피로, 심한 감정변화, 일상적 배출의 억제 등으로 뇌혈관 직경이 달라지는 혈관반응으로 나타나며, 편두통 환자에서 혈관의 지속적 연축이나, 수축과 이완의 교대로 인하여 통증과 압박감, 그리고 관자부에 맥동감으로 나타난다고 하였다. 웁살라 대학의 칼 폰 린네는 식물학자로서 생물분류의 기초 마련에 기여하고 의학자로서 질병들을 분류하였다. 몽펠리에 대학의 프랑수아 보이져 드 소바제스Francois Boissier de Sauvages(1767~1706)도 식물학자로서 그들의 분류체계에 따라 편두통을 포함하는 모든 인류의 질병분류를 시도하였고, 두통도 구분하였고 뇌막혈관에 종창을 언급하였다. 포다이스John Fordyce는 1758년 그의 편두통 책에 처음으로 다뇨와 월경 전의 우울을 동반한 편두통을 기술하였다.

로잔의 티소Samuel Tissot(1728~1797)는 당시의 기본서로 인기서적이었던 신경과 신경 장애에 관한 논문에서 편두통 연구에서 자신의 관찰과 르 포이, 웨퍼, 윌리스 등의 편두통에 대한 견해를 종합하여, 편두통을 극심한 두통이 주기성이 있고 편측성이며 급작스럽게 생긴다고 요약하였다. 편두통에 대한 다른 여러 견해들이 당시에 제시되었으며, 포도주를 끊고 편두통으로부터 벗어난 티소의 친구 폰 할러는 편두통이 위장의 자극에 의하여 미주, 삼차신경들을 경유한 상안와 신경의 반응으로 기인한다고 하였고, 티소는 그 책에 위나 위장장애로 편두통이 기인한다는 근거로 윌리스의 갈등이론에 동의하였으며, 편두통의 조짐증상들과 함께 반맹을 포함한 시각적인 선행증상들을 섬광과 번쩍거리는 허상들로 기술한 바 있는 웨퍼의 표현을 인용하였다.

삼차신경통을 처음 밝혀낸 런던의 존 포터길John Fothergill(1712~1778)은 식물학자로 편두통이 특발성이나 위에서 기인하며 처음으로 식이와 관련하여 초코렛이 두통을 유발할 수 있다고 하였으며, 시각조짐에 대하여 요새형상 'fortification'이라고 그려 시야에 지그재그한 성채나 빛나는 수호천사들에 에워싸여 하나로 눈부시게 반짝이는 모습으로 자신이 겪었던 두통에 동반된 증상을 기술하였다.

7. 19세기 신경혈관설의 대두

실험신경생리학의 발전은 19세기 편두통의 임상 연구에 커다란 영향을 미쳤다. 이전에는 신체증상과 정서적인 증상들을 구분하지 않았으나 19세기에 들어서면서 편두통에 대한 조짐과 주로 신체적인 증상들에 대한 뛰어난 묘사들이 많았다. 헤버든William Heberden, 월라스턴Wollaston, Wheatstone, 애버크롬비Abercrombie, 피오리Piorry, 패리Caleb Hillier Parry, Brewster, 롬버그Romberg, 시먼즈Symonds, 홀Hall 등이 있었고, 그 외에도 천문학자 허셜Herschel Lazaroff과 에어리Hubert Airy부자 등도 직접 겪었던 두통경험이나 현상을 자세히 설명하였다. 그러나 19세기의 이론들도 보편성이 부족하였고, 보다 구체적이지만 지엽적인 병인에 관심을 보여 염증, 다혈증, 뇌울혈에서 뇌동맥의 수축과 팽창 등에 이르는 혈관이상이나, 뇌하수체의 부종, 눈의 부종, 유전적 결함, 월경, 수음이나 다른 자가 중독, 전염성 병소 등 매우 국소적인 요소들이 언급되었다.

파리를 중심으로 피에르 아돌프 피오리Pierre Piorry(1794~1879)가 만들어 낸 안성편두통migraine ophtalmique(1835)은 대중적 용어가 되었으며, 이를 삼차신경가지를 침범하는 홍체iris신경통이라고도 하였다. 그러나 루이스 토마스Louis Thomas는 1887년 이를 부정하고 안성편두통이 단독질환이라기 보다는 시각조짐 증상들이 흔히 일반편두통 환자에게서 자주 볼 수 있어 안검부종, 결막충혈이나 다른 말초 안증상들을 안성편두통의 기준으로 이용될 수 있다고 하였다. 패리는 1789년 일측 경동맥의 압박으로 동측의 편두통이 소실됨을 관찰하여 혈관요소를 강조하였다.

시베킹Sieveking, 리베잉Liveing, 잭슨Jackson, 가워스Gowers 등은 런던에서 20세기까지 편두통을 경련발작과 관련된 질병으로 이해하려고 시도하였다. 에드워드 시베킹Edward Sieveking(1816~1904)은 1858년 그가 발표한 두통도표에 뇌전증환자의 66%에서 두통이 함께 있어 두통완화의 목적으로 당시 항경련작용이 있는 브롬화물bromide의 투여를 시도하였다. 빅토리아시대의 리베잉Edward Liveing(1832~1919)은 1873년 편두통을 변성장애로 보았고 시상이나 교감신경계를 지배하는 뇌에서 발생하는 '신경폭풍nerve-storms'이라고 칭하였으며 편두통은 갑작스런 심한 두통이며 점진적으로 상호 변형된다고 하였다. 그는 많은 두통발생이 갑작스럽지만 항상 편측성이지 않으며, 다소 경미하여도 편두통으로 분류하였고, 이는 가워스 등과 함께 흔하고 다소 약한 혈관운동성 일상의 두통cephalaea vasomotorica으로 구분하고 편두통과 밀접하게 관련된다고 보았으며, 편두통, 졸도, 혈관미주신경발작, 현훈, 수면장애, 뇌전증, 불면이나 다른 신경계 질환들이 여러 이론들로 서로 관련된다는 다소 느슨한 개념이었다. 윌리암 가워스William Gowers(1845~1915) 등은 1907년 확장된 뇌전증이라는 용어를 사용하여 그들이 자세히 묘사한 많은 발작들을 분류하려고 하였다.

존 잭슨John Jackson(1835~1911)은 1888년 대뇌피질에 이상 방전의 병소가 있느냐에 따라 그 근거가 되고 편두통은 뇌전증과 구분되지만 같은 부류로 연관되며 또한 그 차이를 간과하지 않도록 강조하였다. 독일의 폴 뫼비우스Paul Moebius(1853~1907)는 1898년 이에 유사한 용어로 편두통지속상태status migrainosus를 사용하였다. 가워스 등의 편두통이 뇌전증의 경계부에 있을 것이라는 견해는 와일더 펜필드Wilder Penfield(1891~1976)와 허버트 재스퍼Herbert

Jasper(1906~1999)에까지 이어지고 있었으며, 편두통에도 비소가 지난 세기 동안 사용된 사실도 편두통이 뇌전증발작과 연관될 것이라는 추정에서 비롯되는 것이다. 최근 편두통에 효과적 예방치료제로 depakine과 gabapentin 등이 인정되기 수십 년 이전부터 일부 소아과의사들은 편두통치료에 항경련제을 투여하여 왔다.

파리의 클로드 베르나르Claude Bernard(1813~1878)는 교감신경계가 몸의 내적 환경을 조절하는 역할을 하며 찰스-에드와드 브라운-세카르Charles-Edouard Brown-Sequard(1817~1894)와는 독자적으로 1800년대에 동물에서 교감신경축을 자르면 동맥의 무긴장증atonia이 온다고 밝혔다. 편두통의 병인으로 알려진 혈관운동설은 웨퍼Wepfer의 관찰과는 별도로 편두통이 관자부나 경동맥을 손으로 압박하여 소실될 수도 있다는 갈렙 패리Caleb Parry(1755~1822)의 관찰에 근거를 두고 있다. 두통발작과 동맥충혈에 대한 패리의 가정과 1949년 두개부의 정맥울혈Hall's phlehisrnus에 대한 마셜 홀Marshall Hall(1790~1857)의 개념에 뒤이어, 베를린의 에밀 뒤 부아 레이몬드Emile Du Bois-Reymond(1818~1896)는 신경 활동전위 등 실험적 전기생리학을 발전시켰으며 편두통으로 창백해지는 자신을 통해 1860년 혈관 수축을 일으키는 경부 교감신경의 과다활동으로 편두통이 발생하며 그 주기성과 동반되는 위장장애를 강조하였다. 반대로 브라운-세카르는 경부 교감신경성 마비로 혈관수축이 소실되고 혈관이 확장되어 편두통이 온다고 주장하여, 베를린의 임상의 뮬렌도르프Moellendorf는 1867년 교감신경계의 마비로 편두통이 오며 이 발작중에 망막혈관들이 확장됨을 관찰하였고 얼굴이 붉어지는 두통 환자들을 '붉은' 편두통이라고 기술하였

다. 스위스의 자코드Sigismond Jaccoud(1830~1913)는 경부 교감신경의 과활동 시기에 이어지는 기능의 피로로 설명하였다.

그 동안 개별적인 경험에만 의지하여 열악했던 편두통의 치료에 에르고트ergot제제의 투여는 적어도 1862년 이전에 알려졌으며, 영국의 워크스Edward Woakes는 1868년 교감성 소실로 인해 혈관이 확장되는 편두통에 에르고트제제를 처음 추천하였다. 독일에서 오이렌버그Albert Eulenburg(1840~1917)는 1878년 신경학 저서에서 에르고트제제의 치료효과를 언급하였고, 1883년 붉은혈관마비형 편두통에 에르고타민을 피하주사하였다. 오이렌버그와 캠부리지의 라탐Peter Latham 등에 의한 편두통의 교감신경 활동에 대한 서로 상반된 이론 및 혈관수축과 확장이 복합적으로 작용한다는 견해들은 20세기까지 이어져 편두통의 자율신경 혈관운동설은 서로 양분되어 발전된 이론으로 그 동안 우세하게 받아들여졌다. 오이렌버그에 의해 비난받았던 롬버그Moritz Romberg의 신경통설은 삼차신경, 비강, 경부, 근육, 경막, 분비선, 뇌피질, 신경독성 등의 고대 갈레노스주의로부터 이어져와 근세기에 관심이 되고 있다. 폴란드의 에드워드 프라타우Edward Flatau(1868~1932)는 모든 현상을 밝힐 수 있는 어떠한 신경통설도 없다고 하였다.

8. 20세기 세로토닌 연구와 트립탄의 출현

데일Henry Dale은 1906년 에르고트ergot 추출물의 교감신경 억제효과를 밝혔으나 다양한 알카로이드

성분들의 혼합물이므로 그 치료를 신뢰할 수 없었다. 독일 산도스Sandoz사의 스톨Arthur stoll은 1916년 순수 에르고타민ergotamine을 생산해내면서, 스위스, 독일, 미국 등에서 편두통에 관한 임상 연구가 활발히 진전되었다. 산도스사의 로틀린Ernst Rothlin은 에르고타민의 항아드레날린성 작용이 편두통에 교감신경성 흥분기전을 억제한다고 생각하였고, 그의 동료인 취리히의 마이어Hans Maier는 1925년에 편두통에 적용하였으며, 독일의 트라우트만Trautmann(1928)은 위약 대조군 실험으로 이를 확인하였다. 새로운 약물출현의 이차 효과로 두통학은 임상적인 관찰과 실험결과들에 근거하여 집필된 해롤드 울프Harold Wolff (1898~1962)의 '두통과 다른 두부통증Headache and Other Facial Pain'은 두통학을 대표하는 고전적인 교과서에서 뛰어난 설명으로 이어지며, 1956년 ad hoc 두통분류를 위한 체계적인 연구가 시작되었다. 편두통의 혈관설은 울프 등의 견해로 편두통의 조짐증상은 두개내 혈관수축에 의해, 그리고 두통 자체는 뒤이은 관자동맥 등 두개외 혈관의 확장에 의해 발생한다는 가설이었다.

에르고타민의 치료 효과에 대해 미국에서도 호르톤Bayard Horton은 편두통의 혈관확장을 막은 에르고타민의 혈관수축효과를 믿었다. 울프와 투니스M. Martin Tunis는 에르고타민에 의해 편두통이 완화되고, 관자동맥에서 측정된 맥박폭이 감소함을 관찰하였다. 그러나 1951년 호르톤과 그래함Tom Graham은 에르고타민의 빈번한 사용은 '에르고트 주기ergot cycle'를 유발하며 에르고타민의 반복 투여를 필요로 하는 에르고트 중독ergotism으로 이러한 악순환의 반복은 에르고타민의 중단 이외에 어떤 치료에도 저항하는 약물 유발성 만성두통을 유발하며 이와 함께 편두통 발

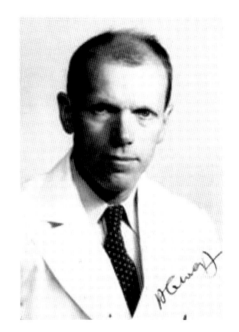

그림 1-3 Harold G Wolff (1898~1962)

작을 그치게 하는 다른 신속한 완화약물의 개발이 절실하게 되었다. 그 후 산도스사는 에르고타민과 카페인의 복합제를 개발하여 편두통발작에 특이한 약물로 판매하였다. 이런 에르고트의 함수화합물을 사용하여 에르고타민의 혈관수축작용을 억제하면서 여전히 편두통에 대한 치료 효과를 기대할 수 있게 되었다. 진통제 남용으로 만성두통을 앓는 많은 편두통 환자들이 진통제를 에르고타민으로 대체하는 치료를 받았으며 이를 보다 더 안전하다고 보았으나 여러 나라들에서 에르고트 중독이 발생되어 환자들에게 에르고타민을 다른 진통제로 다시 대체하게 되었다. 시큐테리Federiqo Sicuteri와 란스James Lance, 그리고 안토니Michael Anthony 등의 연구로 신경전달물질인 세로토닌serotonin이 편두통발작의 경과와 조절에 역할을 밝혀내어 세로토닌길항제인 메티세르지드methysergide를 산도스사는 편두통의 예방제로 개발하였다.

에르고트 약물들의 상반된 효과들로 세로토닌 수용체들의 다른 속성들이 밝혀지게 되었다.

레이Bronson Ray와 울프는 1940년 통증에 민감한 두개내부 구조물을 발표하였고, 미국의 레슬리Karl Lashley(1890~1953)가 1941년 자신의 편두통을 경험하면서 시각 조짐증상을 대뇌구조와 연관하여 대뇌피질에서의 속도를 분당 2~3 mm로 계산하였으며, 이런 현상을 1944년 레오Aristides Leao는 피질확산성억제cortical spreading depression라고 발표하였다. 비엔나의 스위텐이 처음 기술한 중복되는 두통을 1952년 미국의 쿤켈Charles Kunkle은 군발두통cluster headache으로 명명하였다. 1961년에 비커스태프Edwin Bicker-staff(1920~2008)가 뇌기저동맥편두통을, 1976년에는 사스타드Antonaci Sjaastad가 만성돌발반두통chronic paroxysmal hemicrania을 각각 발표하였다.

1920년대에 알러지학에 대한 관심과 인기에 힘입어 편두통과 천식이나 두드러기와의 관련성에서 기인된 식이 알러지에 대한 관심이나 1940과 1950년대 셀리에Hans Selye의 스트레스질환에 대한 연구와 함께 정신신체장애로 보려고 한 시도 등은 아직도 미제로 남아있다. 세로토닌, 프로스타글란딘, 내인성 오피오이드 시스템, 생물학적 일중주기의 기능 등에 관한 연구들이 편두통에 관한 우리의 숙제를 풀어내는 한 열쇠가 될 수도 있겠으나, 유발된 편두통 발작의 실험에 적절한 동물모델이 아직 없다는 점이 실험적 연구를 더디게 하고 있다.

세계대전 후 통증클리닉의 발전과 함께 미국과 런던, 코펜하겐, 플로렌스, 취리히 등 유럽 각처에 편두통클리닉들이 개설되기 시작하고, 두통 전문가들의 국제적 모임이 구성되었다. 미국 국립보건원NIH의 ad hoc 위원회에서는 1956년 두통 분류 및 진단기준이 제정 발표되어 이후 국제두통학회International Head-ache Society, IHS의 두통분류가 나오기까지 널리 사용되었다. 코펜하겐의 제스 올센Jes Olesen 등이 중심이 되어 1988년 국제두통학회에서 두통분류와 진단기준을 발표하였으며, 이 이후의 편두통의 역학조사는 신뢰성을 가질 수 있게 되었으며, 서로 비교 가능한 연구들이 나오게 되었고, 2013년에는 제 3판을 간행하였다.

1980년부터 영국의 패트릭 험프리Patrick Hum-phrey는 에르고타민과 메티세르지드가 두개내 혈류에만 특이적으로 작용함을 증명하고, 이를 기반으로 선택적 세로토닌 수용체 작용제이며 편두통발작에 에르고타민을 대체하는 첫 트립탄제이기도 한 sumat-riptan을 개발하였다. 1991년 sumatriptan의 효과에 대한 환자 대조군 연구가 발표되었는데, 이는 분자생물학 등 기초의학의 눈부신 발달에 힘입은 대가이다. 트립탄제들은 처음에 혈관수축효과에 의한 것으로 믿었으나 그 후의 근거들은 그들의 신경계에 대한 작용이 편두통의 치료에 있어서 결정적 요소로 밝혀졌다. 올센 등은 1981년 이후 제논Xenon 흡입을 이용한 뇌혈류연구에서 편두통의 급성기두통이 혈관수축이 계속되고 있는 상황에서도 발생할 수 있으며, 혈관이 확장되고 있는 상황에서도 두통이 사라질 수 있다는 것을 증명하였고, 닐 라스킨Neil Raskin 등은 뇌기저부의 수도관주위회색질periaqueductal gray에 통증을 제거하기 위한 장치를 삽입한 환자들에게서 조짐이 있는 편두통과 같은 현상이 일어나 편두통이 뇌실질에서 발생될 수도 있음을 보여주어 편두통의 혈관설에 반론을 제기하였다. 하버드대학의 마이클 모스코위츠Michael Moskowitz 등은 일련의 동물실험을 통해 편두통이 두개내 혈관의 이상 확장으로 지배하는 감각섬유의 흥분으로 조직의 멸균성 신경염증과 직접적인 연관이 있음을 밝혀냈다. 1993년 가족반신마비편두통familial hemiplegic migraine의 원인 유전자 위치가 밝혀졌고, 편두통의 중요 현상이 신경영상학적으로 관찰되어 주목을 받기 시작했지만 이의 과학적 기초연구는 아직 초기단계라 하겠다.

새로운 의학은 20세기말에 이르러 뇌혈류의 연구, 컴퓨터 영상의학과 함께 수용체의 생화학, 분자생물학 등 신경생물학의 발달 등으로 두통에 대한 이해를 증대시켰으나 그 진실은 대부분이 아직 베일에 가리어 있어서 무엇이 두통을 일으키는가에 대한 고대인들로부터 시작된 질문에 만족스런 답을 얻으려면 우리는 이 분야에서 풀어야 할 산적한 숙제들이 도처에 널려 있음을 감지하게 될 것이다.

참고문헌

1. Adams F. The extant works of Aretaeus the Cappadocian. printed for the Sydenham Society. London: Wertheimer & Co, 1856.
2. Borghouts JF. The magical texts of papyrus Leiden I 348. Leiden : Brill, 1971;15-24.
3. Celantano DD, Stewart WF, Lipton RB, Reed MI. Medication use and disability from severe headache: a national probability sample. *Cephalalgia* 1991;11:105.
4. Critcheley M. Migraine from Cappadocia to Queen Square, First Sandoz Memorial Lecture. In: Smith R. *Background to Migraine*, London: Heinemann, 1967;28-39.
5. Headache Classification Committee of the International Headache Society (IHS). The international classification of headache disorders, (beta version) *Cephalalgia* 2013;33: 629-808.
6. Humphrey PPA. The Discovery and development of the triptans, a Major Therapeutic Breakthrough. *Headache* 2008;48:685-687.
7. Isler H, Agarwalla P, Jagella C. Differential diagnosis of headaches in the 16th century: Bouhahylyha Byngezla's system. *Cephalalgia* 1998;18.
8. Isler H. Applied history of medicine. *Headache* 1986;26: 115-117.
9. Isler H. Episodic cluster headache from a textbook of 1745: Van Swieten's classic description. *Cephalalgia* 1993;13: 172-174.
10. Isler H. Johan Jakob Wepfer(1620-1695): Discoveries in headache. *Cephalalogia* 1985:424-423.
11. Isler H. Thomas Willis' two chapters on headache of 1672: a first attempt to apply the "new science" to this topic. *Headache* 1986;26:95-98.
12. Karbowski K. Samuel Auguste Tissot(1728-1797). His research on migraine. *J Neurol* 1986;233:123-125.
13. Kochler PJ. Etiology and pathophysiology of headache in the early 17th century, as illustrated by the work of Johan van Beverwijck. *Cephalalgia* 1997;17:817-821.
14. Koehler PJ, Isler H. The early use of ergotamine in migraine. Edward Woakes' report of 1868, its theoretical and practical background and its international reception. *Cephalalgia* 2002;22:686-691.
15. Lance JW. *Mechanism and Management of Headache*, 4th ed. London: Butterworths, 1982.
16. Olesen J, Larsen B, Lauritzen M. Focal hyperemia followed by spreading oligemia and impaired activation of rCBF in classic migraine. *Ann Neurol* 1981;9:344-352.
17. O'Conor J, Bensky D. Acupuncture: *A Comprehensive Text* 4th ed. Seattle: Eastland Press, 1985:624-626.
18. Patsioti I. Alexander of Tralleis on headache. *Cephalagia* 1998:18.
19. Pearce JMS. Historical aspects of migraine. *J Neurol Neurosurg Psychiatry* 1986;49:1097-1103.
20. Pearce JMS. Is migraine explained by Leao's spreading depression? *Lancet* 1985;2:763-766.
21. Penfield W, Jasper H. *Epilepsy and the functional anatomy of the human brain*. Boston: Little, Brown & Company, 1954.
22. Pietrobon D, Moskowitz MA. Pathophysiology of migraine. *Annu Rev Physiol* 2013;75:365-391.
23. Sacks OW. *Migraine: Evolution of a Common Disorder*. London: Faber & Faber, 1970.
24. Sacks OW. *Migraine: Understanding a Common Disorder*. Expanded and Updated, University of California Press, 1985:253.
25. Silberstein SD, Lipton RB, Dalessio DJ. *Wolff's Headache and other head pain*, 7th edition. New York: Oxford University Press 2001.
26. Symounds CP. The circle of Willis. *Br Med J* 1955;1:119-122.
27. Taylor J. *Selected writing of JH Jackson*, Vol. 2. London: Staples Press, 1958:153:371-372.
28. Waeber C, Moskowitz MA. Migraine as an inflammatory disorder. *Neurology* 2005;64(Suppl 2):S9-15.
29. Williams R. Jes Olesen: The people's neurologist. *Lancet Neurol* 2010;9:1050.

2

두통의 진단과 분류

김재문

1. 두통의 진단

두통은 신경과 영역에서뿐 아니라 의학의 모든 진료분야에서 가장 흔한 임상증상 중 하나로 높은 유병률이나 반복적 혹은 지속적인 두통으로 인한 사회적인 생산성의 하락, 환자의 삶의 질 저하 등을 유발하는 심각한 질환이다. 또한 적절한 진단이나 치료가 소홀히 다루어 지는 경우가 흔하여 범세계적인 문제로 대두되고 있다. 더구나 편두통migraine만으로도 세계질병부담global burden of disease의 일곱 번째에 해당한다는 사실은 의학에서 두통의 중요성을 시사한다고 할 것이다.

미국의 경우 한해 1,800만 명 이상의 환자가 두통을 주 증상으로 병원을 찾으며 이는 인구 1,000명 당 43.2명에 해당한다. 이는 두통이 두경부 질환뿐 아니라 전신질환, 환자의 성격이나 사회경제적인 요인 등 여러 원인에 의하여 나타날 수 있기 때문이다. 또한 대부분의 두통은 심각한 문제를 일으키지 않기 때문

에 의사는 단순히 두통을 완화시키는 것을 진료의 목적으로 하게 되는 경우가 적지 않다. 실제로 대부분의 두통이 대뇌의 구조적인 원인질환에 의한 경우보다 두통 그 자체가 질환인 경우가 흔하므로 자세하고 체계화된 병력의 청취와 이학적 및 신경학적 검사를 바탕으로 두통의 분류체계에 적합한 진단을 내리는 것이 중요하다. 그러나 두통 환자의 약 1% 이상에서는 두개강 내의 원인질환이 발견되며 단순히 원인질환이 드물다는 이유로 두통 환자를 의사로 하여금 가볍게 생각하게 하고 따라서 일부의 경우 원인질환의 진단이 늦어져서 때로는 심각한 문제를 일으키는 경우도 적지 않음을 주의하여야 할 것이다.

일반적으로 두통은 적응의 부조화나 부적절한 삶의 일상적인 요인에 의한 경우가 많고 신경계가 육체와 마찬가지로 외부의 자극에 민감하다는 점에서 두통에 대한 임상적 접근은 환자뿐 아니라 가족 · 직업 · 사회적 문제 등을 고려하여야 한다.

두통은 기본적으로 원인질환에 의하지 않고 두통

자체가 질환인 원발두통primary headache과 다른 원인질환에 의하여 유발된 이차두통secondary headache으로 나뉜다. 원발두통은 편두통이나 긴장형두통tension-type headache으로 대표되며 이차두통에는 굴절장애나 녹내장 등의 안과질환, 턱관절장애 등의 치과질환, 축농증이나 중이염으로 대표되는 이비인후과질환, 전신감염 등이 포함되며 뇌막염, 뇌종양, 뇌졸중stroke과 같은 두개강내질환에 의한 두통도 이차두통에 포함된다. 그러나 원인질환이 심각한 경우에도 두통의 심한 정도가 비례하지는 않으며 대부분의 환자가 두통에 대하여 공포심을 갖고 병원에 내원한다. 그래서 의사는 두통의 진단과 치료에 대하여 기본적인 지식을 근거로 한 정확한 진단과 더불어 충분한 설명을 통하여 환자가 자신의 질병을 이해할 수 있도록 최선의 노력을 기울여야 한다. 두통의 대부분은 원발두통이고 따라서 진단의 90% 이상은 병력정취에 의하여 이루어져, 뇌 영상진단이나 실험실적 검사에 의하여 두통의 원인질환을 진단하게 되는 경우는 드물다고 할 것이다.

1) 병력청취

정확한 진단은 세밀한 병력청취에 의하며 실제로 병력청취를 통하여 진단이나 치료의 결정을 내리지 못한 경우 환자의 검진이나 실험실적 검사를 통하여 더 얻을 수 있는 정보는 극히 제한되게 마련이다. 즉, 두통의 다양한 원인질환에 대한 적절한 접근이 없다면 불필요한 검사의 남발이나 필수적인 검사를 시행하지 못할 가능성이 높아진다. 따라서 두통을 호소하는 환자에게 두통의 원인과 발병기전을 이해하기 전

에 진통제를 투여한다면 의사는 환자에게서 진단에 도움이 되는 많은 부분을 얻지 못하게 될 것이다.

두통 환자의 병력청취가 중요한 또 다른 이유는 내재된 질환을 감별하는데 가장 긴요할 뿐 아니라 몇 가지 위험한 질환인 거미막하출혈subarachnoid hemorrhage, 뇌종양, 뇌막염, 소뇌출혈 등의 심각한 질환의 조기진단과 특별한 치료제가 필요한 질환들의 적절한 치료에 필수적이기 때문이다.

따라서 병력청취는 환자의 입을 통한 증상의 표현에 관심을 가져야 하며 대부분의 두통인 편두통, 긴장형두통, 군발두통, 신경통 등을 확진할 수 있는 특정한 실험실적인 검사방법은 없고, 병력에서 의심되는 주요 질병을 배제하거나 확진하기 위한 수단으로 사용하여야 한다.

일반적으로 전구증상, 유발인자, 두통의 위치, 악화·완화요인, 강도 또는 시간에 따른 강도의 변화, 시작의 양상, 기간과 정도, 발현시간, 두통에 동반된 여러 증상, 두통의 가족력, 다른 질환의 이환 여부 등이 포함되도록 한다. 이를 위하여 과거의 병력청취와 더불어 두통의 발병 전 상황, 두통이 발병된 이후의 경과와 동반증상 등과 반복적인 만성두통이라면 두통이 시간 경과에 따라 변화할 수 있음을 감안하여 초기 두통의 특성 등을 파악하여야 한다.

두통을 호소하는 환자에서 신경학적 혹은 이학적 검사상의 이상소견이 발견되는 경우는 흔하지 않고 대부분은 편두통, 그 변형으로 생각되는 군발두통, 또는 긴장형두통이다. 또한 두개강 내의 원인질환에 의한 두통인 경우의 환자는 두통 이외의 다른 증상도 호소하여 두통은 여러 증상 중의 하나인 경우가 많다. 따라서 두통 환자의 문진에는 반드시 동반된 신체증상의 유무를 확인하여야 한다. 반신의 위약이나 현훈,

시력 혹은 시야장애, 의식저하나 인지기능 장애가 동반되는 경우에는 영상진단이나 실험실적 검사가 필요하다. 물론 두통만을 호소하는 환자라 하더라도 위험한 두통을 시사하는 소견, 즉 40~50대 이후에 처음으로 경험하는 새로운 종류의 두통이나 점차 악화되는 두통, 이전에 경험하지 못한 최악의 두통, 졸리거나 혼미한 증상이 동반되는 두통, 두통의 양상이 변화하거나 적절한 치료에도 잘 반응하지 않는 두통, 벼락 치듯이 갑자기 시작된 두통 등에 대하여는 경각심을 갖고 조기에 검사를 시행하는 것이 정확한 원인질환을 발견하는데 도움이 될 것이다.

(1) 두통의 발현시기

소아기나 청소년기 혹은 30대 초반까지 발병하는 대부분의 두통은 편두통에 의한 경우가 흔하며 노년기에 처음 나타나는 두통의 경우는 측두부동맥염, 뇌졸중, 종양 등 원인질환에 의한 이차두통인 경우가 적지 않다. 편두통은 대부분 20대나 30대 초반의 여성에서 흔히 시작되어 폐경기에 소실되는 경우가 흔하나 오히려 이 시기에 시작되는 경우도 있고 폐경기 이후 여성호르몬을 사용하여 악화되는 경우도 있다. 군발두통은 20~40대의 남성에서 시작되는 경우가 대부분이다. 긴장형두통의 경우 연령에 따른 호발시기가 뚜렷하지 않다.

(2) 두통의 위치

두통이 편측성unilateral인가 양측성bilateral인가의 여부는 편두통과 긴장형두통의 감별진단에 중요하다. 양쪽이 아프다고 하더라도 좌우를 번갈아 아프거나 혹은 주로 한쪽이 아픈 경우는 편두통의 편측성에 해당한다. 군발두통은 짧고 뚜렷한 일측의 안구통을 호소하는 경우가 대부분이다. 편두통은 두부와 안면부 어디에나 나타날 수 있으나 대부분의 경우 측두부나 안구의 동통을 호소하는 경우가 흔하다. 안구나 축농증 등에 의한 두통은 전두부frontal나 앞 이마부위가 아픈 경우가 대부분이다. 턱관절의 이상으로 나타나는 두통은 초기에는 씹을 때 소리가 나고 귀 앞쪽으로 통증이 국한되기도 하나 시간 경과와 더불어 측두부 혹은 전체적인 두통으로 발전하기도 한다. 뇌종양의 경우 후두개와posterior fossa 부위의 종양은 후두부에, 천막상종양supratentorial tumor의 경우는 초기에는 전두부나 두정부에 두통이 나타나는 것이 일반적이다. 종양의 초기이거나 경막이나 골에 침범된 경우는 병변부위 쪽으로 두통이 나타난다. 경막하출혈에 동반되는 두통은 대부분 만성적이며 지속적이지만 간헐적일 수도 있으며 대부분 병변부위 쪽으로 나타나는 것이 일반적이다. 뇌전증발작 후에 나타나는 두통은 편두통과 유사한 양상을 가지며 발작의 발생위치와 동측의 두통을 호소하는 경우가 흔하다.

긴장형두통은 대부분 목이나 후두부, 어깨 등의 통증을 호소하나 시간의 경과와 함께 전두부 두통이 뚜렷하게 되는 경우도 있고 머리 전체의 두통을 호소하기도 한다.

일반적으로 두통의 위치는 한 가지 질환을 전적으로 시사하지는 않고 특히 전이통 등에 의하여 원인질환의 발생부위와 전혀 다른 부위에서도 나타날 수 있어서 다른 증상과의 종합적인 고려가 필요하다.

(3) 두통의 발생, 기간, 특성, 강도

두통의 세기는 1에서 10으로 표현하는 시각아날로그척도visual analogue scale, VAS를 주로 사용한다. 대부분의 편두통이나 군발두통의 경우는 중등도 이상,

즉, VAS가 5 이상을 보이고 긴장형두통의 경우에는 5를 넘지 않는 경우가 대부분이다. 따라서 편두통은 두통이 심하고 일상 움직임으로 악화되기 때문에 일상생활에 장애를 가져온다. 발생과 강도에서 가장 특징적인 두통은 거미막하출혈에 의한 두통이다. 환자는 평생 처음 경험하는 심한 두통이 벼락치듯이 혹은 망치로 내려치는 듯하게 나타난다고 표현하며 이후 약간 경감된 두통이 지속적으로 나타나게 된다. 이외의 심한 두통은 거미막하출혈 외에도 흔히 악성고혈압malignant hypertension, 편두통, 측두동맥염, 신경통, 감염이나 뇌막염 등에서 주로 호소하게 된다.

편두통이나 감염에 의한 두통은 특징적으로 맥박이 뛰는 듯한 혹은 콕콕 쑤시는 두통으로 표현되며 긴장형두통은 누르거나 조이는 듯한, 혹은 띠를 두른 듯하거나 머리가 맑지 못하고 무거운 두통을 호소한다. 군발두통은 눈을 쑤시는 듯한 심한 안구통을 호소하는 경우가 흔하다. 녹내장은 안구의 뻐근한 두통과 전두부의 심한 통증을, 측두동맥염은 초기에 측두부의 심한 두통을 호소하게 된다. 뇌수막염에 의한 두통은 목이 뻣뻣하고 이학적 검사에서 경부강직을 보이면서 전체적인 비박맥동성non pulsatile의 심한 두통을 호소한다. 뇌종양이나, 농양, 뇌출혈, 축농증이나 치아의 질환 등은 심한 두통을 일으키지는 않으나 뇌출혈의 경우 뇌실이나 뇌척수액cerebrospinal fluid으로 퍼지는 경우 심한 두통을 일으키게 된다. 그러나 뇌졸중이나 뇌종양 등에서는 대부분 두통의 정도가 심하지 않으며 편두통과 같은 박동성 두통이나 긴장형두통과 같은 압박성 두통을 일으킬 수 있다. 심한 두통이 더 심각한 질병을 의미하는 것은 아니므로 심각하지 않은 두통에서도 진단에 주의를 요하여야 한다.

(4) 빈도 및 경과

두통이 나타나는 빈도나 양상은 진단에 도움을 준다. 예를 들어 군발두통의 경우 수 십분에서 수 시간 지속되는 두통이 하루에도 여러 차례 반복되며 돌발반두통paroxysmal hemicrania의 경우에는 수십 분간 지속되는 두통이 하루에도 여러 차례 반복된다. 결막충혈과 눈물을 동반한 단기지속편측신경통형두통발작이나 삼차신경통과 같이 1초 이내의 통증이 하루에도 수십 회 이상 반복되는 경우도 있다.

편두통은 대부분 한 달이나 1년에 수회 발생하지만 만성화되면서 두통의 빈도는 증가하고 강도는 약화되는 경향을 보인다. 주로 주말이나 휴가초기에 더 자주 발생하며 월경주기에 따라 나타나기도 한다. 긴장형두통은 하루 중에 변화를 보이기도 하지만 대부분은 지속적이고 주중에 더 자주 나타난다. 편두통은 대부분 4~72시간 정도 지속되나 수 십 분에서 일주일 이상 나타나기도 한다. 그러나 대부분은 24시간 내외로 수면 후에는 완화되는 특징을 갖는다. 또한 편두통 사이에 뚜렷이 두통이 소실되는 시기를 일반적으로 갖게 되며 이는 종양 등의 기질적 요인에 의한 두통과의 큰 차이라 할 수 있다. 또한 편두통이나 고혈압에 의한 두통은 아침에 일어나서 심한 두통을 호소하기도 하며 군발두통이나 수면두통hypnic headache은 수면 이후에 나타나 수면을 방해하는 경우가 많다. 뇌종양에 의한 두통도 주로 오전에 흔한 특징을 가지며 뇌압이 증가한 경우 구역/구토 등의 증상이 나타난다.

두통이 진행되는 속도나 유병기간을 파악하는 것도 감별진단에 중요한데 유병기간에 따라 ① 급성, ② 아급성, ③ 만성으로 분류하면 감별진단 할 질환의 종류가 단순해진다. 급성 두통은 수 분에서 수 시간에 걸친 빠른 시작뿐 아니라 갑자기 나타나는 발작적인 경우도 있으며 병인이 내재된 경우가 많다. 대개 두통이 매우 심하며 원인에 대한 즉각적인 판단이 필요하고 만일 임상적으로 원인질환이 의심된다면 입원 후의 검사나 치료가 필요할 수도 있다. 흔한 원인으로는 두개강 내에는 뇌막염이나 뇌염, 거미막하출혈, 뇌졸중, 경막하출혈subdural hemorrhage, 뇌종양 등이 있고 편두통 · 군발두통 등의 원발두통, 기타 외상후두통, 녹내장, 시신경염optic neuritis 등이 원인이 될 수 있다. 전신질환으로는 악성고혈압, 크롬친화세포종pheochromocytoma, 약물에 의한 두통 등이 있다.

아급성 두통은 수 일에서 수 주일에 걸쳐 심해지는 두통으로 과거에는 이러한 양상의 심한 두통이 없었던 경우에는 경막하출혈이나 측두동맥염, 뇌농양이나 뇌종양, 정맥동혈전증venous sinus thrombosis, 양성두개내압저하 등이 원인이 될 수 있다.

만성 두통은 수년간 지속되는 두통으로 신경학적 이상이 발견되지 않는다면 편두통이나 긴장형두통일 가능성이 많다. 비특이적이거나 예방적인 요법에 반응이 없는 경우는 영상진단 등이 필요할 수도 있다.

(5) 두통과 동반되는 증상들

두통 환자의 동반증상에 관하여는 눈물이나 안구의 충혈이 나타나는지, 코가 막히는지, 구역이나 구토가 동반되는지, 경부강직이나 목, 어깨 등의 압통이 나타나는지, 두통 전후의 시각증상, 감각이상 여부 등에 대하여 물어보아야 한다.

감정이나 입맛의 변화, 하품, 사지의 위약감 등이 편두통의 전구증상prodrome으로 발병 수시간에서 수일 전에 나타나는 경우가 흔하고 섬광암점scintillating scotoma이나 감각이상 등은 조짐편두통migraine with aura의 직전에 나타나게 된다. 두통이 발현되면 무해자극통증allodynia이 흔히 나타나기도 한다.

코점막의 부종이나 충혈, 안구점막의 충혈 등은 편두통이나 군발두통 등에 흔히 나타나며 드물게 부비동의 감염이나 종양 등에서도 관찰될 수 있다. 구역, 구토, 입맛의 소실 등은 편두통에 뚜렷한 증상이지만 다른 두통에서도 흔히 나타날 수 있고 두통이 심할수록 더 뚜렷하다. 그러나 경도의 두통에서 나타나는 구역 · 구토 등은 편두통의 가능성이 높다. 특히 편두통에서는 구토 등의 증상이 두통에 비하여 환자에게 더 괴로운 증상으로 호소하는 경우가 흔하다.

편두통에는 소변의 양이 증가하는 경우가 많지만 다른 두통에서도 긴장이 증가하면서 빈뇨가 나타나기도 한다. 불면증이나 피로감, 성욕감퇴, 기억력 감소 등의 비특이적인 우울증의 증상은 만성 두통에서 흔히 관찰된다.

위약, 감각이상, 언어장애, 복시, 어지럼증 등은 뇌종양이나 뇌졸중 등에 흔히 관찰될 수 있지만 편두통에서도 일시적으로 나타날 수 있다. 특히 무해자극통증은 편두통의 흔한 증상으로 기질적인 장애와 구별하여야 하며 과거의 두통발생 때에도 유사한 증상이 나타났는지를 확인하여야 한다. 어지럼증은 편두통에 선행하거나 동반되어 나타날 수 있는데 갑작스런 움직임이나 머리를 회전할 때 뚜렷하다면 외상후두통이나 긴장형두통에서도 흔히 관찰된다.

(6) 두통의 유발요인

유발요인들은 두통을 예방하거나 치료방침을 결정하는데 도움을 받을 수 있다. 따라서 환자에게 두통달력을 사용하여 두통의 발병 이전 상황, 특정한 음식물의 섭취여부, 두통이 잘 발생하는 시기 등을 기록하도록 하는 것이 정확한 진단과 치료에 도움을 준다. 불규칙한 수면, 알코올, 저혈당, 혈압약 등 새로운 약물복용, 광자극이나 심한 소음, 혹은 냄새가 편두통을 유발하는 중요한 인자들이다. 특히 적포도주, 초콜렛, 아이스크림, 식품첨가제 및 커피나 차 등 카페인이 많은 기호식품의 섭취는 일상에서 편두통을 유발하기 쉬우므로 반드시 확인하여야 한다. 월경은 많은 경우 편두통을 악화시키며 때로는 수영 등의 운동이나 성적흥분 등에 의해서 편두통이 유발되기도 하며, 두통이 발생하고 나면 운동이나 사소한 움직임뿐 아니라 고개를 숙이는 것만으로도 더 심해진다. 군발두통은 흔히 알코올 섭취에 의하여 유발되거나 악화되는 경향을 보인다. 턱관절장애temporomandibular joint disorder로 나타나는 두통은 딱딱한 음식을 오래 씹으면 유발되거나 악화된다.

몇 가지 두통에서는 유발시키는 자세가 중요한데 축농증은 고개를 숙이고 앉은 자세에 의하여 증가하고, 뇌종양은 편두통과는 달리 고개를 바로 세우면 더 심해지는 경향을 보인다. 매우 특징적으로 요추천자 후의 두통이나 자발성 두개내압저하intracranial hy-potension의 경우에는 일어나거나 앉으면 두통이 악화하고 누우면 완화된다. 머리를 갑작스럽게 움직이면 대부분의 두통이 심해지는데 편두통, 숙취·약물에 의한 두통, 전신 감염에 의한 두통, 두개강 혈관의 염증 등에서는 더욱 뚜렷하다.

(7) 두통의 완화요인

편두통 환자는 두통이 시작되면 어두운 방에서 소음이나 광선 등의 외부의 자극을 피하고 가만히 누워 있으면 두통이 완화된다. 또한 수면을 취하면 두통이 소실되기도 한다. 때로는 임신 중에 편두통이 일시적

으로 소실되거나 반대로 악화되기도 한다. 박동성 두통은 통증이 있는 쪽의 측두동맥temporal artery을 압박하면 일시적으로 완화되기도 한다. 긴장형두통은 휴식이나 수면에 의하여 완화되며 긴장형두통이나 경추부에서 기원하는 두통은 운동으로 완화되는 특성을 보인다. 대부분의 두통은 수면에 의하여 완화되거나 두통이 수면을 방해하지는 않는다. 그러나 두통 자체보다는 우울증이나 불안한 감정에 의하여 수면에 방해를 받을 수 있다. 그러나 군발두통, 뇌막염, 수면두통 등은 수면을 방해하거나 수면 중에 나타난다.

(8) 가족력과 사회력

편두통은 가족력이 뚜렷한 뇌의 유전질환이다. 부모가 편두통을 갖는 경우가 반 이상의 경우에 발견되며 80%에서 가족력을 보인다. 그러나 가족 내의 두통력이 있다고 하더라도 반드시 유전적인 요인에 의하지 않고 동일한 환경에 의한 두통의 가능성을 염두에 두어야 한다. 부적응은 두통의 중요한 원인이 될 수 있으므로 환자의 최근의 상황, 직업, 가족 내 혹은 사회적인 갈등에 대하여 알아보아야 한다.

(9) 과거력

다른 질환에 대한 병력은 반드시 청취하여야 하나 특히 두통 환자에서는 두통에 대한 과거력이 중요하다. 두통의 발전 양상과 더불어 초기두통의 특성을 자세히 파악하는 것이 만성두통 환자에게 매우 중요하다. 편두통이나 긴장형두통 모두 시간의 경과와 함께 두통 양상이 매우 다양하게 변할 수 있으므로 초기두통의 특성을 자세히 아는 것이 진단에 도움을 준다. 또한 과거의 치료에 대한 조사가 필요하다. 이는 향후의 치료방침을 세우고 환자의 순응도compliance

를 파악하는데 필수적이다. 이와 더불어 반드시 약물이나 호르몬제 등의 복용여부를 파악한다.

2) 이학적 검사

이학적 검사는 두개골에서는 동정맥기형, 경동맥해면정맥동루carotid-cavernous fistula 등의 청진과 압통tenderness이나 융기protruberance, 함몰 등을 촉진한다. 부비동의 압통은 축농증의 진단에 도움이 된다. 턱관절은 압통과 운동제한, 씹을 때 나는 소리나 부정교합 등을 관찰한다. 뇌혈관은 경동맥, 측두동맥의 촉진과 경동맥 및 척추동맥의 청진으로 측두동맥염, 동맥박리arterial dissection 등을 진단할 수 있다. 경추부는 두피의 감각이상과 경추의 운동제한 등을 파악하고 경추부의 여러 근육의 압통을 진찰한다. 경동맥과

관자동맥의 촉진과 경동맥 및 척추동맥 청진은 거대세포동맥염, 동맥박리 등을 진단하는 데 도움이 된다.

뇌신경계의 진찰은 시력과 시야, 안구촉진, 안구운동, 각막의 혼탁이나 점막의 충혈, 안저검사 등을 시행하고 귀의 외이도를 진찰하고 청력감소 여부를 파악한다. 기타 사지의 편마비나 감각이상 여부, 심건반사의 비대칭 등도 두개강내 질환을 감별하는 중요한 진찰 소견이다. 기타 피부의 병변, 발진, 색소침착이나 탈색 등도 중요한 이학적 소견이다(표 2-1).

급성두통을 호소하는 환자에서는 수막자극징후가 중요하다. 이는 뇌막염, 뇌염, 거미막하출혈, 뇌종양 등의 진단에 필수적이다. 만일 의식만 저하되어 있다면 뇌졸중, 경막하출혈, 뇌종양 등을 의심할 수 있다. 안구증상을 보인다면 녹내장, 시신경염, 군발두통, 해면정맥동혈전증cavernous venous sinus thrombosis, 안구 내의 종양이나 감염 등을 감별하여야 한다. 심각

표 2-1 **두통 환자에서 중요한 이학적 검사소견**

이학적 검사	가능한 원인
시각신경위축, 유두부종	종괴, 수두증, 양성 두개내압상승
국소 신경학적 결손	종괴, 허혈성이거나 출혈성의 뇌졸중
목경직	거미막하출혈, 뇌막염, 뇌염
망막출혈	거미막하출혈, 악성고혈압
두개 잡음	동정맥기형
측두동맥 압통	측두동맥염
유발점	삼차신경통
눈꺼풀처짐, 제3뇌신경 마비, 동공확대	뇌동맥류

한 고혈압이 있다면 본태성 고혈압 외에 크롬친화세포종, MAO 억제제 등의 약물부작용, 혹은 종양이나, 경막하출혈, 혹은 양성두개내압상승 등이 원인이 될 수 있다. 특히 이때는 유두부종papilledema의 판별이 중요한데 유두부종은 측두동맥염을 제외하고 대부분의 뇌압증가에서 나타날 수 있다.

경막하출혈, 뇌농양, 뇌종양 등에는 편마비나 편측의 감각이상 등 편측성의 신경학적 결손이 나타날 수 있다. 고열은 뇌수막염이나 뇌염, 뇌농양, 측두동맥염, 전신감염 등의 중요한 증상이다.

3) 실험실 검사

두통 환자의 대부분은 특수검사는 필요하지 않아 충분한 병력의 청취와 임상적 진찰만으로 진단이 가능하다. 만일 필요한 경우는 뇌CT/MRI가 진단에 도움이 된다. 영상진단으로도 적절한 진단이 곤란하다면 해당전문가의 자문을 얻거나 진단 및 치료가 가능한 시설을 갖추고 있는 병원으로 후송이 요구된다.

CT나 MRI 같은 신경영상진단은 새로운 두통, 두통 양상의 변화, 의식저하, 경련이나 국소적인 신경학적 소견이 있는 경우가 아니라면 만성두통 환자들에 있어 진단이나 치료에 대부분 도움이 되지 않는다. 그러나 적절한 치료에 일정기간 반응하지 않는다면 선택적인 경우에 영상검사를 시행한다.

뇌파는 저렴하고 비침습적인 검사지만 특이도 및 민감도가 낮기 때문에 뇌전증발작과의 감별이 필요한 두통 환자 이외에는 대부분 도움되지 않는다.

뇌척수액검사는 뇌염, 뇌막염, 거미막하출혈의 확진을 위하여 시행하며 다음과 같은 경우에 두통 환자에서 요추천자를 할 수 있다. 즉, 40~50대 이후 처음으로 발생한 두통이나 한번도 경험하지 못한 매우 심한 두통으로 두개강내 감염이나 거미막하출혈 같은 질환이 의심되는 경우나 매우 심하고 급격하게 발생하여 자꾸 재발하는 두통, 점차 진행하는 두통, 만성적인 난치성 또는 비전형적인 두통 등이 이에 해당한다. 또한 두개강내 압력의 변화로 나타나는 두통의 진단에도 도움이 된다. 난치성, 아급성 또는 만성매일두통chronic daily headache은 보통의 치료에는 잘 반응을 하지 않아 신경성 또는 심인성 원인으로 오인되는 경우가 많은데, 종종 유두부종이 동반되지 않고도 두개강내 압력이 증가되어 두통이 발생하는 경우가 있다.

적혈구침강률은 측두동맥염의 진단에 유용하나 확진은 조직생검을 통하여 이루어진다.

4) 응급상황에서 두통의 진단

두통은 응급실에 내원하는 환자의 1~16%가 호소하는 매우 흔한 증상이고 원발두통이 흔하기는 하지만 응급실에서는 생명을 위협하는 급성의 이차두통이 전체의 5~15%에 이를 정도로 위중한 경우가 적지 않다. 이차두통이 의심된다면 단순한 감염 등 양성의 원인에 의한 것인지 아니면 거미막하출혈이나 뇌수막염, 혹은 두개내압상승intracranial hypertension 등의 위중한 원인에 의한 것인지를 감별하는 것이 다음 순서가 될 것이다. 응급상황에서도 진단의 가장 중요한 요소는 병력청취이고 이를 보완하기 위한 이학적 검사를 시행한다. 치료는 각각의 질환에 따라 적절한 진단 이후에 이루어지게 된다. 단순하게 대중적인 치료의 효과로 두통이 완화되었다고 해서 적절한 진단을 하기 위한 노력을 게을리하는 것은 옳지 못하다. 비전형적인 편두통이 의심된다면 트립탄에 대한 반응을 관찰하는 것이 진단에 도움이 될 수도 있다.

(1) 병력청취

응급실에서 심한 두통을 호소하는 환자에게 적절한 문진을 시행하는 것은 어렵지만 조용한 곳에서 침착하게 문진하는 과정이 필요하며 경우에 따라서는 가족이나 보호자의 도움을 받는 것이 좋다. 응급실에서도 원발두통이 가장 흔한 원인이기 때문에 편두통, 군발두통, 신경통 등이 흔하며 심한 통증을 유발하는 경우를 염두에 두고 병력청취를 시행해 이들의 진단기준에 적합하지 않은 경우 이차두통을 감별하는 것이 올바른 순서이다. 우선적으로 두통이 급성인지 만성인지, 현재의 두통이 최초의 경험인지를 파악하는 것이 중요하다. 만일 최초의 두통이라면 이차두통을 진단하기 위한 노력이 필요하다. 만일 과거에도 두통이 있었지만 현재의 두통과 상이하다면 이차두통을 고려하여야 할 것이다. 이때는 두통이 갑자기 시작되었는지 혹은 점차 진행되었는지를 물어보아야 한다. 만일 갑작스런 두통이라면 거미막하출혈을 감별하기 위한 모든 검사를 시행하여야 한다. 점진적으로 증가하는 두통이라면 뇌수막염, 두개강내압 증가, 국소질환이나 측두동맥염 등의 다양한 원인이 있을 수 있다. 급성의 두통에서는 두통의 유발요인, 특히 벼락두통thunderclap headache에서는 운동이나 성행위여부, 가역적뇌혈관수축증후군reversible cerebral vasoconstriction syndrome, RCVS에서와 같이 수회 반복되었는지 확인하고 두개내압저하와 같이 일어나면 아픈지를

꼭 확인하도록 한다.

벼락두통을 제외하면 두통의 강도는 이차두통의 감별진단에 도움이 되지 못한다. 두통의 양상도 편두통을 제외하면 비특이적이며 두통의 위치 역시 측두동맥염이나 녹내장 등을 제외하면 도움이 되지 못하는 경우가 많다.

두부외상이나 약물복용, 요추천자나 경막외마취 등의 최근의 병력은 진단에 큰 도움을 주지만 운동유발두통의 경우와 같이 거미막하출혈을 간과하게 만들 수도 있음을 유의하여야 한다. 또한 병력청취를 통하여 심혈관계질환, 혈전형성의 소인, 종양, 사람면역결핍바이러스human immunodeficiency virus, HIV, 정신과병력 등을 확인하도록 한다. 신경학적인 이상이 있거나 간헐적인 턱의 파행 등의 병력도 확인하도록 한다.

(2) 이학적 검사

이학적 검사의 시작은 활력징후와 의식상태를 파악하는 것이다. 고혈압은 두통의 원인일 수도 있고 결과일 수도 있다. 발열은 감염의 징후이므로 원인불명의 발열이 있는 모든 환자에서 박테리아성 뇌수막염을 의심하여 피부를 관찰하여야 한다. 기타 피부의 병변, 발진, 색소침착이나 탈색 등도 중요한 이학적 소견이다.

(3) 신경학적 검사

뇌신경계의 진찰은 시야 및 안저검사 등을 시행한다. 특히 안저검사는 많은 이차두통에서 두개내압상승을 의미하므로 꼭 시행하도록 한다. 시야검사는 뇌의 가장 광범위한 경로의 이상과 정중앙에 위치한 종양의 이상소견을 발견할 수 있어 중요하다. 급성두통

을 호소하는 환자에서는 수막자극징후meningeal irrita-tion sign가 중요하다. 이는 뇌막염, 뇌염, 거미막하출혈, 뇌종양 등의 진단에 필수적이다. 만일 의식만 저하되어 있다면 뇌졸중, 경막하출혈, 뇌종양 등을 의심할 수 있다. 안구증상을 보인다면 녹내장, 시신경염, 군발두통, 해면정맥동혈전증, 안구 내의 종양이나 감염 등을 감별하여야 한다. 안구 주위에 국한된 두통은 안압을 반드시 확인하여야 한다. 혈관잡음 청취나 심건반사의 기본적인 대칭성, 바빈스키징후는 응급상황에서도 꼭 시행하여야 한다.

(4) 실험실 검사

응급실에서 원발두통이 의심되지 않고 다른 이차두통으로 설명하기 어렵다면 필요한 경우 뇌CT/MRI를 시행한다(표 2-2).

뇌척수액검사는 뇌CT/MRI로 두개강내의 종괴로 인한 뇌압상승여부를 파악한 후에 시행한다. 40~50대 이후 처음으로 발생한 두통이나 한번도 경험하지 못한 매우 심한 두통으로 두개강내 감염이나 거미막하출혈 같은 질환이 의심되는 경우, 매우 심하

고 급격하게 발생하여 자꾸 재발하는 두통, 점차 진행하는 두통, 만성적인 난치성 또는 비전형적인 두통 등이 적응증이다. 자세에 따라 두통이 발생하는 기립성 두통의 경우에도 요추천자로 두개내압저하를 진단하는데 도움이 되나 최근에는 조영증강MRI로 쉽게 진단된다. 노년에서 나타난 두통은 ESR을 반드시 확인한다.

벼락두통은 심하고 폭발하는 듯한 두통이 1분 이내에 최고조에 도달하는 경우를 총칭하며 응급상황에서 가장 중요한 두통의 형태이다. 가장 중요한 감별진단은 전체 벼락두통의 20% 이상에서 진단되는 거미막하출혈이다. CT는 거미막하출혈 발생 후 12시간 이내에는 민감도 98%, 특이도 >98%이지만 24시간 이후는 민감도가 90%, 5~7일 이후는 민감도가 50%로 감소한다. 따라서 벼락두통 중 CT가 정상인 모든 환자는 요추천자를 시행하는 것이 원칙이다. 뇌척수액은 눈으로 보아서 정상이라도 반드시 분광광도법spectrophotometry을 이용하여 빌리루빈을 측정한다. 그러나 시간 경과에 따라 뇌척수액검사로 진단하지 못할 수도 있음을 염두에 두어야 한다. 따라서 CT와 요추천자가 정상이면 MRI, MRA, MRV를 시행한다.

거미막하출혈 환자의 약 1/4에서는 망막출혈에 의한 두통이 나타나며 출혈 이전에 이 환자들의 25~50%가 오진된다. 주요 원인으로는 ① CT에 나타나지 않거나, ② 척수액검사를 눈으로만 보았거나 혹은 시간이 경과하였거나, ③ 판독을 잘못하여 진단하지 못하게 된다. 만일 임상적으로 강력히 의심된다면 MRA나 CTA를 반드시 시행하도록 한다.

표 2-2 원발두통이 의심되나 신경영상이 필요한 경우

- 비급성의 두통이지만 신경학적 이상이 관찰되는 경우
- 발살바나 체위변화에 의하여 두통이 악화되는 경우
- 두통으로 인하여 잠에서 깨는 경우
- 50대 이후에 새로이 나타나거나 과거의 두통에 비하여 너무 심하거나 양상이 바뀐 경우
- 원발두통으로 진단하기에 비전형적인 경우(개연편두통 등)

---

2. 두통의 분류

질병의 정의와 분류는 의학을 연구하고 진료를 수행하는 모든 이들에게 필수의 지식이라는 점에서 새로운 분류를 이해하고 진료에 적용하는 것은 매우 중요한 일이다. 과거 두통의 개념 중 원발두통은 혈관성두통과 긴장성두통의 간단한 이분법에 모호한 증상이 혼재된 경우 혼합두통mixed headache이라는 애매한 분류를 사용함으로써 부적절한 진단과 치료를 가져왔다. 이러한 분류의 불확실성과 개인적인 분류의 만연으로 연구결과의 교류와 진료의 효율이 저해되어 1988년 국제두통학회에 의하여 기존의 여러 두통 분류법을 통합하여 총 96개의 질환으로 이루어진 국제두통질환분류 제 3판 베타판ICHD-3β을 발표하였다. 이분류의 특징은 기본적으로 한 명의 환자에서 여러 유형의 두통을 갖고 있다고 하더라도 한 가지 진단에 맞출 것, 애매한 단어의 사용을 지양할 것, 진단기준의 민감도sensitivity와 특이도specificity를 높일 것 등이다. 세부 분류로는 이전의 여러 유형의 편두통을 우선 일괄적으로 전조증상의 유무에 따라 크게 구분하였고 심인성이나 근육수축성두통 등은 긴장형두통으로 분류하게 되었다.

2004년 국제두통질환분류 제 2판ICHD-2으로 개정하였고 초판과 같이 연구 및 임상적 목적 모두에 사용할 수 있도록 하였다. 진단체계는 모든 두통을 주분류에 포함시켜 항목별 분류가 기술되었다. 각 항목에는 두통의 소개와 분류가 순서대로 기술되었다. 각각의 주된 질환에 대하여는 기존에 사용되던 진단명을 기술하고, 그 질환과 연관되었지만 다른 곳에 분류된 질환을 기술해 간단하게 그 질환을 규정할 수 있도록 하였다. 그 후로는 진단기준을 적고 끝으로

설명과 참고문헌을 제공하였다. 이는 다시 소분류, 아형subtype, 그리고 종속형subform의 세 단계로 구분하였다. 예를 들어 일차진료의는 급성기 치료를 위하여 첫 단계의 진단인 편두통이라는 진단으로 충분하겠지만 만일 두통이 없는 편두통과 같이 감별진단이 필요한 경우라면 조짐편두통migraine with aura이나 이와 유사한 다른 질환의 감별을 위하여 두 번째 혹은 세 번째 단계의 코드가 더 필요하다.

2013년 다시 국제두통질환분류 제 3판 베타판ICHD-3β을 발표하였다(표 2-3). 이 분류는 기존의 국제두통질환분류 제 2판ICHD-2의 분류와 큰 줄기에서는 크게 상이하지 않으나 그간의 새로운 증거들에 의하여 발견된 기존의 오류를 수정하고 국제두통질환분류 제 3판 베타판ICHD-3β에서 새롭게 발견된 문제점을 보완하여 세계보건기구World Health Organization, WHO에서 새로이 발간되는 국제질병분류-11판에 맞춰 신뢰할 만한 체계적인 분류법을 구축할 목적으로 제시된 분류이다. 자세한 분류는 국제두통질환분류 제 3판 베타판ICHD-3β의 두통분류와 각론의 설명을 참조하고 여기서는 진단코드 1-4에 해당하는 원발두통의 특징적인 개괄과 분류방법을 설명하도록 한다. 5-14에 해당하는 이차두통은 두통을 일으킬 수 있는 원인질환이 밝혀졌거나, 시간적인 인과관계가 성립되는 경우, 외상후두통과 같은 일부의 경우를 제외하고는 원인질환이 소실되고 3개월 이내에 두통이 완화 또는 소실된 경우로 한다. 여기서는 원발두통의 기본적인 내용을 소개하고 이차두통의 자세한 분류는 각론을 참조한다. 원발두통과 이차두통은 진단 및 치료방법과 예후가 다르기 때문에 잘 구별하여야 한다. 특징적으로 진단기준에 한 가지가 맞지 않는 경우 많은 두통에 개연probable을 추가함으로써 진단의 미비를 보완하였다.

표 2-3 **국제두통질환분류 제 3판 베타판(ICHD-3β)**

코드	진단	영문
1.	편두통	Migraine
2.	긴장형두통	Tension-type headache
3.	삼차자율신경두통	Trigeminal autonomic cephalalgias
4.	기타 원발두통	Other primary headache disorders
5.	머리와 목의 외상 및 손상에 기인한 두통	Headache attributed to trauma or injury to the head and/or neck
6.	두개 또는 경부의 혈관질환에 기인한 두통	Headache attributed to cranial or cervical vascular disorder
7.	비혈관성 두개내질환에 기인한 두통	Headache attributed to non-vascular intracranial disorder
8.	물질 또는 물질금단에 기인한 두통	Headache attributed to a substance or its withdrawal
9.	감염에 기인한 두통	Headache attributed to infection
10.	항상성질환에 기인한 두통	Headache attributed to disorder of homoeostasis
11.	두개골, 목, 눈, 귀, 코, 부비동, 치아, 입 또는 기타 얼굴 및 경부 구조물의 질환에 기인한 두통 또는 얼굴 통증	Headache or facial pain attributed to disorder of the cranium, neck, eyes, ears, nose, sinuses, teeth, mouth or other facial or cervical structure
12.	정신과질환에 기인한 두통	Headache attributed to psychiatric disorder
13.	통증성 머리신경병증과 안면통	Painful cranial neuropathies and other facial pains
14.	기타 두통질환	Other headache disorders

1) 원발두통

원발두통은 편두통, 긴장형두통, 군발두통, 그리고 기타 원발두통으로 크게 네 가지 유형으로 나눌 수 있다.

(1) 편두통

편두통은 크게 두 가지 형태로 분류된다. 하나는 특징적인 두통과 특별한 증상을 동반하는 1.1 무조짐 편두통과 국소신경학적 증상이 선행 또는 동반되는 1.2 조짐편두통이다(표 2-4). 일부에서는 수 시간이나 수 일 전부터 나타나는 전구증상이나, 두통 전후의 과도한 흥분, 기분저하, 우울증, 특정한 음식의 탐닉, 하품이나 기타의 비특이적인 증상을 호소하기도 한다. 국제두통질환분류 제 3판 베타판ICHD-3β의 편두통에서 가장 큰 변화는 1.3 만성편두통을 새로운 진단기준으로 분류하여 진단의 일관성을 시도하였다.

① 무조짐편두통

4~72시간 지속되는 두통이 빈번하게 발생하는 경우로 두통의 발작기간은 두통이 있는 채로 잠들었고 깨어날 때는 두통이 없어졌다면 잠에서 깨어날 때까지의 시간으로 하고 소아의 경우는 2~72시간으로 한다. 무조짐편두통은 가장 흔한 형태로 조짐편두통에 비하여 두통이 더 빈번하게 발생하며 장애도 더 심하다. 1.1 무조짐편두통은 약물을 자주 사용함에 따라 빈도가 증가하기 쉬우며, 8.2 약물과용두통이라는 새로운 형태의 두통을 초래할 수 있다. 약물남용 없이 빈번한 편두통이 나타나면 1.3의 만성편두통chronic migraine으로 진단하며 약물을 과도하게 복용한다면 8.2 약물과용두통이 될 수 있다. 1.1 무조짐편두통을 진단할 때 최소한 5회 이상 두통발생이 중요하다. 모든 조건을 만족하지만 5회 이하의 두통만 있었다면 1.6.1의 개연무조짐편두통probable migraine without aura에 해당된다. 1.1 무조짐편두통과 2.1 저빈도삽화 긴장형두통의 감별은 어려울 수 있다.

② 조짐편두통

조짐은 복잡한 신경증상으로 5~20분 정도 점진적으로 발생하여 60분 이내에 사라지는 가역적인 국소 신경학적 증상이다. 대부분 시각증상이나 감각이상 혹은 언어장애 등이 조짐증상으로 나타난다. 이러한 조짐 후에 두통이 발생하는 것이 일반적이나 두통은

표 2-4 **편두통의 진단기준(ICHD-3β)**

1.1 무조짐편두통

1.2 조짐편두통
   1.2.1 전형조짐편두통
      1.2.1.1 두통을 동반하는 전형조짐
      1.2.1.2 두통을 동반하지 않는 전형조짐
   1.2.2 뇌간조짐편두통
   1.2.3 반신마비편두통
      1.2.3.1 가족반신마비편두통
         1.2.3.1.1 가족반신마비편두통 1형
         1.2.3.1.2 가족반신마비편두통 2형
         1.2.3.1.3 가족반신마비편두통 3형
         1.2.3.1.4 가족반신마비편두통 기타 유전자자리
      1.2.3.2 산발반신마비편두통
   1.2.4 망막편두통

1.3 만성편두통

1.4 편두통합병증
   1.4.1 편두통지속상태
   1.4.2 뇌경색이 없는 지속조짐
   1.4.3 편두통경색증
   1.4.4 편두통유발발작

1.5 개연편두통
   1.5.1 개연무조짐편두통
   1.5.2 개연조짐편두통

1.6 편두통과 관련된 삽화증후군
   1.6.1 반복소화기장애
      1.6.1.1 주기구토증후군
      1.6.1.2 복부편두통
   1.6.2 양성돌발현훈
   1.6.3 양성돌발사경

전조 중에 나타나거나 비전형적인 두통, 혹은 두통이 나타나지 않을 수도 있다.

1.2.1 전형조짐편두통migraine with typical aura은 두통을 동반하거나(1.2.1.1 두통을 동반한 전형조짐) 두통을 동반하지 않고 조짐만 나타나는 경우(1.2.1.2 두통을 동반하지 않는 전형조짐)로 나뉜다. 1.2.2 뇌간조짐편두통migraine with brainstem aura은 과거 기저편두통이나 뇌기저동맥편두통 등으로 불리웠으나 기저동맥과의 연관성이 불명확하여 뇌간조짐편두통이라는 이름이 더 적절한 편두통의 아형이다. 대부분 젊은 성인에 흔하며 뇌간에서 시작되는 것이 명백한 두 개 이상의 전조증상을 동반하는 2회 이상의 두통으로 운동약화 증상이나 망막증상이 없는 편두통을 말한다. 만약 운동약화가 동반되는 경우에는 1.2.3 반신마비편두통hemiplegic migraine으로 진단한다. 반신마비편두통은 가족력 유무에 따라 1.2.3.1 가족반신마비편두통과 1.2.3.2 산발반신마비편두통sporadic hemiplegic migraine으로 분류하고 이중 약 60%에서는 뇌간증상을 보인다. 1.2.3.1 가족반신마비편두통은 19번염색체의 CACNA1A유전자(칼슘통로), 1번 염색체의 ATP1A2유전자K/Na-ATPase, 2번염색체의 SCN1A유전자(나트륨통로)의 돌연변이 여부에 따라 세 가지의 아형으로 나뉜다.

③ 만성편두통

이 편두통은 심각하게 삶의 질을 저하시키는 중요한 질환이다. 약물과용 없이 3개월을 초과하는 기간 동안 한 달에 15일 이상 발생하는 편두통으로 대부분 무조짐편두통에서 시작한다. 15일 이상의 두통 중 적어도 8일 이상의 두통은 무조짐 혹은 조짐편두통의 진단기준에 합당하거나 트립탄에 반응하는 편두통에 의한 두통이어야 한다. 대부분 만성적인 경과가 시작되면 간헐적 편두통은 사라지며 오히려 두통의 강도는 감소한다. 만성편두통의 가장 흔한 원인은 약물과용이다. 따라서 1.3 만성편두통과 8.2 약물과용두통은 한 환자에서 각각 두 질환의 기준을 만족하는 경우 두 가지 병명을 동시에 진단하여야 한다. 실제 1.3 만성편두통 환자의 50%에서는 약물을 중단하면 삽화편두통으로 변한다.

④ 편두통합병증

1.4.1 편두통지속상태는 72시간을 초과하여 지속되는 심한 편두통 발작으로 1.1 무조짐편두통 그리고/또는 1.2 조짐편두통 환자에서 발생하며, 발작기간과 강도를 제외하고 72시간을 초과하여 끊임없이 지속되며 통증 그리고/또는 동반증상이 매우 심한 경우 진단할 수 있다. 만일 72시간 지속되지만 심하지 않다면 개연무조짐편두통으로 분류한다. 약물이나 수면으로 인한 일시적인 호전은 12시간을 넘지 말아야 한다. 만일 8.2 약물과용두통의 기준을 충족하면 1.4.1 편두통지속상태가 아니라 8.2 약물과용두통이나 1.3 만성편두통으로 진단하여야 한다.

1.4.2 뇌경색이 없는 지속조짐은 신경영상에서 뇌경색의 증거가 없이 1주 이상 지속되는 조짐 증상이 나타나는 경우 진단한다. 종종 양측으로 나타나며 수개월 이상 지속되기도 한다. 진단적 검사를 통해 1.4.3 편두통경색증을 감별해야 하며, 다른 원인의 뇌경색 때문에 발생하는 증상조짐도 배제하여야 한다.

1.4.3 편두통경색증은 신경영상에서 해당 영역의 허혈뇌병변을 보이는 한 가지 이상의 편두통 조짐증상으로 1.2 조짐편두통 환자에서 발생하며, 전형적인 조짐편두통 발작의 경과 중에 발생한 경우로 하나 이

상의 조짐증상이 60분 이상 지속된다는 것을 제외하면 기존의 1.2 조짐편두통과 동일하다. 대부분 젊은 여자에 흔하고 후순환영역에서 잘 나타난다. 1.2 조짐편두통에서 허혈뇌졸중의 빈도가 2배 정도 증가한다고는 하나 두 질병의 인과관계는 아직 명확하지 않다.

1.4.4 편두통유발발작은 조짐편두통 발작에 의해 유발되는 경련발작으로 1.2 조짐편두통 환자에서 조짐편두통 발작 도중 또는 이후 1시간 이내에 발생되는 경우에 진단할 수 있다. 뇌전증발작 후에도 편두통과 유사한 두통이 발생할 수 있으나 편두통 발작 중이나 그 이후에 발생하는 경우를 편두통 유발발작으로 분류한다.

⑤ 개연편두통

앞서 나열된 편두통의 진단기준 중에서 한 가지를 제외하고는 모두 만족하는 경우에는 개연편두통으로 분류한다. 다른 두통질환의 기준에는 맞지 않는 편두통유사발작으로 두통 진단에 있어서 2. 긴장형두통과 1.5 개연편두통 진단기준 모두를 충족하는 발작의 경우, 확실한 진단이 항상 개연적인 진단보다 우선한다는 공통규칙에 따라 전자로 진단이 된다. 그러나, 이미 편두통 진단을 받았고 발작의 빈도를 세어야 하는 것이 문제가 된다면(약물 투여 연구의 결과 도구 등) 1.5 개연편두통을 충족하는 발작은 편두통으로 기록한다.

⑥ 편두통과 관련된 삽화증후군

기존에 사용한 소아기주기증후군, 소아기의 주기증후군이라는 진단이 여기에 해당되며 이 군의 질환들은 1.1 무조짐편두통 또는 1.2 조짐편두통이 있거나, 둘 중 하나가 생길 가능성이 높은 환자에게 생긴

다. 이제까지는 소아에서 발생하는 것으로 알려져 왔지만, 어른에서 발생할 수도 있다. 이런 환자들에서 나타날 수 있는 추가적인 증상에는 멀미나 몽유병, 잠꼬대, 야경증, 이갈이 같은 수면질환이 포함된다.

1.6.1 반복소화기장애recurrent gastrointestinal disturbance는 기존에 만성복부통증, 기능성복부통증, 기능적위장장애, 과민대장증후군, 기능성복부통증증후군 등으로 불려진다. 복부통증 그리고/또는 불편감, 구역 그리고/또는 구토, 드물지만 만성적으로 또는 예측 가능한 주기를 두고 반복되는 발작 등이 편두통과 연관될 수 있다. 1.6.1.1 주기구토증후군과 1.6.1.2 복부편두통으로 나누며 진단기준으로는 A. 최소한 5번 발생하는 복부통증 그리고/또는 불편감 그리고/또는 구역 그리고/또는 구토발작, B. 소화기관 검사와 평가에서 정상, C. 다른 질환으로 더 잘 설명되지 않는 경우를 말한다. 이 증상들은 편두통의 관련증상이거나 나중에 편두통으로 이행되기도 한다.

(2) 긴장형두통

만성 지속두통의 대명사인 긴장형두통은 원발두통 중 가장 흔한 형태이며 전체 인구의 약 30~78%는 일생에 한 번 이러한 형태의 두통을 경험한다. 긴장형두통은 심리적인 원인과 신경생물학적인 원인 모두에 기인할 수 있다. 긴장형두통의 특징을 가진 두통이 원인이 되는 다른 질환과 밀접한 시간적인 연관성을 갖고 처음 발생한 경우에는 원인에 따라 이차두통으로 분류한다. 다만 기존의 긴장형두통이 다른 질환에 의하여 악화된 경우 두 가지 가능성이 모두 있다.

긴장형두통은 대개 양측으로 나타나며 무겁거나 짓누르는 듯한 통증이 지속되며 오전보다는 오후에 심해지는 경향이 있으며 움직임에 의해 악화되지 않

는다. 오히려 기분전환을 하면 증상이 완화된다. 이러한 두통이 수주에서 수년간 지속되는 경우가 흔하다. 긴장형두통은 편두통이나 이차두통과의 감별이 중요하며 진통제 오용 및 남용으로 오히려 두통이 악화될 수 있으므로 주의를 요한다.

두개주변의 압통 유무는 긴장형두통 내의 아형에서 압통이 있는 경우와 없는 경우로 분류된다(표 2-5). 항진된 압통은 병태생리학적으로 중요하여 두개 주변의 근육질환 유무에 대하여는 더 많은 연구가 필요하다. 삽화긴장형두통episodic tension-type headache은 다시 발생빈도에 따라 한 달에 1일 미만 발생하는 2.1 저빈도삽화긴장형두통과 한 달에 1일 이상 15일 미만의 빈도로 발생하는 2.2 고빈도삽화긴장형두통으로 나뉜다. 저빈도와 고빈도 삽화긴장형두통에서는 말초성 통증기전이 중요한 역할을 하는 반면 만성긴장형두통chronic tension-type headache에서는 중추성 통증기전이 중요한 역할을 할 가능성이 높다. 2.3 만성긴장형두통은 삽화긴장형두통에서 진화된 질환으로 매일 또는 매우 고빈도의 두통이 수 시간 지속하거나 계속된다. 두통은 3개월을 초과하여 평균 한 달에 15일 이상(1년에 180일 이상) 발생한다.

2.4 개연긴장형두통은 긴장형두통의 진단기준에서 한 가지를 제외한 모두를 만족하는 경우에 진단할 수 있다.

① 저빈도삽화긴장형두통

수분에서 수일간 지속되며 전형적인 양측성 압박감과 조이는 느낌 등이고 경도에서 중등도의 강도를 가지며 일상적인 신체활동으로 악화되지는 않는다. 구역은 없고 빛공포증이나 소리공포증은 있을 수 있다.

표 2-5 긴장형두통의 진단기준(ICHD-3β)

2.1 저빈도삽화긴장형두통
  2.1.1 두개주변 압통과 관련된 저빈도삽화긴장형두통
  2.1.2 두개주변 압통과 관련되지 않은 저빈도삽화긴장형두통

2.2 고빈도삽화긴장형두통
  2.2.1 두개주변 압통과 관련된 고빈도삽화긴장형두통
  2.2.2 두개주변 압통과 관련되지 않은 고빈도삽화긴장형두통

2.3 만성긴장형두통
  2.3.1 두개주변 압통과 관련된 만성긴장형두통
  2.3.2 두개주변 압통과 관련되지 않은 만성긴장형두통

2.4 개연긴장형두통
  2.4.1 개연저빈도삽화긴장형두통
  2.4.2 개연고빈도삽화긴장형두통
  2.4.3 개연만성긴장형두통

② 고빈도삽화긴장형두통

수분에서 수일 지속되며 최소 3개월 이상 한 달에 1일 이상 15일 미만의 빈도를 보이는 경우가 적어도 10회 이상 있는 경우에 분류한다. 다른 진단기준은 저빈도 삽화긴장형두통에 준한다.

③ 만성긴장형두통

삽화긴장형두통에서 진화된 질환으로 매일 또는 매우 고빈도의 두통이 수분에서 수일 지속된다. 두통은 3개월을 초과하여 평균 한 달에 15일 이상(일년에 180일 이상) 발생한다. 만일 명백하게 처음 두통발생 3일 이내부터 A~E의 기준을 만족하는 두통이 매일 완화되지 않고 지속되면 4.8 신생매일지속두통new daily persistent headache, NDPH으로 분류하고 두통의

발생시점이 명백하지 않다면 2.3 만성긴장형두통으로 분류한다. 8.2 약물과용두통의 어떤 아형이든 B의 기준을 만족한다면 약물을 중단하고 2개월 후에 호전 여부를 확실히 판단할 수 있을 때까지는 E의 기준을 만족하는지는 알 수 없다.

만성긴장형두통 환자의 일부는 심한 두통발작이 있을 때 편두통과 유사한 임상증상을 보일 수 있고 반대로 일부 편두통 환자는 빈도가 증가함에 따라 긴장형두통과 유사한 두통이 일정 기간 발생할 수 있다.

④ 개연긴장형두통

저빈도 삽화긴장형두통이나 고빈도삽화긴장형두통 중 A~D의 기준에서 한 가지를 제외한 모두를 만족하는 경우에 진단할 수 있다.

(3) 삼차자율신경두통

삼차자율신경두통trigeminal autonomic cephalagia의 특징을 가진 두통이 두통의 원인이 될 수 있는 다른 질환과 밀접한 시간관계를 가지고 처음 나타난 경우에는 원인질환에 따른 이차두통으로 분류한다. 만일 기존의 삼차자율신경두통이 두통의 원인으로 알려진 다른 질환과 시간적 연관성을 가지고 악화되었다면 두 가지 가능성이 모두 있다. 삼차자율신경두통은 공통적으로 두통과 뚜렷한 두개부 부교감자율신경소견을 공유하고 있다(표 2-6).

① 군발두통

남자에 흔하며 대개 20~40세경 발생하며 음주로 유발되는 경우가 흔하다. 반드시 편측에만 발생하는 심한 통증이 안와, 안와위, 측두부 등에 15~180분간 지속된다. 편두통과 달리 두통 중에 안절부절 못하고

표 2-6　**삼차자율신경두통의 진단분류(ICHD-3β)**

3.1 군발두통
　3.1.1 삽화군발두통
　3.1.2 만성군발두통

3.2 돌발반두통
　3.2.1 삽화돌발반두통
　3.2.2 만성돌발반두통

3.3 단기지속편측신경통형두통발작
　3.3.1 결막충혈과 눈물을 동반한 단기지속편측신경통형
　　　　두통발작(SUNCT)
　　　3.3.1.1 삽화 SUNCT
　　　3.3.1.2 만성 SUNCT
　3.3.2 두개자율신경증상을 동반한 단기지속편측신경통
　　　　형두통발작(SUNA)
　　　3.3.2.1 삽화SUNA
　　　3.3.2.2 만성SUNA

3.4 지속반두통

3.5 개연삼차자율신경두통
　3.5.1 개연군발두통
　3.5.2 개연돌발반두통
　3.5.3 개연단기지속편측신경통형두통발작
　3.5.4 개연지속반두통

초조해서 왔다 갔다 하는 등의 특징을 가진다. 관해시기가 1개월 이상이면 삽화군발두통episodic cluster headache으로 1개월 이하면 만성군발두통chronic cluster headache으로 분류된다. 두통발작은 보통 수주에서 수개월간 연이어 발생하고(군발시기), 수개월에서 수년간 관해기를 갖지만 10~15%에서는 만성 증상을 보인다. 한번의 군발시기만 보이는 경우도 약 27%에 이른다.

② 돌발반두통

군발두통과 유사하나 빈도가 높아 두통 기간의 절반 이상에서 하루 5회 이상 나타나며 전체적으로는 최소한 20번 이상 나타났을 때 진단이 가능하다. 두통의 발현시간은 짧으며(2~30분) 빈도수는 더 높고 여성에 흔하다. 하루에 5회 이상 나타나며 전체적으로 최소한 20번 이상 나타났을 때 진단이 가능하다. 기준 C의 1~5 중 한 가지 이상을 만족하여야 한다. 특징적으로 indomethacin에 절대적으로 잘 반응한다. 관해기가 없거나 1개월 미만이면 만성, 그 이상이면 삽화돌발반두통episodic paroxysmal hemicrania으로 분류한다.

③ 단기지속편측신경통형두통발작

반드시 편측으로 나타나며 수초에서 수분간 지속되는 중등도 이상의 머리통증으로 하루 최소한 한번 이상 발생한다. 3.3.1 결막충혈과 눈물을 동반하는 단기지속편측신경통형두통발작Short-lasting unilateral neuralgiform headache attacks with conjunctival injection and tearing, SUNCT과 두개자율신경증상을 동반한 단기지속편측신경통형두통발작Short-lasting unilateral neuralgiform headache attacks with cranial autonomic symptoms, SUNA으로 나누며 관해기가 없거나 1개월 미만이면 만성, 그 이상이면 삽화로 구분한다. 대부분 편측성 통증이 다른 어떤 삼차자율신경두통보다 짧으며(5~240초) 하루 3~200번 정도로 매우 자주 나타난다. 난치성 두통으로 약물에 대한 반응이 뚜렷하지 않다.

④ 지속반두통

두통 발생 3일 이내부터 매일 지속되며 완화되지 않고 양측성의 압박감이나 조이는 증상이 경도 또는 중등도로 지속된다. 구토나 심한 구역은 없지만 경미한 구역, 빛공포증, 소리공포증 중 한 가지 이하의 증상은 나타날 수 있다. 만약 발병시기가 명확하지 않으면 2.3 만성긴장형두통으로 분류한다. 뇌척수액용적저하두통이나 뇌척수액압 상승에 따른 두통, 외상후두통, 감염 등을 배제하여야 한다. 만일 8.2 약물과용두통의 기준을 만족하는 약물과용 병력이 최근 2개월 내에 있다면 기존의 원발두통의 진단에 8.2.7 개연약물과용두통으로 분류한다. 반드시 머리한쪽에 국한되며 indomethacin에 반응한다. 두통의 관해가 없이 매일 지속되며 중등도 이상의 심한 두통이고 한 가지 이상의 자율신경 증상이 나타난다.

⑤ 개연삼차자율신경두통

삼차자율신경두통의 아형으로 추측되지만 위에서 기술한 아형의 진단기준 중 한 가지를 제외하고는 다른 기준을 모두 만족하는 발작을 말한다.

(4) 기타 원발두통

이 두통들의 병인은 잘 알려져 있지 못하고 치료도 불확실하다. 다른 질환에 의한 이차두통의 감별이 중요하며 특히 원발벼락두통primary thunderclap headache의 경우 신경영상을 포함한 충분한 검사가 필수적이다(표 2-7).

① 원발기침두통

두개내 질환 없이 기침이나 힘주기로 나타나며 갑작스럽게 1초 내지 30분간 지속되고 기침, 힘주기, 발살바수기 등에 의하여 나타난다. 대부분 양측성이고 약 40%에서 증상성 두통으로 아놀드키아리기형에 흔하여 신경영상이 필요하다. indomethacin에 잘 반응한다.

② 원발운동두통

편두통의 아형으로 간주된다. 5분에서 48시간 지속되며 수영, 달리기 등 운동 도중이나 후에만 발생하고 처음 발생하였다면 거미막하출혈이나 동맥박리를 감별하여야 한다. 운동유발두통은 편두통의 아형으로 생각된다. 육체적인 운동 도중에 혹은 운동 후에만 발생하며 대개 5분에서 48시간 지속된다. 원발운동두통primary exertional headache은 더운 기후나 고지대에서 잘 발생하며 만약 처음으로 발생하였다면 거미막하출혈이나 동맥박리를 감별하여야 한다. 에르고타민 복용으로 예방이 가능하며, 대부분의 경우 indomethacin에 잘 반응한다.

③ 성행위와 연관된 원발두통

두개내 질환 없이 성행위로 유발되는 두통으로 대부분 양측성의 둔한 두통으로 시작하여 성적흥분이 증가하면서 두통이 증가하여 극치감에서 강한 통증에 도달한다. 극치감두통이 처음 발생하였다면 거미막하출혈이나 동맥박리 등의 원인질환을 배제하여야 한다. 환자가 두통 전후를 자세히 설명하지 않는 경우가 많으므로 야간에만 발생한 두통에 대하여는 성행위, 수면 등과의 인과관계를 물어보아야 한다. 두개내 질환 없이 성행위로 유발되는 두통으로 대부분 양측성의 둔한 두통으로 시작하여 성적흥분이 증가하면서 두통이 증가하여 극치감에서 강한 통증에 도달한다. 성행위 중에 발생하며, 성적 흥분이 증가할수록 통증이 증가하는 경우와 갑작스럽고 심한(폭발성)두통이 극치감 때 발생하는 경우가 있다. 극치감두통이

표 2-7 **기타 원발두통의 진단기준(ICHD-3β)**

4.1 원발기침두통
　4.1.1 개연원발기침두통

4.2 원발운동두통
　4.2.1 개연원발운동두통

4.3 성행위와 연관된 원발두통
　4.3.1 개연 성행위와 연관된 원발두통

4.4 원발벼락두통

4.5 저온자극두통
　4.5.1 저온자극의 외부 처치에 기인한 두통
　4.5.2 저온자극의 섭취나 흡입에 기인한 두통
　4.5.3 개연저온자극두통
　　4.5.3.1 개연 저온자극의 외부 처치에 기인한 두통
　　4.5.3.2 개연 저온자극의 섭취나 흡입에 기인한 두통

4.6 외압력두통
　4.6.1 외압력두통
　4.6.2 외당김두통
　4.6.3 개연외압력두통
　　4.6.3.1 개연외압력두통
　　4.6.3.2 개연외당김두통

4.7 원발찌름두통
　4.7.1 개연원발찌름두통

4.8 원형두통
　4.8.1 개연원형두통

4.9 수면두통
　4.9.1 개연수면두통

4.10 신생매일지속두통
　4.10.1 개연신생매일지속두통

처음 발생하면 거미막하출혈이나 동맥박리 등의 원인질환을 배제하여야 한다.

④ 원발벼락두통

뇌동맥류의 파열과 비슷한 심하고 갑작스런 두통으로 4.1 원발기침두통, 4.2 원발운동두통, 4.3 성행위와 연관된 원발두통은 벼락두통의 양상으로 나타날 수 있으나 이 경우는 원래의 두통으로 분류한다. 심각한 두개내질환이 원인이 되는 경우가 흔하므로 철저한 검사가 필요하다. 따라서 거미막하출혈, 뇌내출혈, 뇌정맥혈전증, 미파열혈관기형, 동맥박리, 중추신경계혈관염angiitis of central nervous system, 뇌하수체출혈, 악성고혈압 등을 감별한 후에 진단하여야 한다.

⑤ 저온자극두통

4.5.1 저온자극의 외부 처치에 기인한 두통과 4.5.2 저온자극의 섭취나 흡입에 의한 두통으로 나눈다.

⑥ 외압력두통

머리띠, 헬멧, 모자 등에 의한 두개밖 연조직의 지속적인 압박이나 당김에 의하여 나타나는 두통으로 4.5.1 외압박두통external compression headache과 4.6.2 외당김두통external traction headache으로 나눈다. 두통은 외부압박이나 당김을 제거하면 한 시간 이내에 사라져야 한다.

⑦ 원발찌름두통

원인질환이 없이 자발적으로 나타나는 일과성의 국소성 찌름통증으로 전기가 지나가는 듯한 심한 통증이 단발성 혹은 연속적으로 나타나며 70%에서 삼차신경의 영역 밖에서 나타난다. 3초 이내로 매우 짧고 하루에 1회 이상의 불규칙한 통증을 보이지만 일반적으로 횟수가 많지는 않다. 찌름은 옮겨 다닐 수 있지만 통증이 완전히 한 부위에 국한될 경우, 그 부위나 연관된 뇌신경 분지의 구조적인 이상을 반드시 배제하여야 한다. 대부분 뇌신경 및 주변구조에 기질적인 질환 없이 자발적으로 머리에 발생하는 일과성의 국소성 찌름통증으로 단발성 혹은 연속적으로 나타난다. 찌름통증은 편두통(약 40%)이나 군발두통(약 30%)의 환자에서 더 자주 발생한다.

⑧ 원형두통

기존에 동전모양두통이라는 용어로 사용하였으며 기저의 구조적 병변 없이 두피의 원형 또는 타원형의 지름 1~6 cm의 작은 부위의 통증이다. 지속시간은 매우 다양하나 종종 만성의 경과를 갖는다.

⑨ 수면두통

항상 잠에서 깨게 하는 심한 통증으로 잠자는 동안에만 반복적으로 발생하며 15분 이상에서 4시간 미만 지속되고, 3개월 넘게 한 달에 10일 이상 발생하고 특징적인 동반증상이 없으며 다른 병리에 기인하지 않을 때 진단한다. 카페인과 리튬이 효과적이다.

⑩ 신생매일지속두통

신생매일지속두통은 전형적으로 과거의 두통병력이 없는 사람에서 발생하여 시작부터 매일 계속되어 중단 없이 3개월 이상 지속된다는 점이 특징이다. 환자들은 두통시작 시점을 기억하여 묘사할 수 있다. 통증은 특징적인 양상이 없어 편두통 양상이나 긴장형두통 양상 또는 두 가지 요소 모두 가질 수 있다. 만일 발병시기가 명확하지 않으면 1.3 만성편두통이나 2.3 만성긴장형두통으로 분류한다. 7.1 두개내압상승에 기인한 두통이나 7.2 두개내압저하에 기인한 두통, 5.1 머리의 외상성손상에 기인한 두통 등을 배제하여야 한다.

2) 이차두통

이차두통은 크게 열 가지로 분류된다. 5. 머리와 목의 외상 및 손상에 기인한 두통, 6. 두개 또는 경부의 혈관질환에 기인한 두통, 7. 비혈관성 두개내질환에 기인한 두통, 8. 물질 또는 물질금단에 기인한 두통, 9. 감염에 기인한 두통, 10. 항상성질환에 기인한 두통, 11. 두개골, 목, 눈, 귀, 코, 부비동, 치아, 입 또는 기타 얼굴 및 경부 구조물의 질환에 기인한 두통 또는 얼굴통증, 12. 정신과질환에 기인한 두통, 13. 통증성 머리신경병증과 안면통, 14. 기타 두통질환 등이 있다.

이차두통에 대한 일반적인 진단기준은 ① 두통을 일으킬 수 있는 질환이 증명되고, ② 두통이 그 질환과 시간적으로 밀접하게 연관되어 나타나고, ③ 원인질환을 제거한 경우 두통이 3개월 이내(일부 질환에서는 더 짧을 수가 있다)에 뚜렷하게 감소하거나 사라진 경우에 진단할 수 있다. 두통을 유발할 수 있는 것으로 알려진 질환과 함께 발생한 새로운 두통은 두통의 양상에 관계없이 이차두통으로 진단한다.

기질성 뇌질환을 의심하게 하는 두통인 경우에는 대개 다음과 같은 특징이 있다.

① 새로운 형태의 두통이 갑자기 시작될 때(이렇게 아프기는 처음이다. 망치로 얻어맞은 듯하다.)
② 두통이 수일이나, 수주에 걸쳐 점차 심해지는 경우

③ 과로, 긴장, 기침, 용변 후 또는 성행위 후에 두통이 나타나는 경우
④ 50세 이후에 처음으로 두통이 시작되었을 때
⑤ 다음과 같은 증상이 동반되었을 때
 - 행동이상, 졸림, 의식소실, 기억력 감소
 - 발열과 구토
 - 운동, 감각 이상 증상
 - 시력장애, 둘로보임
 - 보행장애, 균형감각 상실

두통의 원인에는 신경계 질환 이외에도 여러 분야의 질환이 포함되어 있다. 대개 원발두통은 신경학적 증상 이후에 두통이 발생하지만 이차두통은 두통이 먼저 발생하고 뒤이어 신경학적 증상이 발현되는 경우가 흔하다. 두통의 대부분은 원발두통이므로 이차두통을 진단하기 위하여는 자세한 병력청취가 매우 중요하며 뇌영상이나 실험실 검사에 의해 두통의 원인질환이 진단되는 경우는 드물다.

두통의 양상만으로 원인을 구분하는 것은 쉽지 않다. 두통 환자들은 자신의 증상을 설명하면 의사가 정확한 원인을 찾거나 걱정되는 뇌질환의 여부를 정확하게 알려줄 것으로 기대한다. 그러나 두통의 양상은 개개인에 따라서 다르며 매우 복잡하고 다양하다. 따라서 두통의 증상만으로 뇌질환에 의한 이차두통인지 확실하게 구분하는 것은 어렵다. 흔히 두통 부위가 국소적이면 그 부위에 질병이 있다고 생각하기 쉽지만 편두통과 같은 원발두통에서도 국소적인 통증이 나타난다. 또한 사람들이 걱정하는 것과는 달리 만성 두통은 이차보다는 원발두통일 때가 많다. 따라서 자세한 병력과 정확한 진찰로 이차두통의 가능성을 검토하고 만일 이차두통이 의심되면 원인질환이

무엇인지 추정하고 이를 찾기 위한 최선의 방법을 선택하여야만 한다. 원발두통이라고 생각하고 검사를 미루다가 후에 여러 종류의 뇌출혈, 기생충질환, 뇌종양 등의 뇌질환이 발견되는 경우도 있어 자세한 병력 청취와 신경학적 진찰을 받은 후 적절한 검사와 치료를 하는 것이 중요하다. 이차두통 중 뇌막염의 경우에는 CT나 MRI에서 이상소견이 발견되지 않는 경우도 흔하다. 거미막하출혈의 경우에도 CT나 MRI에서 이상소견이 나타나지 않을 수 있다. 이런 경우에는 뇌척수액 검사나 뇌동맥 촬영을 시행하여야 한다. 또한 검사에서 이상소견이 검출되지 않는 원발두통에서는 증상만으로 어떤 유형의 두통인지 판단해야만 한다. 특히 노인환자에서는 두통을 악화시킬 수 있는 위험인자들과 동반질환을 잘 관리하는 것이 매우 중요하다.

(5) 머리와 목의 외상 및 손상에 기인한 두통

머리의 외상손상, 채찍질손상, 개두술에 기인한 두통의 세 종류로 나뉜다. 모든 두통은 외상 후 7일 이내에 나타나야 한다. 각각의 두통은 외상 후 3개월 이내에 두통의 소실여부로 급성 및 지속두통으로 나뉘고 머리의 외상손상에 기인한 두통은 외상의 심한 정도로 다시 구분된다. 기존의 원발두통이 만성화되거나 악화되는 경우 기존의 원발두통과 5. 머리와 목의 외상 및 손상에 기인한 두통이 모두 진단되어야 한다.

(6) 두개 또는 경부의 혈관질환에 기인한 두통

혈관질환의 증상을 보이며 적절한 검사를 통하여 혈관질환이 확인되고 시간적으로 혈관질환과 밀접한 관계를 갖는 두통으로 허혈, 출혈, 혈관기형, 동맥염, 경부경동맥이나 척추동맥질환, 뇌정맥혈전증, 기타

급성 두개내 동맥질환(혈관내시술, 혈관조영술, 가역적 뇌혈관수축증후군, 두개내 동맥박리), 유전성혈관병(카다실, 멜라스 등), 뇌하수체졸중에 기인한 두통 등이 포함된다. 많은 경우 혈관질환의 심각한 증상이나 징후에 의하여 두통을 인지하지 못하는 경우가 적지 않으나 위중한 질환이 포함되어 주의를 요한다.

(7) 비혈관성 두개내질환에 기인한 두통

두개내압상승, 두개내압저하, 비감염염증병, 두개내신생물, 경막내주사, 뇌전증발작, 1형키아리기형 등에 의한 두통이 포함되며 다양한 질환군을 포함하며 두통의 양상이 원인질환에 따라 상이하므로 진단에 주의를 기울여야 한다. 기존의 원발두통이 만성화되거나 악화되는 경우 그 질환이 두통을 유발할 수 있다는 유력한 증거가 있는 경우 기존의 원발두통과 7. 비혈관성 두개내질환에 기인한 두통이 모두 진단될 수 있다.

(8) 물질 또는 물질금단에 기인한 두통

8.1 물질의 사용 또는 노출에 기인한 두통, 8.2 약물과용두통, 8.3 물질금단에 기인한 두통의 세 가지로 구분된다. 새로운 두통이 물질의 사용이나 금단과 시간적인 인과관계를 지닐 경우에 진단하며 알코올, 일산화탄소 중독증, 음식물, 글루탐산나트륨, 코카인, 약물 등에 의한 두통이 여기에 포함된다. 만성적인 약물과용은 만성매일두통의 중요한 원인이므로 여기에 포함된다. 실제 3개월 이상의 기간 동안 한 달에 15일 이상 두통이 나타나는 환자의 반 수 이상은 8.2 약물과용두통에 해당된다. 다만, 약물을 중단한 이후 두통이 호전되는 경우에 더 확실하게 약물과용두통으로 진단할 수 있다. 이 경우도 기존의 원발두통이

만성화되거나 악화되는 경우 그 질환이 두통을 유발할 수 있다는 유력한 증거가 있는 경우 기존의 원발두통과 8. 물질 또는 물질금단에 기인한 두통이 모두 진단될 수 있다. 특히 편두통을 비롯한 원발두통 환자들은 외부자극에 민감하므로 8. 물질 또는 물질금단에 기인한 두통으로 진단할 때 주의하여야 한다.

(9) 감염에 기인한 두통

이 두통은 비교적 명확하게 두개내 감염에 기인한 두통과 전신감염에 기인한 두통으로 나뉜다.

(10) 항상성질환에 기인한 두통

과거 대사성 혹은 전신질환에 기인한 두통으로 분류되었던 두통으로 고탄산혈증, 저산소증, 투석, 고혈압, 갑상샘저하증, 공복, 심장 등이 주요 원인이다. 두통이 항상성질환과 밀접한 시간연관성을 가지고 처음으로 발생하는 경우 그 질환에 기인한 이차두통으로 분류한다.

(11) 두개골, 목, 눈, 귀, 코, 부비동, 치아, 입 또는 기타 얼굴 및 경부 구조물의 질환에 기인한 두통 또는 얼굴통증

안면, 목, 두개구조물의 질환 등에 의하여 나타나는 두통이지만 뇌신경통은 따로 분류하며 목질환에 기인하는 경우는 여기에 포함된다. 머리 또는 목의 외상으로 인한 두통은 5. 머리 그리고/또는 목의 외상에 기인한 두통으로 분류하며 특히 채찍질손상후두통은 목의 문제로 나타날 가능성이 높으나 5. 머리 그리고/또는 목의 외상에 기인한 두통으로 분류한다.

(12) 정신과 질환에 기인한 두통

정신병에 의한 비교적 드문 두통 군으로 신체화장애, 정신증장애에 기인한 두통이 여기에 포함된다. 정신병에 동반된 두통이나 두통 환자에 동반된 우울증 등은 여기에 포함되지 않는다. 정신과질환이 두통을 유발한다는 가설을 지지하는 증거는 미약하므로 이 진단의 범주는 두통이 정신과질환의 증상으로 알려져 있는 소수의 경우로 제한되어야 한다.

(13) 통증성두개신경병증과 기타 얼굴통증

삼차신경통trigeminal neuralgia을 비롯한 다양한 신경의 발작적인 신경통뿐 아니라 시신경염, 허혈눈운동신경마비에 기인한 두통, Tolosa-Hunt증후군, 부교감신경-눈교감Raeder's 증후군, 중추신경병통증 등이 이에 해당된다.

(14) 기타 두통질환

아직 분류가 명확하지 않고 기타 설명이 부족한 두통을 이 항목에 포함시킨다.

참고문헌

1. 김재문. 두통의 진단과 분류. In: 대한두통학회. 두통학. 서울: 군자출판사, 2009;15-37.
2. 대한두통학회. 한글판 국제두통질환분류. 서울: 의학출판사, 2005;1-199.
3. Agostoni E, Rigamonti A. Dangerous headaches. *Neurol Sci* 2008;29:S107-109.
4. Bendsten L, Jensen R. Tension-type headache: the most common but also most neglected, headache disorder. *Curr Opin Neurol* 2006;19:305-309.
5. Carnevale TJ, Meng D, Wang JJ, Littlewood M. Impact of an emergency medicine decision support and risk education system on computed tomography and magnetic resonance imaging use. *J Emerg Med* 2015;48:53-57.
6. Ferrari A, Coccia C, Sternieri E. Past, present, and future prospects of medication-overuse headache classification. *Headache* 2008;48:1096-1102.

7. Göbel H. Classification of headaches. *Cephalagia* 2001;21:770-773.

8. Headache Classification Committee of the International Headache Society (IHS). The International Classification of Headache Disorders, 3rd edition (beta version). *Cephalalgia* 2013;33:629-808.

9. Headache Classification Committee of the International headache Society. The international classification of headache disorders, 2nd edition. *Cephalalgia* 2004;24:1-160.

10. Jensen R. Peripheral and central mechanisms in tension-type headache: an update. *Cephalalgia* 2003;23:49-52.

11. Nappi G, Agnoli A, Manzoni GC, Nattero G, Sicuteri F. Classification and diagnostic criteria for primary headache disorders (Ad Hoc Committee IHS, 1988). *Funct Neurol* 1989;4:65-71.

12. Nye BL, Ward TN. Clinic and emergency room evaluation and testing of headache. *Headache* 2015;55:1301-1308.

13. Steiner TJ, Stovner LJ and Birbeck GL. Migraine: The seventh disabler. *Cephalagia* 2013;33:288-290.

3

두통의 역학

주민경

1. 두통역학의 개요

두통은 1년 유병률이 40~70% 정도인 흔한 증상이며 전체 인구의 95% 정도가 일생에 1회 이상 겪게 된다. 신경과를 방문하는 환자의 약 1/4~1/5이 두통을 호소하여 신경과 외래를 방문하는 환자의 가장 흔한 증상이다.

일반 인구 집단에서 대부분의 두통은 편두통migraine, 긴장형두통 그리고 군발두통cluster headache과 같이 특별한 다른 질병에 의한 것이 아닌, 그 자체의 원인에 의한 원발두통primary headache질환이다. 다른 원인에 의한 이차두통secondary headache은 원인질환에 따라 유병률이 다양하고, 원발두통질환에 비해 유병률이 월등히 낮으나, 원인질환에 의해 사망이나 심한 장애를 유발할 수 있으므로 진단과 치료에 유의해야 한다. 본 장에서는 원발두통질환을 중심으로 두통의 역학과 그 영향에 대해 기술하고자 한다.

역학은 인류집단에서 질병의 위험인자, 원인, 자연사 그리고 질병이 유발하는 부담burden에 대한 학문이다. 두통은 적절하게 진단과 치료되지 않는 경우가 많으며 상당수의 환자들이 필요한 의료서비스를 받고 있지 않는 경우가 많아 두통질환의 역학적 연구는 인구집단을 대상으로 두통질환 유병률, 발생률 그리고 두통으로 인한 부담을 흔히 다룬다. 발생률은 어느 기간 동안에 질병이 새롭게 발생하는 정도를 말하며, 유병률은 어느 기간 동안에 질병을 가지고 있는 개체의 빈도를 말한다.

두통으로 인한 장애는 두통으로 인해 직장, 학교 그리고 가사활동에서 능률이 저하되거나 결석, 결근 등으로 참여할 수 없게 되는 경우를 말한다. 세계보건기구에서는 질병의 부담을 평가하기 위해 장애보정수명으로 환산하여 측정한다. 2013년에 전세계적으로 진행한 질병부담연구Global Burden of Disease 2013에서 편두통은 전체 질병에 의한 부담 중 7%를 차지하여, 전체 질병 중에서 6번째로 장애를 유발하였다. 아울러 처음으로 평가가 진행된 약물과용두통은 장애를 유발하는 18번째 질병으로 측정되었다. 두통 질환 전체로 보았을 때는 두통으로 인한 부담은 전체 질병 중 세 번째로 장애를 유발하는 것으로 조사되었다. 같이 진행된 연구에 따르면, 전세계적으로 두통의 1년 유병률은 47%이며, 편두통은 10%, 긴장형두통 tension-type headache은 38%이고 만성매일두통chronic daily headache은 3%였다.

2. 편두통의 역학과 영향

1) 편두통의 역학

(1) 편두통 역학의 개요

인구집단에서 가장 흔한 원발두통질환은 긴장형두통이지만, 두통으로 병의원을 방문하는 환자의 가장 흔한 진단은 편두통이다. 편두통은 중등도-심도의 두통과 구역, 구토 그리고 빛공포증에 의해 장애가 다른 두통 질환보다 현저하다. 편두통 유병률은 여성에서는 15~20%이며, 남성에서는 3~7% 정도이다. 미국에서 조사된 전국적인 역학조사American Migraine Study-I and -II에서는 1년 편두통 유병률이 여성에서는 17.1~ 18.2%이며 남성에서는 5.6~6.5%이며, 전체 인구집단에서는 11.7~12.6%였다. 2001년 스웨덴에서 조사한 연구에서는 여성의 1년 편두통 유병률은 17%이고 남성은 10%였다. 2000년 일본에서 조사한 전국적인 역학연구에서는 1년 편두통 유병률이 여성 13.0%, 남성 6.6% 그리고 전체로는 8.4%였다. 조짐편두통은 전체 편두통의 약 10~30%였다.

(2) 성별과 연령에 따른 편두통역학의 특성

편두통의 유병률은 성별과 연령별로 큰 차이를 보인다. 여러 편두통 역학연구에서 편두통 유병률은 사춘기 이전에는 5~6% 정도이며, 사춘기 이후에는 연령이 증가할수록 유병률이 더 증가하여, 30~40대에서 제일 높다. 55세 이후에는 유병률이 감소하게 된다. 따라서 두통 유병률은 일생 중에 활발한 활동을 하는 시기에 제일 높다고 할 수 있다.

인구기반 역학연구에서 여성의 전체 편두통 유병률은 남성에 비해 약 2~3.5배 정도 더 높다. 사춘기 이전에는 여성과 남성의 편두통 유병률이 비슷하거나 남성이 약간 더 높다가, 사춘기 이후에는 남성에 비해 편두통 유병률이 현저히 상승하게 되고, 특히 40~45세에서는 여성과 남성의 유병률 차이가 가장 현저하게 된다. 55세 이후에는 여성과 남성이 감소하게 되나 여성 유병률 감소가 더 현저하다. 그러나 55세 이후에도 여성의 유병률이 남성보다 높은 것은 지속된다. 이와 같이 가장 생산성이 높은 연령대에서 상당한 장애를 유발하는 편두통 유병률이 가장 높은 점은 편두통이 개인 및 사회에 미치는 부담을 더 크게 한다(그림 3-1).

(3) 지리적 분포 및 종족에 따른 편두통 역학의 특징

대륙별 1년 편두통 유병률은 유럽이 여성 18%, 남성 7%, 전체 유병률이 15%로 가장 높다. 그 다음이 북아메리카로 여성 18%, 남성 6%, 전체 유병률은 13%였다. 아시아는 여성 11%, 남성 6%, 전체 유병률은 9%였다. 남아메리카는 여성 12%, 남성 4%, 전체 유병률은 9%로 아시아와 유사하였다. 아프리카에서는 여성 6%, 남성 3%, 전체 유병률 5%로 전 대륙에

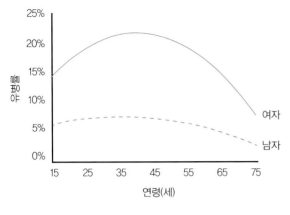

그림 3-1　연령에 따른 편두통 유병률

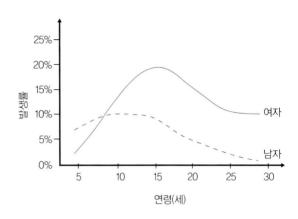

그림 3-2　연령에 따른 편두통 발생률

서 가장 낮았다. 전세계적으로는 여성 14%, 남성 6%, 전체인구에서 11%로 추산되었다.

미국에서 인종 별로 조사된 편두통 유병률은 아시아계 미국인에서 가장 낮으며 아프리카계 미국인에서 약간 더 높고, 코카서스인종에서 가장 높게 조사되었다. 아시아에서 진행된 역학연구에서는 편두통 유병률은 유럽이나 북아메리카에 비해 낮으나 개연편두통 유병률이 편두통에 비해 약 1.5~2배 정도였다. 코카서스인종이 다수를 차지하는 유럽이나 미국에서는 상대적으로 개연편두통 유병률은 편두통 유병률의 약 2/3 정도로 차이를 보였다. 편두통과 개연편두통의 유병률을 합하면 유병률이 12~20% 정도로 유럽과 북아메리카에서 편두통과 개연편두통의 유병률을 합한 것과 유사한 정도였다.

(4) 사회경제적 요인에 따른 편두통 유병률

편두통 유병률은 사회경제적 지표에 따라 차이를 보인다. 여러 인구기반 역학연구에서 수입이 적고 사회적 지위가 낮은 경우에 수입이 많거나 사회적 지위가 높은 경우에 비해 편두통 유병률이 더 높았다. 이

러한 결과는 낮은 사회적 지위로 인한 스트레스, 의료서비스에 대한 제한된 접근 등에 의해 편두통 유병률이 증가된 것으로 설명하는 것과 함께, 두통으로 인한 능률저하 등의 장애와 의료비용의 증가로 인해 편두통을 앓는 사람의 수입 감소와 사회적 지위가 하락한 것으로 설명된다.

(5) 편두통 발생률

편두통 발생률은 10세 이전에는 유병률과 마찬가지로 남성과 여성이 비슷하거나 남성이 약간 더 높다. 사춘기 이후에는 여성이 남성보다 발생률이 더 높게 된다. 6~7세에 남성에서 무조짐편두통migraine without aura 발생률은 1,000명당 6.3명이었으며 조짐편두통 발생률은 1,000명당 5.4명이나, 여성에는 무조짐편두통 발생률은 1,000명당 5.6명이고 조짐편두통 발생률은 1,000명당 8.3명이었다. 청소년기에는 발생률이 더 증가하며 특히 여성에서 남성보다 발생률이 더 높다. 12~13세의 여성에서 조짐편두통 발생률은 1,000명당 14.1명이고 무조짐편두통발생률은 17.6명이나 남성에서는 조짐편두통은 3.5명, 무조짐편두통

은 9.9명이었다. 편두통 발생률이 가장 높은 연령은 남성에서는 무조짐편두통은 10~11세, 조짐편두통은 4~5세, 여성에서는 무조짐편두통은 14~17세, 조짐편두통은 12~13세로 남성에서 먼저 발생률이 최고조에 이른다. 다른 연구에서는 25~64세 사이의 453명을 조사한 연구에서는 매년 편두통 발생률은 여성에서 1.5%, 남성에서 0.3%였으며 전체적으로는 0.8%였다(그림 3-2).

2) 편두통의 영향

(1) 편두통 영향의 개요

편두통은 반복적인 중등도 또는 심도의 두통과 함께 구역, 구토, 빛공포증과 소리공포증이 동반되고 편두통 발작에 대한 공포 등으로 인해 두통을 앓고 있는 개인뿐만 아니라 사회에 상당한 부담을 준다. 개인의 편두통으로 인한 부담은 직장, 학교 및 가사 활동을 못하거나 능률이 저하되는 장애disability가 있으며, 두통으로 인한 고통, 사회기능, 인지기능, 역할기능, 심리적인 고통, 활력도 등의 두통영향impact of headache 그리고 두통으로 인한 삶의 질quality of life 의 저하 등으로 측정할 수 있다.

(2) 편두통의 부담의 측정도구

편두통의 부담을 측정하는 도구 중 삶의 질은 일반적인 삶의 질 측정도구인 Short Form-36 Health SF-36, Sickness Impact Profile, EuroQoL-5D 등이 있으며, 편두통에 특이한 삶의 질 측정도구로는 Migraine-Specific Quality of Life measure MSQOL이 있다. 편두통으로 인한 장애를 측정하는 것으로는 Migraine Dis-

ability AssessmentMIDAS와 Headache Disability Inventory가 있고, 두통으로 인한 영향은 편두통영향조사Headache Impact Test-6, HIT-6가 널리 사용되고 있다.

아울러 편두통을 포함한 원발두통은 현재까지 특정한 생체표지biomarker가 없어서 환자가 느끼는 통증과 동반증상의 강도, 빈도로 질병의 정도를 측정하게 되는데, 편두통 부담을 측정하는 도구들이 유용하게 사용될 수 있다.

MIDAS는 지난 3개월 동안 두통으로 인해 업무를 수행하지 못한 일수, 두통으로 인해 업무수행의 효율이 절반이상으로 감소된 일수, 두통으로 인해 가사를 수행하지 못한 일수, 두통으로 인해 가사수행 효율이 절반이상으로 감소된 일수, 지난 3개월 간 두통으로 인해 놓친 가족, 사회, 여과활동 일수에 대한 5가지 질문으로 구성되며 각각의 질문에서 수행하지 못한 일수 또는 효율이 절반 이상 감소된 일수의 총합으로 점수를 계산한다. MIDAS는 5문항으로 간단히 구성되어 있어 외래에서도 쉽게 할 수 있으며 간단하여 널리 사용되고 있다. 그러나 MIDAS는 편두통으로 인한 장애만을 측정하므로 편두통으로 인한 인지기능이나 감정적 고민 등은 측정할 수 없다. MIDAS는 한국어로 번역되어 한국인 편두통 환자에서 타당도와 신뢰도가 확인되었다(표 3-1).

HIT-6는 편두통뿐만 아니라 긴장형두통을 포함한 두통 전반이 환자의 삶에 미치는 영향을 측정하기 위한 도구로 개발되었다. HIT-6는 통증pain, 사회기능social functioning, 역할기능role functioning, 인지기능cognitive functioning, 심리적인 고통psychologial distress, 활력도vitality를 측정하기 위한 6가지 질문으로 구성되어 있다. HIT-6도 한국어판이 작성되어 타당도와 신뢰도가 확인되었다(표 3-2).

표 3-1　편두통장애평가(migraine disability assessment, MIDAS) 설문

다음은 귀하가 지난 3개월 동안 학교나 직장이나 가정에서 편두통 때문에 해를 입었다고 생각되는지와 관련된 문제들입니다.	
1. 지난 3개월 동안 두통 때문에 결석하거나 결근한 날이 며칠이나 됩니까?	일
2. 지난 3개월 동안 직장이나 학교에서 두통 때문에 학습능률이나 작업능력이 절반 이하로 감소한 날이 며칠이나 됩니까? (단, 1문항에 해당된 날은 포함시키지 않음)	일
3. 지난 3개월 동안 두통 때문에 가사일을 할 수 없었던 날이 며칠이나 됩니까?	일
4. 지난 3개월 동안 두통 때문에 가사활동 능률이 절반 이하로 감소되었던 날이 며칠이나 됩니까? (단, 3문항에 해당되는 날은 포함시키지 않음)	일
5. 지난 3개월 동안 두통 때문에 가족활동, 사회활동 또는 여가활동을 놓친 날이 며칠이나 됩니까?	일
총합	일
A. 지난 3개월간 두통이 며칠이나 지속되었습니까?	일
B. 전혀 아프지 않은 경우가 0점이고 가장 심한 경우가 10점일 때 당신의 두통은 몇 점 정도 됩니까?	점

표 3-2　편두통영향검사(Headache Impact Test-6, HIT-6) 설문

1. 두통이 있을 때, 얼마나 자주 두통이 심하다고 느끼시나요?
　① 한번도 그런 적이 없다　　② 드물게 그렇다　　③ 때때로 그렇다　　④ 매우 자주 그렇다　　⑤ 항상 그렇다

2. 얼마나 자주 두통 때문에 집안일, 직장일, 학교 또는 사회활동 등 일상생활에 지장을 받습니까?
　① 한번도 그런 적이 없다　　② 드물게 그렇다　　③ 때때로 그렇다　　④ 매우 자주 그렇다　　⑤ 항상 그렇다

3. 두통이 있을 때 누워서 쉬고 싶을 때는 얼마나 자주 있습니까?
　① 한번도 그런 적이 없다　　② 드물게 그렇다　　③ 때때로 그렇다　　④ 매우 자주 그렇다　　⑤ 항상 그렇다

4. 지난 4주 동안, 얼마나 자주 두통 때문에 일 또는 일상생활을 못할 정도로 피곤했었나요?
　① 한번도 그런 적이 없다　　② 드물게 그렇다　　③ 때때로 그렇다　　④ 매우 자주 그렇다　　⑤ 항상 그렇다

5. 지난 4주 동안, 얼마나 자주 두통 때문에 짜증이나 신경질이 났습니까?
　① 한번도 그런 적이 없다　　② 드물게 그렇다　　③ 때때로 그렇다　　④ 매우 자주 그렇다　　⑤ 항상 그렇다

6. 지난 4주 동안, 얼마나 자주 두통 때문에 일 또는 일상생활에 집중하기 힘들었습니까?
　① 한번도 그런 적이 없다　　② 드물게 그렇다　　③ 때때로 그렇다　　④ 매우 자주 그렇다　　⑤ 항상 그렇다

(3) 편두통이 가사활동에 미치는 영향

편두통 유병률은 가사를 더 많이 담당하는 여성이 남성보다 더 높고, 아이들을 양육하는 연령인 22~55세에 가장 유병률이 높다는 사실은 편두통이 가족생활에도 상당한 영향을 미친다고 예상할 수 있다. 캐나다에서 편두통을 가진 사람들의 90%가 두통으로 인해 가사활동을 연기한 적이 있으며 30%는 두통으로 인해 가사활동이나 사회활동을 취소한 적이 있고, 66%는 두통으로 인해 가사활동이 적절히 수행하게 되지 않을지 걱정한 적이 있었다. 미국과 영국에서 574명의 편두통 환자와 가족들을 대상으로 진행된 연구에서도 두통으로 인해 85%에서 가사활동의 감소가 있었으며, 45%에서 사회활동, 여가활동의 감소를 보였다.

(4) 편두통이 사회에 미치는 영향

편두통이 사회에 미치는 영향은 흔히 경제적인 가치로 측정된다. 크게 두통에 대한 진단과 치료와 같은 의료서비스를 이용함으로써 발생하는 직접비용과 두통으로 인해 학교 또는 직장에 결석하거나, 학습이나 업무활동의 능률이 떨어지는 간접비용으로 구분된다.

여러 연구에서 편두통을 가지고 있는 사람들은 의사의 진료를 받거나 응급실을 방문하는 등 의료서비스의 이용이 더 흔하다. 미국에서 1,336명의 편두통 환자에서 18개월간 추적 조사했을 때 의사방문횟수는 편두통을 가지지 않은 사람에 비해 더 많았다. 인구집단을 대상으로 편두통 환자의 직접비용에 관한 연구는 1999년에 미국에서 인구집단에서 표본 조사했을 때 미국 전체로는 연간 10억 달러 이상이며 연간 편두통 환자 1인당으로는 약 100달러 정도로 계산되었다.

간접비용은 직접비용에 비해 월등히 높다. 간접비용은 편두통으로 인한 직장 업무, 가사활동, 학습 활동의 능률저하와 직장에서의 결근 및 학교에서의 결석 그리고 가사활동을 하지 못함 등에 의한 비용이다. Stewart 등은 2003년 미국에서 전체 근로자의 5.4%가 편두통으로 인해 업무능률의 저하가 있으며 두통으로 인한 손실은 매주당 평균 3.5시간이었다. 따라서 대부분의 간접비용은 결근 또는 결석에 의한 것 보다는 업무능률의 저하에 의한 것이다. 미국 전체로는 편두통에 의한 간접비용은 200억 달러이며, 환자 1인당으로는 연간 13달러에 해당한다. 2013년 중국에서의 연구에서는 편두통으로 인한 직접비용이 84억달러이며, 전체원발두통으로 인한 직접비용은 157억달러로 계산되어 전체 중국 국가 총생산의 0.36%를 차지하였다. 편두통에 의한 직접비용, 간접비용은 국가와 종족에 따른 편두통의 특성 차이 이외에도 사회경제적인 차이, 의료제도의 차이에 의해 크게 영향을 받는다.

3. 긴장형두통의 역학과 영향

1) 긴장형두통의 역학

(1) 개요

긴장형두통은 전체 인구의 20~70%가 앓고 있는 가장 흔한 원발두통 질환이지만, 대개 두통 강도가 경도 또는 중등도로 약하고 동반증상이 적어서 두통으로 병의원을 방문하는 빈도는 편두통 보다 낮다.

1달에 15일 이상 긴장형두통이 지속되는 만성긴장형두통chronic tension-type headache은 유병률이 0.5~1.5% 정도로 만성편두통chronic migraine에 비해 더 낮다.

(2) 성별과 연령에 따른 긴장형두통의 역학적 특성

긴장형두통은 특징적으로 편두통이 비해 성별, 연령별에 따른 유병률의 차이가 크지 않다. 긴장형두통도 남성에 비해 여성이 약간 더 높지만 그 비율이 1:1.6~1.9 정도로 편두통이 비해 낮다. 만성긴장형두통에서는 여성의 비율이 약간 더 높지만, 1:2.0 정도이다. 긴장형두통의 유병률은 30~40대에 제일 높으며 이후 연령이 증가할수록 감소한다고 알려져 있으나 다른 연구에서는 연령에 따라 유병률의 차이가 없다는 보고도 있다. 만성긴장형두통의 유병률은 나이가 증가할수록 더 높아진다.

(3) 지리적 분포 및 종족에 따른 긴장형두통의 역학적 특성

긴장형두통도 편두통과 같이 인종과 대륙간에 차이가 있다. 유럽에서는 평균 80%로 가장 높으나, 아프리카는 46%, 북아메리카는 30%, 중부-남부 아메리카는 27%였으며 아시아는 24%로 가장 낮았다. 전세계적으로는 긴장형두통 1년 유병률이 여성 47%, 남성 40%, 전체인구에서는 42%로 추산되었다. 미국에서 인종에 따른 삽화긴장형두통episodic tension-type headache의 유병률은 코카서스인종에서 아프리카계보다 여성(46.8%대 30.9%)과 남성(40.1%대 22.8%)에서 모두 더 높게 보고되었다.

2) 긴장형두통의 영향

긴장형두통에 의한 영향은 편두통에 비해 두통의 강도가 약하고 동반증상이 적어 긴장형두통을 앓고 있는 개인의 영향은 더 적으나 편두통에 비해 긴장형두통의 유병률이 높음으로 인해 인구집단에서 두통으로 인한 전체 장애 중에서는 긴장형두통에 의한 경우가 가장 많다. 특히 만성긴장형두통은 동반증상은 없지만 자주 발생하는 두통으로 인해 삽화편두통episodic migraine에 비해 장애와 영향을 더 크게 미친다.

4. 만성매일두통의 역학 및 영향

만성매일두통은 1달에 15일 이상 두통이 3개월 이상 지속되는 상태를 말한다. 만성매일두통은 다양한 원인에 의해 나타나지만, 약물과용두통을 제외하고는 대부분 특별한 원인이 없는 원발두통이다. 만성매일두통의 유병률은 성인과 노인인구에서 1~4% 정도이다. 원발 만성매일두통은 크게 만성편두통, 만성긴장형두통, 신생매일지속두통new daily persistent headache, NDPH 그리고 지속반두통hemicrania continua으로 구분할 수 있다. 만성편두통의 개념은 대부분의 원발 만성매일두통 환자에서 편두통 병력이 있거나, 때때로 편두통 발작이 나타나거나 또는 편두통 발작이 빈번해지면서 구역, 빛공포증과 같은 편두통 특성이 점차로 줄어드는 변형이 나타나는 특성에 착안하여 Silberstein과 Lipton이 변형편두통transformed migraine이라는 진단을 제안한 것에서 시작한다. ICHD-2에 처음으로 만성편두통으로 이름을 변경하여 진단기준이 포함되었고 ICHD-3β에도 일부 수정하여 포함되었다.

만성편두통은 인구집단연구에서 가장 흔한 원발 만성매일두통으로 전체 만성매일두통의 약 60~70% 를 차지한다. 의료기관을 방문하는 만성매일두통 환 자에서는 만성편두통 비율이 좀 더 상승하여 80~90% 가 만성편두통으로 진단된다.

만성편두통은 삽화편두통에 비해, 두통과 구역, 빛 공포증과 같은 동반증상이 더 자주, 더 심하게 나타 나며, 불안, 우울, 전신통증과 같은 동반질환도 더 많 이 나타나서 두통으로 인한 장애와 영향이 삽화편두 통보다 더 심하다. 만성긴장형두통은 만성매일두통 중 만성편두통을 제외한 대부분을 차지한다. 두통의 강도와 동반증상이 만성편두통에 비해 덜 현저하나, 삽화긴장형두통에 비해 두통으로 인한 장애와 영향 은 더 심하다.

만성매일두통의 상당수는 시간이 경과하면 관해 remission되는 경우가 흔하다. 타이완에서 2년간 만성 매일두통의 경과를 관찰했을 때 전체의 65%에서 두 통의 완화가 관찰되었다. 그러나 노인에서는 만성매 일두통에서는 4년간 경과를 추적했을 때 두통의 완화 가 33%에서만 관찰되는 등 다른 연령에 비해 보다 자연적인 관해가 적게 일어난다. 만성매일두통의 완 화는 비만이나 약물과용과 같은 위험인자가 동반된 경우에는 그렇지 않은 경우보다 만성매일두통의 관 해가 덜 일어나며 치료약물에도 반응을 덜 한다고 알 려져 있다. 특히 약물과용은 만성매일두통에 흔히 동 반되는데, 약물과용이 동반된 경우에는 만성매일두통 의 치료에 반응하지 않는 경우가 많다. 약물과용이 동반된 36명의 만성매일두통 환자와 약물과용이 동 반되지 않은 70명에 대하여 2년간 경과를 관찰했을 때 약물과용이 동반되지 않는 경우에는 57%의 만성

매일두통이 지속되었지만 약물과용이 동반된 경우에 는 93%에서 만성매일두통이 지속되었다. 따라서 만 성매일두통의 치료에서는 약물과용의 중단여부가 환 자의 예후에 큰 영향을 미치므로 약물과용의 파악과 동반된 약물과용의 중단이 필요하다.

5. 한국의 두통역학과 영향

한국에서 처음으로 진행된 두통역학조사는 1998년 에 전국에서 15세 이상 성인 2,500명을 전화인터뷰와 우편설문으로 진행된 연구가 있다. 이 연구에서는 편 두통 유병률이 남성 20.2%이고 여성에서는 24.3%, 전 체 인구에서는 22.3%로 매우 높게 측정되었다. 긴장 형두통은 남성 20.2%, 여성 24.3%, 전체인구에서는 22.3%로 조사되어 편두통보다 더 낮은 유병률을 보 였다. 그러나 이 연구는 편두통과 개연편두통을 구분 하지 않고 조사하였고, 무반응률이 32%로 매우 높아 편두통 유병률이 높고 긴장형유병률이 낮은 것은 두 통을 앓고 있는 사람이 더 많이 답을 하는 관심오류 interest bias 등에 기인할 가능성이 있다.

두 번째 편두통의 역학조사는 2009년 전국에서 19~69세의 성인을 대상으로 1,508명을 2단계 군집 표본2-stage clustered random sampling으로 조사한 Korean Headache Survey이다. Korean Headache Sur- vey에서 1년 두통유병률은 61.4%(여성 69.9%, 남성 52.8%)로 기존의 역학연구와 유사하였다. 편두통 유 병률은 여성 9%, 남성 3%, 전체인구에서는 6%였고, 남성:여성 비율이 1:3으로 기존의 아시아에서 진행된 편두통 역학조사와 유사한 결과를 보였다. 두통으로

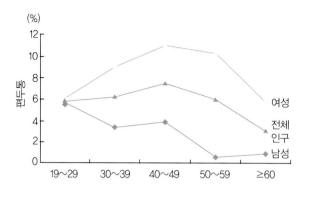
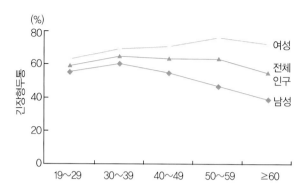

그림 3-3   한국의 편두통과 긴장형두통의 유병률

인한 영향은 HIT-6로 측정되었는데, 편두통 환자의 41.8%가 영향이 없거나 최소의 영향little to no impact, 25.7%가 일부 영향some impact, 13.0%가 상당한 영향 substantial impact 그리고 18.5%가 심한 영향severe impact을 가지는 것으로 조사되었다. 긴장형두통은 여성 29.3%, 남성 32.2%, 전체 인구에서는 30.8%로 조사되었다. 긴장형두통을 경험한 사람 중에서는 78.6%가 영향이 없거나 최소의 영향, 14.5%가 일부 영향, 3.5%가 상당한 영향 그리고 3.5%가 심한 영향을 가진다고 조사되었다(그림 3-3).

세 번째 편두통 역학조사는 2011~2012년에 19~69세의 성인 2,695명을 대상으로 진행한 Korean Headache-Sleep Study이다. 1년 편두통 유병률은 남성에서 2.7%, 여성 7.9%, 전체 인구에서는 5.3%로 조사되어 기존의 연구와 유사한 결과를 보였다.

참고문헌

1. 노재규, 김지수, 안윤옥. 국내 편두통의 역학 및 임상특성 연구. *대한신경과학회지* 1997;15:1-18.
2. 이혜승, 정진상, 송희정, 박혜선. 한국인 편두통 환자에서 MIDAS (Migraine Disability Assessment) 설문조사의 신뢰도 및 타당성. *대한신경과학회지* 2000;18:287-291.
3. 임형준, 주영수, 김주용, 김윤중, 유경호, 마효일, et al. 한국어판 두통영향 검사(Headache Impact Test-6)의 타당도 및 신뢰도 조사. *대한신경과학회지* 2009;1:1-6.
4. Kim BK, Chu MK, Lee TG, Kim JM, Chung CS, Lee KS. Prevalence and impact of migraine and tension-type headache in Korea. *J Clin Neurol* 2012;8:204-211.
5. Lipton RB, Bigal ME. Ten lessons on the epidemiology of migraine. *Headache* 2007;47(Suppl 1):S2-9.
6. Peng KP, Wang SJ. Epidemiology of headache disorders in the Asia-pacific region. *Headache* 2014;54:610-618.
7. Stark RJ, Ravishankar K, Siow HC, Lee KS, Pepperle R, Wang SJ. Chronic migraine and chronic daily headache in the Asia-Pacific region: a systematic review. *Cephalalgia* 2013;33:266-283.
8. Steiner TJ, Birbeck GL, Jensen RH, Katsarava Z, Stovner LJ, Martelletti P. Headache disorders are third cause of disability worldwide. *J Headache Pain* 2015;16-58.
9. Steiner TJ, Stovner LJ, Birbeck GL. Migraine: the seventh disabler. *Cephalalgia* 2013;33:289-290.
10. Stovner Lj, Hagen K, Jensen R, Katsarava Z, Lipton R, Scher A, et al. The global burden of headache: a documentation of headache prevalence and disability worldwide. *Cephalalgia* 2007;27:193-210.

PART 2

두통의 진단과 병태생리학

4

두통 환자에서 영상 및 기타 진단법

박광열

1. 영상 및 기타 검사의 적응증

두통질환은 국제두통질환분류 제 3판 베타판(ICHD-3β)에서 제시된 기준에 근거하며 진단하는데, 외래에서 만나는 대부분의 환자는 뚜렷한 원인질환이 없는 원발두통primary headache에 속한다. 원발두통은 주로 특징적인 병력과 정상적인 신경학적 진찰소견으로 진단되고 임상양상이 전형적인 경우에는 뇌영상 등의 추가 검사는 필요하지 않다. 그러나, 이차 원인질환이 의심되면 영상검사 등의 추가적인 검사가 필요하다. 이차 원인질환의 가능성을 시사하는 특징들은 표 4-1과 같다.

또한, 이차 원인질환이 있는 경우에도 원발두통과 비슷한 임상양상을 나타낼 수도 있다. 따라서, 원발두통의 양상과 유사하지만 전형적이지 않거나, 치료에 대한 반응이 적은 경우 등에는 신경학적 검진이 정상이라고 하더라도 추가적인 검사를 시행할 수 있다. 다만, 두통을 일으키는 이차적인 기저질환이 의심되는

표 4-1 이차두통을 의심할 수 있는 임상적 특징

- 50세 이후에 새롭게 발생한 두통
- 신경학적 진찰에서 이상소견이 발견된 경우
- 점차 심해지는 두통
- 외상 후 발생한 두통
- 발열이나 발진이 동반된 경우
- 5분 이내에 두통의 강도가 최고에 도달하는 경우
- 이전에 존재하던 두통과는 다른 양상의 두통이 발생한 경우
- 자세변화에 따라 두통이 변하는 경우
- 두통에 의해서 잠이 깨는 경우
- 운동이나 발살바법에 의해 두통이 유발되는 경우
- 악성종양의 병력이 있는 경우
- 뇌전증의 병력이 있는 경우
- HIV 감염 또는 기타 감염증이 의심되는 경우
- 일반적인 치료에 잘 반응하지 않는 경우

경우에 어떤 검사를 시행하는 것이 좋은지에 대해서는 아직 근거가 부족하다. 2016년에 유럽두통학회에서는 전문가 의견수준으로 두통의 양상별로 시행할

수 있는 검사를 제시하였으며, 본 장의 나머지 부분은 이를 주된 기반으로 하여 기술하였다.

2. 뇌영상검사

1876명의 비급성두통 환자를 대상으로 한 대규모 전향적 연구에서 MRI 또는 CT를 검사하였을 때, 임상적으로 의미있는 이상소견은 22명(1.2%)에서 발견되었고 신경학적 진찰이 정상이었던 경우는 0.9%이었다. 이 연구에서 영상검사를 통해 두개내이상소견이 발견될 가능성이 높지는 않았지만, 저자들은 신경학적 검진이나 임상 병력만으로는 두개내 이상을 배제할 수 없다고 결론을 내렸다. 따라서, 원발두통이 의심되는 경우라 하더라도, 임상양상에 따라서는 뇌영상검사가 필요할 것으로 생각된다.

전형적인 무조짐편두통migraine without aura이나 전형조짐편두통migraine with typical aura의 경우에는 일반적으로 추가검사가 필요하지 않다. 그러나, 조짐편두통의 다른 아형(뇌간조짐편두통migraine with brainstem aura, 반신마비편두통hemiplegic migraine 등)이나 머리의 한쪽에서만 발생하는 조짐편두통migraine with aura의 경우에는 이차적인 원인의 감별을 위해 뇌 MRI와 MRA를 고려할 수 있다. 또한, 조짐이 갑자기 발생하거나, 오래 지속되는 경우, 그리고 지속기간이 매우 짧은 경우에는 일과성허혈발작이 감별되어야 한다. 또한, 뇌경색이 없는 지속조짐persistent aura without infarction이나 편두통성경색증migrainous infarction의 경우에는 뇌MRI(DWI 포함), MRA, 그리고

MRV를 고려할 수 있다.

삼차자율신경두통trigeminal autonomic cephalalgias, TACs이 의심되는 환자에서 이차적인 원인질환에 의한 경우가 어느 정도 있는지에 대한 전향적 연구는 아직 없다. 다만, 56명의 증례보고를 고찰한 연구에서는 종양, 혈관질환 등이 원인이었고, 임상양상은 전형적인 경우와 비전형적인 경우가 모두 있었다. 따라서, 적어도 임상적으로 전형적인 경우에서도 두개내 이상소견이 있을 수 있고, 삼차자율신경두통이 의심되는 경우에는 뇌하수체pituitary gland와 해면정맥동cavernous sinus을 자세하게 포함되는 뇌 MRI를 고려할 수 있다. 일반적인 치료에 대한 반응이 적을 때는 뇌와 목의 MRA를 추가로 고려할 수 있다. 또한, 호너증후군Horner's syndrome이 동반되었다면, 특히 흡연을 하는 환자에서는 폐의 끝apex에 대한 검사가 필요하다.

기타 원발두통other primary headache은 편두통migraine과 긴장형두통에 이어 세 번째로 흔하게 외래에서 진료하는 질환이다. 원발기침두통primary cough headache이 의심되는 경우에는 1형 키아리 기형이나 두개내 종양, 그리고 간간이 발생하는 수두증 등을 배제하기 위해 뇌MRI를 찍는 것이 필요하다. 뇌MRA는 도움이 될 때도 있으나 대개 목의 MRA는 필요가 없다. 원발운동두통primary exercise headache, 성행위와 연관된 원발두통primary headache associated with sexual activity, 원발벼락두통primary thunderclap headache은 벼락두통thunderclap headache의 양상으로 발현되며 거미막하출혈subarachnoid hemorrhage, SAH이나 동맥박리arterial dissection, 뇌하수체질환pituitary disease, 뇌정맥혈전증 등을 감별하여야 한다. 따라서,

초기 검사로는 뇌MRI(또는 CT), MRA(목동맥 포함, 또는 CTA), 그리고 MRV가 필요할 수 있다. 만약, 거미막하출혈이 의심되는데, 초기 CT가 정상이라면 뇌척수액검사를 고려할 수 있다(아래에서 따로 기술).

원형두통nummular headache은 두피에 동전모양으로 통증이 있는 것으로 드문 질환이기는 하지만, 뇌하수체병변 등의 감별을 위해 뇌MRI가 필요하다. 수면두통hypnic headache이 의심되는 경우에는 이차적인 원인의 감별을 위해 뇌MRI가 필요하다. 신생매일지속두통new daily persistent headache, NDPH은 동맥박리, 만성뇌수막염chronic meningitis, 뇌정맥혈전증, 혈관염arteritis 등에 의해서도 나타날 수 있다. 이러한 이차적 원인의 감별을 위해 조영제를 사용한 뇌MRI와 MRA, MRV를 고려해 볼 수 있다.

나 측정할 수 없는 경우에는 두개내압저하intracranial hypotension 등을 고려할 수 있다. 요추천자에서 출혈이 관찰되는 경우에는 외상성 요추천자와 감별이 필요하다. 3튜브법이나 d-dimer 검사, 다른 위치에서 다시 요추천자시행 등의 방법도 있으나 가장 중요한 것은 황색증Xanthochromia을 확인한다면 거미막하출혈을 시사한다고 할 수 있다. 거미막하출혈에서는 혈관 밖으로 나온 적혈구가 용해되어 혈색소가 방출되며, 이것이 다시 빌리루빈으로 대사되면서 황색증이 나타나게 된다. 빌리루빈이 검출되기 위해서는 효소가 필요한 대사과정을 거쳐야 하므로 최소 12시간이 필요하다. 따라서, 거미막하출혈이 의심되는 환자에서 요추천자로 황색증을 확인하기 위해서는 두통발생 후 12시간이 지난 뒤에 하는 것이 좋으나 동맥류파열과 같이 응급을 요하는 경우에는 적용이 어려울 수도 있다.

3. 뇌척수액검사

짧은 시간에 갑자기 심한 두통이 발생하는 벼락두통의 양상으로 발현되는 경우에는 거미막하출혈의 발생여부를 감별해야 한다. 거미막하출혈의 경우 처음 12시간 정도까지는 CT의 민감도가 거의 100%이다. 그러나, 2일이 지나면 85%, 5일째가 되면 58%정도로 저하되므로 CT에서는 출혈을 발견하기 어려울 수도 있다. 이와 같이 거미막하출혈이 의심되지만, CT소견이 정상이나 애매한 경우에 요추천자lumbar puncture가 시행될 수 있다. 요추천자 할 때 압력을 반드시 측정하여야 하며, 압력이 증가된 경우는 심부뇌정맥혈전증 등의 단서가 될 수 있고, 압력이 낮거

4. 뇌파검사

과거에는 두통 환자의 대표적인 검사법이었으나 현재는 두통 진단의 기본검사로 권장되지 않는다. 다만, 두통이 뇌전증에 의해서 발생한다고 생각되는 경우에는 시행해 볼 수 있다. 예를 들면 후두엽뇌전증occipital lobe epilepsy의 경우 시각증상과 두통이 발생할 수 있다. 또한, 반신마비편두통과 뇌간조짐편두통이 의심되는 환자에서 발작뇌파검사가 도움이 될 수 있다.

5. 뇌혈류검사

일반적으로는 두통진단에 도움이 되지 않는다. 다만, 비침습적인 검사이고, 비용도 다른 검사에 비해 비교적 적게 들며, 시계열 추적이 좋다는 장점이 있다. 예를 들면, 가역적뇌혈관수축증후군reversible cerebral vasoconstriction syndrome, RCVS 환자에는 초기의 혈관검사가 정상소견일 때 추적검사로 사용될 수 있을 것이다.

6. 혈액 및 기타 검사실 검사

치료에 잘 반응하지 않는 삼차자율신경두통의 경우에 뇌하수체기능검사pituitary function test를 고려해 볼 수 있다. 또한, 원발운동두통primary exertional headache이나 원발벼락두통 등 임상적으로 벼락두통의 형태로 발현되는 경우 갈색세포종pheochromocytoma를 감별하기 위해 소변에서 vanillymandelic acid와 metanephrine을 검사해 볼 수 있다. 마지막으로 수면두통의 경우 위에서 언급한 영상검사 이외에 이차적인 원인의 감별을 위해 24시간 혈압모니터링과 수면다원검사가 도움이 될 수 있다.

참고문헌

1. Holle D, Obermann M. Rare primary headaches. *Curr Opin Neurol* 2014;27:332-336.
2. Mitsikostas DD, Ashina M, Craven A, Diener HC, Goadsby PJ, Ferrari MD, el al. European headache federation consensus on technical investigation for primary headache disorders. *J Headache Pain* 2015;17:5.
3. Sandrini G, Friberg L, Coppola G, Janig W, Jensen R, Kruit M, et al. Neurophysiological tests and neuroimaging procedures in non-acute headache (2nd edition). *Eur J Neurol* 2011;18:373-381.
4. Schwedt TJ, Matharu MS, Dodick DW. Thunderclap headache. *Lancet Neurol* 2006;5:621-631.

5

통증의 해부 및 생리

오건세

국제통증연구회Internatinal Association for the Study of Pain, IASP에 따르면 "pain is an unpleasant sensory and emotional experience associated with actual or potential tissue damage, or described in terms of such damage" 즉 통증은 실제적인 또는 잠정적인 조직손상과 연관되거나 또는 이러한 손상관점에서 기술된 불쾌한 감각 및 감정경험이라고 정의하였다. 이러한 정의는 다소 복잡해 보이지만 통증이 주관적이라는 것을 나타낸다. 통증은 이러한 감각에 대한 생리적인 감각과 감정적인 반응으로 한 개체의 생물학적인 통합성에 대한 위협이나 손상으로 인식되고, 감각-식별 sensory-discriminative, 동기-정동motivational-affective, 그리고 인지-평가cognitive-evaluative 등 세 가지 구성요소를 가지고 있다. 감각-식별요소는 물리적 측면의 요소로서 주어진 자극에 대해 각기 다른 통각수용기계nociceptive system의 반응에 의해 결정되고, 동기-정동요소는 감정적 측면의 요소로 유해자극에 대한 각기 다른 변연계limbic system의 반응에 의해 결정되

며, 인지-평가요소는 이성적 측면의 요소로 대뇌피질에서 통증을 개관적으로 해석하는 것이다. 따라서 주어진 유해자극에 대한 통증의 강도는 각 개인에 따라 다르게 느껴질 수 있으므로 통증인지역치pain perception threshold와 통증내성역치pain tolerance threshold 사이에 차이점을 구별하는 것은 매우 중요하다. 통증인지역치는 각 개인이 통증을 느끼는 최소한의 자극강도를 말하며 모든 사람이 똑같다. 통증내성역치는 각 개인이 참을 수 있는 최대한도의 자극강도를 말하며 사람에 따라 매우 다양하다. 따라서 통증을 평가하거나, 또는 어떤 형태의 치료가 통증에 효과가 있는지를 평가할 때 통증인지역치는 변하지 않았으나 통증내성역치가 변할 수 있으므로 이러한 차이점을 아는 것은 임상에서 매우 중요하다. 통증내성은 유해자극에 대한 각 개인의 감정반응이나 기분에 따라 달라질 수 있고, 또한 과거 경험에 의해 영향을 받을 수 있다. 따라서 이러한 통증의 성질을 이해하기 위해서는 정상적인 통증경로에 대한 지식이 필요하다.

정상적인 통증경로를 간략하게 설명하면 통각 정보가 일차구심신경을 경유하여 등각dorsal horn에 존재하는 이차구심신경세포에 폭주된다. 이들 이차구심신경세포로부터 통증상행경로가 시작되는데 이 중 척수시상로spinothalamic tract를 통하여 시상의 배쪽 기저복합체ventrobasal complex of thalamus를 경유하여 체성감각피질somatosensory cortex의 일차체성감각부위SI와 이차체성감각부위SII에 종지하는 경로는 주로 국소화와 감각-식별sensory-discriminative기능을 처리하고, 또 다른 경로인 척수그물망로는 앞띠다발피질anterior cingulate cortex 편도amygdala에 동기-정동정보를 전달한다.

감각신경세포(일차구심신경)는 등뿌리신경절dorsal root ganglia 또는 뇌신경의 신경절에 신경세포체를 갖고 있다. 제5, 7, 9, 10번째 뇌신경은 머리, 얼굴, 목구멍으로부터 감각신경자극을 전달받는다.

신경절에 있는 신경세포들은 크기와 기능에 있어 이질적인 집단으로 구성되어 있으며 상이한 감각을 중추신경에 전달한다. 통증은 주로 Aδ와 C 신경섬유를 경유하여 말초에서 척수의 등각으로 전달된다. 뇌신경에서는 같은 기능을 하는 척수삼차신경핵spinal trigeminal nucleus의 꼬리부분pars caudalis으로 전달된다. Aδ와 C 신경섬유는 유해하거나 조직을 손상시킬 수 있는 자극에 한정되어 반응한다. 신경섬유가 유해한 자극으로부터 영구적인 조직 손상 가능성을 피하려는 것은 진화론적인 보호기전일지도 모른다. 또한, 만성통증은 중추신경계변화와 연관이 있다는 보고들이 있다.

통각수용구심신경은 온몸에 분포하여 있다. Aδ 온도통각수용기는 유해온도와 유해기계자극에 반응하며 유해온도자극 후에 느끼는 일차통증을 담당한다.

반면 고역치 Aδ 기계통각수용기는 반복적인 자극에는 반응하나 열이나 저온과 같은 유해자극의 초기에는 반응하지 않는다. 고역치 Aδ 기계통각수용기 신경섬유는 민감화sensitization에 주요한 역할을 한다. C-multimodal pain receptor는 매우 강한 자극(기계자극 또는 열)에 반응한다. C-multimodal pain receptor는 열에 민감하게 반응하지만 기계자극에는 쉽게 피로를 느껴 자극이 반복될수록 약화된다. 이러한 구심신경세포들의 독특한 성질이 임상 및 시험실에서 유해자극에 대해 보이는 다양한 반응의 원인이 된다. 단기 유해자극은 즉각적이고 일시적인 날카로운 통증(일차통증)을 일으키고 뒤따라 작열통(이차통증)이 나타나는데 전자는 Aδ 신경섬유에 의해 매개되고 후자는 C 신경섬유에 의해 매개된다.

근육, 근막, 힘줄은 Aδ와 C신경섬유에 의해 지배를 받는다. 이들 신경섬유들이 활성화되면 잘 국소화되지 않는 미만성, 쑤시는 통증이 유발된다. 근육이 허혈성 수축을 하게 되면 C 신경섬유가 활성화되어 근육의 통각수용기가 화학자극에 의해 활성화될 수 있다. 관절도 역시 Aδ와 C 신경섬유에 의해 지배를 받는 데 정상 관절에서 활성화되면 심부통증을 유발시킨다. 그러나 급성염증이나 관절염이 있는 경우에는 정상적인 활동이나 미미한 활동에 의해서도 통증이 유발될 수 있다.

등각과 삼차신경뇌간핵복합체trigeminal brain stem nuclear complex, TBNC로 들어가는 구심신경섬유는 등각의 제일 외층Lissauer's tract에 종지한다. 등뿌리신경절이나 뇌신경의 신경절에 있는 세포들은 두 개의 다른 부위(뇌경막과 얼굴)로부터 입력을 받을 수 있어 두통 발작중 감각처리과정이 복잡할 수 있다. 척수의 등각판들은 척수의 전 길이에 걸쳐 이어져 있으며 연수에서는 연수등각medullary dorsal horn이 된다. 유해 자극이 전달되면 아교질substantia gelatinosa에 있는 신경세포에서 서브스탠스P와 neurokinin A가 분비된 다. 소마토스타틴은 유해열자극에 의해서 분비되지만 유해기계자극에 의해서는 분비되지 않는다. 이는 등 각으로의 통증 신호전달이 어느 정도 구분화 되어있 음을 의미한다. 그러나 신경손상 후에는 등각의 세포 구축cytoarchitecture의 변화를 통해 재구성 될 수 있 다. 신경병성 통증증후군에서 보이는 무해자극통증al-lodynia과 생리적 변화의 임상양상들은 이러한 현상 으로 설명할 수 있다.

척수시상로를 경유하여 투사되는 신경세포들은 중 추방향의 통증과 온도 감각전달의 필수요소이다. 이 들 세포들은 용량 의존적으로 모르핀에 의해 억제된 다. 이는 통각전달의 아편제조정은 기능적으로 조직 화되었다는 것을 암시한다. 통증에 민감한 머리 구조 물들로는 두피, 중수막동맥middle meningeal artery, 경 막정맥동dural sinus, 대뇌낫falx cerebri, 큰연막 동맥 large pial arteries들의 근위부 등이 있다. 반면 뇌실막 ventricular ependyma, 맥락얼기choroid plexus, 연막정 맥pial vein, 뇌실질의 대부분은 통증에 무감각하다. 또 한, 중간뇌의 등쪽솔기dorsal raphe 부위에 전기자극을 가하면 편두통migraine 양상의 두통이 유발되는 것으 로 알려져 있다. 머리부위의 감각자극 시 전두개와an-terior cranial fossa과 중두개와middle cranial fossa를 포 함한 천막tentorium 상부의 구조물들은 삼차신경을 경 유하여 중추신경으로 전달되고, 후두개와posterior cra-nial fossa과 천막 하부에 있는 구조물들은 상부 경추 신경을 통하여 중추신경에 전달된다. 두통은 다음과 같은 경우에 발생할 수 있다. 첫째, 두개내 또는 두개 외 동맥들이 팽창, 당김, 또는 확장된 경우 둘째, 두개

내 큰정맥이나 그들을 둘러싸고 있는 경막의 당겨짐 또는 변위된 경우 셋째, 뇌신경과 상부 경추신경이 압 박, 당김, 염증이 있는 경우 넷째, 머리 및 경추근육들 에 연축, 염증, 또는 외상이 있는 경우 다섯째, 수막자 극과 두개내압이 상승한 경우 여섯째, 뇌간 구조물들 을 활성화시킬 수 있는 경우 등에서 발생할 수 있다.

통증 처리에 있어 뇌의 역할은 오랫동안 잘 알려져 있지 않았다. 1980년대 후반부터 뇌의 여러 부위가 통증처리에 관여하는 것으로 알려졌다. 정상인을 대 상으로 한 뇌영상 연구에서 SI, SII, 앞띠다발피질, 섬 피질insular cortex, 전전두엽피질prefrontal cortex, 시상, 소뇌 등이 급성통증에 관여하는 것으로 알려졌다.

1. 삼차신경

머리와 얼굴의 유해자극을 전달하는 뇌신경들은 삼차신경, 얼굴신경, 혀인두신경, 미주신경이다.

삼차신경은 뇌간에 속해있는 뇌신경들 중 가장 큰 신경으로 안신경, 상악신경 및 하악신경으로로 구성 되어 있다(그림 5-1). 삼차신경은 안면뿐만 아니라 두 개내 구조물로부터 오는 감각정보를 중추신경계로 전달한다.

삼차신경의 감각핵은 척수-연수연접에서 중뇌의 상부까지 길게 기둥형태로 걸쳐 있으며(그림 5-2) 운 동신경핵은 뇌교 중간부위에 있는 주감각핵 내측에 위치한다. 삼차신경은 턱뼈 아래부위를 제외한 하악 부위부터 두정까지 얼굴전체의 피부, 각막, 결막, 코 안과 코곁굴의 점막, 위/아래 치아, 혀(앞 2/3)를 포함 한 구강으로부터 오는 감각을 전달한다. 바깥귀로부

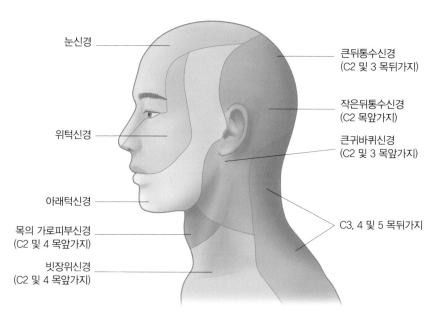

눈신경

큰뒤통수신경
(C2 및 3 목뒤가지)

작은뒤통수신경
(C2 목앞가지)

위턱신경

큰귀바퀴신경
(C2 및 3 목앞가지)

아래턱신경

C3, 4 및 5 목뒤가지

목의 가로피부신경
(C2 및 4 목앞가지)

빗장위신경
(C2 및 4 목앞가지)

그림 5-1 얼굴, 두피 및 목에 분포된 피부신경

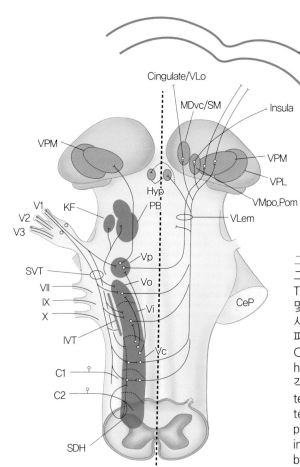

그림 5-2 통증을 위주로 중추삼차신경계의 오름경로를 도식화 한 그림

TBNC는 삼차신경주감각아핵(Vp)과 입쪽아핵(Vo), 중간아핵(Vi) 및 꼬리아핵(Vc)으로 구성된 삼차신경척수핵을 포함한다. 이들은 시상을 거쳐 띠이랑피질(cingulate), 뇌섬피질(insula), 일차 및 이파 몸감각피질(SI/SII) 등으로 투사된다.

CeP, cerebellar pedunculus(소뇌다리); SDH, spinal dorsal horn(척수등각); SI, primary somatosensory cortex(일차체성감각피질); SVT, spinal trigeminal track(척수삼차신경로); ISVT, interstitial nucleus of the SVT(SVT의 사이질핵); VPL, ventroposterolateral thalamic nucleus(가쪽뒤배쪽핵); Vp, subnucleus principalis(주감각아핵), Vo, subnuclei oralis(입쪽아핵), Vi, interpolaris(중간아핵), Vc, caudalis(꼬리아핵), TBNC, trigeminal brain stem neclear complex(삼차신경뇌간복합체)

터 오는 감각은 얼굴신경, 혀인두신경, 미주신경을 통하여 전달되고, 인두와 후두의 점막으로부터 오는 감각은 혀인두신경, 미주신경을 통하여 전달된다. 씹는 근육, 외안근extraocular muscle으로부터 오는 고유감각도 역시 삼차신경을 통하여 전달된다(그림 5-3).

삼차신경의 일차구심신경은 뇌교 위치에서 뇌간속으로 들어가서 TBNC에 종지한다. TBNC는 주감각핵과 척수삼차신경핵으로 구성되어 있다. 삼차신경중 비통각 구심신경들은 주감각핵에 종지하지만, 통각 구심신경들은 척수삼차신경로를 따라 척수삼차신경핵 속으로 들어간다. 척수삼차신경핵은 3개의 아핵subnucleus 즉, 입쪽아핵trigeminal nucleus, pars oralis, 중간아핵trigeminal nucleus, pars interpolaris, 꼬리아핵trigeminal nucleus, pars caudalis, TNC으로 세분화된다. TNC는 척수등각과 해부학적 및 생리학적 유사성 때문에 연수등각이라고도 불리워 진다. TNC는 얼굴과 머리로부터 오는 통각과 온도정보를 주로 담당하지만, 주감각핵은 촉각정보를 처리하는데 관여한다. TNC의 단독 병변 시 동측으로 통증과 온도감각은 소실되지만, 촉각은 거의 정상으로 남아 있다. 일부에서는 난치성 안면통증을 경감시키기 위하여 척수삼차신경로를 절단하는 삼차신경로차단술trigeminal tractomy 방법이 시도되기도 하였다. TNC의 신경세포들은 구강주변 안면부의 수용영역을 가지고 있어이 수용부위에 기계적 또는 온도자극을 가하면 TNC의 신경세포들이 활성화됨을 관찰할 수 있다. TNC로의 구심신경입력은 임상에서 보여지는 심부 또는 내장기원의 연관통을 설명하는 근거가 된다. 또한 심부 조직으로부터 모음convergent입력을 받는 신경세포들에 의해 나타나는 통증양상은 심부 또는 내장기원 통증의 특징인, 광범위하고 잘 국소화되지 않는

방사통의 성질을 보인다.

2. 삼차신경절의 뇌막발현

수막동맥meningeal artery으로부터 오는 구심신경은 주로 동측 삼차신경절의 눈신경을 경유하여 전달되지만 일부는 상악신경과 하악신경을 통하여 전달된다. 뇌바닥에 위치한 두개내 동맥으로부터 오는 구심신경은 삼차신경절뿐만아니라 첫 번째와 두 번째 척수신경절을 통하여 전달된다.

3. 경막과 두개내 혈관의 신경분포

뇌의 경막에는 동측의 삼차신경절에서 기시하는 구심신경과 동측의 상위경부신경절superior cervical ganglion에서 기시하는 교감신경들이 풍부하게 분포되어 있지만, 부교감신경은 상대적으로 덜 분포되어 있다. 연막 혈관들의 신경분포는 경막과 비슷한 양상을 보이지만 내경동맥과 나비입천장신경절sphenopalatine ganglion에서 기시하는 부교감신경들이 경막 보다는 더 풍부하게 분포되어 있다. 펩타이드성 감각신경들은 혈관들뿐만 아니라 주위조직들과도 풍부한 신경망을 형성하고 있다.

수막에 분포하는 삼차신경절세포들 중 칼시토닌유전자관련펩티드 면역반응을 보이는 구심신경이 풍부하며 이들이 수막으로부터 통증 신호전달에 중요한 역할을 할 것으로 생각된다.

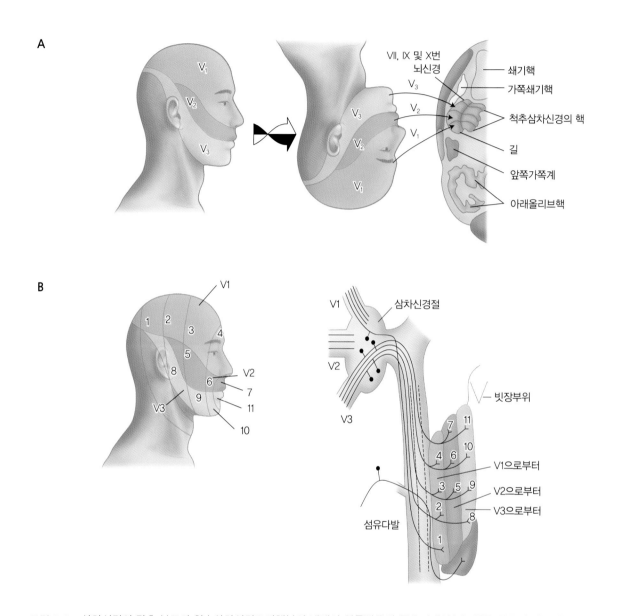

그림 5-3   삼차신경의 말초 분포와 척수삼차신경꼬리핵부위 내에서 얼굴반쪽의 몸순서배열(**A**). 얼굴 통증의 기능적인 양파껍질 양식이 척수삼차신경꼬리핵 부위의 꼬리-입쪽축을 따라서 겹쳐져 있다(**B**).

4. 수막 구심신경세포들의 감각반응

많은 수막구심신경세포들은 압박, 타격, 신전 등에 의해 활성화 될 수 있는 기계민감감수영역mechano-sensitive receptive field를 가지고 있으며 일부는 온도자극에 반응하는 신경세포를 가지고 있다. 또한, 수막신경세포들은 고장성 식염수와 같은 화학자극에 의해서도 활성화되며, 염증매개체(브라디키닌, PGE2, 세로토닌, 히스타민)를 통해 매개된다. 두통 임상증상 중 일부는 이러한 수막구심신경들의 민감화 때문인 것으로 생각된다.

5. 삼차신경핵으로부터 시상으로 투사

시상은 반대측 삼차신경뇌간핵복합체trigeminal brainstem nuclear complex,TBNC로부터 직접 입력을 받는다. 반대측 시상으로 투사되는 TBNC 신경세포들의 대부분은 주감각핵에 위치하고 나머지는 삼차신경핵 중간아핵에 존재하고, 삼차신경핵 입쪽아핵과 TNC에서는 더 적다. 주감각핵에서부터 투사되는 신경섬유들은 내측섬유대medial lemniscus를 따라서 반대측 시상의 배후측내핵ventroposterior medial nucleus, VPM까지 올라가는데 이를 삼차섬유대trigeminal lem-niscus라고 한다(그림 5-2). 통각에 관여하는 주요 시상부위로는 외측시상lateral thalamus과 내측시상medi-al thalamus이 있다. 이들 두 부위는 척수시상로와 TNC에서 시작되는 삼차시상로trigeminothalamic tract로부터 투사를 받으며 몸과 얼굴의 반대 측 피부자극에 주로 반응한다(그림 5-3).

시상은 감각피질로 감각을 전달하는 이행부위이면서 감각입력을 받아들이는 부위이기도 하다. 시상내측핵과 섬유판속핵intralaminar nuclei은 척수와 그물체로부터 입력을 받으며 SI와 SII로 투사하여 국소화와 감각구별을 가능하게 한다.

6. 시상에서 삼차통각정보의 처리

두개 및 얼굴 부위에서 발생하는 통각정보는 주로 시상을 거쳐 대뇌피질에 도달하는 상행투사에 의해 중개된다. 통각정보를 처리하고 통증감각을 중개하는 역할은 아직 잘 이해되어 있지 않지만, 대뇌피질과 시상사이에 광범위한 상호연결을 고려하면 시상이 아마도 필수적인 역할을 할 것으로 생각된다. 그러나 실험동물연구에서 시상을 거치지 않고 팔곁핵para-brachial nucleus을 경유하여 편도핵으로 투사되는 통각경로가 발견되어 통증감각의 어떤 부분면은 시상을 거치지 않고도 발생할 수 있다는 것을 추측할 수 있다.

7. 심부/내장 및 뇌혈관 신경들의 시상 입력

중수막동맥과 상시상정맥동superior sagittal sinus과 같은 혈관은 전기자극이나 기계자극 시 활성화되는 신경세포들이 존재하는 데 모두 흥분수용영역을 얼굴에 갖고 있으나 단지 일부만이 피부수용영역의 통각에만 반응하는 형태로 분류된다. 중간수막동맥과 상시상정맥동 자극에 의해 활성화되는 시상신경세포들 중 약 50%가 VPM에 존재한다. 수용영역의 대부분은 안신경 지배영역에 있다. 캡사이신을 이들 혈관에 적용하면 시상신경세포들 중 VPM과 뒤쪽복합체posterior complex에 있는 통각 수용용역을 갖고 있는 신경세포들만이 흥분된다.

8. 삼차신경핵으로부터 피질하 구조물로의 투사

TBNC 신경세포들은 시상 이외에 자율신경, 내분비, 감정, 운동기능을 조절하는데 관여하는 사이뇌diencephalon와 뇌간의 여러 영역으로 투사된다.

삼차구심신경과 TBNC는 많은 다른 뇌간핵들로 투사되는데 예로서, 위둔덕superior colliculus에는 전체 TBNC로부터 투사를 받고 있다. 삼차뇌간핵복합체 아핵중 들 특히 삼차신경핵 중간아핵은 동측 소뇌와 반대측 아래올리브로 뚜렷한 투사를 보이고 있다. TNC는 또한 고립로핵solitary tract nucleus으로 투사되는데 이 경로는 체성반사와 내장반사의 협동에 중요할 것으로 생각된다. TBNC의 신경세포들은 주위망상체reticular formation로 투사되는데 TNC의 신경세포들로부터 다른 여러 뇌간 자율신경핵으로 투사되는 경로는 통각자극에 의해 유발되는 자율신경효과들 중 일부를 중개하는 데 중요할 것으로 생각된다.

9. 대뇌피질로 삼차신경투사

일차체성감각피질primary somatosensory cortex, SI은 중심뒤이랑postcentral gyrus에 위치하며 시상으로부터 직접 체성순서배열로 입력을 받는다. 이차체성감각피질secondary somatosensory cortex, SII은 SI보다 작으며 두정엽에 위치한다. 대뇌의 체성감각피질은 감각의 구별을 가능하게 하며 특히 SI의 기능은 본질적으로 자극을 국소화시키는 데 있다.

대뇌피질에서 통증이 처리되는 과정에 대해서는 잘 알려져 있지 않다. 대뇌피질의 자극은 통증을 거의 유발시키지 않지만 대뇌피질의 병변이 통증을 거의 제거시키지 못하는 상반된 결과를 나타낸다. 최근 기능적 뇌자기공명영상연구에서 SI, SII, 뇌섬일부, 앞띠다발피질 등이 가장 일정하게 활성화되었다. 뇌혈관자극 시에도 이 영역들에 있는 신경세포들이 활성화될 것으로 생각된다. 다양한 통증감각들은 이 영역들의 부분집합들이 선택적으로 활성화되어 중개되는 것으로 생각되지만, 통증감각은 이 복합영역들에 있는 신경세포들의 통합된 활성도에 의해 좌우되는 것 같다.

10. 통증조절의 중추신경계기전

통각의 처리과정은 말초뿐만 아니라 중추로부터 오는 하행경로에 의해서도 조절을 받는 것으로 알려져 있다. 수도관주위회색질periaqueductal gray, PAG을 전기자극하면 위해자극에 대한 반응이 감소하거나 없어지지만 운동조절은 정상적으로 유지된다. 이러한 진통효과는 체성자극뿐만 아니라 내장과 치수자극에 대해서도 나타난다. 수도관주위회색질자극에 의해 나타나는 진통효과는 naloxone을 투여하면 없어지므로 아편제매개반응으로 생각된다. 신경병성통증의 어떤 형태는 수도관주위회색질자극에 의해 통증이 완화되기도 한다.

수도관주위회색질은 팔곁핵뿐만 아니라 연수에 위치한 큰솔기핵nucleus raphe magnus, NRM과도 연결되어 있다. NRM의 기능은 입쪽배내측연수rostral ventromedial medulla, RVM 내에 있는 주위 구조물에 의해 지배를 받는다. RVM으로부터 나온 정보가 등가쪽섬유단dorsal lateral funiculus을 경유하여 하행 전달된다(그림 5-4).

RVM은 억제경로와 촉진경로를 갖고 있어 통각처리과정에서 통증을 억제하기도 하고 촉진시키기도 한다. RVM은 ON-세포, OFF-세포, neutral 세포로 구성되어 있다. ON-세포는 유해자극의 전달을 촉진시키는 역할을 하며 아편유사작용제는 이 세포의 활성도를 억제하는 것으로 알려져 있다. OFF-세포는 유해자극의 전달을 억제하는 역할을 하며 아편유사작용제가 이 세포의 활성도를 항진시킨다(그림 5-5).

RVM으로부터 나오는 통각억제 또는 통각항진 신경전달 경로에 의해 통각전달에 양측방향성 제어를 지속적으로 수행한다. PAG-RVM 조절체계는 아편유사진통제가 작용하는 중추기질이다. 내인아편유사펩티드가 이들 신경세포체나 종말부위에 존재하고, 각 부위는 μ-아편유사제에 민감하다. 통증조정망은 조직손상 위험이 있는 상황에서 유해자극에 대한 반응을 억제하기 위하여 확실히 점증된다. 이러한 통증조절체계는 또한 지속적인 유해자극, 염증, 신경손상, 급성아편제금단과 같은 다양한 상황에서 통각반응을 조장시키는 데에 관여한다.

통증조절체계는 통각전달경로로부터 직접 및 간접 입력을 받는다. 이들은 시상하부hypothalamus와 편도, 앞띠다발피질, 앞섬을 포함한 변연계와 긴밀한 고리를 형성하고 있어 공포, 주의력, 기대와 같은 상위단계요소들이 통증처리를 조절할 수 있는 기전을 제공한다. 기능영상연구에서 주의력 및 기대가 이 통증조

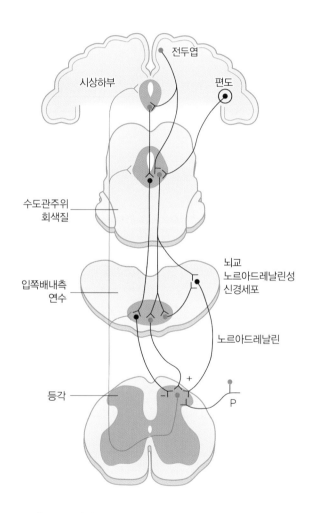

그림 5-4 뇌간통증-조절경로들. 주요 통증 조절 경로는 수도관주위회색질(periaqueductal grey, PAG)과 입쪽배내측연수(rostral ventromedial medulla, RVM)에 결정적인 연결고리를 갖고 있다. 피질과 편도부위와 시상하부는 PGA와 RVM 양쪽에 투사한다. PGA는 RVM에 있는 계전기를 통해서 척수 통각 신경세포들을 조절한다.

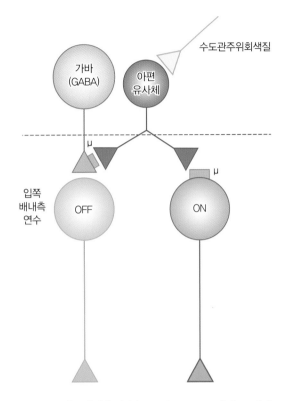

그림 5-5 입쪽배내측연수(rostral ventromdial medulla; RVM)에서 아편유사제의 직간접 효과. 수도관주위회색질(periaqueductal gray) 신경세포들은 아편유사제신경세포를 활성화시킨다. 이 내인성 아편유사제는 μ-아편유사제 수용체를 갖고 있는 ON-세포를 억제하고 OFF-세포로 GABAergic 입력을 억제한다.

정체계를 통하여 최소한 부분적으로 통증에 조정효과를 나타낸다는 것을 보여주었다.

통증 조정을 감정조정과 주의력 조정으로 나누어서 설명하기도 한다. 전두 Brodmann Area 47, 35 앞띠다발피질-PGA 회로는 통증의 감정조정에 주로 관여하고 상두정엽superior parietal lobe의 Brodmann Area 7의 활성은 주의집중조정에 보다 더 중요한 역할을 하는 것으로 알려져 있다.

참고문헌

1. Apkarian AV, Bushnell MC, Schweinhardt P. In: McMahon SB, Koltzenburg M, Tracey I, Turk D. *Wall and Melzack's Textbook of Pain*. 6th ed. Philadelphia: Elsevier Saunders, 2013;111-128.

2. Cutrer M, O'Donnell A. Pathophysiology of headaches. In: Warfield CA, Bajwa ZH. *Principles and practice of pain medicine*. 2nd ed. Seoul: McGraw-Hill, 2004;204-208.

3. Edvinsson L. Vascular and neuronal mechanisms related to the trigeminovascular system. In: Olesen J and Jensen TS. *From basic pain mechanisms to headache*. Frontiers in Headache Research Vol. 14. New York: Oxford, 2006;93-100.

4. Evers S, May RA, Husstedt IW, Frese A. Parasympathetic activation in experimental trigeminal pain. In: Olesen J and Jensen TS. *From basic pain mechanisms to headache*. Frontiers in Headache Research Vol. 14. New York: Oxford, 2006;113-116.

5. Fields HL, Basbaum AI, Heinricher MM. Central nervous system mechanisms of pain modulation. In: McMahon SB and Koltzenburg M. *Wall and Melzack's textbook of pain*. 5th ed. China: Elsevier Churchill Livingstone, 2006;125-142.

6. Frese A, Shilgen M, Edvinsson L, Frandsen E, Evers S. Trigeminovascular activation in cervicogenic headache. In: Olesen J and Jensen TS. *From basic pain mechanisms to headache*. Frontiers in Headache Research Vol. 14. New York: Oxford, 2006;117-120.

7. Haines DE and Mihailoff GA. A synopsis of cranial nerves of the brainstem. In: Haines DE. *Fundamental Neuroscience*. 2nd ed. Philadelphia: Churchill Livingstone, 2002; 213-215.

8. Liu Y, Broman J, Edvinsson L. Central projections of sensory innervation of the rat superior sagittal sinus. In: Olesen J and Jensen TS. *From basic pain mechanisms to headache*. Frontiers in Headache Research Vol. 14. New York: Oxford, 2006;126-129.

9. Messlinger K, Dostrovsky JO, Strassman AM. Anatomy and physiology of head pain. In: Olesen J, Goadsby PJ, Ramadan NM, Tfelt-Hansen P, Welch KM. *The Headaches*. 3rd ed. Philadelphia: LWW, 2006;95-109.

10. Nurmikko TJ. Pathophysiological considerations in trigeminal neuralgia. In: Olesen J and Jensen TS. *From basic pain mechanisms to headache*. Frontiers in Headache Research Vol. 14. New York: Oxford, 2006;101-112.

11. Sessle BJ. Injury-induced neuroplastic changes in trigeminal brainstem subnucleus caudalis. In: Olesen J and Jensen TS. *From basic pain mechanisms to headache*. Frontiers in Headache Research Vol. 14. New York: Oxford, 2006;81-92.

12. Tronvik E, Stovner LJ, Hagen K, Holmen J, Zwart JA. Hypertension-associated hyperalgesia. An important mechanism in headache and other pains? In: Olesen J and Jensen TS. *From basic pain mechanisms to headache*. Frontiers in Headache Research Vol. 14. New York: Oxford, 2006;121-125.

6

두통의 병태생리학

김병수

두통의 발생은 복잡하고 여전히 완벽하게 밝혀지지 않았고 그로 인해 대표적인 원발두통primary head-ache질환인 편두통의 원인이 신경성neurogenic인지 또는 혈관성vascular인지에 대한 논쟁은 여전히 지속되고 있지만, 최근까지의 연구결과들은 두통의 병태생리를 설명하기 위해서는 신경혈관 통합론이 필요하다는 것을 보여준다. 본 단락에서는 두통의 발생을 설명하는 기존의 지식들에 대하여 고찰해보고자 한다.

1. 삼차신경혈관복합체의 통증 경로에 대한 해부학적 측면

1) 감각신경을 통한 통증자극의 수용

두통의 발생은 주로 두개를 구성하는 구조 중에 연막, 지주막, 경막의 혈관에 위치하는 통각수용기noci-ceptor의 활성화 때문인 것으로 생각된다. 이 부위를 기계적, 전기적, 화학적 자극을 통해 활성화시켰을 때 유발되는 두통은 구역, 박동성통증, 빛공포증photo-phobia, 소리공포증과 같이 편두통migraine에서 흔한 증상과 유사한 것으로 알려져 있다. 두개내 혈관과 수막을 통한 통각통증의 전달에 있어서 서브스탠스P substance P와 칼시토닌유전자관련펩티드Calcitonin Gene Related Peptide, CGRP와 같은 혈관작용신경펩티드를 포함하는 삼차신경의 비수초성 C-섬유와 얇은 수초성 Aδ신경섬유의 축삭이 중요한 역할을 담당한다. 삼차신경의 비수초성 C-감각신경을 자극하면 말단부위에서 혈관작용신경펩티드들이 분비되는데, 신경펩티드들의 분비는 신경말단에 위치한 혈관들을 확장시키고, 혈관벽을 파괴하며 혈장단백들을 삼출시키는 일련의 염증성 반응을 일으키며, 경막 및 주위혈관에서 발생되는 통증신호 전달에 가장 중요한 역할을 한다. 삼차신경절에서 시작된 이 섬유들은 경막까지 주로 삼차신경의 안구분지ophthalmic branch, V1를 통해 연결되고, 상악과 하악분지maxillary and mandibu-lar divisions, V2 and V3를 통해서는 적은 수가 연결된다. 그 외 경막의 일부는 상부경부등뿌리upper cervical dorsal root에 위치한 신경절을 통해 연결된다. 경막 및 주변혈관은 삼차신경의 비수초성 C-감각신경 외에도 상부목신경절superior cervical ganglion을 통한 교감신경, 나비입천장신경절sphenopalatine ganglion을 통한 부교감신경의 지배를 받는다(그림 6-1). 교감신경 및 부교감신경은 뇌혈관의 확장/수축 등 자율신경측면의 변화뿐 아니라 통증신호 전달에서도 역할을 하고 있으나 아직까지 정확한 기전은 밝혀져 있지 않다.

경막 및 주변혈관의 삼차신경 말단에는 물리적인 자극들에 대한 기계수용기들도 존재한다. 염증반응으로 인해 이들 수용기가 민감화되어 자극에 대한 역치가 비정상적으로 낮아지게 되면 일반적인 물리적 자

극들로 인해서도 두통이 발생하게 된다. 이러한 기전을 통해 편두통에서의 박동성 통증은 주변 동맥의 맥박으로 인한 통증이라는 것과 뇌압을 상승시키는 행위 중에 두통의 악화를 설명할 수 있다.

2) 척수삼차신경핵 및 삼차신경혈관 복합체의 구성과 연결

수막 감각신경은 삼차신경로trigeminal tract를 통해 뇌간 내로 주행하는데, 내부에서 꼬리방향으로 주감각핵principal sensory nucleus과 함께 삼차신경핵을 구성하는 척수삼차신경핵spinal trigeminal nucleus과 상부경추척수C1-3로 이어지게 된다. Aδ신경섬유와 C-통증구심신경과 같이 통증에 반응하는 신경세포들은

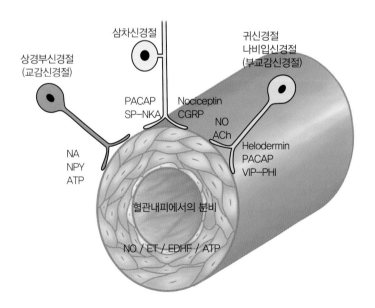

그림 6-1   뇌혈관과 혈관주변신경의 도해. Ach, acetylcholine; EDHF, Endothelium-derived hyperpolarizing factor; ET, endothelin; NA, noraderenaline; NO, nitric oxide; PACAP, pituitary adenylate cyclase activating polypeptide; SP-NKA, substance P-neurokinin A; VIP-PHI, vasoactive intestinal peptide-peptide histidine isoleucine

대부분 회백질의 특정 부위에 밀집하는 특성을 가져서, 표피층인 lamina 1, 2에 모여 있으며 Aδ신경섬유의 일부는 척수삼차신경핵의 lamina 5에도 위치한다. 척수삼차신경핵에서 시상핵으로 투사하는 중추 구심성 신경세포들은 주로 lamina 1과 lamina 5에 분포하고 있다. 척수삼차신경핵을 수직적인 측면에서 보면, 위쪽에 위치하고 있는 삼차신경입쪽핵/삼차신경중간핵과 삼차신경꼬리핵trigeminal nucleus caudalis 상부는 안면하부와 두피, 경부 피부분절의 감각을 담당하며 통증에 대한 자율운동신경 측면의 반응에 깊이 관여한다. 척수삼차신경핵 아래쪽에 위치한 삼차신경꼬

리핵 하부/제1,2경추신경핵은 안구주변부의 피부감각과 경막 또는 주변혈관에서 발생하는 자극들을 수용하며, 통증에 대한 판별적 측면에 주로 관여한다.

삼차신경혈관복합체는 ① 안면, 두피 및 경부에서 시작되는 감각신호를 전달하는 삼차신경과, ② 삼차신경 말단에 위치하여 통증신호를 발생하는 경막 또는 주위혈관들과, ③ 모든 구심성 신호가 모이게 되는 삼차척수신경핵을 통틀어 정의된다. 삼차신경혈관복합체의 구조적 특성은 편두통을 비롯한 원발두통의 발병기전에 있어 중요한 구심점이 되고 있다(그림 6-2).

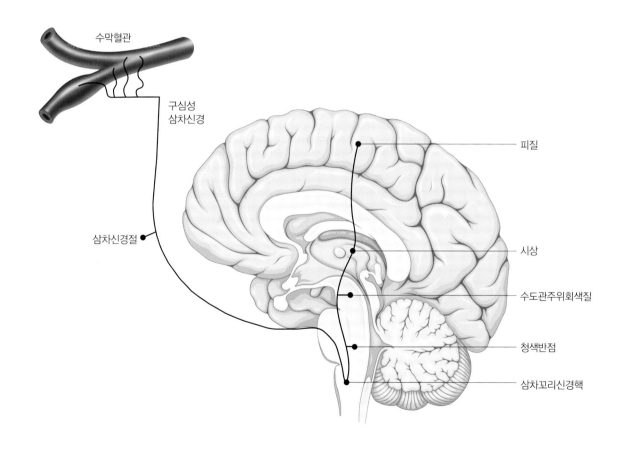

수막혈관

구심성
삼차신경

삼차신경절

피질

시상

수도관주위회색질

청색반점

삼차꼬리신경핵

그림 6-2   삼차신경혈관복합체와 편두통의 발생기전

편두통에서는 두통의 시작 전후에 과민성, 피로감, 졸림, 과다한 감정반응, 구역감, 식욕저하를 보이는 경우가 많으며, 특히 두통 전구기 때 보이는 이러한 증상은 피질, 간뇌, 뇌간 구조물의 비정상적인 신경흥분과 관련된 것으로 보인다. 편두통이 시작된 이후의 증상은 수막 내에서 시작된 통증신호에 의하여 감각,

정서, 내분비, 자율신경 기능과 관련된 연수 상부의 뇌 구조물들에 충격이 가해지면서 발생하는 것으로 설명된다. 이러한 통각정보는 척수삼차신경핵 내의 이차반응 삼차신경혈관신경세포를 통해 뇌의 여러 관련구조물로 전달되고, 대부분의 신경세포는 상부 경부와 연수 등각의 배외측ventrolateral부위에 위치하

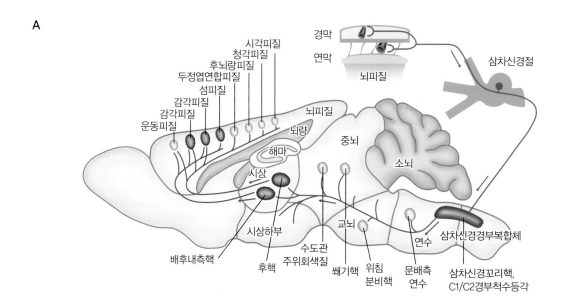

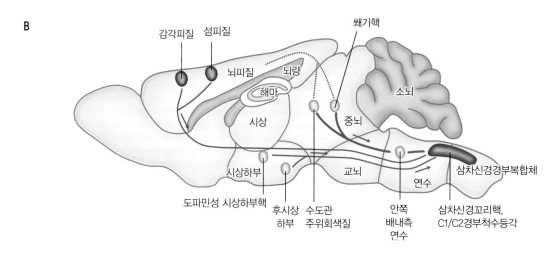

그림 6-3   삼차신경혈관 경로를 통한 통증의 전달과 조절에 관여하는 주요 신경구조. **A.** 구심성 경로. **B.** 원심성 조절 경로

여 수도관주위회색질periaqueductal gray, PAG, 머리쪽 삼차척수신경핵, 고립로핵solitary tract nucleus, 뇌간망상부위brainstem reticular areas, 상타액핵superior salivary nucleus, SSN, 쐐기모양핵cuneiform nuclei 등으로 주로 연결된다.

시상의 후posterior, Po, 외후/등쪽lateral posterior/dorsal, 배후내측ventroposteriomedial 시상핵에서는 경막과 혈관자극에 반응하는 삼차신경혈관 신경원이 존재하는 것으로 동물실험을 통해 밝혀져 있다. 시상핵의 기원에 따라 각 신경축삭의 궤적과 피질투사가 된다. 예를 들면 배후시상핵 내의 경막반응신경원은 일차 및 이차 체위감각피질과 섬insula의 삼차신경 부위로 투사되고, 이는 편두통의 위치, 강도, 통증특성과 같은 감각식별적 요소를 설명할 수 있다. 반대로, 후, 외후/등쪽 시상핵의 경막반응신경원은 운동, 두정연합부위, 후뇌랑retrosplenial, 체위감각, 청각, 시각, 후각 피질 부위로 투사되며, 이를 통해 편두통에서의 운동둔함, 집중장애, 일시적인 기억장애, 이상감각, 빛공포증, 소리공포증, 냄새공포증을 설명할 수 있다 (그림 6-3).

2. 삼차신경을 통한 통증신호전달의 조절기전

1) 통증신호 전달에 대한 삼차신경 상부의 하행성 억제조절

(1) 시상

시상핵에는 척수삼차신경핵과 유사하게 경막 또는 주위혈관 자극에 대하여 반응을 보이는 신경세포들이 존재한다. 이러한 경막반응신경원은 주로 배후내측핵ventroposteromedial nucleus, 후핵posterior nucleus, 섬유판속핵intralaminar nucleus에 모여 있는데 이들은 안면부 피부분절에 대해 상응하는 피부분절감각수용분절도 함께 포함하고 있다. 실험적인 방법을 통해 경막 또는 주위혈관을 자극하면 시상핵에서 대사량이 증가되는 것을 확인할 수 있다. 실제로 결막충혈과 눈물을 동반한 단기지속편측신경통형두통발작short acting unilateral neuralgiform headache with conjunctival injection and tearing, SUNCT, 군발두통, 편두통 환자들을 대상으로 한 양전자방출단층촬영 연구에서도 급성기에 두통이 발생한 반대편의 시상핵에서 대사량이 증가되고 있음을 보였다. 트립탄을 배후내측시상핵에 국소적으로 주입하면 삼차신경을 통한 구심성통증 자극을 통해 신경핵의 활성화를 억제하고, 이는 편두통에 대한 트립탄의 치료효과에 시상핵을 통한 작용 기전도 작용하고 있음을 시사하는 것이다.

(2) 시상하부

시상하부hypothalamus는 외부환경 및 자극에 대응하는 다양한 두통에서도 통증자극에 동반하는 감정, 자율신경, 내분비적 측면의 반응에 중요한 역할을 한다. 또한 시상하부에는 척수삼차신경핵으로부터 직접 구심성 투사를 받는 신경원이 존재하여 경막 또는 주위혈관을 자극하면 시상하부의 여러부위에서 c-Fos가 발현되는 것을 감안하면 편두통의 다양한 측면에서 시상하부가 관련되어 있음을 추정할 수 있다. 시상하부는 삼차신경핵 뿐만 아니라 입쪽배내측연수rostral ventromedial medullar, RVM, 수도관주위회색질, 큰솔기핵nucleus raphe magnus, NRM, 고립로핵 등 통증신호 전달의 중추 조절 부위와 해부학적 연결을 통해 통증을 약화시키는 역할을 한다. 삼차자율신경두통trigeminal autonomic cephalagia에서의 자율신경 이상증상, 군발두통의 하루주기 리듬circardian rhythmicity 또는 수면 연관성, 편두통의 특징적인 전조기 증상들은 시상하부가 두통의 발병에 관여하고 있음을 제시한다. 실제로 편두통, 군발두통 환자들의 양전자방출단층촬영, 기능자기공명영상법과 같은 신경기능영상에서 시상하부의 활성 소견들이 보고되기도 하였다. 최근 설치류를 대상으로 한 연구에서는 뇌실곁시상핵paraventricular hypothalamic nucleus, PVN은 척수삼차신경핵의 자발적/유발된 신경활성을 직접적으로 조절하는 것을 보여주었으며, 이는 뇌실곁시상핵이 통증, 자율신경, 스트레스 반응의 통합을 통해 편두통이나 삼차자율신경두통에서 통증조절원 또는 직접적인 유발원이 될 수 있음을 시사하는 것이다.

(3) 수도관주위회색질

수도관주위회색질은 중추신경 부위들 중에서 통증신호 전달의 조절에 있어 가장 강력한 영향력을 가진다. Raskin이 시행한 175명의 환자를 대상으로 한 연구에서는 수도관주위회색질에 위치한 전극을 자극하면 91.4%의 환자가 다양한 정도의 통증완화를 경험하고 1%의 환자가 두통의 악화를 경험하였기 때문에 수도관주위회색질이 일반적이고 비선택적이면서 비특이적인 통증의 완화와 관련이 있음을 시사하고, 아직까지 수도관주위회색질이 두통의 발생이나 완화에 특이적인 역할을 하는지에 대해서는 논란이 있다. 반면에, Knight가 시행한 연구에서는 척수삼차신경핵을 통해 대뇌로 전달되는 통증신호가 선택적으로 억제되는 것을 확인할 수 있다. 수도관주위회색질의 외

측기둥lateral column, 배외측기둥ventrolateral column에는 척수삼차신경핵에서 구심성 투사를 받는 신경세포들이 있으며, 수도관주위회색질의 등내측기둥dorsomedial column에는 RVM으로 투사함으로써 통증신호 전달을 억제 조절하는 신경세포들이 존재한다. 일부에서는 이러한 기전을 근거로 수도관주위회색질을 인위적으로 자극하여 난치성 통증을 경감시키고자 시도하기도 하였다. 일반인들을 대상으로 한 실험을 통해 통증자극을 가하면서 주의를 분산시키면 통증이 훨씬 약해지는 것을 확인할 수 있는데, 이 시점에 시행된 기능자기공명영상법에서는 PAG에서 활성이 증가되는 소견을 보이고 있었다.

(4) 그 외 삼차신경핵을 통한 통증신호 전달에 관여하는 구조물들

뇌교에 위치한 팔곁핵parabrachial nucleus 및 연수의 배측망상핵ventral reticular nucleus은 척수삼차신경핵으로부터의 시상외 통증전달회로 중 하나로 시상하부와 마찬가지로 통증자극에 대한 감정, 자율신경, 행동반응 등을 통합한다. 또한 팔곁핵과 큰솔기핵은 척수삼차신경핵으로 하행투사를 통해 통증신호 전달을 조절한다. 최근의 연구에서는 피질의 자극은 간접적으로 큰솔기핵nucleus raphe magnus의 활성화를 통해 통증반응을 변화시키는 것으로 보고하였다.

2) 구심유발성 통증억제기전

통증에 대한 조절은 자극 전달이 시작되는 구심성 감각신경을 통해서도 일부 이루어지는데 이를 '구심유발성 통증억제기전'이라고 한다. 삼차신경의 원심

말단에 위치한 감각수용 부위를 일정량 자극하면 삼차신경의 구심 말단과 척수삼차신경핵간의 시냅스가 점차로 약화되어, 이후에 발생한 통증자극에 대한 전달이 억제되는 것을 확인할 수 있다. 이러한 기전은 경피전기신경자극transcutaneous electrical nerve stimulation, TENS이나 침술acupuncture이 실제 임상에서 통증치료에 사용되고 있는 근거를 제시한다. 하지만 구심유발성 억제기전은 통증전달이 조절되는 양이 개체의 특성 및 주변환경에 따라 일관적이지 못하여 효과를 예측하기 어렵다는 제한점을 가진다.

3) 통증신호 전달에 대한 삼차신경상부의 하행성 강화조절

삼차신경절 상부는 통증에 있어 강화적인 측면의 조절에도 관여하고 있는데, 이는 주로 입쪽배내측연수 부위에서 시작되는 것으로 알려져 있다. 이러한 통증의 강화 조절이 실제적으로 두통을 악화시키거나 감작시키는 기전으로 관여하고 있는지는 아직까지 명확하지 않다.

4) 두통에 있어서 말초감작화 및 중추성 감작화

(1) 통증전달에 대한 말초성 활성화 및 감작화

삼차신경절을 전기적으로 자극하면 원심성 전달을 통해 삼차신경 말단에서 비만세포mast cell 활성으로 인한 염증매개물질의 방출, 혈장단백 삼출 등과 혈관확장 등으로 구성되는 일련의 염증반응이 나타나는데 이를 신경인성염증반응neurogenic inflammation이라고 한다. 신경인성염증반응은 다시 삼차신경 말단의 자극수용 부위를 활성화시켜 기존 탈분극치보다 적은 크기의 자극에서도 통증신호를 발생하게 한다. 이러한 기능적 측면의 변화를 의미하는 삼차신경의 활성상태가 일정기간 이상 유지되면, 감각수용기sensory receptor나 전압관문이온통로voltage gated ion channel에서 구조적인 변화가 초래되는데 이를 말초감작화라고 한다. 말초감작화 과정에는 신경말단부의 염증변화에서 발생되는 칼시토닌유전자관련펩티드, 서브스탠스P, 브라디키닌, 히스타민, 염증성사이토카인IL-1,6,8, TNF들이 관여하고, 특히 칼시토닌유전자관련펩티드는 수막혈관의 혈관확장을 주로 야기하는 것으로 알려져 있다. 그러나 아직까지 어떠한 조건에서 삼차신경의 활성이 말초감작화로 진행되는지는 명확하게 알려져 있지 않다. 삼차신경의 감작화가 일어나 통증전달양이 증폭되면 많은 양의 신호가 대뇌피질까지 도달하게 됨에 따라 최종적으로 많은 양의 통증을 느끼게 된다. 삼차신경의 말초감작화가 극대화되면 신경말단부에서의 적절한 자극이 없는 상태에서도 척수삼차신경핵으로 구심성 신호전달을 만들어내는 자발적 통증을 유발할 수 있다.

(2) 통증전달에 대한 중추성감작

일반적인 의미에서 중추성감작은 척수삼차신경핵에서의 변화를 의미한다. 중추성감작은 삼차신경절의 구심성 말단에서 척수삼차신경핵을 향한 신경 펩티드의 분비가 증가됨에 따라 척수삼차신경핵의 탈분극의 축적이 일어나면서 시작된다. 탈분극의 축적은 척수삼차신경핵의 NMDA, AMPA/kinate와 같은 글루탄산염이온통로glutamate ion channel의 활성과 장기

73

강화작용을 통해 중추성감작을 일으킨다. 삼차신경 말단에서와 마찬가지로 감작을 통하여 척수삼차신경핵의 구조적인 변화가 일어나면, 역치보다 적은 양의 신호에서도 척수삼차신경핵의 탈분극이 일어나게 되고 시상/대뇌피질을 향한 중추성 통증 신호전달이 많아진다. 중추성감작이 일어나게 되면, 기존의 역치보다 작은 자극에서도 통증을 느낄뿐만 아니라, 통증을 유발하는 피부영역이 넓어지기도 하고, 실제 통증자극이 발생하지 않은 곳으로부터의 연관통referred pain 이 나타나게 된다.

3. 편두통의 발병기전

편두통은 가장 흔한 원발두통질환 중 하나로 많은 기초 및 임상연구를 통하여 그 발병기전의 많은 부분이 밝혀지고 있다. 현대 두통연구 분야의 선구자인 Wolff는 혈관성 가설vascular hypothesis을 지지하였는데, 두통전구기의 증상은 대뇌혈관수축에 의해 발생하고, 두통 자체는 두개외 경동맥과 혈관주변조직에서의 혈관작용폴리펩티드vasoactive polypeptide의 순차적인 분비에 의한 것으로 추정하였다. 특히, 칼시토닌유전과관련펩티드와 같은 혈관작용펩티드는 현대의학에서도 편두통의 병태생리를 설명하는 데 있어 중요하지만, 편두통조짐은 피질확산성억제cortical spreading depression, CSD에 의해 직접적으로 발생하는 것으로 알려져 있다. 피질확산성억제의 초기개념은 시각생리학자인 Lashley가 1941년도에 본인의 시각조짐 증상을 관찰하면서 편두통의 시각조짐은 일차시각피질에서의 신경활성도의 완전한 차단과 같은

속도로의 회복되는 것으로 제시되었다. 피질확산성억제는 1944년도에 Leão가 토끼를 대상으로 한 뇌파실험 중에 처음으로 보고했는데, 반복적인 전기자극을 가하게 되면, 대뇌피질 부위의 자발적이고 명확한 전기적 활성도의 감소가 지속되는 것을 발견하였다. 40년 뒤, Pearce가 확산성억제와 전형편두통 조짐에서의 확산 사이의 속도가 유사하다는 것에 착안하여 Leão가 발견한 확산성억제와 편두통 사이의 연관성이 있을 것이라 이야기하게 되는데, 이는 편두통은 확산성억제에 의해 시작되는 뇌질환이라는 것을 의미하는 것이었다.

편두통 발병기전에 대한 혈관성 가설은 이제 중추신경계의 기능이상에 우선적 기반을 두고 있는 '신경혈관계 통합이론'의 형태로 변화해가고 있다. 신경혈관계 통합이론은 편두통 환자들은 일반인과는 달리 피질신경세포과흥분성cortical neuronal hyperexcitability을 가지고 있는 상태에서 편두통은 ① 대뇌피질의 이상을 의미하는 조짐 현상으로부터 시작되며 편두통 조짐에 상응되는 피질확산성억제로 인하여 ② 피질 주변의 혈관 또는 경막에 위치한 삼차신경 말단을 자극하게 되고, ③ 자극된 삼차신경은 말초성 말단방향으로 신경펩티드를 분비하여 ④ 혈관확장, 혈장단백질삼출과 같은 신경인성 염증반응을 일으키며, ⑤ 중추성 말단방향으로 척수삼차신경핵을 통한 구심성 통증신호를 발생하여 ⑥ 최종적으로 시상/대뇌의 경로를 통해 두통으로 인식된다고 요약될 수 있다. 또한 이러한 일련과정에 대한 말초/중추성감작기전을 통한 통증신호 전달의 감작 및 강화와 ⑦ 뇌간 및 기타 삼차신경 부위로부터 시작되는 중추성 통증조절 기능의 변화들 역시 복잡한 편두통의 발병기전에 관여하고 있다(그림 6-4).

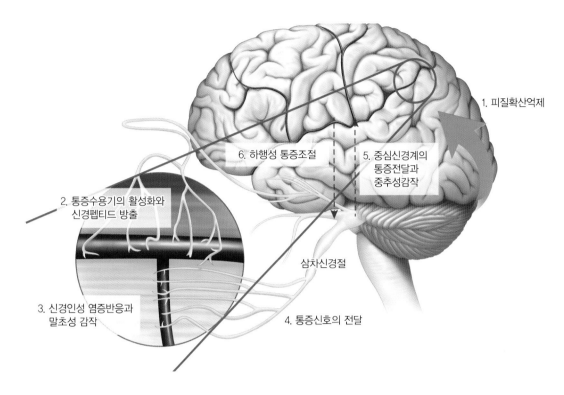

1. 피질확산억제

6. 하행성 통증조절

5. 중심신경계의 통증전달과 중추성감작

2. 통증수용기의 활성화와 신경펩티드 방출

삼차신경절

3. 신경인성 염증반응과 말초성 감작

4. 통증신호의 전달

그림 6-4 신경혈관계 통합이론에서의 편두통 발생과정

1) 피질과흥분성

실험적인 방법을 통해 자극을 가하여 피질을 흥분시키면 편두통 조짐에 상응되는 현상인 피질확산성억제가 발생하는 것을 확인할 수 있지만, 편두통 환자들에게서 어떤 기전으로 인하여 대뇌피질이 비정상적으로 흥분되면서 조짐증상을 야기하는지에 대해서는 아직까지도 명확히 밝혀져 있지 않았다. 이에 대한 설명으로 편두통 환자들은 피질의 과흥분성을 내재하거나 유전적인 소인으로 가지고 있다는 가능성이 제시되고 있다(그림 6-5). 가족반신마비편두통 1형familial hemiplegic migraine type 1의 P/Q형 칼슘통로CACNA1 유전적 변이를 재현한 트렌스제닉마우스

모형의 피질 신경세포에서는 세포 내 칼슘이온이 비정상적으로 많은 양으로 유입됨을 알 수 있다. 세포 내 칼슘이온 유입의 증가는 흥분성 아미노산의 방출과 연결되어 신경세포의 흥분성을 증가시킨다. 환자들에게서 이러한 칼슘통로는 신경계 전반에 걸쳐 존재하고 편두통의 발생에 있어 중요한 역할을 담당한다. 가족반신마비편두통 2형familial hemiplegic migraine type 2의 ATP1A2 유전자 변이는 신경세포 시냅스 간에 남아있는 흥분성 아미노산인 글루탐산염을 제거하는 교세포의 역할을 억제하여 신경세포의 과흥분성을 유발한다. 가족반신마비편두통 3형familial hemiplegic migraine type 3은 나트륨통로Na channel와 관련된 SCN1A 유전자 변이로 인해 발생한다. 이러한 소디움통로는 정상적으로 억제사이신경세포에

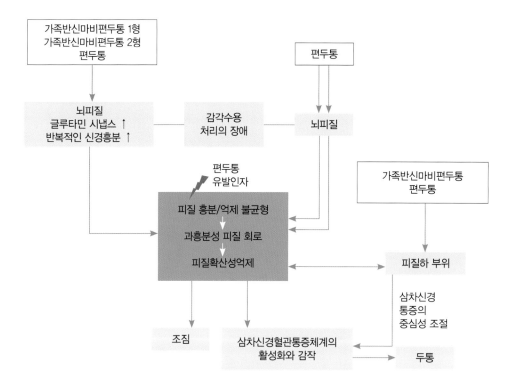

그림 6-5 피질신경세포의 과흥분성과 편두통의 발생기전

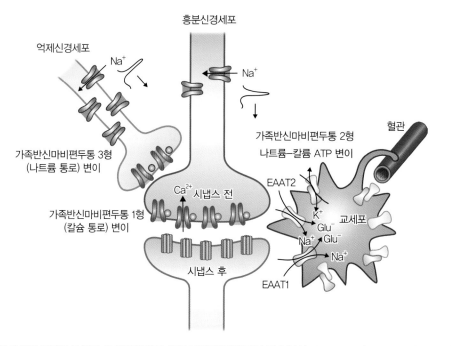

그림 6-6 가족반신마비편두통에서 유전자변이로 인한 피질신경세포의 과흥분성. EAAT, excitatory amino acid transporter

위치하고, 신경활동전위의 생성과 확산에 중요한 역할을 한다. 가족반신마비편두통 3형에서의 억제사이 신경세포의 SCN1A의 유전자변이에서는 억제활성도의 감소로 인해 글루탐산염의 방출증가로 이어져 활동전위의 발생을 증가시키는 것으로 알려져 있다 (그림 6-6). 편두통에서는 글루탐산염 체계의 활성화가 증가되면 NMDA수용체의 과도한 참여가 발생하게 되고 이는 통증의 증가와 강화를 일으켜 이상감각과 중추성감작을 발생시킬 수 있다. 전기생리학적 연구들에서도 편두통 환자들의 시각/청각 자극에 대한 대뇌 유발전위가 일반인에 비해 진폭이 증가하거나

잠복기가 감소되는 등의 소견을 통해 대뇌 피질의 과흥분성이 존재함을 보여준다.

2) 피질확산성억제와 편두통조짐

기초와 임상연구를 통해 피질확산성억제에 의해 편두통조짐이 발생하는 것이 밝혀졌다. 피질확산성억제는 자극이 가해진 대뇌피질에서 일시적으로 전기적 활동성의 감소가 발생된 후, 억제된 전기적 활동성이 자극부위로부터 파형의 형태를 지니며 주변으

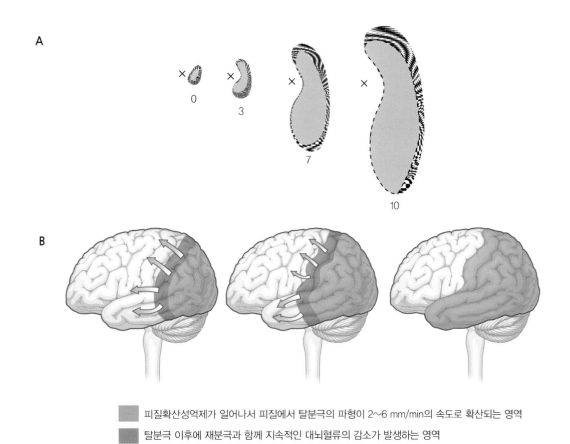

■ 피질확산성억제가 일어나서 피질에서 탈분극의 파형이 2~6 mm/min의 속도로 확산되는 영역

■ 탈분극 이후에 재분극과 함께 지속적인 대뇌혈류의 감소가 발생하는 영역

그림 6-7 **A.** 시각편두통조짐에서의 섬광암점(scintillating scotoma)의 도해, 망막중심오목(fovea)은 x로 표기되어 있으며 숫자는 그림 사이의 기록한 시간간격(분)을 의미. **B.** 피질확산성억제의 발생에 대한 도해

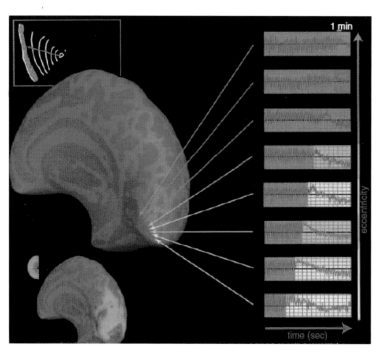

그림 6-8 편두통 환자에게서 운동으로 유발시킨 편두통시각조짐 동안에 관찰된 피질확산성억제

로 번져나가는 현상이다. 피질확산성억제로 인해 전기적 활동성이 감소된 부위에서는 국소적으로 혈류감소가 동반되는데, 국소적 혈류의 감소는 피질확산성억제가 이미 경과하여 전기적 활동성이 정상화된 후에도 일정시간 이상 유지된다(그림 6-7). 편두통 조짐 증상의 지속시간을 고려할 때, 피질의 전기적 활동성의 감소보다는 국소적 혈류의 감소가 시간적인 측면에서 더욱 연관성이 있을 것으로 보인다. 최근 Hadjikhani 등은 편두통 환자에서 시행한 기능자기공명영상법의 BOLD blood oxygen level dependent에서 시각조짐의 암점이 일어나는 시점에 국소적 혈류의 감소가 후두부에서 나타나기 시작하여 암점이 퍼져나가는 속도와 매우 유사한 정도로 대뇌전반부를 향해 진행하고 있음을 보고하였다(그림 6-8). 이는 이전까지 실험적 방법을 통해서만 구현할 수 있었던 피질

확산성억제를 실제 편두통 환자에서 실험적 연구방법으로 그 실체를 확인할 수 있었던 중요한 연구결과이다. 하지만, 조짐편두통은 전체 편두통의 약 20%정도 만을 차지하고 있으므로 조짐편두통 환자들에서도 모든 편두통이 조짐으로 시작되지 않는다는 점에서 피질확산성억제가 모든 환자들에서 편두통 발생의 필요충분조건이 될 수 있는가에 대한 의문을 야기한다. 따라서, 무조짐편두통 migraine without aura에서도 조짐편두통과 마찬가지로 피질확산성억제가 일어나고 있을 가능성이 제시되기도 하였는데, 무조짐편두통에서는 피질확산성억제가 소뇌나 임상표현형이 약한 대뇌부위에서 시작되어 비특이적인 어지럼증으로 간과되거나 증상으로 인식되지 못한다는 것이다. 임상적으로 확인된 무조짐편두통의 예방약제들을 투여함으로써 피질확산성억제가 억제되는 실험결과들

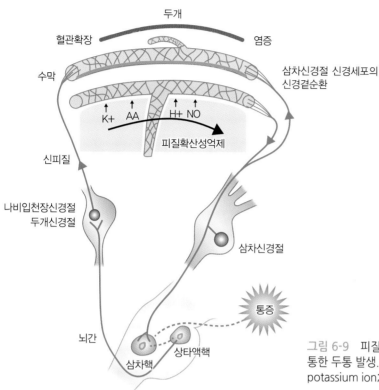

그림 6-9 피질확산성억제와 삼차신경혈관복합체의 활성화를 통한 두통 발생. AA, arachidonic acid; NO, nitric oxide; K+, potassium ion; H+, hydrogen ion

을 통해서도 그러한 가능성을 고려해 볼 수 있다.

3) 피질확산성억제와 삼차신경혈관복합체 와의 연결

피질에서 발생한 피질확산성억제가 편두통에서의 실제적 두통의 원인이 되는 삼차신경혈관복합체의 활성과 어떻게 연관되는지에 대해서는 아직까지 명확하게 밝혀져 있지 않다. 피질확산으로 인한 세포막 탈분극에는 칼륨의 대량유출, 나트륨과 칼슘의 유입, 글루탐산염, ATP, 하이드로겐 이온, 신경부종, 염증반응에 관여하는 유전자의 상향조절upregulation, 피질 관류와 효소에 의한 활성화의 변화가 발생하여 영향

을 줄 것으로 생각된다. 피질확산성억제가 일어난 조직 부위에는 많은 양의 칼륨 이온K, 양성자, 산화질소NO, 아라키돈산, 프로스타글란딘prostaglandin이 생성되는데, 이들은 주변의 경막 또는 혈관에 분포하는 삼차신경 말단에 탈분극을 일으켜 통증 수용기를 자극하게 된다. 이로 인해 뇌간의 삼차신경핵의 꼬리부위에 자극이 일어나게 되고, 신경세포의 곁축삭과 같은 말초성축삭을 통해 염증유발펩티드를 수막과 혈관에 방출하여 해당 부위의 신경인성염증반응을 일으키며 중추성 축삭을 통해 두통을 발생시킬 수 있는 통증신호를 전달한다(그림 6-9). 최근 Bolay는 실험을 통해 대뇌의 피질확산성억제를 유발하면 주변의 경막 혈관들에서 염증반응이 일어나며, 뇌간의 삼차신경핵의 꼬리부분에서 c-Fos단백이 발현됨을 보여줌

으로써 피질확산성억제가 삼차신경혈관복합체의 활성과 직접적으로 연결될 수 있음을 확인하였다. 같은 실험에서 삼차신경을 제거하면 피질확산성억제를 유발하여도 혈관주변의 염증반응이나 삼차신경핵의 c-Fos단백발현이 나타나지 않아, 피질확산성억제와 삼차신경혈관복합체 활성과의 연결이 삼차신경 반사궁trigeminal neuronal reflex arc을 통해 이루어짐을 제시하였다.

4) 삼차신경혈관복합체의 활성 및 신경인성 염증반응

삼차신경혈관복합체가 활성화되면 삼차신경말단

부에서 염증반응이 발생하게 되는데 이러한 신경인성염증반응에서도 Galen에 의한 염증의 전형적 징후인 발적Rubor, redness, vasodilation, 부종Tumor, swelling, plasma protein extravasation, 통증Dolor, pain, nociceptive sensory fiber stimulation의 요소가 모두 포함됨을 알 수 있다. 즉 삼차신경 말단에서 분비된 신경 펩티드로 인하여 주변혈관이 확장되고, 혈관장벽이 파괴되어 단백질삼출이 일어나며, 비수초성 C-감각섬유의 감각수용기를 자극함으로써 통증이 발생한다(그림 6-10). 편두통의 전형적 특성인 박동 두통으로 표현되는 혈관의 확장과는 달리 혈장단백의 삼출은 실제 환자들을 통한 객관적인 확인에 많은 어려움이 있었으나 최근 보고된 조영증강 MRI에서 편두통의 발생 동측 부위의 연수막누출leptomeningeal leakage을

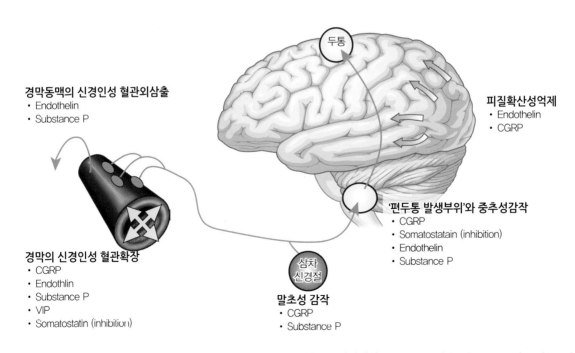

경막동맥의 신경인성 혈관외삼출
· Endothelin
· Substance P

경막의 신경인성 혈관확장
· CGRP
· Endothlin
· Substance P
· VIP
· Somatostatin (inhibition)

말초성 감작
· CGRP
· Substance P

피질확산성억제
· Endothelin
· CGRP

'편두통 발생부위'와 중추성감작
· CGRP
· Somatostatain (inhibition)
· Endothelin
· Substance P

두통

삼차 신경절

그림 6-10   삼차신경혈관복합체의 활성화와 신경인성 염증에 관여하는 신경펩티드. CGRP, calcitonin gene-related peptide

확인할 수 있었다. 또한 트립탄, DHE와 같은 편두통 급성기 치료약제들을 투여하면 신경펩티드 방출을 포함한 신경인성 염증반응들이 억제됨을 알 수 있다.

(1) 칼시토닌유전자관련펩티드

삼차신경 말단에서 분비되는 신경펩티드들 중에서 칼시토닌유전자관련펩티드는 가장 중요한 역할을 한다. 칼시토닌유전자관련펩티드는 경막 또는 주변 혈관에 분포한 비수초성 C-감각섬유에 있는 신경펩티드이며, 특히 염증매개 물질로 잘 알려진 서브스탠스P와 공존하는 경우가 많다. 경막 또는 주변혈관을 자극하면 삼차신경 말단에서 칼시토닌유전자관련펩티드가 방출되고, 칼시토닌유전자관련펩티드는 혈관벽에 위치한 수용체에 작용하여 혈관확장을 포함한 염증반응들을 일으킨다. 삼차신경 말단에서의 칼시토닌유전자관련펩티드 방출은 opioid, 5-HT$_1$, GABAa,

히스타민, neuropeptide Y, 소마토스타틴, 혈관작용장펩티드vasoactive intestinal peptide, VIP 수용체 등에 의해 조절된다. 편두통 환자들에게 칼시토닌유전자관련펩티드를 정맥 투여하면 두통이 생기는 것을 확인할 수 있다. 칼시토닌유전자관련펩티드의 혈중농도는 편두통 급성기에 증가될 수 있고 여러 신경원을 감작시키고 내인성통증조절 효과를 줄일 수 있어서 편두통의 동반증상으로 알려진 빛, 소리, 냄새, 맛에 대한 과민증을 유발하는 것으로 알려져 있다(그림 6-11). 편두통 치료제인 트립탄을 투여하면 칼시토닌유전자관련펩티드의 방출이 억제되는 것을 실험을 통해 확인할 수 있다. 최근의 연구들에서 칼시토닌유전자관련펩티드 길항제의 심혈관계에 대한 안정성이 보고되었으며 현재 급성기 및 예방치료에 있어 효율성을 입증하기 위한 대규모 임상시험들이 진행 중에 있다.

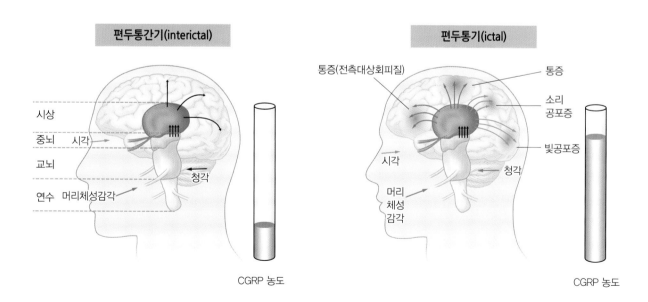

그림 6-11   편두통에서 칼시토닌유전자관련펩티드의 혈중농도 증가에 따른 감각수용의 장애증상에 대한 도해. CGRP, calcitonin gene-related peptide

(2) 서브스탠스P

서브스탠스P는 중추신경계에 널리 분포하고 뉴로키닌-1 NK-1 수용체의 활성화를 통한 척수통증의 전달에 있어 중요한 역할을 담당하는 것으로 알려져 있다. 삼차신경절의 신경세포에 위치하였다가 신경절이 자극되면 신경말단에서 분비되고 NK-1수용체의 활성화를 일으키게 되며 신경인성 염증 반응 중 특히 혈관의 투과성을 증가시키는 데 중요한 역할을 한다. 서브스탠스P가 작용하는 수용체인 NK-1 수용체의 길항제를 투여하면 혈장단백의 삼출이 억제되는 것을 확인할 수 있다. 이러한 기전을 근거로 NK1 수용체 길항제LY303870의 편두통 급성기 치료에 대한 임상시험이 시도되었으나 효과가 입증되지 못하였으며 인체의 통증발생에서 서브스탠스P의 영향력이 과하게 평가되었을 가능성이 제기되었다.

(3) 소마토스타틴

소마토스타틴은 통증처리와 관련되어 중추신경계에 광범위하게 분포하고 있는 신경펩티드로서 신경인성 염증을 감소시키고 통증신호의 전달을 억제할 수 있는 것으로 보고되었다. 편두통 환자의 뇌척수액에서는 소마토스타틴의 수치가 감소되었음이 보고되었으며, 이는 편두통의 억제에 소마토스타틴이 중요할 수 있음을 시사하는 것이다. 최근 편두통 환자들에 대한 이중 맹검 임상시험을 통해 소마토스타틴 수용체작용제인 octeotide (SMS201-295)의 급성기 치료에 대한 효과가 입증되었다.

(4) 혈관활성장펩티드(VIP)

삼차신경핵을 자극하면 삼차신경의 분지인 큰바위신경greater superficial petrosal nerve, GSPN을 통한 부교감신경 말단에서 VIP가 방출되며, VIP의 방출은 주변의 혈관을 확장시키는 역할을 한다. VIP에 의한 혈관확장은 칼시토닌유전자관련펩티드의 효과와 견줄만한 것으로 알려져 있다. VIP를 분비하는 신경섬유는 뇌의 전반부보다는 후두부에 더 많은 양으로 분포하고 있어 편두통에서 조짐 또는 피질확산성억제가 주로 후두부에서 시작되는 이유로 제시되기도 하였다. 군발두통 환자들을 대상으로 한 임상연구에서 급성기에 혈중 VIP 농도가 증가되어 있다고 보고되기도 하였다.

5) 편두통에서의 말초성 및 중추성감작

대부분의 편두통 환자에서 두통은 박동의 형태로 표현된다. 혈관주변에 위치한 삼차신경 말단의 감작화로 인하여 기계수용체의 자극에 대한 역치가 낮아지게 되면 정상적인 혈관맥동 압력에 의한 자극에서도 비수초성 C-감각섬유를 통한 통증신호의 구심성 전달을 만들어내기 때문에 특징적인 박동성 두통이 발생할 수 있다. 계단을 오르거나 운동으로 인해 두통이 악화되는 특징 또한 같은 이유로 설명될 수 있으며 특히, 말초성감작이 이루어지면 기침, 고개 숙임, 숨참기 등으로 초래되는 경미한 뇌압의 변화가 감작된 삼차신경 말단을 자극함으로써 두통을 유발한다. 약 80%의 환자에서 편두통이 생긴 후 일정시간이 지나면 두통이 생긴 동측의 이마와 두피에서 기계자극/온도자극의 무해자극통증allodynia이 생긴다고 보고된다. 이러한 현상은 삼차신경혈관복합체의 중추성감작으로 설명하고 있다. 말초성감작으로 인하여 삼차신경 말단에서 시작되는 통증신호의 전달이 많

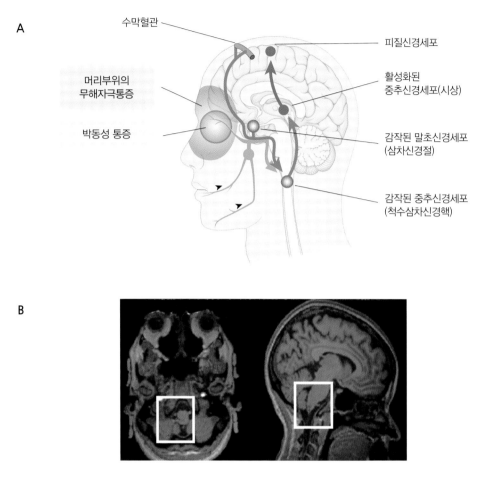

그림 6-12   **A.** 편두통에서 말초성 감작에 의한 박동성통증과 중추성감작에 의한 무해자극통증의 발생. **B.** 중추성감작과 관계된 척수삼차신경핵(spinal trigeminal nucleus)의 활성화

아진 후 일정시간이 경과하면 뇌간에 위치한 삼차신경핵에서도 감작화의 과정이 일어나는 것을 알 수 있다. 이러한 중추성감작은 척수삼차신경핵의 lamina I과 V와 후/배후내측신경핵의 중추성 삼차신경혈관신경세포가 감작되기 때문에 발생하고, 척수삼차신경핵으로의 모든 구심성 입력자극에 대한 과반응성을 의미하므로 삼차신경 말단을 통한 통증신호뿐 아니라 삼차신경의 피부지배 영역인 두피, 이마, 안면으로부터의 감각자극에 대해서도 과민한 반응을 나타내게

된다(그림 6-12). 편두통의 급성기 치료제인 트립탄은 안면/두피/이마의 무해자극통증이 이미 발생한 후에 투여되는 경우 두통을 호전시키는데 제한을 보인다. 트립탄은 주로 삼차신경 말단에서 발생된 통증신호가 뇌간의 척수삼차신경핵으로 전달되는 것을 차단하는 역할을 하고 있으므로 중추성감작의 과정이 발생된 이후에 투약하면 이미 감작된 척수삼차신경핵에서 시작하여 시상/대뇌로 향하는 통증전달에는 영향을 끼칠 수 없기 때문이다. 최근 중추성감작화가

이미 진행되어 트립탄에 반응하지 않는 환자들을 대상으로 COX 억제제를 투여하여 편두통이 관해되는 결과를 보고하면서 편두통의 발병기전에 있어 교세포에서 근원하는 염증성사이토카인의 기여 가능성을 제시하였다.

6) 편두통에서의 뇌간 및 기타 삼차신경상부의 역할

조짐편두통 환자의 양전자방출단층촬영술PET에서 나타나는 수도관주위회색질의 활성이나, 만성편두통 chronic migraine 환자의 MRI상 수도관주위회색질 주변의 철분침착, 그리고 수도관주위회색질에 출혈성 병변이 생긴 후 편두통이 새로 발생한 증례들을 통해 편두통의 발병기전에 수도관주위회색질이 관여하고 있음을 고려할 수 있다. 삼차신경혈관의 구심신경을 자극하였을 때, 수도관주위회색질의 배외측 부위에서 c-Fos 단백의 활성화가 관찰된 바 있으며, 실험적인 방법으로 naratriptan을 수도관주위회색질의 배외측에 주사하면 경막 또는 주변혈관 자극에 대한 삼차신경핵의 반응이 감소하는 것을 확인할 수 있다. Weiler 등은 편두통 급성기에 시행한 양전자방출단층촬영 소견에서 청색반점locus cereleus이나 솔기핵raphe nucleus에서 선택적으로 활성이 증가되었음을 보고하였다. 그러나 아직까지 편두통에 있어서 이러한 뇌간구조물이 편두통의 발병 또는 통증조절 기전에 어떻게 관여하고 있는지는 명확하지 않다.

7) 편두통에서 세로토닌 및 기타 아민계의 역할

(1) 세로토닌

과도한 이화과정으로 인하여 저하된 세로토닌se-rotonin의 활성이 편두통의 발병에 기여한다고 알려져 있다. 편두통 환자들은 비두통기에는 혈중 세로토닌이 일반인에 비해 낮으며 대사산물인 5-HIAA는 증가되어 있다. 우울증이나 불안증과 같은 세로토닌 대사와 관련된 질환들이 편두통의 흔한 동반질환인 것도 주목할 만 하다. 삼환계항우울제tricyclic antidepressant의 편두통 예방치료제로서의 작용기전은 세로토닌 활성도를 증가시킴으로써 얻어지는 것이라고 생각된다. 편두통 환자의 양전자방출단층촬영에서 세로토닌의 저장 및 생성을 담당하는 등쪽솔기핵dorsal raphe nucleus이 활성되는 결과들은 중추신경계내에서의 세로토닌 활성에도 이상이 있음을 의미한다. 중추신경계의 세로토닌 활성은 감각자극에 대한 대뇌피질의 반응성과 밀접하게 관련되어 있다. 실제 많은 편두통 환자들이 두통 급성기에 빛, 소음, 냄새 등에 대하여 감각과민 성향을 보이며 여러 형태의 유발전위검사들에서 비정상적인 반응을 나타낸다. 세로토닌은 삼차신경혈관복합체를 통한 통증전달에도 영향을 미친다. 실험적인 방법으로 세로토닌 합성을 억제하면 통증자극에 대한 척수삼차신경핵의 c-Fos 단백 발현이 증가됨을 확인할 수 있다. 현재까지 알려진 여러 세로토닌 수용체들 중, 5-HT$_1$ 수용체군은 삼차신경 세포의 시냅스 전에 위치하여 칼시토닌유전자관련펩티드를 포함한 신경펩티드의 분비를 억제한다. 트립탄은 5-HT$_1$군 수용체를 항진시키는 작용으로 편두통의 급성기 치료제 역할을 한다(그림 6-13).

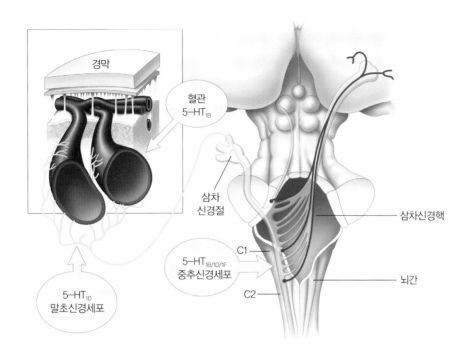

그림 6-13   편두통과 관계된 삼차신경혈관복합체에서 트립탄의 작용부위인 5-HT₁ 수용체의 분포

(2) 도파민

도파민 수용체는 약리기전에 따라 크게 D1 수용체군D1, D5과 D2 수용체군D2, D3, D4으로 구분되는데, 편두통은 이들 중 특히 D2 수용체군과 주로 관련되어 있다. 중추신경계에서 D2 수용체군은 주로 고립로핵nucleus of solitary tract과 미주신경등쪽핵dorsal motor nucleus of vagus 및 맨아래구역area postrema 등에 주로 분포하여 편두통 환자들의 구역/구토와 자율신경계 증상에 관여하며 말초신경계에서 D2 수용체군은 교감신경절의 시냅스 전에 위치하여 노르아드레날린noradrenaline의 분비를 억제하여 편두통 환자들의 실신 또는 기립저혈압에 관여한다. 편두통 환자들의 전구증상의 하나인 하품도 도파민의 활성과 연관되어 있다. 편두통 환자들에게 도파민대항제인 아포모르핀을 투여하면 많은 양의 하품이 생기는 것을 확인할 수 있다. 일부 연구에서는 편두통 환자들에게서 파킨슨병이 속발한 경우 편두통을 가지고 있지 않았던 파킨슨 환자들에 비해 도파민제에 대한 반응이 두드러지며 파킨슨병이 발생한 후에는 편두통의 빈도가 감소되는 경과를 나타낸다고 보고하였다.

(3) 노르에피네프린, 에피네프린

적지 않은 편두통 환자들에서 나타나는 자율신경계 증상들과 비특이적 베타차단제beta blocker의 편두통의 예방적 효과를 근거로 노르에피네프린 및 에피네프린이 편두통의 발병기전에 관여할 가능성이 제시되고 있으나 아직까지 명확하게 설명되지 않았다.

(4) 히스타민

일부에서 편두통 환자에서 혈중 히스타민이 증가되어 있다고 보고하고 있으며, 정상인에게서 두통을 유발하고 편두통 환자에게 히스타민을 주사하면 기존의 두통이 더욱 심하고 지연되는 두통도 편두통과 유사한 것이 관찰되었다. 이러한 점들을 통해 히스타민이 편두통의 발병에 관여할 가능성이 제시된 바 있으나 아직까지 명확하지 않다.

8) 편두통에서 산화질소의 역할

실험적인 방법을 통하여 피질확산성억제를 유발하면 산화질소가 방출되고, 산화질소를 투여하면 삼차신경 말단부위에서 신경인성 염증반응이 나타나는 것을 확인할 수 있다. 산화질소는 가스의 신호전달물질로 우리몸의 대부분 조직에 분포하고 있으며, 중추신경계에서 통증신호의 처리에 중요한 역할을 하고 있다. 일부 연구들에서 편두통 환자들의 질산염nitrate의 혈중농도가 편두통의 시작과 함께 증가하여 급성기 동안 유지되는 것을 보고하였다. 허혈성 심질환에 흔하게 사용되는 약제인 glyceryl nitrate(이하 NO 공여제)를 주사하면 일반인에서도 적지 않은 두통을 경험하게 된다. 실험적인 방법으로 NO 공여제를 주입하면 경막 주변 뇌혈관이 확장되고, 칼시토닌유전자관련펩티드 같은 신경펩티드들이 방출됨을 확인할 수 있다. 또한 NO 공여제를 투여하면 뇌간의 척수삼차신경핵에서 c-Fos 단백이 현저하게 발현되어 NO가 두통의 중추성 경로에도 관여하고 있음을 알 수 있다. 편두통 한자에서는 NO 공여제에 대한 두통이 훨씬 심하게 나타날 뿐 아니라 두통이 가라앉고 수 시간이

지난 다음 지연형 두통이 발생하여 오랜 기간 지속되는 현상을 보인다. 특히 지연형 두통은 각 환자들의 기존 편두통과 매우 유사하며 편두통의 예방 약제인 발프로산을 전처치하면 억제된다. 임상시험을 통해 산화질소합성효소NOS 억제제의 편두통의 급성기 치료에 대한 효과가 확인되었다.

참고문헌

1. Bhaskar S, Saeidi K, Borhani P, Amiri H. Recent progress in migraine pathophysiology: role of cortical spreading depression and magnetic resonance imaging. *Eur J Neurosci* 2013;38:3540-3551.
2. Bolay H, Reuter U, Dunn AK, Huang Z, Boas DA, Moskowitz MA. Intrinsic brain activity triggers trigeminal meningeal afferents in a migraine model. *Nat Med* 2002;8:136-142.
3. Noseda R, Burstein R. Migraine pathophysiology: anatomy of the trigeminovascular pathway and associated neurological symptoms, CSD, sensitization and modulation of pain. *Pain* 2013;154 Suppl 1. doi: 10.1016/j.pain.2013.07.021.
4. Edvinsson L. Pathophysiology of Primary Headaches. *Current Pain and Headache Reports* 2001;5:71-78.
5. Ferrari MD, Klever RR, Terwindt GM, Ayata C, van den Maagdenberg AM. Migraine pathophysiology: lessons from mouse models and human genetics. *Lancet Neurol* 2015;14:65-80.
6. Goadsby PJ, Charbit AR, Andreou AP, Akerman S, Holland PR. Neurobiology of migraine. *Neuroscience* 2009;161: 327-341.
7. Goadsby PJ. Migraine pathophysiology. *Headache* 2005;45:S14-24.
8. Hadjikhani N, Sanchez Del Rio M, Wu O, Schwartz D, Bakker D, Fischl B, et al. Mechanmism of migraine aura revealed by functional MRI in human visual cortex. *Proc Natl Aced Sci* 2001;98:4687-4692.
9. Ho TW, Edvinsson L, Goadsby PJ. CGRP and its receptors provide new insights into migraine pathophysiology. *Nat Rev Neurol* 2010;6:573-582.
10. Just S, Arndt K, Weiser T, Doods H. Pathophysiology of migraine: A role for neuropeptides. *Drug Discovery Today: Disease Mechanisms* 2006;3:327-333.
11. Olesen J, Burstein R, Ashina M, Tfelt-Hansen P. Origin of pain in migraine: evidence for peripheral sensitisation. *Lancet Neurol* 2009;8:679-690.
12. Olesen J. The role of nitric oxide (NO) in migraine, tension-type headache and cluster headache. *Pharmacol Ther* 2008;120:157-171.
13. Pietrobon D, Moskowitz MA. Pathophysiology of migraine. *Annu Rev Physiol* 2013;75:365-391.

14. Ramadan NM. Targeting therapy for migraine: what to treat? *Neurology* 2005;64:S4-8.

15. Sanchez-Del-Rio M, Reuter U, Moskowitz MA. New insights into migraine pathophysiology. *Curr Opin Neurol* 2006;19:294-298.

16. Silberstein SD. Migraine. *Lancet* 2004;363:381-391.

17. Tfelt-Hansen PC. History of migraine with aura and cortical spreading depression from 1941 and onwards. *Cephalalgia* 2010;30:780-792.

18. Vecchia D, Pietrobon D. Migraine: a disorder of brain excitatory-inhibitory balance? *Trends Neurosci* 2012;35:507-520.

19. Waeber C, Moskowitz MA. Migaine as an inflammatory disorder. *Neurology* 2005;64(Suppl 2):S9-15.

7

두통의 유전학

이광수

1. 원발두통의 유전학

원발두통primary headache 중 조짐편두통, 무조짐편두통migraine without aura, 만성긴장형두통, 군발두통cluster headache 환자의 일차직계가족은 일반 인구집단에 비해 발병률이 현저히 높으며 이는 쌍둥이 연구를 통해서도 증명이 되었다. 원발두통은 유전이 중요 요소이나 환경 요인과의 복합요소에 의해 발생하는 경향을 보인다. 특히, 가족반신마비편두통familial hemiplegic migraine, FHM은 상염색체우성유전으로 3개의 유전자가 규명되었으며 모두 이온 통로와 관련이 있다. 그러나 가장 흔한 원발두통에서 명백한 유전자는 아직 규명되지 못하였다.

2. 긴장형두통과 유전

고빈도삽화긴장형두통은 일란성 쌍둥이에서 이란성 쌍둥이에 비해 발병일치율이 매우 높고 저빈도삽화긴장형두통에서는 발병일치율이 매우 낮다. 또한 만성긴장형두통chronic tension-type headache의 가족 연구에서 유전요소는 매우 중요하다. 따라서 긴장형두통중 저빈도삽화긴장형두통은 일차적으로 환경요소에 의해 발생하는 반면, 고빈도삽화긴장형두통과 만성긴장형두통은 유전과 환경 요소 복합요인에 의해 발생한다. Russell 등의 연구에서는 만성긴장형두통 환자의 일차직계가족에서 발병률이 2.1~3.9배 높고 남녀 성별에는 영향이 없었으며 배우자에서는 발병 위험도가 높지 않은 점으로 보아 만성긴장형두통은 유전적요소가 매우 중요하다.

3. 군발두통과 유전

군발두통의 유전성 역학조사에서 환자의 일차직계 가족에서 발병률은 5~18배 정도로 매우 높고 이차 직계가족에서는 1~3배 정도로 낮은 편이다. 유전양 상은 대부분 상염색체 우성유전이나 일부 환자에서 는 발현율이 낮은 경우도 있으며 일부 가계에서는 상 염색체열성유전을 보이기도 한다. Couturiere 등은 여 러 세대에 걸친 가족연구에서 유전적인 요인이 관여 된다고 보고하였고 Montagna 등도 222명의 환자를 대상으로 시행한 연구에서 가족력이 2.3%에서 있다 고 보고하였다. 군발두통에서 유전자 규명은 대부분 환자의 가계에서 이환된 환자수가 극히 적고 유전양 상이 다양하여 연구가 어려운 편이다. 최근 hypocre-tin 수용체 2 관련 유전자HCRTR2와 ADH4 유전자가 단일염기다형성single nucleotide polymorphisms, SNPs 연구를 통하여 군발두통에서 매우 중요한 후보 유전 자라고 보고되었으나 너무 적은 연구로 제한적이며 대다수 군발두통 가계에서 시행한 유전체연관분석 genome loide linkage analysis연구에서도 단독 원인 유 전자 규명을 하지 못하였는데 이는 유전적 비균질성 으로 연구가 어려운 것으로 생각하고 있다.

4. 편두통과 유전

원발두통중 가장 유전경향이 높은 질환은 편두통 migraine이다. 편두통은 흔히 가족력을 동반하는 질환 으로 이런 사실 때문에 오래 전부터 이 질환이 유전

적 요인에 의해 영향을 받을 것이라는 가능성이 제시 되어 왔다. Russell 등에 의한 연구에서 무조짐편두통 은 일차직계가족에서 발병 위험성이 1.9배, 조짐편두 통의 발병위험이 1.4배였고 조짐편두통 환자의 일차 직계가족에서는 조짐편두통 발병위험이 4배이나 무 조짐편두통의 발병 위험성은 증가되지 않았다. 같은 환경이나 유전적인 요소가 없을 것으로 추정되는 배 우자에 대한 연구에서는 무조짐편두통 배우자는 무 조짐편두통의 발병 위험이 1.4배인 반면 조짐편두통 의 배우자에서는 발병 위험이 증가되지 않아 편두통 은 유전적 질환이며 조짐편두통은 대부분 유전성 경 향을 보이는 반면에 무조짐편두통은 약간 다른 질환 적인 특성을 보인다. 또한 조짐편두통, 무조짐편두통 에 대한 쌍둥이 연구에서 이란성인 경우 편두통 동시 발생률이 14% 정도이나, 일란성의 경우는 50%로 유 전성 발병확률과 일란성 쌍둥이가 이란성 쌍둥이에 비해 편두통 발병률이 더 큰 점으로 보아 편두통은 분명 유전성 질환이며 조짐편두통이 무조짐편두통보 다 훨씬 유전적 경향을 가지고 있음을 알 수 있다. 남 녀의 유병률의 측면에서도 여자에서 유병률이 더욱 높으며 유전양식도 모계유전이 부계유전 보다 2.5배 높다.

1) 편두통의 분자생물학적 유전자 연구

유전자 연구방법으로는 연관분석linkage analysis연 구, 후보 유전자 발견 그리고 전장유전체연관분석연 구genome wide association stuey, GWAS 등이 있다.

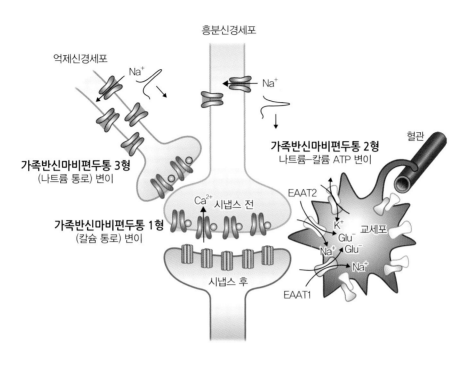

억제신경세포

Na⁺

흥분신경세포

Na⁺

가족반신마비편두통 2형
나트륨-칼륨 ATP 변이

혈관

가족반신마비편두통 3형
(나트륨 통로) 변이

EAAT2

Ca²⁺ 시냅스 전

가족반신마비편두통 1형
(칼슘 통로) 변이

K⁺
Glu⁻   교세포
Na⁺   Glu⁻
Na⁺

시냅스 후

EAAT1

그림 7-1   가족반신편두통의 유전자 변이 및 기전

(1) 가족반신마비편두통

가족반신마비편두통familial hemiplegic migraine, FHM은 드물지만 강도가 심한 조짐편두통으로 조짐기 간중 마비가 동반될 수 있는 특징적인 두통이다. 지금까지 3개의 유전자CACNA1A, ATP1A2, SCN1A 변이가 잘 알려져 있고 최근에는 이 유전자에 대한 트랜스제닉마우스모델을 개발하여 편두통 및 다른 신경질환의 병태생리 규명을 위해 노력 중이다. Thomsen 등의 연구에 의하면 덴마크 FHM 43 가족의 유전자 연구에서 CACNA1A 혹은 ATP1A2 유전자 변이가 오직 14%에서 나타나 FHM 유전자의 비균질성과 다양한 다른 원인이 있을 것으로 추정된다(그림 7-1).

① FHM1 (CACNA1A 유전자)

말초 및 중추 신경연접에서 신경전달물질의 분비

를 조절하는 전압작동 P/Q 유형 칼슘 통로 유전자로 50여개 이상의 유전자 변이가 보고되고 있다. FHM 이외에도 때로는 2형 간헐실조와 척수소뇌실조 6형 spinocerebellar ataxia-6, SCA-6과 관련이 있다. P/Q 유형 칼슘통로는 연접전 부위에 존재하며 글루탐산염 glutamate과 세로토닌serotonin 방출과 관련있으며, 5-HT$_{2C}$ 수용체에 작용해 칼슘이온 방출 및 유입을 활성화하고, 세포내 칼슘 활성도를 올린다. 피질 신경원의 흥분 조절에도 중요한 역할을 하여 피질확산성 억제 유발 관련 기전으로 제시되고 있으며 삼차신경 혈관계 구심의 칼시토닌유전자관련펩티드 분비를 조절하고 통각의 중추조절에 관여하는 뇌간신경핵에 존재하여 두통 발생에도 관련 있을 것으로 추측하고 있다. 또한 소뇌 푸르킨예Purkinje 세포의 주요 칼슘통로 역할로 소뇌 기능이상을 초래할 수 있다. P/Q형

통로는 다른 통로보다 신경전달물질의 방출을 효과적으로 조절하는 것으로 알려져 있다. 특히 염색체 19p13과 1q31, 1q21-q23, 1q31, 14q21.2-22.2에도 또 다른 P/Q형 칼슘 통로유전자가 있으며 염색체 19에 이상이 있는 FHM 환자들의 반수에서 소뇌실조증상이 나타나 소뇌실조에 관련된 유전자중의 일부가 염색체 19에 결함이 있을 것으로 생각하고 있다. CACNA1A 변이중 G533A변이는 EA-2와 유사한 증상을 유발하며 actea zolamide와 발프로산에 효과가 있다.

② FHM-2 (ATP1A2 유전자)

나트륨/칼륨펌프 알파 2Na⁺/K⁺ pump alpha-2 소단위에 관여하는 유전자로 나트륨 이온을 세포 밖으로 배출시키고 칼륨 이온을 세포 안으로 유입하는 역할을 하여 글루탐산염와 칼슘 이동에 관여한다. ATP1A2 유전자 변이는 소뇌운동실조가 동반된 혹은 동반되지 않은 FHM, 뇌기저형편두통basilar-type migraine, 소아교대편마비 발생과 관련있고 많은 수에서 혼수, 뇌전증, 지능저하를 유발하기도 한다. 최근에도 유럽에서 몇 개의 고유 유전자변이가 보고되고 있어 향후 더 많은 유전자 발견이 기대된다.

③ FHM-3 (SCNA1 유전자)

신경전압작동통로neuronal voltage-gated sodium channel인 α-1 소단위와 관련있는 유전자로 활동전압의 발생과 전파에 중요한 역할을 한다. 100여 개 이상의 유전자 변이가 보고되고 있으며 열성경련과 관련된 전신 뇌전증과 유아 근간대성 뇌전증과 관련이 있다. FHM에서는 기존에 알려진 유전자에 이상이 없는 경우도 보고되어 유전석 다양성을 시사하고 있다.

④ 가족반신마비편두통 이외 유전질환에서 FHM 유전자 변이

뇌전증, 측두엽뇌전증, 그리고 양성 가족 영아연축 등에서 FHM유전자 연구가 시도되었으나 관련없거나 혹은 불확실한 결론을 얻었으며 편두통성 현훈migrainous vertigo 환자의 연구에서도 세 가지 FHM 유전자 변이를 확인할 수 없었다. 또한 상염색체 우성 유전을 보이는 조짐편두통가계에서 CACNA1A와 ATP1A2유전자에 대한 연관을 보이지 않아 편두통 환자에서 이들 FHM유전자가 어떤 영향을 주는지는 아직 불확실하다.

(2) 편두통에서의 연관 연구

인종이 다른 편두통 가계의 연구를 통해 민감 유전자 부위를 확인하는 방법으로 연구의 정확도는 좋으나 인종차이에 따른 다수의 민감 유전자의 재생성 확률이 어렵다. 최근 호주와 핀란드의 연구에서 박동성 두통과 관련있는 5q21과 17p13 유전자 부위가 보고되었으며 지금까지 연관 연구 중 가장 일정하게 나타나는 유전자자리는 염색체 4(4q24와 4q21)이다. 또한 Lafreniere 등은 다세대에 걸친 전형적 조짐편두통 가계에서 염색체 10q25.3의 KCNK 18 유전자를 보고하였다.

(3) 호르몬 경로

편두통에서 여성이 남성에 비해 3:1 비율로 많이 발생하는데 이는 여성의 생리, 임신, 폐경등과 밀접한 관계가 있다. 따라서 호르몬 유전자에 대한 연구가 에스트로겐ESR1과 프로게스테론progesteron 수용체에 집중되어 있다. 일부 연구에서 이들 수용체의 독립적인 다형태가 편두통의 위험도를 증가시킨다는 보고와 관련없다는 연구가 상존하며 특히, 엑손 8의 G594A SNP rs2228480 유전자는 편두통뿐만 아니라 유방암, 자궁내막암, 골다공증 진행과정에 관련있다는 보고로 이들 상관관계에 관심이 높다. 에스트로젠 수용체는 염색체 6q25.1에 위치하며 뇌의 여러부위에서 발현되는데 글루탐산염와 세로토닌 합성과 칼시토닌유전자관련펩티드의 세포전달에 영향을 주는 기능을 가진 것으로 알려져 있다. 염색체 11q22에 위치한 프로게스테론 수용체의 PROGINS변이가 편두통 그리고 편두통과 동반된 어지럼증 환자에서 발견되었다.

(4) 사립체경로

편두통 연구중 최근에 미토콘드리아 게놈 유전자에 대한 연구가 진행중이다. 편두통에서 미토콘드리아가 관여할 것이라는 가설은 이제까지의 생화학적, 영상학적 그리고 유전자 연구에서 축적된 데이터로부터 시작되었으며 미토콘드리아의 에너지 대사의 기능이상이 일부 편두통의 병태생리를 설명할 수 있는데서 기인된다. 산화성 인산화phosphorylation 결여는 편두통에서 피질확장성억제 역치를 감소시켜 에너지 불균형을 초래함으로써 편두통 발생에 관여할 수 있을 것으로 생각하고 있다. 사립체 DNA는 모계유전의 형식을 띠며 많은 편두통 환자들의 가족력상 모계의 병력이 많다는 점을 고려할 때 편두통이 사립체의 장애에 의한 질환이 될 수 있을 가능성을 높이 시사해준다. 특히 멜라스Mitochondrial encephalomyopathy, lactic acidosis, and stroke-like episodes, MELAS 머프myoclonic epilepsy with ragged-red, MERRF, 킨스-세이어증후군Kearns-Sayre syndrome 그리고 Leber유전시신경병증Laber's hereditary optic neuropathy, LHON 등

일부 미토콘드리아 뇌증에서는 편두통과 유사한 임상증상을 보일 수 있는데 이들 미토콘드리아 뇌증의 대부분은 에너지결핍 상태에서 비롯되며 편두통과 함께 발생하기도 한다.

(5) 전장유전체 연관분석 연구(GWAS)

GWAS 연구는 질병 원인에 대한 사전 가정없이 질병과 관련된 유전자 부위에 대한 게놈을 스캔할 수 있는 연구로 전체 게놈에 대한 수백만개의 단일염기 다형성을 찾는 강력한 유전형질분석genotyping 기술이다. DNA조각이 개발된 이후 SNPs에 관심이 모아지고 있다. SNPs는 1,000개의 염기마다 하나씩 발견되는데 그 빈도가 높고, 안정하며 유전체 전체에 골고루 잘 분포되어있어 자동화로 대단위 발굴이 가능하다. SNPs는 DNA칩 기술, 초고속 염기서열 분석기술 및 첨단의 생명공학 기술과 접목되어 개인의 질병예측 및 의약품에 대한 개인 차이를 규명하여 치료에 혁명을 가져오는 등 21세기 예측의학이라는 새로운 분야로 나아가는데 기여할 것이다. 첫 번째 편두통 GWAS는 염색체 8q22.1에 위치한 rs1835730이며 이는 신경연접부에서 글루탐산염 축적에 관여하는 PGCP와 MTDH 유전자 사이에 존재한다. 일반두통 18,108명과 편두통 5,122명을 대상으로 시행한 Chasman의 연구에서 일반 두통 환자에 비해 편두통 환자에서 3개의 SNPsr2651899, r10166942, r11172113가 매우 특별한 관련이 있다고 보고 이후 지금까지 다수의 GWAS 연구가 진행되어 왔다. 최근에는 염색체 12의 TARBP2, neuropeptide FF-amide peptideNPFF 유전자와 rs2078731near TSPAN-2가 규명되어 TSPAN-2가 희소돌기아교세포 생성oligodendrogenesis에 관여하는 세포막 단백질이므로 조직편두통이나 무조짐편

두통 병태생리에 신경교세포가 관련있을 것이라는 보고도 있다. 중국의 서쪽에 대한 편두통 유전연구에서도 rs4379368의 CC 유전형과 r13208321의 AA 혹은 AG 유전형이 유력한 편두통의 유전자라고 보고하였으나 아직 임상적인 큰 의미는 주지 못하고 있다. 향후 좀 더 심도있는 GWAS연구와 염기서열결정 기술의 개발로 편두통에 대한 유전학적 발전이 기대되며 그로 인한 편두통의 자세한 병태생리뿐만 아니라 편두통 약제의 작용기전 등이 정확히 밝혀지리라 기대된다.

5. 간헐실조 2형과 척수소뇌실조 6형

간헐실조는 발작적인 운동실조를 포함한 소뇌 기능장애가 반복적으로 나타나는 질환으로 현재까지 두 가지의 유전 양상이 알려져 있다. EA-1은 칼륨통로유전자KCNA1의 과오돌연변이missense mutation에 기인함이 밝혀졌으며 EA-2유전자는 FHM과 마찬가지로 염색체 19p에 위치하고 있다. EA-2 운동, 음주, 스트레스 등에 의해 운동실조가 유발되며 수시간 정도 지속되고 발작간에는 안진을 동반한다, 편두통과 EA 두 질환이 모두 삽화성 질환이며 EA-2 환자들에서 편두통이 자주 동반된다는 점 등은 주목할만한 사실이다. 이후 EA-2에서도 FHM와 마찬가지로인 CACNA1A 유전자에 변이가 있는 것으로 밝혀졌으며 절단돌연변이truncated mutation, 무의미돌연변이 nonsense mutation, 이상잘라이음 등의 돌연변이들이 보고되었다.

척수소뇌실조 6형SCA-6유전자 역시 P/Q유형 칼

슘통로 α1A-소단위CACNA1A 유전자의 이상에 의한 것으로 밝혀졌고 CAG 반복에 의한 삼뉴클레오티드 반복질환trinucleotide repeat disorder으로도 분류되고 있다.

6. 편두통과 유전성, 후천성 혈관병증과의 관계

편두통 원인 중 혈관성 부분 즉, 뇌안과 밖의 혈관확장에 대해서는 아직도 논란이 많으며 다수의 유전성(카다실)과 후천성 혈관병증(허혈성 뇌경색, 허혈성심질환, 동맥박리arterial dissection, 동정맥기형, 가역적 대뇌혈관수축증후군) 이 동시에 발병할 수 있다는 연구들로 편두통 발병에 있어 혈관성 부분에 대해 관심이 높아지고 있다.

1) 유전성 혈관병증

① 카다실cerebral autosomal dominant arteriopathy with subcortical infarcts and leukoencephalopathy, CADASIL은 상염색체 우성유전으로 반복적인 일과성허혈발작과 뇌졸중stroke에 이어 발생하는 인지기능저하, 정신병증상과 치매가 발생하는 질환이다, 환자의 약 3분의 1에서 조짐편두통이 발생하며 다른 증상이 발생하기 전 수년전에 두통이 발생하기도 한다. 카다실은 매우 뚜렷한 영상소견을 보이는데 양측 뇌실주변과 심부 백질부에 대칭적인 음영증가소견과 열공경색을 보이

며 가장 전형적인 카다실의 영상소견은 양측 측두엽 앞쪽과 바깥섬유막external capsule을 침범하는 소견이다. 카다실은 Notch 3 유전자(염색체 19p13.2-p13.1) 변이에 의해 발병하며 이 유전자는 혈관 평활근 세포에서 발현된다. 카다실 변이의 가장 대표적 변이는 과오돌연변이이며 Notch 3 단백질의 시스테인 부분에서 변이가 발생한다. Notch 수용체 family 유전자는 알쯔하이머병과 관련된 presenilin 유전자와 구조상 유사하다고도 알려져 있다.

② 대뇌백질이형성증을 동반한 뇌백색질형성장애를 동반한 망막혈관병증retinal vasculopathy with cerebral leukodystrophy, RVCL은 망막과 대뇌를 침범하는 일차성 신경혈관증후군으로 망막혈관병증이 가장 대표적인 증상이고 자세한 가족력을 놓치는 경우 진단이 늦어질 수 있다. 3가족 연구를 통해 염색체 3p21.1-p21.3에서 3'-5' exonuclease TREX1 유전자가 규명되었다.

③ HIHRATL(유전성영아반마비hereditary infantile hemiparesis, 망막세동맥만곡증retinal arteriolar tortuosity, 백질뇌병증leukoencephalopathy)으로 염색체 13번의 COL4A1 유전자변이에 의해 발생한다. COL4A1 유전자 변이인 G652E와 HIH-RATL 등이 보고되고 있다.

2) 후천성 혈관병증

유전성 혈관병증에서 유전적 결함이 혈관벽의 이상을 초래하고 혈관내막의 기능이상을 초래하여 편두통 발생의 원인제공을 할 수 있다는 사실과 함께 후천성 혈관병증 또한 같은 기전에 의해 편두통과 심혈관질환 발병에 원인을 제공할 수도 있다. 후천성 혈관병증에는 허혈뇌졸중, 허혈성심질환, 동맥박리, 동정맥기형과 혈관종 그리고 가역적뇌혈관수축증후군reversible cerebral vasoconstriction syndrome, RCVS이 있다. 허혈뇌졸중 발생기전으로는 피질확산성억제에 의한 뇌혈류감소와 간접적인 뇌혈류장벽의 투과성감소 그리고 국소적인 신경 펩타이드 분비 그리고 다른 기전으로는 혈관내막 기능이상, 편두통 약물효과, 난원공개존patent foramen ovale, PFO 그리고 유전적 원인 등이 알려져 있다. 편두통과 허혈뇌졸중에 대한 11개의 후향적메타분석 연구와 3개의 전향적 코호트 연구결과 MO에서 허혈뇌졸중 발병 상대적 위험도가 1.83배, MA에서는 2.27배이며 45세 미만 젊은 여성에서 위험도가 더 높았고 경구피임제제를 이용시는 그 위험도가 가장 높았다. 특히 흡연과 경구 피임제제를 동시에 하는 경우 7~10배의 위험도가 증가하였다. Kruit 등의 CAMERA연구에서는 조짐편두통 환자에서 무증상뇌경색 발생위험도가 14배 높았고 이는 주로 소뇌등 뇌의 후방부 영역에 발생하며 두통 빈도가 많을수록 위험도는 증가한다고 보고하였다.

7. 뇌전증과 편두통

뇌전증과 편두통과의 관련성은 오래 전부터 알려졌다. 예를 들면 후두엽뇌전증과 양성 롤란드뇌전증은 편두통과 많은 관련이 있다. 한편 CACNA1A 유전자에 변이를 준 유전자변형 마우스에서 뇌전증이 발생하는 것으로 뇌전증과 편두통간의 관련성을 예측할 수 있다. 예를 들면 간헐적인 근육긴장이상을 보이는 tottering 마우스나, 실조증을 보이는 leaner마우스의 경우 CACNA1A유전자의 이상이 보고되고 있고 leaner 마우스의 경우 P형 칼슘통로 흐름에 이상이 있다고 보고되고 있다. 사지의 마비를 보이는 lethargic 마우스인 경우 칼슘통로 beta4 소단위 t에, 실조증 및 뇌전증이 있는 stargazer 마우스는 신경세포 칼슘통로 감마소단위neuronal calcium channel γ subunit 유전자에 돌연변이가 있음이 보고되었다. 뇌전증환자의 경우도 양성가족성신생아경련benign familial neonatal convulsion인 경우 칼륨통로 유전자인 KCNQ2 또는 KCNQ3 돌연변이와, 열성경련과 전신발작인 경우 나트륨통로유전자인 SCN1B의 돌연변이가 밝혀졌다. 즉, 뇌전증도 통로병증의 병인 기전을 보여 뇌전증의 발병에 관여하는 유전자들이 편두통의 유력한 후보 유전자가 될 수 있다고 추정할 수 있다.

8. 편두통과 후생유전학

유전적인요인은 모든 종류의 두통에서 고려되고 있으나 이들의 정확한 역할을 현재로서 규명하기는 힘들며 아마도 다양한 요인이 관여하리라고 생각된다.

후생유전학epigenetics에 대한 개념은, 유전자 서열의 직접적인 변화 없이 유전자를 이루고 있는 구조나 관련 결합단백질에 대한 변화로 유전자발현에 변동이 오는 현상으로, ① dinucleotide CpG sites 부위의 cytosine기의 methylation, ② RNA 간섭현상, ③ DNA 관련단백질인 히스톤 변화 등의 기전들이 알려져 있다. 이러한 변화는 모두 유전자의 발현을 조절할 수

있는 기전으로, 나이에 따른 변화, 음식, 스트레스 등 일반적으로 환경적인 요인이라고 볼 수 있는 인자에 많은 영향을 받을 수 있다. 한편 이러한 현상들은 같은 유전자형임에도 불구하고 서로 다른 표현형을 보여주는 기전을 설명할 수 있다. 아직 편두통과 후생유전학적인 기전을 연결하는 연구는 보고된 바가 없다. 그러나 편두통이 모계의 영향을 많이 받고, 정신과적인 동반질환, 염증성 면역질환과의 관련성, 쌍둥이연구에서 50%에서는 유전현상과 무관하다는 점 등을 고려해볼 때, 이러한 후생유전적현상이 연관이 있을 것으로 사료되며, 아울러 영아 또는 소아기의 발달과정 중에도 이러한 기전이 관련 있을 것으로 추측된다.

참고문헌

1. Chabriat H, Vahedi K, Iba-Zizen MT, Joutel A, Nibbio A, Nagy TG, et al. Clinical spectrum of CADASIL: a study of 7 families. Cerebral autosomal dominant arteriopathy with subcortical infarcts and leukoencephalopathy. *Lancet* 1995;346:934-937.
2. Chasman DI, Schürks M, Anttila V, de Vries B, Schminke U, Launer LJ, et al. Genome wide association study reveals three susceptibility loci for common migraine in the general population. *Nature Genetics* 2011;43:695-699.
3. Christensen AF, Esserlind AL, Werge T, Stefánsson H, Stefánsson K, Olesen J. The influence of genetic constitution on migraine drug responses. *Cephalagia* 2016;36:624-639.
4. Couturier EG, Hering R, Steiner TJ. The first report of cluster headache in identical twins. *Neurology* 1991;41:761.
5. De Fusco M, Marconi R, Silvestri L, Atorino L, Rampoldi L, Morgante L, et al. Haploinsufficiency of ATP1A2 encoding the Na+/K+ pump alpha2 subunit associated with familial hemiplegic migraine type 2. *Nat Genet* 2003;33:192-196.
6. Dichgans M, Freilinger T, Eckstein G, Babini E, Lorenz-Depiereux B, Biskup S, et al. Mutation in the neuronal voltage-gated sodium channel SCN1A in familial hemiplegic migraine. *Lancet* 2005;366:371-377.
7. Eising E, de Leeuw C, Min JL, Anttila V, Verheijen MH, Terwindt GM, et al. Involvement of astrocyte and oligodendrocyte gene sets in migraine. *Cephalalgia* 2016;36:640-647.
8. Esserlind AL, Christensen AF, Le H, Kirchmann M, Hauge AW, Toyserkani NM, et al. Replication and meta analysis of

common variants identifies a genome-wide significant locus in migraine. *Eur J Neurol* 2013;20:765-772.

9. Gasparini CF, Sutherland HG, Griffiths LR. Studies on the Pathophysiology and Gentics Basis of Migraine. *Current Genomics* 2013;14:300-315.

10. Kruit MC, van Buchem MA, Hofman PA, Bakkers JT, Terwindt GM, Ferrari MD, et al. Migraine as a risk factor for subclinical brain lesions. *JAMA* 2004;281:427-434.

11. Lin QF, Fu XG, Yao LT, Yang J, Cao LY, Xin YT, et al. Association of genetic loci for migraine susceptability in the she people of China. *Headache Pain* 2015;16:553.

12. Mochi M, Sangiorgi S, Cortelli P, Carelli V, Scapoli C, Crisci M, et al. Testing models for genetic determination in migraine. *Cephalalgia* 1993;13:389-394.

13. Nyholt DR, Dawkins JL, Brimage PJ, Goadsby PJ, Nicholson GA, Griffiths LR. Evidence for an X-linked genetic component in familial typical migraine. *Hum Mol Genet* 1998;7:459-463.

14. Russell MB, Iselius L, Olesen J. Migraine without aura and migraine with aura are inherited disorders. *Cephalalgia* 1996;16:305-309.

15. Russell MB, Ostergaard S, Bendtsen L, Olesen J. Familial occurrence of chronic tension type headache. *Cephalalgia* 1999;19:207-210.

16. Russell MB, Saltyte-Benth J, Levi N. Are infrequent episodic, frequent episodic and chronic tension type headache inherited? A population based study of 11199 twin pairs. *J Headache pain* 2006;7:119-126.

17. Russell MB. Genetics in promary headaches. *J Headache Pain* 2007;8:190-195.

18. Russell MB. Genetics of tension-type headaches. *J Headache Pain* 2007;8:71-76.

19. Stam AH, Haan J, van den Maagdenberg AM, Ferrari MD, Terwindt GM. Migraine and genetic and acquired vasculopathies. *Cephalalgia* 2009;29:1006-1017.

20. Thomsen LL, Kirchmann M, Bjornsson A, Stefansson H, Jensen RM, Fasquel AC, et al. The genetic spectrum of a population-based sample of familial hemiplegic migraine. *Brain* 2007;130:346-356.

21. van den Maagdenberg AM, Haan J, Terwindt GM, Ferrari MD. Migraine: gene mutations and functional consequences. *Current opinion in Neurology* 2007;20:299-305.

22. Weller CM, Wilbrink LA, Houwing-Duistermaat JJ, Koelewijn SC, Vijfhuizen LS, Haan J, et al. Cluser headache and the the hypocretin receptor 2 reconsidered:A genetic association study and meta analysis. *Cephalalgia* 2015;35:741-747.

PART 3

편두통

8

편두통의 진단

오경미

편두통migraine은 흔한 질환이지만 진단은 쉽지 않다. 진단이 어려운 가장 큰 이유는 환자의 주관적인 경험을 오로지 병력청취를 통해서 파악하고 다른 원발두통primary headache과 감별하고 진단해야 하기 때문이다. 편두통은 원발두통이므로 환자를 초진 때 확진하지 못하더라도 다음 번에 추가로 병력을 청취하고 약에 대한 반응과 두통의 변화를 살펴보면서 최종적으로 진단하여도 무방하다. 경험이 많은 두통 전문의도 초진 때 긴장형두통tension-type headache으로 진단하였다가 나중에 편두통으로 바꾸는 경우도 많다. 그러나, 편두통은 긴장형두통에 비해 개인적, 사회적, 경제적 악영향이 큰 질환이므로 항상 편두통을 감별하고자 하는 노력은 해야 한다.

편두통을 진단하기 위한 첫 걸음은 진단기준에 익숙해지는 것이다. 세계두통연맹은 1988년 이후 두통을 체계적으로 분류하고 진단기준을 수정 보완하여 전세계에 알리고 있다. 현재는 2013년에 발표된 국제두통질환분류 제 3판 베타판ICHD-3β의 기준을 사용하고 있다. 원래 목적은 두통 연구를 위해 의사들간에 정확한 기준을 마련하기 위해 만들었지만 임상에서 두통을 진달할 때도 매우 유용한 기준이 된다. 편두통의 진단기준만 잘 이해하면 자동으로 긴장형두통을 감별진단 할 수 있다. 바쁜 개원의를 위한 간단한 진단기준도 발표되기는 하였으나 일단 국제두통질환분류 제 3판 베타판ICHD-3β의 진단기준을 이해하는 것이 큰 도움이 된다.

편두통은 크게 조짐 유무에 따라 조짐편두통과 무조짐편두통으로 나뉜다. 두 두통간에 두통의 특성은 동일하므로 무조짐편두통migraine without aura의 진단기준에 따라 편두통을 진단하게 된다(표 8-1). 진단기준을 자세히 살펴보면 크게 A와 E는 다른 원발두통과 유사하고 이차두통과의 감별을 위해 존재한다. 우리는 B~D의 기준을 잘 알면 편두통이 어떤 질환인지 알 수 있다. B는 두통의 지속시간, C는 두통의 양상, D는 두통과 같이 동반되는 증상에 대하여 기술하고 있다.

표 8-1 무조짐편두통의 진단기준(ICHD-3β)

A. 진단기준 B~D를 충족하며 최소한 5번 발생하는 발작

B. 두통 발작이 4~72시간 지속(치료하지 않거나 치료가 제대로 되지 않았을 경우)

C. 다음 네 가지 두통의 특성 중 최소한 두 가지:
1. 편측위치
2. 박동양상
3. 중등도 또는 심도의 통증 강도
4. 일상신체활동(걷거나 계단을 오르는 등)에 의해 악화 또는 이를 회피하게 됨

D. 두통이 있는 동안 다음 중 최소한 한 가지:
1. 구역 그리고/또는 구토
2. 빛공포증과 소리공포증

E. 다른 ICHD-3 진단으로 더 잘 설명되지 않음

진단기준 B를 통해 알 수 있듯이 편두통은 적어도 4시간 이상 지속되는 두통으로 제대로 치료하지 않으면 2~3일간 통증을 경험하게 된다. 단, 소아나 청소년은 2시간 이상만 지속되어도 편두통으로 진단할 수 있다. 두통이 시작되면 자신만의 비상약을 먹는 경우가 많으며 이 경우는 수 시간 이내에 두통이 사라지므로 정확한 두통의 지속시간을 알기 위해서는 '만약 약을 먹지 않는 경우는 두통이 얼마나 오래 갑니까?' 라고 질문해야 한다. 이 진단기준만으로도 4시간 이내로 잠시 잠깐 아픈 두통은 편두통이 아님을 알 수 있다. 편두통 지속시간이 길수록 환자의 고통은 매우 심해진다.

진단기준 C는 다른 원발두통과 차별되는 편두통의 특징적 통증 양상을 알려준다. 네 가지 기준에서 적어도 두 가지 이상을 만족하는 경우 편두통을 의심

할 수 있는데 3과 4의 진단기준을 만족하는 경우가 가장 많다. 그러므로, 반드시 한쪽머리가 아프지 않아도 되며 맥박치듯이 아프다고 호소하지 않아도 진단할 수 있다. 머리 한쪽편이 아픈 것이 특징적으로 느껴져서 명칭을 '편두통'이라고 명명하기는 하였으나 많은 환자들이 머리전체가 아프거나, 아플 때마다 부위가 옮겨다니거나, 오른쪽 왼쪽이 번갈아가면서 아프거나, 심지어는 뒷머리만 아프기도 하다. 또한, 맥박치듯이 박동성으로 아프다고 정확히 표현하는 환자는 많지 않다. 한국어로는 오히려 '욱씬욱씬', '지끈지끈' 아프다라고 하거나 머리가 '뽀개질듯이', '터질듯이', '쏟아질듯이' 아프다고 호소하는 경우가 많다. 일부 환자는 '땡긴다', '뻐근하다', 조인다' 등으로 호소하여 긴장형두통으로 오진되는 경우가 많다.

편두통의 가장 큰 특징은 C의 기준 3에서 보듯이 적어도 통증의 강도가 중등도 이상으로 심하다는 것이다. 중등도는 두통으로 인해 학업, 직장일, 혹은 가사일의 업무능률이 적어도 50% 이상 떨어지게 되는 정도로 환자는 진통제를 먹어야 되겠다고 생각한다. 심도는 일상생활을 할 수 없는 상태로 조퇴하거나 누워있어야 한다. 기준 4를 보면 편두통은 조금만 움직여도 심해지는 특징을 보인다. 걷거나 계단을 오르거나 심지어는 고개를 숙이거나 조금만 움직여도 통증이 심해지므로 환자들은 가만히 누워있으려고 한다. 환자에게 '두통이 있으면 조금만 움직여도 심해집니까?'라고 물어보면 된다. 환자들은 자신도 모르게 움직임을 줄이는 회피행동을 하게 된다. 편두통은 이렇게 심한 두통이 수일씩 지속되는 특징이 있으므로 긴장형두통에 비해 유병률은 낮지만 병원까지 찾는 경우는 훨씬 많다.

편두통은 단순히 두통만 발생하는 질환이 아니다.

두통이 있는 동안 다른 여러 신체증상을 동시에 경험하게 된다. 진단기준 D는 이러한 편두통의 동반증상에 대한 것으로 둘 중 한 가지만 충족하더라도 진단기준에 부합한다. 대다수 편두통 환자는 머리가 아프면서 속이 미식거리거나 구역질이 나고 심하면 토한다. 구역은 편두통 환자들이 경험하는 가장 흔한 동반증상이다. 환자는 '체해서 머리가 아프다'라고 주객이 전도되어 잘못 인식하는 경우가 많으며 위내시경을 받았거나 머리가 아플 때 위장약을 복용하는 경우가 많다. 단순히 체한 것이라면 두통이 없어야 하며, 반복적으로 두통과 구역이 같이 발생한다면 편두통일 가능성이 높다. 만약 구역/구토가 전혀 없다고 답하면 두통이 있는 동안 빛공포증과 소리공포증이 있는지 물어봐야 하고 둘 다 있는 경우에 진단기준을 만족한다. 빛공포증은 평소와 달리 머리가 아프면 밝은 빛이 거슬리는 증상이다. 번쩍거리는 컴퓨터 화면이나 햇빛에 유난히 눈이 부시고 머리가 더 아프다고 느끼기도 한다. 소리공포증은 두통이 없을 때는 거슬리지 않는 크기의 소리에도 두통이 있을 때는 유난히 거슬리고 짜증이 난다고 호소한다. 빛공포증과 소리공포증이 있는 편두통 환자들은 자신도 모르게 불을 끄고 어둡고 조용한 방에서 자려고 하는 경향을 보이므로 이러한 회피행동을 보이는지도 물어봐야 한다.

　이상의 진단기준에 맞추어서 병력을 청취하고 편두통으로 진단할 수 있다. 다음으로 조짐유무를 알아보고 조짐 혹은 무조짐편두통으로 분류한다. 조짐은 조짐편두통의 진단기준에 잘 나와있다(표 8-2). 조짐은 특징적이고 뚜렷한 신경학적 증상이므로 2번 이상만 있어도 편두통으로 진단할 수 있다. 대개 조짐이 있고 사라질 무렵 깨질듯한 두통이 시작되기 때문에 먼저 두통에 선행한다는 의미로 '조짐'이라고 명명하

표 8-2　조짐편두통의 진단기준(ICHD-3β)

A. 진단기준 B와 C를 충복하며 최소한 2번 발생하는 발작

B. 다음 완전히 가역적인 조짐증상 중 한 가지 이상:
　1. 시각
　2. 감각
　3. 말 그리고/또는 언어
　4. 운동
　5. 뇌간
　6. 망막

C. 다음 네 가지 특성 중 최소한 두 가지:
　1. 최소한 한 가지 조짐증상이 5분 이상에 걸쳐 서서히 퍼짐, 그리고/또는 두 가지 이상의 증상이 연속해서 발생한
　2. 각각의 조짐증상은 5~60분 동안 지속됨
　3. 최소한 한 가지 조짐증상은 편측임
　4. 두통은 조짐과 동시에 또는 조짐 60분 이내에 발생함

D. 다른 ICHD-3 진단으로 더 잘 설명되지 않으며, 일과성허혈발작은 배제됨

지만 간혹 두통과 동시에 발생하기도 한다. 조짐은 대개 20~30분 이내에 길어도 1시간 이내에 저절로 사라진다. 편두통 조짐은 일과성허혈발작처럼 일시적인 뇌기능 손상 증상을 보이지만 갑자기 발생하기 보다는 비교적 서서히 5분 이상에 걸쳐서 증상이 퍼지면서 발달한다. 일과성허혈발작은 주로 마비나 발음장애가 흔하지만 편두통의 조짐은 시야증상이 특징으로 한쪽 시야에 암점이 점차 커지면서 주변에는 지그재그의 불빛이 나타나거나 시야 전체에 드문드문 뿌옇고 하얗게 보이지 않는 점이 생기기도 한다(그림 8-1). 드물게 감각이나 언어, 마비 증상 등을 보이는 경우도 있지만 항상 시야증상이 있은 후에 발생하므로 감별에 도움이 된다. 한쪽 시야에서 번쩍거리는

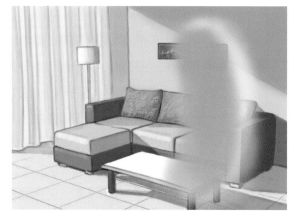

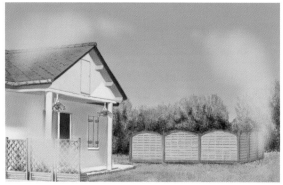

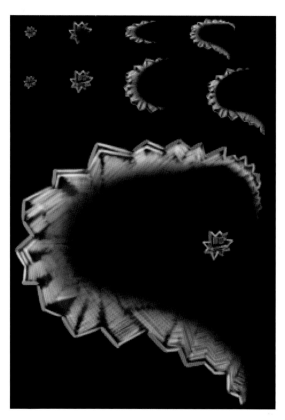

그림 8-1 시각조짐

불빛을 호소하면 후두엽의 경련도 의심해야 하며 뒤따라 발생하는 전형적인 편두통 양상으로 편두통을 감별할 수 있다. 만약 두통이 불확실 하거나 진단기준에 부합되지 않으면 후두엽 종양 등을 감별하기 위해 뇌촬영을 해봐야 한다.

조짐편두통과 무조짐편두통을 구별하는 것은 연구적 측면에서 중요하다. 조짐은 편두통이 뇌질환이라는 결정적인 증거이다. 조짐편두통 환자라도 두통이 있을 때마다 조짐이 있지는 않아서 조짐없이 두통만 있거나 간혹 조짐만 있고 두통은 없는 경우도 있다. 조짐편두통 환자들은 대부분 안과를 들렀다가 신경과로 내원한다. 조짐증상이 드라마틱하므로 환자들은

불안감을 느끼기 쉬우며 운전 등 하던 일을 잠시 중단해야 한다. 아직까지 조짐증상을 없애는 약물은 없다. 그러나, 반드시 길어도 1시간 이내에 저절로 호전되는 증상임을 환자에게 교육시키고 안심하도록 하는 것이 중요하며, 뒤따라서 발생하는 두통을 빨리 호전시키는 치료에 집중하여야 한다. 이유는 잘 모르지만 월경시기에 연관되어 발생하는 월경편두통men-strual migraine은 무조짐편두통 형태로만 발생한다.

편두통의 진단기준에 맞추어서 편두통을 진단하였다면 편두통 치료의 반은 달성한 셈이다. 다음은 앞으로의 치료에 도움이 되도록 부수적인 병력 청취가 필요하다. 치료의 성과를 가늠하기 위한 요인으로는

편두통의 빈도와 강도, 두통일수, 지속시간, 통증강도, 동반증상, 진통제 사용 횟수 등이 중요하다. 편두통의 발생빈도를 알기 위해 한 달에 혹은 일주일에 몇 회 발생하는지 물어본다. 편두통의 지속시간을 참고하면 한 달에 총 두통일수가 며칠인지 알 수 있다. 두통 강도는 시각아날로그척도visual analogue scale, VAS를 사용하여 두통이 없는 경우를 '0'으로 하고 최고도의 죽을 만큼의 통증을 '10'으로 하였을 때 두통의 강도를 답하도록 한다. 두통일기를 환자에게 써오도록 하면 이러한 인자들을 한눈에 파악할 수 있다. '두통학회'로 스마트폰에서 앱을 검색하여 '두통일기' 앱을 다운로드 받을 수 있다(http://headache.or.kr). 외래에서 종이로 된 두통일기장을 나누어 주기도 한다. 월경 전후 심해지는 월경편두통은 치료를 다른 방법으로 할 수도 있으므로 두통일기를 작성할 때 월경시기를 같이 표시하도록 한다. 또한, 두통일수가 한 달에 50% 이상 즉 15일 이상이면서 그 중 반 이상, 즉 8일 이상이 편두통이면 '만성편두통chronic migraine'으로 진단한다. 만성편두통은 치료가 매우 어려운 난치성 질환이며 환자를 큰 고통 속에 살게 하는 원인질환이므로 반드시 감별진단 해야 한다.

조짐과 두통의 임상적 특징은 진단기준에 잘 나타나 있다. 그러나 편두통은 두통발생 수 시간 내지 수일 전부터 전구증상을 경험하거나 두통이 사라지고 나서도 수일간 후유증을 호소하는 경우가 많다. 전구증상으로는 감정/기분변화, 하품, 우울, 특정 음식을 찾는 행동 등이 있다. 두통이 끝난 후에도 무력감, 전신위약, 졸림, 근육통 등의 비특이적 증상을 호소할 수 있다. 증상이 비전형적이고 애매한 신체증상들이 많아 아직까지는 연구가 잘 되어 있지도 않고 약물도 없는 실정이다. 그러나, 환자는 이러한 모든 증상들로 인해 생활에 큰 장애를 경험하므로 환자의 마음을 헤아려 주고 관심을 가져주는 자세가 필요하다.

참고문헌

1. 한글판 국제두통질환분류 제 3판 베타판(ICHD-3β). 대한두통학회 2013.
2. Kim BK, Chu MK, Lee TG, Kim JM, Chung CS, Lee KS. Prevalence and impact of migraine and tension-type headache in Korea. *Journal of clinical neurology* 2012;8:204-211.
3. Steiner TJ, Stovner LJ, Birbeck GL. Migraine: the seventh disabler. *Cephalalgia* 2013;33:289-290.

9

편두통의 동반질환

이일근

1. 총론

편두통migraine 환자들은 단순하게 두통 증상만을 호소하기보다 다른 질병이나 증상이 편두통에 동반되는 동반질환 현상을 자주 보인다. 동반질환comobidity을 간략하게 정의하자면, 두 가지 질병 상황이 한 사람에게 단순 우연으로 같이 발생하는 것보다 더 강한 연관성을 갖고 발생하는 현상을 말한다. 역학적으로, 확률적으로 추정되는 것보다 더 높은 빈도로 발생할 때 동반질환 혹은 증상이라고 표현한다. 동반질환이 중요한 이유는, 한 환자에서 두 가지 질병이나 증상이 동시에 공통으로 관찰되었을 때 두 가지 진단 중에 어느 진단으로 결론지어야 할지 결정이 어려울 수 있으므로 해당 두 가지 이상의 질병이나 증상이 일반적으로 어떤 양상으로 관찰되며 동반질환 현상을 미리 이해하고 있다면 합리적인 진단 결론에 도달할 수 있을 것이다. 또한, 한 환자에서 시간적으로 먼저 한 가지 진단이 결정되었을 때 다른 한 가지

진단을 추가로 내릴 수 있는 가능성을 생각해야 할 때, 두 가지 진단들의 합리적 결정에 도달하는 단서를 제공할 수 있다. 그리고, 한 가지 치료 방법이 두 가지 진단에 모두 효과를 낼 수도 있으며, 이와 같은 치료 약물 작용 기전이 공존하는 두 가지 이상 질병의 병태생리 이해에 도움이 될 수 있다. 즉, 편두통의 동반질환 현상을 통하여 편두통과 동반질환의 기본 병태생리에 대한 이해와 진단 과정을 돕는 역할과 더불어 각 질환에 대한 치료 전략 수립을 보다 효과적으로 세울 수 있다는 점이 편두통과 동반질환을 같이 이해하여야 하는 이유라고 하겠다. 점차 누적되는 역학적 연구결과와 병태생리 연구 결과에 의하면, 뇌혈관질환, 심혈관질환, 정신질환, 수면중호흡장애, 하지불안증후군, 천식, 레이노현상, 전신홍반성낭창 등, 편두통의 동반질환 목록이 점점 더 증가하고 있다(표 9-1). 이렇게 동반질환 목록이 증가하는 것은 편두통이라는 현상이 매우 복잡한 병태생리를 가진 질환이고 그 병태생리에 따라 여러 가지 질병과 증상이 공

표 9-1 **편두통의 동반질환**

신경질환	• 허혈뇌졸중 • 무증상뇌졸중 • 뇌백질이상 • 뇌전증 • 하지불안증후군
정신건강질환	• 우울증 • 불안증 • 공황장애
심혈관질환	• 관상동맥질환 • 난원공개존
기타	• 수면관련호흡질환 • 천식

존할 수 있는 질환이라는 것을 의미한다.

2. 각론

1) 뇌혈관질환

2000년대 초반까지 연구 결과에 의하면, 경구 피임약 복용과 45세 미만의 편두통 환자에서 허혈성 뇌혈관 질환의 위험이 높게 나타났고, 특히 전조를 동반한 편두통 환자에서 뇌혈관질환 위험이 높게 나타났다. 그 이후에 2000년대 후반의 일련의 연구에 의하면, 전조증상이 있는 여성 편두통 환자에서 뇌혈관질환, 허혈뇌혈관질환, 심근경색, 관상동맥질환, 협심증, 뇌혈관질환에 의한 사망 등의 위험이 높게 관찰되었고, 전조증상이 없는 여성 편두통 환자에서는 이러한

위험이 높지 않았다. 남성 편두통 환자에서는 주요 뇌혈관질환, 심근경색 질병 발생 위험은 높았으나 허혈뇌혈관질환, 뇌혈관질환에 의한 사망 위험은 높지 않게 나타났고, 뇌혈관질환 위험 대상 범위가 증가하는 것으로 관찰되었다. 일반적으로 전조가 있는 편두통을 가진 젊은 여성이 흡연, 경구피임약 복용 등의 위험인자가 중복될 경우에 허혈뇌혈관질환 위험이 높게 나타난다. 여러 연구 결과에 따라 일반적으로 표현하자면, 전조가 있는 편두통 환자에서 뇌혈관질환 증상, 일과성허혈발작 증상, 그리고 확진된 허혈뇌혈관질환 등의 위험이 증가할 수 있다.

2) 뇌백질 이상

뇌 MRI 영상에서 관찰되는 뇌백질의 병변white matter abnormalities이 편두통 환자에서 더 많이 관찰되는 것으로 보고되고 있다. 뇌백질 이상의 원인 병리가 확실하게 규명되어 있지는 않지만, 뇌혈관질환의 위험 인자가 없는 환자에서도 뇌백질 이상이 증가된 것으로 관찰된다. 소뇌의 병변을 관찰한 연구에서 혈관 공급 경계부borderzone에 발생 빈도가 높은 것으로 보아 저관류성 허혈 혹은 혈전이 주 기전으로 추측된다.

3) 뇌전증

뇌전증과 편두통은 공통적으로 신경세포의 과흥분성이 기본 병태생리이고 주기적으로 발생한다는 특성이 있는 질병들이다. 두 질병은 서로 정상인에 비

해 약 2배의 동반질환 발생 빈도가 관찰된다. 유전자 연구에 의하면 두 질병의 상호 연관성이 관찰되는 사례로서, 후측두엽 뇌전증 유전 인자를 가진 가족에서 시각 전조가 있는 편두통과 유전적으로 연관된 사례 보고가 있어서 전기적 과흥분성, 돌발적 증상 발생, 유전적 요인 등이 공통점이다.

4) 하지불안증후군

하지불안증후군은 편두통 환자에서 유병율이 연구에 따라 17~34%에 이르는, 발생 빈도가 매우 높은 도파민계 신경전달물질 기능 이상 질환이다. 하지불안증후군이 동반된 편두통 환자는 특히 광과민성, 소음과민성, 신체 운동 후 두통 악화, 어지럼증, 이명, 경부통, 등의 증상 빈도가 높게 관찰된다. 그리고 우울증과 수면장애 발생 비율도 높은 것으로 알려져있다.

5) 정신건강 질환

우울증 환자에서 정상인보다 편두통 발생률이 높고, 역으로 편두통 환자에서도 우울증 발생률이 높게 관찰된다는 사실이 수 차례의 연구에서 확인되었다. 캐나다의 대형 연구 결과에서도 편두통 환자에서 주요 우울증, 양극성장애, 공황장애, 사회공포증 등이 적어도 두 배 이상 더 많이 발생하는 것으로 관찰되었다. 병원 내 환자 대상 연구나 일반 인구 대상 연구에서 모두 불안증에 대해서도 우울증과 마찬가지로 편두통 환자에서 빈발하는 경향이 관찰되며, 두통의 빈도와 우울증, 불안증의 심한 정도가 같이 비례하여

증가하는 현상도 관찰되었다. 심한 두통을 호소할수록 우울증이 증가할 뿐 아니라 전신적인 신체 증상 호소 빈도가 같이 증가하는 경향을 보인다. 이러한 여러 복합증상의 발생 순서에 대한 연구에서는 초기에 어린 연령에서 불안증이 나타나고, 이어서 편두통이 발생하며, 그에 이어서 성인 연령에서 우울증이 발생한다는 가설을 제시하기도 하였다.

6) 관상동맥질환

전조를 동반한 편두통이 젊은 연령에서 뇌혈관질환의 위험인자가 된다는 현상은 마찬가지로 편두통이 젊은 연령의 관상동맥질환 위험인자가 될 수 있다는 추정을 가능하게 한다. 하지만 몇 차례의 대형 연구에서 이러한 편두통의 관상동맥질환 동반질환 현상은 확실하게 관찰되지 않았다. 각 연구에서 연령, 성별, 그리고 특정 조건에서는 산발적으로 유의한 차이가 관찰되기도 하였으나 뚜렷한 경향을 보이지는 않았다.

7) 선천성 심장질환

선천적으로 발생할 수 있는 심장질환 중에서 난원공개존, 심방중격동맥류atrial septal aneurysm, ASA, 승모판탈출증 등이 편두통 환자에서 높은 발생률을 보인다. 특히 난원공개존patent foramen ovale, PFO은 여러 연구에서 일관되게 편두통 환자에서 더 빈발하는 현상이 관찰되었다. 난원공개존을 통한 심장의 우측에서 좌측으로의 션트shunt가 역설적 혈전을 만들

고 그에 의한 혈관 활성화 물질들이 뇌혈관으로 흘러가서 편두통을 유발하는 가설이 제시되었다. 전조가 있는 두통에서 빈발하고, 난원공개존이 닫히면 편두통이 감소하는 현상이 관찰되었지만 연구에 따라서는 난원공개존이 닫힌 후에도 편두통이 감소하지 않았다.

편두통의 동반질환 중에서 가장 관심을 끄는 주제 중의 한 가지가 조짐편두통에서 뇌혈관질환 발생과 어떠한 관계가 있을까 하는 것으로서, 이에 대한 몇 가지 고찰사항이 있다. 조짐편두통 환자는 일반적인 혈관질환의 위험인자인 이상지질혈증, 고혈압 등의 위험인자를 공유한다는 것이 그 중 한 가지이다. 실험 관찰에 의하면 편두통이 발생할 때 생성되는 염증 관련 화학물질들이 혈관 내피세포에 손상을 줄 수 있으며, 이러한 손상을 회복시키는 복구세포 활동이 저하되어 있다는 연구 결과가 있다. 그리고, 몇 가지 유전적 위험인자가 조짐편두통과 뇌혈관 질환에서 공통 기전으로 작용할 수 있다. 감정 장애 질환과 편두통의 연관성은 세로토닌serotonin 농도 변화로 공통 기전을 설명할 수 있다. 편두통 증상 발생 사이에는 세로토닌 농도가 감소하고, 증상 중에는 농도가 증가하는 현상이 알려져있다. 또한 우울증과 편두통에서 공통으로 시상하부-뇌하수체 조절기능 이상 현상이 관찰된다. 아마도 시상하부-뇌하수체 활성화가 세로토닌 합성을 저하시키는 기전이 감정 장애와 편두통에 공통으로 작용하는 것으로 추정할 수 있다. 치료

측면에서 동반질환 현상이 치료의 방향을 설정하는 과정에 도움을 줄 수 있다. 조짐편두통에서 뇌혈관질환의 위험성이 높다는 것은 잘 알려져 있으므로 해당 환자에서 뇌혈관질환 위험인자인 혈압조절, 금연, 경구피임약 사용 줄이기 등의 교육을 중점적으로 시행할 수 있다. 그리고, 이미 뇌혈관질환이 발생한 환자에서는 두통이 발생하였을 때, 두통 증상 조절 목적으로 에르고타민, 트립탄 사용을 가능한 피해야 하겠다. 심장 전도 이상 질환이 있는 편두통 환자에게는 전도 변화를 일으킬 가능성이 있는 삼환계항우울제 tricyclic antidepressant 사용을 피해야 하고, 우울증이 동반된 편두통 환자는 삼환계항우울제, 세로토닌노르에피네프린재흡수억제제제 등의 항우울 효과 약물이 두통 조절에 도움이 된다. 반대로 flunarizine과 베타차단제beta blocker는 특히 노년층에서 우울증을 심하게 만들 수 있으므로 주의가 필요하다. 뇌전증이나 양극성장애 환자에서 편두통 약물치료가 필요할 때는 항경련제 약물을 우선으로 추천한다.

참고문헌

1. Robbins MS, Lipton RB. The Epidemiology of Primary Headache Disorders. *Seminars in Neurology* 2010;30:107-119.
2. Scher AI, Bigal ME, Lipton RB. Comorbidity of Migraine. *Curr Opin Neurol* 2005;18:305-310.
3. Wang SJ, Chen PK, Fuh JL. Comorbidities of Migraine. *Frontiers in Neurology* 2010;1:1-9.

10

급성기 편두통의 치료

김병건, 오경미

편두통migraine 발작을 초기에 효과적으로 조절하지 못하면 심한 통증과 동반증상으로 인한 일상생활의 장애로 개인적으로는 삶의 질이 저하되고 사회경제적으로는 비용이 증가를 초래한다. 편두통의 예방적치료와는 달리 아직까지 급성기 편두통 치료로 우선적으로 권고할 수 있는 비약물치료는 알려지지 않으므로 편두통이 발생했다면 적절한 약물을 선택하여 빨리 복용토록 하는 것이 최선이다. 그러므로 편두통의 급성기 치료는 약물치료가 주를 이루며 발작이 시작된 후 가능한 빨리 통증을 감소시켜 장애를 경감시키는 것이 가장 중요한 목표이다. 경도의 편두통은 아세트아미노펜이나 소염진통제 등의 일반의약품으로도 비교적 잘 조절되지만 중등도 이상의 편두통 발작에는 일반의약품이 효과가 없는 경우가 많다. 편두통의 급성기 치료는 1992년 편두통 특이약물인 su-matriptan이 출시되면서 큰 전환점을 이루게 된다. 하지만 효과적인 편두통의 약제의 개발은 양날의 검과 같아서 약물과용의 위험성을 동반하게 된다. 환자에게 약물과용으로 인한 편두통 만성화의 위험성과 예방치료의 필요성에 대해 충분히 주지시켜줘야 한다.

1. 치료 원칙 및 전략

편두통 환자의 치료계획 수립 단계에서 급성기 치료만을 할 것인지, 아니면 예방치료와 병행할 것인지를 결정하게 된다. 치료를 시작하기 전에 반드시 염두에 두어야 할 편두통 치료의 기본 원칙은 다음과 같다.

1) 정확한 진단

편두통의 진단은 전적으로 병력 청취에 의존한다. 반면 환자의 두통은 발작 때마다 다를 수 있다. 동반증상이 적은 경도의 편두통은 긴장형두통tension-type headache과 임상양상이 같을 수 있는데 이 경우 트립탄과 같은 급성기 편두통약제에 대한 반응은 진단에도 중요한 역할을 한다. 하지만, 군발두통cluster head-ache은 물론 거미막하출혈subarachnoid hemorrhage에 의한 이차두통secondary headache도 트립탄에 의해 일시적으로 호전될 수 있다는 점에 주의를 기울여야 한다.

2) 환자 교육

편두통 환자가 치료에 실패하는 가장 큰 원인 중 하나는 편두통에 대한 충분한 이해의 부족이다. 많은 환자들이 심한 두통이 발생할 때마다 뇌졸중stroke이나 뇌종양 등에 의한 두통이 아닌지 과도하게 공포감을 느끼고 자주 검사를 하게 되는데 의사가 병에 대해 잘 설명해 주면 불안감도 해소되며 환자-의사의 관계가 좋아지고 치료에도 좀 더 적극적으로 참여할 수 있다. 의사와의 긴밀한 협조 하에 장기적인 적절한 치료 계획을 수립하기 위해서는 환자는 물론 보호자에게 다음과 같은 점을 교육시켜야 한다(표 10-1). 첫째, 많은 환자가 편두통 발작을 단순히 '신경을 많이 써서 생기는 병', '마음의 병', '스트레스를 받아서 생긴 병'으로 오해하고 있기 때문에 근거가 없는 민간요법에 고통을 그대로 감수하고 있다. 그러므로, 편두통의 병태생리학적 기전을 이해하기 쉽게 잘 설명해 주고 편두통이 중추신경계 변화에 의해 나타나는 질환임을 우선 이해시켜야 한다. 둘째, 의사는 환자에게 편두통이 완치되는 병이 아니라 조절하는 병이라는 점을 우선 이해시켜야 한다. 셋째, 부작용 없이 본인

표 10-1 편두통 환자 교육

- 편두통의 병태생리를 교육하여 질환으로 인식시킨다.
- 완치되는 병이 아니라 조절하는 병임을 이해시킨다.
- 자신에 맞는 급성기 약제를 찾아준다.
- 조기치료의 방법을 교육한다.
- 약물과용두통의 위험성을 교육시킨다.
- 빈도가 잦은 경우 예방약제를 복용하게 한다.

의 두통을 효과적으로 조절할 수 있는 급성기약제를 찾아주어야 한다. 넷째, 조기치료의 방법을 교육한다. 통증이 시작될 무렵이나 경할 때 미리 진통제를 투여하도록 한다. 경우에 따라서는 전구기premonitory phase에 진통제의 투여를 시도해 볼 수도 있다. 마지막으로, 잦은 진통제의 복용이 약물과용두통을 초래할 수 있음을 알리고 편두통발작의 빈도가 잦은 경우에는 예방약제 복용의 필요성을 이해시켜야 한다.

3) 장애 정도의 평가

편두통의 장애 정도를 평가하는 것은 치료전략과 약물 선택에 있어 매우 중요한 기준이 된다. 실제로 엄살이 심한 환자는 강도가 심하다고 호소하여도 실제 생활에서는 전혀 문제가 없기도 하며 매우 드문 빈도의 편두통이라도 한 번 발생 시 생활을 전혀 할 수 없는 환자도 있으므로 장애 정도의 평가는 치료 계획 수립에 있어 매우 중요하다. 대략적으로는 통증이 심하고 장애 정도도 심각한 경우는 트립탄과 예방약물치료 병행이 필요하며, 빈도는 드물지만 장애 정도가 심한 경우는 트립탄의 급성기 치료만 하고, 강도가 약하고 빈도도 드물어 장애 정도가 낮은 경우는

생활습관교정과 단순진통제simple analgesics 등을 사용할 수 있다.

편두통의 장애 정도를 측정하는 검사법으로 편두통장애평가Migraine Disability Assessment, MIDAS, 편두통영향조사Headache Impact Test-6, HIT-6, 편두통특이삶의 질Migraine Specific Quality of Life, MSQoL 등이 있으며 한국어로 번역되어 타당도를 검증 받았다. MIDAS는 통상의 진료에서 간과되기 쉬운 직장이나 가사활동을 수행하지 못하는 시간을 평가하고, 그 점수에 의해 처음부터 트립탄을 사용할 수 있는 환자를 선별할 수 있는 장점이 있다. 하지만 경도의 두통으로 인한 장애를 평가할 수 없고, 만성편두통 환자의 대부분이 21점 이상으로 가장 심한 장애등급으로 차이가 없는 단점이 있다. 또한 우리나라에서는 편두통유병률이 높은 중년여성의 취업률이 낮고 두통이 있어도 결근을 하는 경우가 적어서 점수가 서구보다 낮을 가능성이 있다. HIT6는 MIDAS에 비하여 더 다양한 관점에서 장애를 평가하고 경도부터 심도의 두통에서 모두 평가가 가능한 장점이 있다. 편두통에 의한 장애 정도의 평가는 약물치료 후 치료의 성공과 실패를 판단하는데도 중요하므로 수개월 이상 치료 후에 비교하기도 한다.

4) 동반증상과 동반질환의 고려

동반증상과 동반질환들을 고려해서 약물 금기증이 있는지 확인해야 한다. 예로, 급성기 치료의 경우 구역/구토가 심한 환자는 비경구 복용 약물을 선택하거나 항구토제를 보조제로 사용하는 것이 좋으며 뇌경색이나 심근경색이 있는 환자에서는 트립탄의 처방

을 피한다.

5) 급성기 약물치료 전략

편두통 급성기 약물치료 전략으로는 단계치료step care와 계층치료stratified care가 있다. 단계치료는 단순진통제에서 트립탄까지 점차 단계를 올려가면서 치료하는 전략이다. 처음에는 두통 강도나 장애 정도에 상관없이 모든 환자에게 저렴하고 부작용이 적은 단순진통제를 처방하고, 효과가 없으면 용량을 증량하거나, 보조약물 추가 또는, 복합진통제를 사용하고, 그래도 효과가 없으면 트립탄 등의 편두통 특이 약물을 사용하는 것이다. 증상이 심한 편두통 환자의 경우 적정 약물에 도달하기까지 여러 약물을 테스트해야 하고 여러 차례 병원을 방문하게 되므로 장시간 고생하게 되는 단점이 있다. 반면 계층치료는 처음 방문 시의 MIDAS 점수에 의거하여 환자를 장애 정도에 따라 경도, 중등도, 심도의 그룹으로 나누고 경도의 경우는 단계치료와 유사하게 치료하지만 중등도-심도의 경우는 처음부터 편두통 특이 약물인 트립탄을 사용한다. 두 치료전략을 비교한 연구결과는 계층치료를 했을 때 환자의 예후가 더 좋았고, 빨리 장애를 없앨 수 있었으며, 장기적으로는 비용절감 면에서도 오히려 더 유리하였다. 그러므로 환자가 내원하면 우선 일상생활의 장애 정도를 평가하고 그 결과에 따라 치료계획을 세워야 한다. 즉 경도의 편두통 환자는 단순진통제나 복합진통제를 일차약물로 사용하고 심한 환자이거나 경험적으로 일반의약품에 반응이 떨어지는 환자는 바로 트립탄으로 치료한다. 또한 진통제는 가능하면 빨리 복용하는 것(조기치료)이 효

과적이다. 만약 한 트립탄제에 효과가 없으면 다른 종류의 트립탄을 시도해 보거나 naproxen이나 dexketoprofen 같은 소염진통제를 같이 투여해 본다. 진통제의 효과는 얼마나 빨리 약효가 시작되는가, 두시간 내에 통증의 완전조절여부, 통증이 조절된 후 24시간 내에 재발여부 세 가지로 평가를 한다.

트립탄과 같은 경구 약제에 반응하지 않거나 응급실을 방문한 경우에는 구제약물을 사용한다. 서구에서는 다이하이드로에르고타민 정맥주사제나 비강분무액/피하주사 등 다양한 제형의 트립탄이 구제약물로 사용되지만 우리나라에는 보험약가의 문제로 미출시 상태이다. 현재 국내에서 시도해 볼 수 있는 약제는 ketorolac 근주/정주, 신경이완제neuroleptic 근주/정주, 스테로이드 정주, 발프로산 정주, 황산마그네슘 정주, 아편유사제 등이 있다.

환자에 따라서는 전구기에 진통제 투여가 효과적일 수 있다. 전구는 조짐과는 다른 증상으로 약 반 수의 편두통 환자들은 편두통 발작 전에 두통의 발작을 예측할 수 있는 전구증상을 갖는다. 흔한 전구증상으로는 피로, 불안, 집중력저하, 소화장애, 목의 뻣뻣함 및 모호한 아플 것 같은 느낌 등이 있으며 보통 두통 1~24시간 전에 발생한다. 그 시기에 진통제를 투여하여 두통이 효과적으로 조절되는 환자에게는 전구기 투여를 권장할 수 있다. 전구기에 naratriptan이나 domperidone을 투여 할 때 두통이 예방됨을 입증한 연구가 있다.

편두통 환자의 약 15~20%는 조짐을 갖는다. 한 연구에서 조짐기에 트립탄의 투여가 조짐과 두통의 개선에 효과가 없는 것으로 나타났지만 환자에 따라서는 효과적으로 두통이 예방될 수 있기 때문에 시도해 볼 가치는 있다.

6) 편두통 급성기 치료 약물 복용 시점

진통제는 두통 발생 후 가능한 빨리 투여해야 효과가 좋다. 트립탄을 일찍 복용하는 것이 2시간 후의 두통 소실률을 높인다는 것은 여러 트립탄 연구에서 일관되게 보고되고 있다. 경험으로 이러한 사실을 알고 있는 환자들은 일찍 복용하지만, 대다수 환자는 '쉬면 좋아지겠지, 부작용이 걱정된다, 안 먹어도 될 듯한데 쓸데없이 돈을 쓴다' 등의 이유로 초기에 복용하지 않고 있다. 특히 두통시작 후 중추성감작의 증거인 무해자극통증allodynia이 발생하게 되면 진통제를 투여하여도 두통개선률이 현저히 떨어진다. 따라서 두통이 경한 상태이고 중추성감작이 일어나지 않은 시기에 진통제를 복용하도록 교육해야 한다.

7) 약물과용의 예방 전략

효과적인 치료제의 개발과 조기치료는 잦은 진통제의 투여로 이어져 약물과용을 초래할 수 있다. 트립탄과 같이 효과적인 치료제는 에르고타민에 비하여 더 빨리 약물과용두통을 유발한다. 특히 편두통으로 인한 장애 정도가 심하거나 두통에 대한 공포가 있거나 약물 의존 경향이 있는 환자의 경우 예방적으로 매일 진통제를 복용할 수 있다. 약물과용을 방지하기 위해서는 복용횟수가 주당 2회를 넘지 않도록 하는 것이 중요하다. 국제두통질환분류 제 3판 베타판ICHD-3β의 진단기준에 따르면 단순진통제는 한 달에 15일 이상, 복합진통제나 편두통 특이약물인 트립탄과 에르고트ergots제는 한 달에 10일 이상을 3개월 이상 복용하는 경우 약물과용두통으로 정의하고 있다. 그러므로 급성기치료 약물의 복용 횟수가 이 기준을 절대로 넘지 않도록 치료 시작 전에 미리 교육해야 하며 두통일기에 복용횟수를 표시하도록 하여 환자 스스로 모니터 할 수 있게 한다. 반대로 약물중독에 대한 과도한 불안감이 있어 아예 약물 복용을 거부하는 환자의 경우에는 2회 이하 횟수의 진통제 복용은 그 위험이 적고 조기치료하지 않을 때는 두통이 진행하여 일상생활에 장애를 줄 수 있음을 설명하고 안심하고 약물을 복용하도록 교육한다.

2. 약물요법

세계적으로 많은 약물이 편두통 급성기 치료에 사용되고 있지만 트립탄제들 외에 효과가 잘 연구된 약물들은 많지 않다. 2000년 미국신경과학회가 성인에서의 편두통 급성기치료지침을 발표한 후 15년만인 2015년 미국두통학회는 급성기약물의 근거중심 분석 결과들을 발표하였다(표 10-2). 하지만 미국두통학회의 근거중심결과를 국내 치료에 적용하는데는 제한점이 있다. 우선 효과가 입증된 약들 중에서도 미국에서 허가된 약제만을 포함되었기 때문에 유럽 가이드라인과 차이가 있다. 둘째는 보험약가 등의 문제로 국내에 미출시된 약제들이 많다. 셋째는 이번 업데이트가 온전히 치료제의 임상적 근거에만 입각하였기 때문에 실제 편두통치료에 많이 사용되고 있는 국내의 일반의약품에 이 결과를 적용할 수 없다. 마지막으로 근거의 대부분이 서구 연구결과들을 바탕으로

한 것이기 때문에 한국인에는 효과가 다를 수 있고, 더 적은 용량이 효과적이고 부작용을 줄일 가능성이 있음을 고려하여야 한다.

1) 편두통 비특이약물

편두통뿐만 아니라 모든 형태의 통증에서 진통효과를 보이는 약물을 비특이약물이라고 하며 비교적 가격이 저렴하고 아편제 외에는 일반의약품인 경우가 많아서 편두통으로 인한 장애 정도가 적고 발작 빈도가 드물어 병원을 정기적으로 내원할 필요가 없는 환자에서 적합한 약물이다. 그러나, 복합진통제의 경우 자가 복용 시 과용이나 남용의 우려가 있어 반드시 환자를 교육 후 자가투여하도록 한다. 편두통 급성기 치료제로 사용할 수 있는 비특이약물로는 아스피린, 아세트아미노펜, 비스테로이드소염제, 복합진통제, 항구토제, 아편제 등이 있다. 비특이약물은 증상이 다소 경하여 장애 정도가 낮은 환자의 일차선택제로 적합하다.

(1) 아세트아미노펜, 비스테로이드소염제, 복합진통제

무작위대조연구에서 편두통치료에 효과가 입증된 약물은 아스피린, ibuprofen, naproxen, diclofenac, 톨페나믹산 및 dexketoprofen이 있다. 일부 연구는 오래된 연구들이어서 환자선정이나 결과변수 등에서 연구가 부족하지만 모든 비스테로이드소염제가 편두통 환자에서 어느 정도의 효과는 있을 가능성이 있다. 강력한 비스테로이드소염제인 indomethacin조차도 편두통에 이중맹검연구는 없다. 미국에서는 아세트아

표 10-2 **급성기 편두통치료제의 효과 근거(2015년 미국두통학회)**

근거수준 A	근거수준 B	근거수준 C	근거수준 U	기타
진통제 Acetaminophen 1,000 mg (비중증발작)	**항구토제** *Chlorpromazine IV 12.5 mg Droperidol IV 2.75 mg Metoclopramide IV 10 mg *Prochlorperazine	**항뇌전증제** Valproate IV 400~1,000 mg	**비스테로이드소염제** Celecoxib 400 mg	**근거수준 B 음성 기타** Octreotide SC 100 mg
에르고트 *DHE 　코분무제 2 mg, 　폐흡입제 1 mg	**에르고트** *DHE IV, IM, SC 1 mg Ergotamine/caffeine 1/100 mg	**에르고트** *Ergotamine 1~2 mg	**기타** Lidocaine IV *Hydrocortisone IV 50 mg	**근거수준 C 음성 항구토제** *Chlorpromazine IM 1 mg/kg Granisetron IV 40~80 μg/kg
비스테로이드소염제 Aspirin 500 mg Diclofenac 50, 100 mg Ibuprofen 200, 400 mg Naproxen 500, 550 mg	**비스테로이드소염제** Flurbiprofen 100 mg Ketoprofen 100 mg Ketorolac IV/IM 30~60 mg	**비스테로이드소염제** Phenazone 1,000 mg		**비스테로이드소염제** *Ketorolac tromethamine 　코분무제 **진통제** Acetaminophen IV 1,000 mg
마약성진통제 *Butorphanol 　코분무제 1 mg		**마약성진통제** Butorphanol IM 2 mg Codeine 30 mg PO *Meperidine IM 75 mg *Methadone IM 10 mg Tramadol IV 100 mg		
트립탄 Almotriptan 12.5 mg *Eletriptan 20, 40, 80 mg Frovatriptan 2.5 mg Naratriptan *1, 2.5 mg *Rizatriptan 5, 10 mg Sumatriptan 　경구 25, 50, *100 mg 　*코분무제 10, 20 mg 　*도포 6.5 mg 　*피하 4, 6 mg Zolmitriptan 　*코분무제 2.5, 5 mg 　경구 2.5, *5 mg		**스테로이드** Dexamethasone IV 4~16 mg		
복합제 *Acetaminophen/Aspirin/ 　caffeine 　500/500/130 mg *Sumatriptan/naproxen 　85/500 mg	**복합제** *Codeine/Acetaminophen 　25/400 mg *Tramadol/Acetaminophen 　75/650 mg	**복합제** *Butalbital/Acetaminophen/ 　caffeine/codeine 　50/325/40/30 mg *Butalbital/Acetaminophen/ 　caffeine 　50/325/40 mg		
	기타 MgSO₄ IV(조짐편두통) 　1~2 g Isometheptene 65 mg	**기타** *Butalbital 50 mg *Lidocaine intranasal		

*국내미판매
근거수준 A: 근거에 기반하여 급성기편두통의 치료에 효과가 확립됨
근거수준 B: 근거에 기반하여 급성기편두통의 치료에 효과적일 개연성이 있음
근거수준 C: 근거에 기반하여 급성기편두통의 치료에 효과적일 가능성이 있음
근거수준 U: 급성기편두통의 치료효과에 대한 근거가 상충되거나 부적절함
근거수준 B 음성: 급성기편두통에 비효과적일 개연성이 있음
근거수준 C 음성: 급성기편두통에 비효과직일 가능싱이 있음

미노펜 1,000 mg과 비스테로이드소염제 중에는 아스피린 500 mg, diclofenac 50, 100 mg, ibuprofen 200, 400 mg, naproxen 500, 550 mg이 근거수준A인 약제이다. 아세트아미노펜은 진통제에 과민반응이 있거나 위염이나 출혈 경향이 있는 환자에게 좋은 선택이다. 15세 이하 어린이는 아스피린에 의한 Reye증후군의 우려가 있어 선호한다. 연구결과가 부족하기는 하나 비스테로이드소염제간에 효능의 큰 차이는 없어 보인다. 구역/구토 증상이 심해서 약을 먹기 힘든 환자는 근육주사나 정맥주사제로 ketorolac 30~60 mg 근주/정주(근거수준 B)를 사용할 수 있다.

국내에서는 급성기 편두통의 치료에 아세트아미노펜 단독 또는 카페인의 복합제가 가장 흔히 사용되고 있다. 카페인을 같이 투여하면 진통효과가 증대되며 각성 효과가 더해져서 효과가 좋다. 미국에서도 아세트아미노펜/아스피린/카페인 500/500/130 mg(엑세드린정, 국내미출시) 복합제는 근거수준 A약물이다. 국내에서는 아세트아미노펜과 카페인복합제(50 mg)에 ethenzamide 또는 isopropylantipyrine을 함유한 복합제가 많이 시판되고 있다. ethenzamide와 isopropylantipyrine은 모두 항염효과가 있는 진통제이다. Ethenzamide는 많은 감기약과 진통제의 성분으로 펜잘과 뇌신 등은 아세트아미토펜/카페인과의 복합제이며, 암시롱큐정 등은 아세트아미토펜과의 복합제이다. Isopropylantipyrine 150 mg과 카페인 50 mg과 아세트아미노펜의 복합제인 게보린정과 사리돈에이정은 지난 10년 가까이 과립구감소증으로 인한 안정성 논란이 있었으나 식약청은 2015년 임상재평가를 통하여 안정성에 문제가 없다는 결론을 발표하였다.

아세트아미노펜 325 mg과 isomeptene 65 mg/dichloralphenazone 100 mg의 복합제도 마이드린, 미가펜 등의 상품명으로 판매되고 있다. isometheptene은 교감신경흥분제로 혈관수축작용이 있어 급성기 편두통에 효과적인 것으로 추정된다(근거수준 B). Dichloralphenazone은 소염진통작용을 하는 안티피린과 수면안정효과가 있는 클로랄수화물chloral hydrate 복합물이기 때문에 졸림에 유의해야 한다. 비처방약물은 환자 스스로 복용 횟수를 자제하지 않으면 약물과용두통에 쉽게 노출된다. 또한, 장기 다량 복용시에 위장장애, 신장손상, 말초혈관이상 등의 부작용이 많으므로 반드시 주2회를 초과하여 복용하지 않도록 환자를 교육하여야 한다.

(2) 항구토제

편두통 발작 시 위정체나 위배출시간의 지연이 흔히 동반되므로 경구 복용 시 약물 효과가 반감되며 편두통 치료 약물 자체가 구역을 유발시키기도 하므로 항구토제는 특히 구역/구토가 심한 환자의 경우에 도움이 될 수 있다. 그러나, 경구제의 경우는 단독 사용시는 두통 호전 효과가 미약하므로 보조약물로 사용된다. 이들 약물과 동시에 항구토제를 투여하면 구역을 감소시키고 위장관운동을 개선시켜 약물의 흡수를 도와 기존 약물의 효과가 증가된다. 구역/구토가 심하거나 진통제 복용 후 오히려 더 구토하는 환자의 경우는 진통제 복용 30분 전에 미리 항구토제를 복용하는 방법을 사용하기도 한다.

주사약 중에는 chlorpromazin 12.5 mg, droperidol 2.75 mg, metoclopramide 10 mg 정맥주사, 프로클로르페라진 10 mg 정주/근주는 근거수준 B의 급성기 편두통치료제이므로 구역/구토가 심한 편두통 발작 시 응급실 사용 약물로 고려해 볼만하다. 그러나, 졸림과 진정이 흔하고 간혹 급성 근육긴장이상운동이나 좌불안석증이 발생할 수 있으므로 주의를 요한다. 국내에서는 metoclopramide와 droperidol이 사용가능하다.

metoclopramide 정주는 13개 임상연구에 대한 메타분석과 체계적인 분석에서 효과가 입증되었다. 하지만 대부분이 질이 낮은 연구라는 단점이 있다. 위약군보다는 효과적이지만 chlorpromazin이나 프로클로르페라진보다는 효과가 미약한 것으로 나타났다.

Haloperidol(5 mg 정주)과 droperidol(2.75 mg 근주)은 위약대조연구에서 급성기 편두통에 효과가 입증되어 있으나 두 약제 모두 졸림과 좌불안석증 등의 부작용이 심하였다.

(3) 아편유사제와 바비튜르산염

아편유사제opioid는 약물의존의 위험이 높고 트립탄에 비하여 효과가 떨어지기 때문에 편두통치료에 절대 우선 사용되어서는 안 되며 다른 모든 약물에 효과가 없고 심한 장애를 보이는 환자에서 마지막 구제약물로 사용해야 한다. 또한 임산부, 동반질환질환으로 다른 약물 사용이 어려울 때, 밤중에 발생하는 심한 두통 등에서 고려할 수 있다. Butorphnol 1 mg 비강분무는 근거수준 A이고 tramadol 75 mg/ 아세트아미노펜 650 mg 복합제와 코데인 25 mg/아세트아미노펜 400 mg(국내미판매) 복합제는 근거수준 B의 약물이다. Butorphnol 2 mg , meperidine 75 mg, methadone 10 mg(국내미판매) 근주, tramadol 100 mg 정주와 코데인 30 mg 경구는 근거수준 C의 약물이다.

Butalbital은 barbiturate으로 아세트아미노펜/카페인 복합제로 혹은 코데인까지 함유하는 복합제로 사용되지만 급성기 편두통에 근거수준 C로 그 효과가 뚜렷하지 않다. 아편유사제와 바비튜르산염의 사용은

약물과용두통과 만성편두통chronic migraine의 중요한 위험인자이다.

(4) 기타약물

① Isometheptene

교감신경흥분제인 isometheptene 65 mg는 근거수준 B의 약물인데 국내에서는 아세트아미노펜 325 mg/isometheptene 65 mg/dichloralphenazone 100 mg의 복합제(Mydrin, 미가펜 등)로 시판되고 있다.

② 황산마그네슘

황산마그네슘MgSO$_4$ 1 g 정주제가 기저 혈청의 Mg^{2+}의 농도가 낮은 편두통 환자와 월경편두통menstrual migraine 환자의 급성기 치료에서 효과적이라는 보고가 있다. 이중맹검연구에서 황산마그네슘 1~2 g 정주는 급성기 조짐편두통의 치료에 효과가 입증되어 있으며 근거수준은 B이다. 황산마그네슘 주사는 전도장애, 서맥 등에 유의해야 하며 해독제로는 칼슘제를 정맥주사한다.

③ 스테로이드

증거는 불충분하지만 예전부터 편두통 특히 편두통지속상태나 난치성 편두통 환자의 급성기 치료약물로 경구제나 정주제로 사용되어 왔다. 일부 의사들은 고용량의 스테로이드 정주와 신경이완제를 난치성 편두통 치료로 사용하기도 한다. 최근 급성기편두통치료에서 스테로이드의 역할에 대한 체계적 문헌고찰이 있었다. 스테로이드의 종류는 반수 이상에서는 덱사메타손을 사용하였으며 평균용량은 10 mg이었다. 덱사메타손 1회 비경구투여는 편두통의 재발을 방지하는데 효과적이었다. 현재 급성기편두통에서 덱

사메타손dexamathasone 4~16 mg 정주는 근거수준 C로 기존의 편두통치료제에 보조용법으로 추천된다.

경구 스테로이드의 효과에 대한 근거는 아직 빈약하다. 하지만 스테로이드는 임산부에서 임신 1기 이후에 가장 안전하게 사용할 수 있는 편두통 급성기 치료약물이며, 편두통지속상태, 약물과용두통, 면역억제제에 의해 유발된 두통 등에서도 효과적이라는 보고들이 있어 향후 더 많은 연구가 필요하다. 임상적으로는 한 달에 2일이나 2~3개월마다 1주일씩 간헐적으로 스테로이드를 사용하는 것은 안전해 보이지만 고용량의 스테로이드를 사용할 때는 부작용으로 수면장애, 과흥분, 정신질환의 출현 등이 있을 수 있다. 사용시는 수일 이내에 빨리 감량하고 끊는다.

2) 편두통 특이약물

편두통의 통증에 특이적으로 효능을 보이는 약물을 편두통 특이약물이라고 한다. 편두통의 병태생리학적 기전에 기초하여 개발된 약물이기 때문에 비교적 가격이 비싸고 과용에 의한 의존이 비교적 빨리 발생하기 때문에 반드시 의사의 처방을 받아야 하는 약물이다. 편두통 특이약물로는 트립탄과 에르고트제가 대표적인 약물이며 칼시토닌유전자관련펩티드calcitonin gene related peptide, CGRP 길항제와 선택적 5-HT$_{1F}$ 길항제 등도 편두통의 병태생리학적 기전에 근거한 약물들이다.

칼시토닌유전자관련펩티드길항제인 telcagepant와 olcegapant는 이중맹검연구에서 효과는 입증되었지만 장기간 사용에서 간독성이 관찰되어 개발이 중단되었다. 현재로는 향후 다른 게판트제들이 임상연구를 계속 진행할지는 미지수이다. 기존의 트립탄은 5-HT$_{1B}$에 작용하여 혈관을 수축시키므로 관상동맥질환의 기왕력이 없을 경우에만 처방하도록 권고하고 있다. 혈관수축 작용이 없는 선택적 5-HT$_{1F}$ 길항제가 개발 중에 있다. 선택적 5-HT$_{1F}$ 길항제인 lasmiditan은 2상연구에서 효과는 입증되었지만 고용량에서 많은 중추신경계 부작용이 나타나 유효한 용량에서 부작용에 대한 향후 평가가 필요하다.

(1) 트립탄

5-HT 수용체는 7가지 아형이 있으며 편두통 치료 목적을 위해서는 5-HT$_1$ 수용체에만 선택적으로 작용하는 약물을 사용한다. 5-HT$_1$는 A, B, D, E, F의 다섯가지 아형이 있다. 트립탄은 5-HT$_{1B}$와 5-HT$_{1D}$ 수용체에 강한 친화력을 가지고 있다. 이 중 5-HT$_{1B}$ 수용체는 뇌혈관의 후연접부에 위치하여 뇌혈관을 수축시키며, 아세틸콜린, 노아드레날린, 세로토닌serotonin 등의 분비를 억제한다. 5-HT$_{1D}$ 수용체는 중추와 말초 삼차신경말단에 분포하여 신경전달물질인 5-HT 분비를 억제하고 칼시토닌유전자관련펩티드와 서브스탠스P의 분비를 억제하는 기능을 한다.

트립탄은 선택적 5-HT$_{1B/1D}$ 작용제로 단순하고 일정한 약물역동학을 가지고 있으며, 많은 연구에 의해 임상근거가 가장 확실한 약물이다. 트립탄은 전세계적으로 현재까지 7개 약물이 시판되고 있으며 그 중 5개가 국내에서 사용이 가능하다(표 10-3).

① 트립탄의 종류

Sumatriptan은 처음 출시된 트립탄으로 피하주사, 근육주사, 경구제, 코분무제, 좌약 등으로 다양하게 사용할 수 있다. 빠른 효과를 위해서는 피하주사나 코분무제가 좋고 서서히 진행하는 편두통 환자는 경구제로 사용한다. 피하주사제가 가장 효과가 뛰어나다고 알려져 있으나 국내에서는 경구제 25 mg과 50 mg가 현재 사용이 가능하다.

Almotriptan은 부작용이 적고 국내에는 유일하게 소아에서 사용이 허가된 약제이다. 국내에는 12.5 mg 경구제가 출시되어 있다.

Eletriptan(국내미출시)은 흡수가 빠르고 생체이용률이 높고, 긴 반감기를 가지는 장점이 있다. Rizatriptan(국내미출시)은 경구 복용 시 흡수가 빠르고, 높은 생체이용률과 일관된 효과를 보인다.

② 트립탄의 선택

트립탄은 편두통의 병태생리학적 기전으로 설명이 잘되는 훌륭한 약물이기는 하나 심혈관질환자에게 금기증이 있고 약 1/3 환자에서는 치료효과가 없고, 재발률이 약 1/3로 비교적 높은 단점이 있다.

트립탄간의 직접 비교연구는 거의 없어 7개 트립탄간의 우위를 논하기는 어렵지만 최근 비교메타분석 결과는 eletriptan이 가장 효과가 좋은 것으로 나타났다. eletriptan은 국내미발매이고 다른 트립탄도 국내에서 사용되는 용량이 메타분석에서 사용된 서구 용량보다 적은 경우도 있어 국내에 그대로 적용하기는 어렵다. 일반적으로 sumatriptan, zolmitriptan, almotriptan, rizatriptan 및 eletriptan이 보다 시작이 빠르고 효과가 강한 반면, naratriptan과 frovatriptan은 효과가 천천히 나타나고 약하지만 부작용이 적고 작용시간이 긴 장점을 가지고 있다고 생각된다. 또한 하나의 트립탄에 효과가 없는 환자가 다른 트립탄에는 반응할 수 있기 때문에 하나의 트립탄에 2회 연속하

표 10-3 **선택적 5-HT$_1$ 수용체 작용제(트립탄)**

약물	용량	상품명	Tmax(시간)	반감기(시간)
Sumatriptan	50 mg	이미그란, 수마트란, 슈그란	2.5	2
	25 mg	수마트란		
Zolmitriptan	2.5 mg	조믹	2	2.5~3
Almotriptan	12.5 mg	알모그란	1.5~2	3~5
Eletriptan(국내 미발매)	40 mg	–	1.5~2	4
Rizatriptan(국내 미발매)	10 mg	–	1~1.5	2
Naratriptan	2.5 mg	나라믹	2~3	6
Frovatriptan	2.5 mg	미가드	2~4	26

여 효과가 없는 경우에는 다른 트립탄을 시도해 본다.

③ 트립탄복합제

현재 sumatriptan/naproxen복합체와 frovatriptan/ dexketoprofen복합요법의 효과가 이중맹검연구를 통하여 입증되어 있다. 가장 많이 연구된 것은 sumatriptan 85 mg/naproxen나트륨 500 mg 복합제이다. sumatriptan 단독 투약군보다 2시간째 두통에 대한 반응이 좋았으면 그 효과는 24시간까지 지속되었다. 편두통 발생 한 시간 이내에 sumatriptan복합제를 투여하면 30분 이내에 대조군보다 유의하게 두통을 소실시켰다. 국내에는 미발매상태이기 때문에 대신 sumatriptan 50 mg과 naproxen나트륨 275 mg 또는 550 mg(이나 naproxen 500 mg)을 병용투여하는 방법이 있다. naproxen나트륨은 naproxen보다 흡수가 빠르다.

Frovatriptan 2.5 mg과 dexketoprofen 37.5 mg 또는 25 mg의 복합제도 이중맹검연구에서 frovatriptan 단독보다 2시간째 두통 소실율이 높음이 입증되었다. 또한 같은 연구의 사후검정에서 병합요법은 단독요법과는 달리 두통발생 1시간 이후에 투여하여도 동등한 효과를 효과를 보였다. 따라서 두통발생 1시간 이후에는 frovatriptan과 덱스케토프로펜의 병합요법을 선택하는 것도 좋은 전략으로 보인다. dexketoprofen은 racemic ketoprofen에서 이성질체만을 분리한 제제로 부작용을 줄이고 작용시간을 빠르게 하였다. 국내에서는 dexketoprofen 25 mg(케랄정)이 처방가능하다.

④ 부작용

트립탄들은 혈관수축 효과를 가지고 있지만 일반적으로 안전한 것으로 나타났다. 체계적인 분석과 코호트연구에서 에르고타민은 심혈관질환의 위험을 높이지만 트립탄은 그렇지 않았다. 하지만 안정성에 대한 확고한 증거는 아직 마련되지 않았기 때문에 반마비편두통이나 허혈뇌졸중과 심질환 환자에서는 가능한 사용을 피할 것을 권장한다.

모노아민산화효소억제제는 frovatriptan, naratriptan 및 eletriptan을 제외한 트립탄과의 병용은 금기이며 에르고타민 사용 후 24시간 이내에는 사용하여서는 안된다. 하지만 SSRI나 세로토닌노르에피네프린 재흡수억제제와 트립탄을 병용할 때 세로토닌증후군은 거의 발생하지 않는 것으로 알려져 있다.

최근 발표된 16년간의 임산부 등록연구 결과에 따르면 임신초기 sumatriptan에 노출된 528명 중 선천성결함은 4.2%에서 나타나 안전한 것으로 조사되었다. 같은 연구에서 naratriptan은 2.2%로 수치상 더 적었지만 대상환자수가 52명으로 적어서 확실한 결론을 내리지는 못하였다.

(2) 에르고트

에르고타민ergotamine과 디히드로에르고타민dihydroergotamine, DHE은 트립탄과 마찬가지로 $5-HT_{1B/1D}$ 수용체에 작용한다. DHE는 급성기편두통에 효과가 입증되어 있지만 에르고타민은 그렇지 못하다. 에르고타민은 비선택적 $5-HT_{1B/1D}$ 수용체 작용제로서 부작용이 많다. 에르고타민은 경구제로 사용 시 생체이용률이 5% 이하로 매우 낮고 구역 등의 부작용이 심하고 단독요법은 위약대조연구에서 편두통의 치료효과를 입증하는 데 실패하였기 때문에 단순진통제/카페인/항구토제와 에르고타민의 복합제가 주로 처방된다. 국내에서는 크레밍정과 카펠큐정이 판매되고 있다(에르고타민 1 mg/카페인 100 mg). 복합제로 사용되기 때문에 그 자체가 효과가 있는지는 불확실하지만 가장 큰 장점은 저렴한 가격과 반감기가 길어 재발률이 낮다는 것이다. 에르고타민/카페인 1/100 mg 복합제는 근거수준 B의 약제이지만 트립탄과의 비교연구에서 열등한 효과를 보였다. 트립탄에 비해 효과가 떨어지고 편두통과 연관된 구역과 구토를 악화시키고 혈관폐색의 부작용이 많은 문제로 인하여 사용이 제한되고 있다. 허혈성 혈관질환, 고혈압과 간이나 신장질환이 있는 환자에는 사용을 피해야 한다.

DHE는 정주제, 근육주사, 피하주사, 코분무제 등으로 사용되는 약물로 정맥주사 시 가장 생체이용률이 높고 난치성 또는 심도의 편두통에 빠르고 좋은 효과를 보이는 약물이지만 국내에는 출시되지 않았다. 다이하이드로에르고타민 비강분무제는 근거수준은 A이다.

3. 응급실에서의 치료

응급실로 내원하는 환자는 보통 두통 발작의 강도가 매우 심한 경우이다. 또한 편두통발생 후 시간이 많이 경과하여 중추성감작된 상태로 기존의 경구 트립탄에 잘 반응하지 않는다. 구역/구토를 동반하여 경구약제의 투여가 어려운 경우도 흔하기 때문에 비경구약제가 선호된다. sumatriptan 피하주사, 다이하이드로에르고타민 정주, 프로클로르페라진 정주, chlorpromazin 정주 등 효과가 입증된 주사제의 대부분은 국내에서 사용할 수 없다. 국내에서는 metoclo-pramide 10 mg 정주와 함께 ketorolac 30 mg 정주/60 mg 근주 등의 비스테로이드소염제 주사제를 사용한다. 덱사메타손 10 mg 주사를 병용하면 72시간 내에 편두통의 재발을 줄여주는 것으로 알려져 있다. 아편제를 사용하는 환자의 경우 재발율이 더 높은 것으로 알려져 있다. droperidol(2.75 mg 근주)이나 haloperidol(5 mg 정주)도 보조요법으로 시행해 볼 수 있으나 추체외로 부작용에 유의하여야 한다.

4. 비약물요법

고압산소요법, 바이오피드백, 시각상상요법, 침, 유발점 마사지, 관자동맥누르기, 경피전기신경자극, 얼음주머니, 구강내 냉각장치, 이완요법, 요가, 명상, 신경차단술 등이 시도되고 있으나 아직 근거가 부족하다.

최근 한 연구 결과는 조짐편두통 환자의 조짐기에 두개경유자기자극transcranial magnetic stimulation, TMS을 주었을 때, 거짓sham자극 때보다 유의하게 두통을 감소시킴을 보여주었다. 유럽과 미국에서는 휴대용 TMS가 상용화되어 있다. 현재로는 아직 근거가 많지 않기 때문에 기존의 치료에 반응이 없거나 부작용이 심한 환자에서 시도해 볼 수 있다. 그리고 뇌전증환자에서는 뇌전증 유발 가능성으로 인하여 금기이다.

5. 요약

편두통 급성기 치료에 많은 약물들이 시도되고 있지만 아직까지 어떠한 약물도 편두통의 급성기 치료에 완벽하지는 않다. 그러나 최근 편두통의 병태생리학적 기전에 근거한 편두통 특이 약물들과 비침습적인 비약물적 치료방법들이 계속 개발되고 있으므로 약물의 작용 기전을 이해하고 새로운 약물들에 지속적으로 관심을 가지면 각각의 환자에게 가장 적합한 약물을 선택할 수 있을 것이다.

참고문헌

1. 대한두통학회. 두통학. 1판. 서울: 군자출판사, 2009.
2. 대한두통학회. 편두통진료지침. 제2판. 2009.
3. Diener HC, Charles A, Goadsby PJ, Holle D. New therapeutic approaches for the prevention and treatment of migraine. *Lancet Neurol* 2015;14:1010-1022.
4. Headache Classification Committee of the International Headache Society. The international classification of headache disorders 3rd edition beta. *Cephalalgia* 2013;33:627-808.
5. Marmura MJ Silberstein SD. The acute treatment of migraine in adults: The American Headache Society evidence assessment of migraine pharmacotherapies. *Headache* 2015;55:3-20.
6. Woldeamanuel YW, Rapoport AM, Cowan RP. The place of corticosteroid in migraine attack management: A 65-year systematic review with pooled analysis and critical appraisal. *Cephalalgia* 2015;35:996-1024.

11

편두통 예방치료

손종희

Lipton 등의 연구에 의하면 편두통migraine 환자의 38%는 예방치료가 필요하나 이 중 3~13%의 환자들만이 예방치료를 받는 것으로 보고되어 실제 임상에서 편두통 예방치료가 충분히 시행되지 않는 것으로 생각된다. 편두통 예방치료는 편두통의 아형(예, 삽화성 또는 만성, 월경과의 연관성 여부 등)에 기본을 둔 약물치료와 함께 그 외 유발 요인, 생활습관 조절, 환자에 대한 교육 등 포괄적인 치료계획이 포함되어야 한다. 본 장에서는 최근에 권고된 치료약제들을 중심으로 한 진료지침을 근거로 편두통 예방치료에 관해 기술하고자 한다.

1. 편두통 예방치료의 목적과 적응증

1) 편두통 예방치료의 목적은 무엇인가?

편두통 예방치료의 목적은 다음과 같다. ① 편두통 발작의 빈도, 중증도, 지속시간을 줄이고, ② 급성기 구제 약물의 효과를 상승시키고, ③ 두통으로 인한 장애 정도를 줄이고, ④ 진통제 과용을 금하여 만성매일두통chronic daily headache으로의 변형을 방지하고, ⑤ 편두통으로 인한 전체적인 치료 비용을 감소시키는 데 있다. 편두통 환자에게 예방치료를 시작하기에 앞서 예방치료의 목적이 편두통의 완전 관해가 아닌 편두통 발작을 조절하고 편두통으로 인한 장애 정도를 줄이며 급성기 구제약의 사용과 응급실 내원 빈도를 줄이는 데 목적이 있음을 설명해야 한다. 또한, 환자에게 예방약이 효과를 나타내기 위해 적어도 2~3개월

표 11-1　**편두통 예방치료의 기준**

두통과 관련된 장애 정도	두통 빈도(일수/개월)			
	2일	3일	4~5일	6일 이상
없음	–	–	고려	필요
중등도	–	고려	필요	필요
심도	고려	필요	필요	필요

이상의 충분한 시간과 효과적인 두통의 관리를 위한 두통 일기의 필요성에 대한 언급이 필요하다.

2) 언제 편두통 예방치료를 시작해야 하는가?

최근 미국, 캐나다, 유럽 지침에서는 편두통 예방치료가 필요한 상황으로 아래의 경우들을 기술하였다.

① 유발요인 조절과 적절한 급성기 구제 약물의 사용에도 불구하고 편두통 발작이 환자의 삶의 질과 일상생활에 영향을 끼치는 경우

② 빈번한 두통(한 달에 4번 이상의 발작 또는 한 달에 8일 이상의 두통)

③ 급성기 구제 약물이 효과가 없거나 부작용이 있거나 혹은 사용 금기인 경우

④ 환자의 선호도, 즉 더 적은 두통 발작을 희망하는 경우

⑤ 다음의 비전형 편두통을 경험하는 경우: 반신마비편두통hemiplegic migraine, 뇌간조짐편두통migraine with brainstem aura, 빈도가 많고, 길고 심한 조짐을 동반하거나 편두통경색증migrainous infarct이 발생하는 경우

그 외 전문가 권고에 의하면 두통 빈도에 기본을 둔 편두통 예방치료가 권고되었다. 정상생활이 가능한 두통일이 한 달에 6일 이상일 경우, 중등도의 장애를 동반한 두통일이 하루에 4일 또는 5일 이상일 경우, 심한 장애가 동반되거나 침상안정을 할 정도의 심한 두통일이 3일 이상일 경우 편두통 예방치료가 반드시 필요하며, 정상생활이 가능한 두통일이 4일 또는 5일 이상이거나 심한 기능 저하를 동반하는 두통일이 2일 이상일 경우에는 편두통 예방 약물치료를 고려할 수 있다. 하지만 한 달에 두통일이 3일 이하면서 일상생활에 영향을 미치지 않거나 장애 정도에 상관없이 편두통으로 인한 두통일이 하루 미만일 경우에 예방 약물치료는 권고되지 않는다(표 11-1).

2. 편두통 예방치료를 위한 임상적 고려

1) 성공적인 예방치료를 위해 고려할 점은 무엇인가?

① 선택된 약제는 저용량으로 시작하고, 부작용을 피하거나 줄이기 위해 천천히 증량한다. 각 예방 약제가 목표 용량에 도달하면 약물의 효과 평가를 위해 적어도 2~3개월의 기간 동안 시도되어야 하며, 또한 약제의 효과 평가를 위해서 두통 일기, 두통 달력 등의 사용이 필요하다.

② 동반되는 내과적 또는 정신과적 질환을 항상 고려하여야 하고, 편두통 환자에서 동반되는 다양한 동반 질환들을 함께 치료할 수 있는 약물을 선택하는 것이 좋다. 예를 들면 편두통 환자에서 고혈압이 동반된 경우 예방 약제로 베타차단제가 선호될 수 있다.

③ 약물과용은 치료반응에 영향을 미칠 수 있다. 두통일수 증가와 급성기 구제 약물의 빈번한 사용은 모두 약물과용두통의 발생과 삽화성에서 만성편두통으로의 변형과 관련된다. 따라서 약물과용두통이 동반된 환자들은 과용 약물의 중지 또는 해독detoxification이 고려되어야 한다.

④ 환자에 따른 금기 약물들의 사용을 피하여야 하고, 가임 연령기의 여성에서는 피임과 임신 시 약물의 잠재적 위험성에 대해 고려하여야 한다. 약물의 효과, 환자의 선호도, 두통의 특성, 약물 부작용 그리고 공존하거나 동반된 질환의 존재 여부에 기본을 두고 약물을 선택하여야 한다.

⑤ 만약 단일 예방 약제에 효과가 없을 경우에는 병용 요법을 고려할 수 있다. 이럴 경우 잠재적인 약물 상호작용을 고려하여 좋은 효과를 나타내지만, 부작용은 적은 병용 약제를 선택하여야 한다.

2) 언제 예방치료를 중지할 것인가?

편두통 예방치료의 추적 관찰은 환자 개개인의 필요와 치료에 대한 반응에 따라 다양할 수 있다. 성공적인 편두통 예방치료를 위한 약물 유지 기간에 관한 증거는 없으므로 예방 약제 중지 시점에 관해 정해진 지침은 없다. 일반적으로는 예방 약제를 3~6개월 정도 유지한 후 두통 조절이 잘 된다면 점차 줄이면서 중지하는 것이 선호된다. 치료 중지, 즉 치료 성공으로 간주하는 목표 기준은 편두통 빈도 또는 두통일이 반 이상 감소하거나 편두통 발작 지속시간의 상당한 감소 또는 급성기 구제 약물에 대한 반응 호전 등이다. 하지만 치료중지에 관한 선택은 각 경우에 따라 결정될 수 있다. 예를 들면 만약 편두통과 동반된 질환이 한 가지 예방 약제로 치료 중이라면 동반질환 치료를 위해 약물중지를 고려하지 않을 수 있고, 약물에 대해 빠른 반응을 보인 환자에서는 약물을 천천히 감량하여 중지할 수도 있다. 예방 약제를 복용하는 환자에서 매 3~6개월마다 추적관찰 하는 것이 중요하며, 두통 일기에 따른 두통 빈도를 기본에 두고 결정하는 것이 도움된다. 일반적으로 예방 약제 중지 시에는 약물의 용량을 2~4주에 걸려서 천천히 감량하는 것이 선호된다.

3. 편두통 예방치료 방법

1) 편두통 예방치료를 위해 사용되는 약물들

베타차단제, 칼슘통로차단제calcium channel block-er, 삼환계항우울제tricyclic antidepressant 그리고 항뇌전증제antiepileptics가 일반적으로 편두통 예방치료의 일차 선택 약으로 고려되며, 그 외 많은 다른 약제들이 이차 또는 삼차 선택 약제로 고려될 수 있다.

5가지의 약제가 삽화편두통episodic migraine 환자의 예방을 위한 목적으로 미국식품의약국US Food and Drug Administration, FDA 승인되었고, 이에 프로프라놀롤, timolol, divalproate sodium/sodium valproate, 토피라메이트, methysergide 약제가 포함된다. 만성편두통chronic migraine 환자에서 예방 목적으로 FDA 승인된 유일한 약제는 주사제인 보툴리눔독소 A형ona-botulinumtoxin A이 있으며, 편두통 예방치료를 위해 사용할 수 있는 약제들은 표 11-2를 참고한다.

(1) 베타차단제

베타차단제β-blocker는 편두통 예방치료를 위해 가장 흔하게 사용되는 약물 중의 하나이다. 비선택적 베타차단제인 프로프라놀롤과 선택적 베타1차단제인 metoprolol이 무작위 대조 시험에서 편두통 예방치료의 효과적인 약물로 입증되었고, 그 외 atenolol, biso-prolol, nadolol, timolol 등도 효과적인 약물이다. 그러나 내인성 교감신경 작용 활성도를 가진 베타차단제인 acebutolol, alprenolol, oxprenolol, pindolol 등은 편두통 예방에는 효과가 없다. 모든 베타차단제는 졸음, 피로, 기면, 수면장애, 악몽, 우울, 기억력 장애, 환각과 같은 행동 이상 부작용을 유발할 수 있으며, 그

외 위장관 증상, 운동 내성 감소, 저혈압, 서맥, 발기부전과 같은 부작용도 발생할 수 있다. 따라서 베타차단제는 특히 혈압을 동반하는 편두통 환자에서 좋은 선택 약제가 될 수 있으나, 천식, 만성폐색성폐질환, 방실전도 장애, 레이노병Raynaud's disease, 말초성 혈관질환과 심한 당뇨를 동반한 환자에서는 사용이 금지되며, 우울증을 동반한 편두통 환자에서는 주의하여 사용하여야 한다.

(2) 항뇌전증제

몇 개의 항뇌전증제antielileptics가 무작위 대조 시험에서 편두통 예방치료에 효과적인 것으로 보고되었고, 특히 valproate와 토피라메이트는 일반적으로 예방치료의 첫 번째 치료제로 고려된다. Valproate와 토피라메이트 모두 항경련 목적으로 쓰는 용량보다 적은 1일 각각 100~1,000 mg, 25~100 mg 정도에서 편두통 예방 효과가 있다. 편두통 예방치료를 위해 FDA 승인받은 divalproex sodium은 발프로산과 so-dium valproate의 복합체이다. Divalproex sodium서방형제제 또한 편두통 예방치료에 효과가 있으며 순응도와 부작용 측면에서는 더 우위에 있다. 두통 환자를 대상으로 한 대부분 연구에서 divalproate sodi-um 또는 sodium valproate는 위약군보다 더 많은 부작용이 보고되지는 않았다. 하지만 장기간 사용했을 때 체중증가 소견이 보고되며 또한 탈모, 떨림 등의 부작용이 있으므로 젊은 여성 환자에게 사용할 때는 주의하여야 한다. 구역, 구토, 위장관 불쾌감이 가장 흔한 부작용으로 보고되나 이들의 빈도는 6개월 이후에는 줄어든다. 그 외 췌장염, 간독성, 기형유발, 혈소판감소증, 다른 혈액병의 위험이 있으므로 정기적인 검사가 필요하나. 신경관결손neural tube defect을 포함

표 11-2 **편두통 예방치료를 위한 약물들**

분류와 약물들	하루 용량	흔한 부작용
베타차단제		
Propranolol	40~240 mg	피로, 우울증, 구역, 어지럼, 기립저혈압, 서맥
Metoprolol	100~200 mg	
Atenolol	50~200 mg	* 금기: 천식, 당뇨병, 레이노병, 울혈심부전
Nadolol	20~160 mg	
Timolol	20~60 mg	
항뇌전증제		
Valproate/Divalproex	500~2,000 mg	체중증가, 떨림, 탈모, 구역, 기면, 어지럼, 간효소 상승, 혈소판감소
Topiramate	50~200 mg	이상감각, 체중감소, 식욕부진, 피로, 기억이상, 신결석, 급성 녹내장
Gabapentin	600~3,600 mg	기면, 어지럼, 무력증
Lamotrigine	50~300 mg	스티븐스존슨 증후군
Zonisamide	25~400 mg	신결석, 술폰아미드(sulfonamide) 알레르기
삼환계항우울제와 그 외 항우울제들		
Amitriptyline	10~200 mg	입마름, 기면, 체중증가, 변비, 어지럼, 구역
Doxepin	10~200 mg	진정
Nortriptyline	10~150 mg	항콜린부작용
Fluoxetine	10~40 mg	성기능장애, 불안, 불면
Venlafaxine	75~225 mg	구역, 구토, 기면, 입마름, 요저류
칼슘통로차단제		
Flunarizine	5~10 mg	진정, 체중증가, 지연운동이상
Verapamil	120~480 mg	서맥, 저혈압, 변비
Amlodipine	5~10 mg	부종
안지오텐신전환효소억제제 & 안지오텐신수용체길항제		
Lisinopril	10~40 mg	기침
Candesartan	16~32 mg	저혈압, 어지럼
히스타민계/항히스타민계		
N-α-methyl histamine	1 ng~10 ng 2/주	주사부위 가려움
Cyproheptadine	2~8	진정, 체중증가
Methylsergide	2 mg	후복막섬유화
Onabotulinumtoxin A	155 U	주사부위 통증, 안검하수, 근위약
보조제와 약초		
Riboflavin	400 mg	
Coenzyme Q10	300 mg	위장관 부작용
Magnesium	400~600 mg	설사
Butterbur	100~150 mg	트림
Feverfew	50~300 mg	

한 알려진 기형유발 부작용 이외에 최근 FDA에서는 임신 중 sodium valproate 관련 약제를 복용한 산모에서 태어난 소아의 지능지수가 떨어진다고 경고하였다. 따라서 임신 중 환자, 간질환 또는 췌장염의 기왕력이 있는 환자에서는 절대 금기이며 그 외 혈소판감소증, 범혈구감소증, 출혈성 질환의 경우에 사용은 금기이다. 토피라메이트는 삽화편두통 환자뿐 아니라 만성편두통 환자의 예방치료에도 효과적인 약제로 입증되었고 약물과용두통을 동반한 편두통 환자에서도 효과적인 예방치료약제로 사용될 수 있다. 토피라메이트의 가장 흔한 부작용은 손발 저린감paresthesia이며 그 외 부작용으로는 집중력 저하, 기억과 언어 문제, 피로, 식욕감소, 구역, 설사, 감각저하, 복통 등이 발생할 수 있으며, 장기간 투여하는 경우 체중감소와 신결석이 생길 수 있다. Gabapentine은 편두통 환자의 예방 효과에 대한 증거는 다양한 결과를 보여 첫번째 치료 약제로 간주되지는 않으나, 다른 통증 질환을 동반하는 편두통 환자의 예방치료제로 효과적일 수 있다. Lamotrigine은 빈번하거나 지속된 조짐을 동반하는 편두통 환자의 예방치료제로 효과적일 수 있다.

(3) 삼환계항우울제와 그 외 항우울제

아미트리프틸린은 여러 번의 무작위대조시험에서 편두통 예방치료에 대한 효과가 증명되었다. 그 외 protriptyline, 노르트리프틸린도 일부 효과가 보고되었으나 높은 증거수준의 연구는 아직 부족하다. 편두통 예방치료를 위해 사용되는 약물용량은 우울증 치료를 위해 사용되는 용량보다 적기 때문에, 우울증이 동반된 편두통 환자에서 우울증 치료를 위해서는 더 높은 용량이 필요하다. 삼환계항우울제의 사용으로

구강 건조, 명치 불쾌감, 변비, 어지럼, 정신혼동, 빈맥, 두근거림, 흐린 시력, 요정체와 같은 항무스카린 부작용이 발생할 수 있으며, 그 외 체중증가, 기립저혈압, 반사성 빈맥, QT 간격연장, 경련역치감소, 진정과 같은 부작용 발생도 가능하다. 만약 3차 삼환계항우울제(예, 아미트리프틸린, doxepin)의 사용으로 진정효과가 심하다면 2차 삼환계항우울제(예, 노르트리프틸린) 약제로 변경을 고려할 수 있다. 선택적세로토닌 재흡수억제제 약물 중 fluoxetine은 하나의 2상 연구에서 위약군에 비해 편두통 예방치료에 효과가 입증되었으나, 후속연구에서는 그 효과가 입증되지 못했으며, 또한 그 외 다른 항우울제들도 위약-대조군 연구에서 효과가 입증되지 못했다. 그러나 삼환계항우울제 보다는 부작용이 덜해서 선택적세로토닌재흡수억제제는 우울증을 동반한 편두통 환자의 예방치료제로 고려할 수 있다. 선택세로토닌 재흡수억제제의 흔한 부작용으로 성기능장애, 불안, 신경과민, 불면, 기면, 피로, 떨림, 발한, 식욕부진, 구역, 구토, 어지럼 등이 포함된다. 선택세로토닌 노르아드레날린 재흡수억제제selective serotonin-norepinephrine reuptake inhibitor, SNRI인 venlafaxine이 예방치료에 효과적이며 이는 섬유근통fibromyalgia과 같은 다른 만성 통증 질환을 동반한 편두통 환자에서 효과적인 예방치료제로 사용될 수 있다. 부작용으로 불면, 신경과민, 동공확대, 경련 등이 발생할 수 있다.

(4) 칼슘통로차단제

Flunarizine은 편두통 발작을 감소시키는데 약간의 효과가 있으며, amlodipine, verapamil과 같은 약물들도 효과가 입증되었다. 다른 항고혈압제제처럼 저혈압, 말초부종 등에 주의하면서 사용 하여야 한다.

(5) 그 외 항고혈압제제

무작위대조 이중맹검연구에서 안지오텐신전환효소억제제angiotensin-converting enzyme inhibitor인 lisinopril이 편두통 일수를 50% 정도 줄이고, 안지오텐신II 수용체길항제angiotensin II receptor antagonist인 candesartan이 대조군보다 한 달에 5일 정도의 두통일수를 줄였다는 편두통 예방 효과에 관한 보고가 있다.

(6) 보조제와 약초

몇 개의 비타민, 미네랄, 그리고 약초herb 치료제가 편두통 예방치료제로 사용될 수 있고, 이는 처방약을 선호하지 않는 환자에서 도움이 될 수 있다. 이들은 부작용이 적고 약물상호작용이 적은 장점을 가진다. 머위butter bur, petasites hybridus가 편두통 발작을 감소시키는 것으로 증명되어 예방치료에 효과적이나 식물의 잎이 발암성으로 알려져 있어 적절하게 가공된 것을 섭취할 수 있도록 주의해야 한다. 보조효소 Q10coenzyme Q10은 편두통의 빈도를 감소시키나, 편두통의 중증도와 급성기 구제 약물사용 횟수에는 감소 효과를 보이지 않는 것으로 알려졌다. 또한 Magnesium oxide와 리보플라빈riboflavin은 편두통의 빈도를 감소시키는 데 효과가 있음이 증명되었다. 그러나 화란 국화로도 불리는 피버퓨feverfew는 메타분석에 따르면 편두통 예방 효과에 아직 논란의 여지가 있어 사용이 제한된다.

(7) 다른 약제들

2012년 미국신경과학회/미국두통학회의 치료지침에 편두통 예방치료를 위한 히스타민, 항히스타민제 연구가 포함되었다. 3개의 단일기관 2상 연구에서 N-α-methyl histamine(1 ng~10 ng 2번/주, 피질하주사)가 편두통 예방치료에 대한 효과가 입증되었다. 항히스타민제로 세로토닌serotonin 길항효과를 가진 cyproheptadine이 단일기관 2상 임상연구에서 효과가 증명되었다. 에르고트 유도체ergot derivative인 methylsergide 또한 선택 가능한 약제이다. 하지만 후복막, 흉막, 심장판막 섬유화의 위험성이 있기 때문에 약물 중지기간이 필요하며 6개월 이내로만 제한적으로 사용해야 한다. 이 약제는 편두통의 예방목적으로 FDA 승인을 받았음에도 불구하고 이제는 미국에서 사용이 불가능하다.

(8) 보툴리늄독소 A형

보툴리늄독소 A형botulinium toxin A의 사용은 최근 많은 관심을 받고 있다. 이는 혐기성 박테리아인 클로스트리듐보툴리늄clostridium botulinum에서 분비된 신경독으로, 삽화편두통과 긴장형두통tension-type headache 환자군을 대상으로 한 연구에서는 효과가 없었지만 만성편두통 환자에서 효과가 입증되어 FDA 승인을 받게 되었다. 구심신경 섬유의 말초 종단에서 서브스탠스Psubstance P, 칼시토닌유전자관련펩티드calcitonin gene-related peptide, CGRP, 글루탐산염glutamate을 포함한 통각 매개물질들의 분비를 억제하며, 중추 삼차신경 혈관계의 감작sensitization을 억제하는 것으로 생각된다. 권고되는 용량은 31개의 주사 부위에 155단위(한 주사부위마다 5단위씩 주사)의 보툴리늄독소를 12주마다 주사한다. 주사 부위 근육에 눈살근proceus과 양측 눈썹주름근corrugator, 전두근frontalis, 측두근temporalis, 후두근occipitalis, 경부척추옆근 cervical paraspinal과 상등세모근upper trapezius이 포함된다(그림 11-1). 또한 부가적인 40U를 통증부

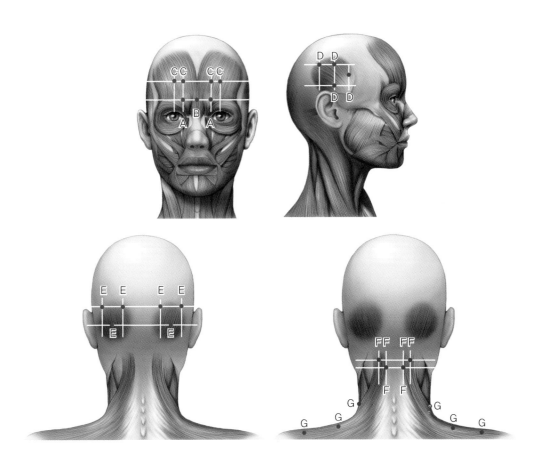

그림 11-1　만성편두통에서 권고되는 보툴리눔독소 주사 부위. **A.** 눈썹주름근(corrugator): 5U(양측). **B.** 눈살근(proceus): 5U(한부위). **C.** 전두근(frontalis): 10U(양측). **D.** 측두근(temporalis): 20U(양측). **E.** 후두근(occipitalis): 15U(양측). **F.** 경부척추옆근(cervical paraspinal): 10U(양측). **G.** 상등세모근(upper trapezius): 15U(양측)

위를 따라서 추가적으로 주사할 수 있으며follow-the-pain strategy, 이럴 경우 최대 39부위에 195U까지 가능하다.

2) 삽화편두통의 예방치료

미국두통학회와 미국신경과학회에서는 2012년에 성인 삽화편두통 환자의 예방치료를 위한 약물과 부가적인 치료에 관한 치료지침을 발표했다. 이런 치료

지침에서의 권고는 비용이나, 부작용보다는 치료결과에 기본을 두고 있다. 이들 치료지침은 비슷한 시기에 발표된 캐나다 또는 유럽 편두통 예방진료지침과 거의 유사하며 약간의 차이점만을 보인다. 미국과 유럽 진료지침은 증거와 권고 수준에 따라 명확한 효과가 확립되고, 첫 번째 선택 약제로 분류되는 A수준부터 순서대로 B, C수준으로 분류하였고, 캐나다 진료지침은 높은, 중간, 낮은, 매우 낮은 증거수준으로 분류하였고 이익과 해의 균형에 기본을 두어 강한 또는 낮은 권고로 분류하였다. 따라서 만약 치료 효과가

표 11-3 삽화편두통의 예방치료를 위한 권고 약물들

권고 수준	권고 약물들			
	미국지침(AHS/AAN, 2012)	유럽지침(EFNS, 2009)	캐나다지침(CHS, 2012)	
수준 A	Propranolol, Metoprolol, Timolol Topiramate, Divalproex/sodium valproate	Propranolol, Metoprolol, Topiramate, Valproic acid, Flunarizine	높은 증거수준 & 강한 권고	Propranolol, Metoprolol, Topiramate, Amitriptyline
수준 B	Amitriptyline, Venlafaxine Atenolol Nadolol	Amitriptyline, Venlafaxine, Bisoprolol, Naproxen	중간 증거수준 & 강한 권고	Nadolol, Candesartan, Gabapentin, Petasites (Butterbur)
			낮은 증거수준 & 강한 권고	Riboflavin, Nicardipine, Magnesium
수준 C	Lisinopril, Candesartan, Carbamazepine, Guanfacine, Nebivolol, Cyproheptadine, Nicardipine	Lisinopril, Candesartan, Gabapentin, Aspirin	높은 증거수준 & 약한 권고	Divalproex, Flunarizine, Pizotifen
			낮은 증거수준 & 약한 권고	Lisinopril, Verapamil, Venlafaxine

AHS/AAN, American Headache Society/ American Academy of Neurology; EFNS, European Federation of Neurological Societies; CHS, Canadian Headache Society

중간 또는 낮은 증거 수준을 가진 약제라도 허용할 수 있고 안전하다면 강한 권고로 분류되었다(표 11-3). 토피라메이트, 프로프라놀롤, metoprolol은 미국 진료지침과 마찬가지로 캐나다 진료지침에서도 강력히 권고되는 약물들이다. 하지만 예를 들면 gabapentin은 캐나다 지침에서는 강력히 권고되는 약이나 미국 지침에서는 명확한 증거 또는 효과가 없는 기준에 포함된다.

또한, 미국두통학회와 미국신경과학회의 치료지침은 월경관련편두통의 단기간 예방치료에 대한 지침을 포함하였다. Frovatriptan(부하 용량 후 2.5 mg 하루에 두 번, 생리기간에 사용)의 효과가 입증되었고, naratriptan (1 mg, 하루에 두 번, 5일간 생리기간에 사용)과 zolmitriptan (2.5 mg 하루에 두 번 또는 세 번, 생리기간에 사용)도 유사한 효과를 보일 수 있다. 이런 편두통 치료전략은 특히 비교적 정확히 생리기간을 예측할 수 있고, 이와 관련된 예측 가능한 편두통 발작 시점을 가진 환자에서 사용할 수 있다. 그 외 삽화편두통의 비약물치료로 인지행동요법cognitive behavioral therapy, 이완요법relaxation technique, 열 또는 근전도 바이오피드백 등에서 그 효과가 증명되었다.

3) 만성편두통의 예방치료

보툴리눔독소 A형은 만성편두통의 예방치료를 위해 현재 FDA 승인된 유일한 치료법으로 전통적인 예방 약물로 치료할 수 없는 만성편두통 환자의 선택적인 치료제가 될 수 있다. 최근의 메타분석에 의하면 보툴리눔독소치료는 만성매일두통과 만성편두통에서 모두 예방 효과를 보이는 것으로 보고되었다. 보툴리눔독소 외의 약제로 토피라메이트와 아미트리프틸린은 각각의 비교 효과 연구에서 만성 편두통 환자의 예방치료에 있어 보툴리눔독소치료와 대등한 효과가 입증되었다. 또한, 토피라메이트는 위약군과의 무작위대조시험들에서도 약물과용두통 동반 여부에 상관없이 만성편두통 환자의 예방치료에 효과가 입증되어, 현재까지 진행된 만성편두통 환자의 예방치료 약제 중 가장 높은 수준의 증거를 가진다. 그 외 선택 가능한 만성편두통의 예방치료 약제들은 표 11-4를 참고한다.

만성편두통의 치료는 종합적 접근이 필요하며, 환자 교육이 필수적이다. 약물과용, 약물순응도 저하, 과소진단되거나 과소치료되는 동반질환 여부 등이 만성편두통 치료의 제한점이 될 수 있다. 아편제를 한 달에 8일 이상, 트립탄을 한 달에 10일 이상, 단순진통제를 한 달에 15일 이상씩 3개월 이상 사용하였을 때 약물과용두통의 발생이 가능하다. 과용된 약제를 서서히 줄이면서 중지하며, 동시에 예방 약제 치료를 시작할 수 있다. 또한, 카페인은 만성두통의 흔한 유발요인으로 작용하므로 엄격히 제한하거나 중지해야만 한다. 다른 만성 질환들과 유사하게 약물순응도와 지속성의 저하가 치료의 한계로 작용할 수 있으며, 만성편두통 환자의 약물 지속성 연구에서 치료 1년 후에 4분의 1 미만의 환자에게서만 예방 약제가 유지된다고 보고되었다. 따라서 적절한 환자 교육이 무엇보다 중요하다. 또한, 만성편두통 환자에서는 다양한 내과적, 정신과적 질환이 동반되므로 항상 동반질환에 대한 치료가 필요하며, 그 외 체중감소, 운동, 금주, 일정하고 충분한 수면 등으로 규칙적이고 균형 잡힌 생활방식의 유지와 스트레스 관리가 만성편두통 환자의 삶의 질 향상에 도움이 될 수 있다.

4) 편두통 예방치료의 새로운 시도들

(1) 단클론항체

칼시토닌유전자관련펩티드를 표적에 둔 세 개의 단클론항체LY2951742, ALD403, TEV-48125와 칼시토닌유전자관련펩티드 수용체에 대한 한 개의 단클론항체AMG334가 2상 임상을 완료했고 이들의 연구 결과가 보고되었다. 초기 결과들은 모두 위약군에 비해 다소 효과가 있으며 심한 부작용은 없는 것으로 보고되었다. TEV-48125 물질은 높은 빈도의 삽화편두통과 만성편두통 환자 모두에서 연구되었고, 나머지 세 가지 약물들은 모두 삽화편두통 환자를 대상으로 연구되었다.

(2) 신경자극술

다양한 침습적과 비침습적, 중추성 또는 말초성 신경자극술neurostimulation이 개발되었고, 이들의 예비연구들에서 일부 신경자극술이 편두통 치료에 효과가 있음이 보고되었다. 침습적 신경자극술은 매우 심하거나 치료에 반응하지 않는 불응성 편두통 환자가 대상이 될 수 있음에 비해, 비침습성 신경자극술은

표 11-4   **만성편두통의 예방치료를 위한 선택 약제들**

약물들	증거	시작 용량	목표 용량
Topiramate	무작위대조시험 (3)	12.5 mg/일, 매주 12.5 mg씩 증량	100~200 mg/일, 하루 두 번
Sodium valproate	무작위대조시험 (1)	250 mg/일, 매주 250 mg씩 증량	1,000 mg/일, 하루 두 번
Tizanidine	무작위대조시험 (1)	4 mg/일, 매주 4 mg씩 증량	16~24 mg/일, 하루 두/세 번
Gabapentin	이중맹검교차시험 (1)	100~300 mg/일, 매주 100~300 mg씩 증량	2,400 mg/일, 하루 세 번
Amitriptyline	비이중맹검비위약군대조시험 (1)	10 mg/일, 매주 10 mg씩 증량	50~70 mg/일
Memantine	개방표지시험 (1)	5 mg/일, 매주 5 mg씩 증량	20 mg/일, 하루 두 번
Atenolol	개방표지시험 (1)	25 mg/일, 매주 25 mg씩 증량	50 mg/일
Pregabalin	개방표지시험 (1)	75 mg/일, 매주 75 mg씩 증량	300 mg/일, 하루 두 번
Zonisamide	개방표지시험 (1)	25 mg/일, 매주 25 mg씩 증량	400 mg/일, 하루 두 번

편두통 환자의 새로운 치료방법으로 유용할 수 있다. 현재까지 두 가지의 비침습적 말초성 신경자극법, 즉 경피안와신경자극술transcutaneous Supraorbital Neuro-Stimulation, tSNS이 삽화편두통 환자에, 경피미주신경자극술transcutaneous Vagus NeuroStimulation, tVNS이 만성편두통 환자의 예방에 효과가 있는 것으로 보고되었다. 특히 경피안와위신경자극머리띠CEFALY Technology, Grace-Hollogne, Belgium는 삽화편두통 환자에서 하루 한 번 20분씩 2~3개월간 사용했을 때의 편두통 예방 효과와 안정성이 이미 다양한 연구를 통해 입증되어 최근 삽화편두통 환자의 예방치료로 FDA 승인되었다. 만성편두통 환자에서는 현재 연구가 진행 중이다. 안와위신경은 안구분지삼차신경의 종말분지로 이런 말초신경의 경피 전기자극이 소통증전

달 섬유에서의 통증 전달을 방해하고 삼차 신경절의 통증 활성도를 중추에서 조절함으로써 편두통 치료에 도움이 되는 것으로 생각된다. tVNS은 만성편두통 환자의 예방치료로 어느 정도 효과가 입증되었고 현재 3상 임상연구가 진행 중으로 현재까지는 임상연구내에서 치료목적으로만 사용될 수 있다. 단일자극두개경유자기자극술single-pulse transcranial magnetic stimulation, TMS이 최근 조짐편두통의 급성기 치료로 FDA 승인된 반면, 고빈도반복 경피자기장자극술high-rate, repetitive TMS이 신경전달물질에 효과를 미치거나 피질흥분성cortical excitability을 감소시켜서 편두통의 예방치료에 효과적인 것으로 보고되었으나, 후속 연구가 필요하다(그림 11-2).

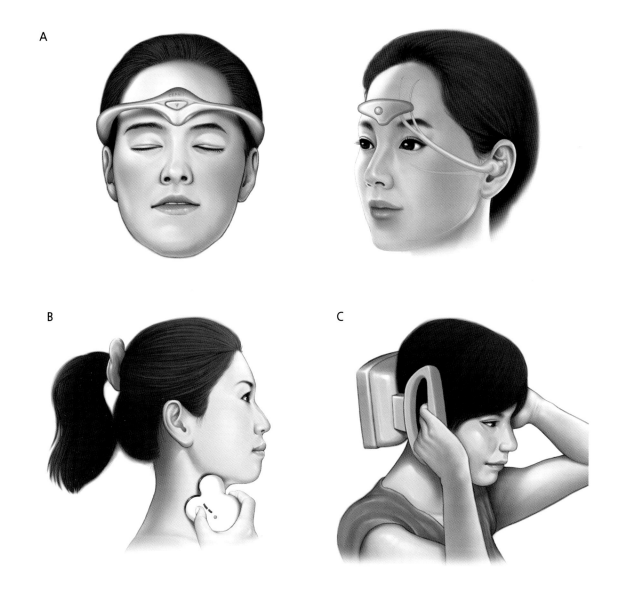

그림 11-2　편두에서 시도되는 신경자극술. **A.** 경피안와신경자극술: transcutaneous supraorbital neurostimulation. **B.** 경피미주신경자극술: transcutaneous vagus neurostimulation. **C.** 고빈도반복경피자기장자극술: high-rate, repetitive transcranial magnetic stimulation

참고문헌

1. Carville S, Padhi S, Reason T, Underwood M. Guideline development of headache in young people and adults: summary of NICE guidance. *BMJ* 2012;345:e5765.
2. Estemalik E, Tepper S. Preventive treatment in migraine and the new US guidelines. *Neuropsychiatr Dis Treat* 2013; 9:709-720.
3. Evers S, Afra J, Frese A, Goadsby PJ, Linde M, May A, et al. EFNS guideline on the drug treatment of migraine-revised report of an EFNS task force. *Eur J Neurol* 2009;16:968-981.
4. Fenstermacher N, Levin M, Ward T. Pharmacological prevention of migraine. *BMJ* 2011;342:d583.
5. Holland S, Silberstein SD, Freitag F, Dodick DW, Argoff C. Evidence-based guideline update: NSAIDs and other complementary treatments for episodic migraine prevention in adults: report of the Quality Standards Subcommittee of the American Academy of Neurology and the American Headache Society. *Neurology* 2012;78:1346-1353.
6. Lanteri-Minet M, Valade D, Geraud G, Lucas C, Donnet A. Revised French guidelines for the diagnosis and management of migraine in adults and children. *J Headache Pain* 2014;15:2.
7. Lipton RB, Bigal ME, Diamond M, Freitag F, Reed ML, Stewart WF. Migraine prevalence, disease burden, and the need for preventive therapy. *Neurology* 2007;68:343-349.
8. Lipton RB, Silberstein SD. Episodic and chronic migraine headache: breakdown barriers to optimal treatment and prevention. *Headache* 2015;55:103-122.
9. Mitsikostas DD, Rapoport AM. New players in the preventive treatment of migraine. *BMC Med* 2015;13:279.
10. Pringsheim T, Davenport WJ, Becker WJ. Prophylaxis of migraine headache. *CMAJ* 2010;182:E269-E276.
11. Pringsheim T, Davenport WJ, Mackie G, Worthington I, Aube M, Christie SN, et al. Canadian Headache Society guideline for migraine prophylaxis. *Can J Neurol Sci* 2012;39:S1-S59.
12. Rizzoli P. Preventive pharmacotherapy in migraine. *Headache* 2014;54:364-369.
13. Shapiro RE. Preventive treatment of migraine. *Headache* 2012;52:65-69.
14. Silberstein SD, Holland S, Freitag F, Dodick DW, Argoff C. Evidence-based guideline update: pharmacologic treatment for episodic migraine prevention in adults: report of the Quality Standards Subcommittee of the American Academy of Neurology and the American Headache Society. *Neurology* 2012;78:1337-1345.
15. Silberstein SD. Preventive migraine treatment. *Continuum* (Minneap Minn) 2015;21:973-989.
16. Starling AJ, Vargas BB. A narrative review of evidence-based preventive options for chronic migraine. *Curr Pain Headache Rep* 2015;19:49.

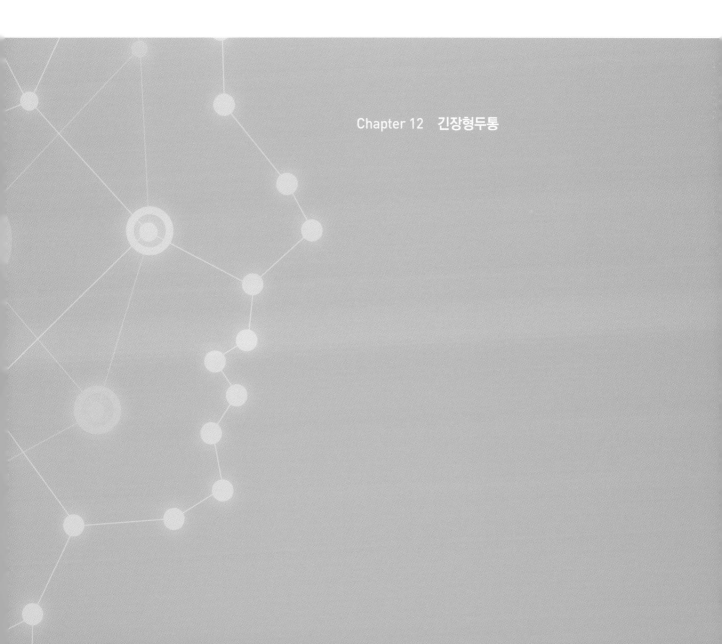

T·H·E H·E·A·D·A·C·H·E

PART 4

긴장형두통

Chapter 12　긴장형두통

12

긴장형두통

최윤주

긴장형두통tension-type headache은 충치 다음으로 인류에게 흔히 발생하는 질환으로 두통 중 가장 흔한 형태이다. 발생률은 성별, 나이, 지역 및 연구에 따라 다양하나 일반적으로 24~37%의 발생률을 보인다. 긴장형두통은 과거 신경성두통, 스트레스두통stress headache, 근육수축두통muscle contraction headache, 정신성두통psychogenic headache 등의 이름으로 불리었으나 현재는 국제두통질환분류 제 3판 베타판 ICHD-3β에 근거하여 긴장형두통이란 용어만 사용하고 있다. 이름에서 보여주듯 근육의 긴장, 과도한 스트레스가 이 두통과 관련 있을 것으로 생각하지만 아직까지 그 원인은 명확히 밝혀지지 않았다. 그 이유는 가장 흔한 두통임에도 불구하고 통증의 강도가 다른 두통에 비해 중등도 이내로 약하고, 자주 반복되는 두통이 아니며, 환자 스스로도 의사를 찾기보다는 견디거나 일반의약품으로 치료하기 때문에 연구가 활발히 진행되지 못해서이다. 또한 두통 연구가 대부분 편두통migraine을 포함한 극심한 양상의 두통에 치

우쳐져 있어 연구자의 관심도가 적다. 그러나 전체 긴장형두통의 2~3%는 예방치료나 복합적인 치료를 요하는 만성긴장형두통chronic tension-type headache 이고 흔한 두통이므로 긴장형두통의 역학, 병태생리, 및 치료법에 대해 정확히 알고 있을 필요가 있다.

1. 분류

1998년 국제두통학회에서 처음 두통을 분류하였을 때부터 긴장형두통은 원발두통primary headache의 두 번째 세션으로 분류되어 있다. 국제두통질환분류 제 2판에서 제 3판 베타판ICHD-3β으로 변하면서 편두통과 달리 긴장형두통의 그 아형 분류와 정의는 변화가 없다. 2013년 국제두통질환분류 제 3판 베타판 ICHD-3β에서는 긴장형두통을 저빈도삽화긴장형두통 infrequent episodic tension-type headache, 고빈도삽화

표 12-1　긴장형두통의 분류

2.1 저빈도삽화긴장형두통
　2.1.1 두개주변 압통과 관련된 저빈도삽화긴장형두통
　2.1.2 두개주변 압통과 관련되지 않은 저빈도삽화긴장형두통
2.2 고빈도삽화긴장형두통
　2.2.1 두개주변 압통과 관련된 고빈도삽화긴장형두통
　2.2.2 두개주변 압통과 관련되지 않은 고빈도삽화긴장형두통
2.3 만성긴장형두통
　2.3.1 두개주변 압통과 관련된 만성긴장형두통
　2.3.2 두개주변 압통과 관련되지 않은 만성긴장형두통
2.4 개연긴장형두통
　2.4.1 개연저빈도삽화긴장형두통
　2.4.2 개연고빈도삽화긴장형두통
　2.4.3 개연만성긴장형두통

긴장형두통frequent episodic tension-type headache, 만성긴장형두통으로 분류하였다(표 12-1). 긴장형두통은 중등도 이하의 강도의 비박동성통증이 양측으로 나타나는 것이 특징적이며 저빈도삽화긴장형두통은 한 달 평균 하루 미만, 고빈도삽화긴장형두통은 한 달 평균 1~14일, 한 달 평균 15일 이상은 만성긴장형두통으로 분류된다(표 12-2). 긴장형두통의 진단기준 A~D 중 한 가지만 부합되지 않으면서 다른 두통 질환의 진단으로 더 잘 설명되지 않는(기준 E) 경우 개연긴장형두통으로 분류한다. 또한 각 아형은 두개주변 압통pericranial tenderness의 여부에 따라 더 세분화 된다.

표 12-2　긴장형두통의 진단기준(ICHD-3β)

저빈도삽화긴장형두통
A. 진단기준 B~D를 충족하며 한 달 평균 하루 미만(일년에 12일 미만)의 빈도로 최소한 10번 이상 발생하는 두통
B. 두통은 30분에서 7일간 지속됨
C. 두통은 다음 네 가지 양상 중 최소한 두 가지 이상을 충족함:
　1. 양측위치
　2. 압박감/조이는 느낌(비박동양상)
　3. 경도 또는 중등도의 강도
　4. 걷거나 계단 오르기 같은 일상 신체 활동에 의해 악화되지 않음
D. 다음 두 가지를 모두 충족함:
　1. 구역이나 구토가 없음
　2. 빛공포증이나 소리공포증 중 한 가지는 있을 수 있음
E. 다른 ICHD-3 진단으로 더 잘 설명되지 않음

고빈도삽화긴장형두통
A. 기준 B~D를 충족하며 두통이 3개월을 초과하여 한 달 평균 1~14일(1년에 12일 이상 180일 미만)의 빈도로 최소한 10회 이상 발생하는 두통
B~E는 저빈도삽화긴장형두통 진단기준과 같음

만성긴장형두통
A. 기준 B~D를 충족하며 3개월을 초과하여 한 달 평균 15일 이상(일 년에 180일 이상) 발생하는 두통
B. 두통은 수 시간에서 수 일간 지속하거나 계속됨
C. 저빈도삽화긴장형두통 진단기준과 같음
D. 다음의 두 가지 모두를 충족함
　1. 빛공포증이나 소리공포증, 경도의 구역 중 한 가지는 있을 수 있음
　2. 중등도나 심도의 구역이나 구토는 없음
E. 다른 ICHD-3 진단으로 더 잘 설명되지 않음

2. 역학

앞서 살펴보았듯 긴장형두통은 가장 흔한 두통의 형태이다. 원발두통에 속하며 1년 발생률은 24~37% 정도를 보이지만 평생발생률은 78%에 달한다. 주로 20대 중반에서 30대 초반 사이에 발생하며 30~39세 사이에 발생률이 제일 높다. 이후 나이가 증가함에 따라 줄어드는 경향을 보인다. 아시아나 아메리카보다는 유럽인구에서 더 호발하는 것으로 알려져 있고 문화적·민족적 특성도 어느 정도 관여하는 것으로 알려져 있다. 남성보다는 여성에서 1.16~3배 정도 더 호발하며, 고령에서는 남녀간 차이가 없거나 약간 여성에서 더 흔하다. 그러나 소아의 경우는 남녀비의 차이는 없다. 덴마크의 12년간 진행한 연구에 의하면 고빈도삽화긴장형두통은 연간 인구 1,000명당 14.2의 발생률을 보이며 역시 여성에서 더 높은 것으로 알려져 있다.

두통의 형태는 일상생활이나 사회생활에 제약이 없는 저빈도삽화긴장형두통이 대부분이다. 일상생활에 영향을 미치고 예방약물 및 여러 치료적 방법이 필요한 만성긴장형두통은 전체 긴장형두통의 2~3%이며 고령인구에서도 같은 분포를 보인다. 그러나 소

아나 청소년기의 만성긴장형두통은 1.5% 이내이다.

약물과용, 두통의 유병기간, 발생 연령, 체중 등은 긴장형두통의 만성화 및 악화의 요인으로 알려져 있다(표 12-3).

3. 동반질환 및 감별진단

1) 동반질환

턱관절 질환은 긴장형두통과 많은 연관이 있는 것으로 알려져 있다. 삼차신경꼬리핵trigeminal nucleus caudalis으로 전달되는 통증 경로를 병태생리에서 공유하므로 긴장형두통, 특히 만성긴장형두통은 관련이 있다. 우울증, 불안, 공황장애 역시 많이 동반되는데 저빈도 및 고빈도삽화긴장형두통보다는 만성긴장형두통에서 더 많이 연관되어 있다. 크리닉에서는 13~30%, 인구학적 연구에서는 9.5~13%의 긴장형두통에서 불안과 우울을 동반하는 것으로 알려져 있다.

2) 감별진단

무조짐편두통migraine without aura이나 개연편두통과 감별이 쉽지 않다. 이러한 경우 두통일기를 작성하거나 두통일기 앱을 이용하여 두통의 강도, 동반증상, 지속시간을 정확히 기록하게 하면 감별을 할 수 있다. 또한 긴장형두통은 편두통의 급성기 치료 약물인 트립탄에 반응이 적은 것이 특징이다.

경추성두통cervicogenic headache과 섬유근통과도

표 12-3 긴장형두통의 만성화에 영향을 미치는 인자

- 진통제의 과다 사용
- 발생연령
- 6년 이상의 유병기간
- 편두통과 동반된 긴장형두통
- 미혼
- 우울이나 불안의 동반
- 과체중 및 비만

감별이 필요하다. 이 두 통증은 유발점trigger point이 있다는 것이 특징이고 근이완제muscle relaxant가 도움이 된다. 긴장형두통은 일반적으로 근이완제가 효과가 적은 것으로 알려져 있다. 경부인성두통과 긴장형두통은 두개주변 압통이 있고 목의 통증이 있다는 점에서 비슷하지만 많은 경우의 경부인성두통은 편측성이며 중등도 이상의 강도를 보인다.

4. 임상소견

긴장형두통의 발작 지속시간은 30분에서 7일까지로 매우 다양하다. 전형적인 양상은 중등도 이하의 강도를 보이며 비박동성통증이 양측으로 나타난다. 많은 경우에서 구역, 구토, 빛공포증, 소리공포증을 동반하지 않는다. 띠두른 듯하다, 무겁다, 누르는 것 같다, 당긴다 등으로 표현하며 오후되면 심해진다고 호소하는 경우가 드물지 않다. 누르는 양상pressing을 78%에서 호소하며 경도나 중등도의 강도는 99%, 양측성은 90%, 일상생활에 의해 악화되지 않는 경우가 72%를 보인다. 진단기준을 자세히 살펴보면 편두통의 진단기준을 반대로 생각해보면 된다. 일상생활에 의해 악화되지 않으나 구역이나 구토가 없으며, 빛공포증과 소리공포증이 둘다 있지 않고 편측성 박동성 두통이 아닌 것이 긴장형두통의 특징이다.

두개주변 압통이 있으며 이는 두통의 강도와 빈도와 관련 있다. 두통 이외에도 불면, 피로, 불안, 우울, 식욕 감퇴 등이 동반될 수 있다.

5. 병태생리

긴장형두통의 병태생리학적 기전으로는 유전적, 환경적 요인도 있지만 크게 말초성과 중추성 요인으로 나눌 수 있다. Aδ 섬유와 C 섬유를 통한 두개주변 근육의 변화에 의한 말초성 감작, 근육긴장도 증가는 주로 삽화긴장형두통episodic tension-type headache의 원인으로 생각된다. 경추 척수에 있는 등쪽돌기신경세포, 삼차척수신경핵, 시상, 대뇌피질과 연관된 중추성 감작과 수도관주위회색질periaqueductal gray, PAG에서의 억제 경로 결함은 만성긴장형두통의 원인으로 알려져 있다. 이는 삽화긴장형두통에서 단순진통제simple analgesics 사용과 만성긴장형두통에서 예방치료 사용의 근거가 된다(그림 12-1).

1) 말초성 요인

두개주변 근육의 긴장도 증가는 중요한 긴장형두통의 병태생리로 이해되고 있다. 근전도electromyography, EMG를 이용한 연구에서 긴장형두통 환자의 근육 활성도가 정상이거나 약간 활성도가 증가된 연구 결과가 대부분이어서 그 근거가 미약하다. 교감신경계 변화에 따른 혈류 변화와 두개주변 통증에 대한 민감도 증가 역시 말초성 요인으로 연구되고 있다.

2) 중추성 요인

척수 등쪽돌기신경세포, 삼차신경핵의 민감도 증

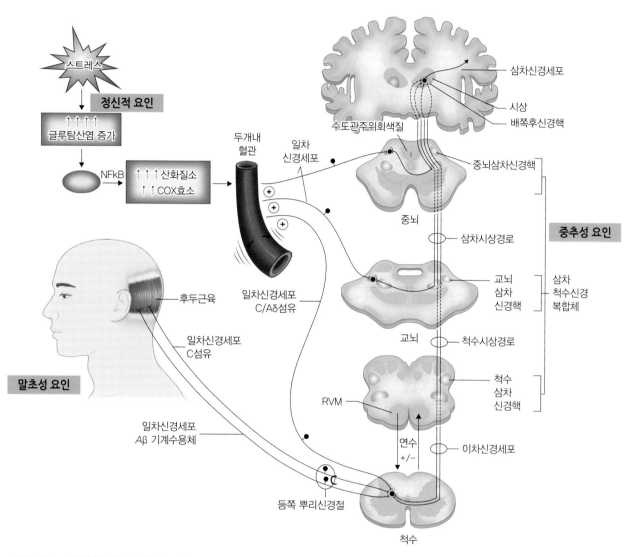

그림 12-1   긴장형두통 만성화의 병태생리

정신적 요인: 스트레스가 발생하게 되면 글루탐산염(glutamate)이 증가하고 산화질소(nitric oxide)와 COX 효소가 증가하게 되고 혈관을 통해 신경에 전달되게 된다. **중추성 요인:** 통증 자극은 삼차신경의 등쪽돌기신경포가 감작된다. 반복되는 자극은 척수와 시상과 연결된 경로를 통해 중추성감작(central sensitization)을 유발하게 된다. 활성전위가 계속 발생하게 되고 통증에 대한 역치 감소가 발생한다. **말초성 요인:** 말초에서도 두개주변 압통이 지속되며 감각과민이 발생한다. 계속된 자극은 시상을 통해 고위피질의 변화를 유발한다. NFkB, Nuclear factor kB; COX, cyclooxygenase; RVM, rostral ventomedial medulla

가와 통증억제 신경의 활성도 감소가 중추성요인의 핵심이다. 통증 인지에 대한 역치 감소가 고빈도삽화 긴장형두통 환자에서 밝혀져 있고 만성긴장형두통 환자의 경우는 통증에 대한 내성 역시 감소되어 있다. 만성긴장형두통 환자는 또한 통증에 대한 시계열적 축적 역시 진행된다.

3) 환경 및 정신적 요인

스트레스와 우울증은 긴장형두통과 많은 연관을 가지고 있다. 우울에서는 중추성 통증 경로 흥분도를 증가시키는 것으로 알려져 있고, 만성긴장형두통에서 우울 기분이 흔히 동반된다. 스트레스는 통증의 시계열적 축적temporal summation이나 억제 경로의 조절에 영향이 없이 긴장형두통에 영향을 주는 것으로 알려져 있어 더 연구가 필요하다.

4) 유전적 요인

환경이나 정신적 요인이 더 큰 것으로 알려져 있다. 쌍태아 연구에서 삽화긴장형두통은 일란성과 이란성 쌍태아에서 의미 있는 차이가 없는 것으로 알려져 있다. 그러나 만성긴장형두통은 가족력이 어느 정도 있는 것으로 알려져 있다.

5) 그 외 요인

산화질소합성효소nitric oxide synthase, NOS의 활성이 동물 실험에서 관찰되었으며 이에 대한 억제제를 투여하였을 때 중추성 감작이 줄어드는 것을 관찰하였다. 만성긴장형두통 환자의 회색질이 대조군에 비해 감소되어 있다는 연구도 있다.

아직 확실한 병태생리에 대한 정립된 결과는 없다. 보다 정밀한 동물실험 등의 연구가 필요하다.

6. 치료

치료는 개개인의 특성에 맞추어 치료하여야 한다. 급성기 치료와 예방치료가 있으며 예방치료는 대부분 만성긴장형두통이나 고빈도삽화긴장형두통에서 사용된다. 약물치료와 함께 알려진 유발인자에 대한 생활습관 교정, 환자 교육이 필요하다(표 12-4).

1) 급성기 치료

대부분의 긴장형두통은 급성기 약물 조절로 치료된다. 급성기 치료는 단순진통제와 복합제가 있다. 이러한 치료는 일주일에 2일 이내로 사용하는 것이 바람직하다.

(1) 단순진통제

단순진통제로는 ibuprofen 200~800 mg, ketoprofen 25 mg, 아스피린 500~1,000 mg, naproxen 375~550 mg, diclofenac 12.5~100 mg과 함께 아세트아미노펜 1,000 mg을 사용한다.

표 12-4 **긴장형두통의 유발인자**

- 스트레스
- 우울
- 불안
- 수면 부족, 수면 질환
- 불편한 자세
- 신체활동 부족
- 호르몬의 변화
- 약물 과다

대부분의 연구에서 아세트아미노펜 1,000 mg은 위약보다 유의하게 두통 감소 효과를 보였다. 반면 아세트아미노펜 500~650 mg의 적은 용량으로 사용하였을 때는 효과가 없다고 보고한 연구도 있다. 안정성 및 비스테로이드소염제가 가지고 있는 위장관계 합병증 때문에 아세트아미노펜은 일차 약제로 많이 이용되고 있다.

비스테로이드소염진통제nonsteroidal antiinflammatory drug, NSAID는 아세트아미노펜보다 대부분 효과가 우수한 것으로 알려져 있다. 아스피린은 위약에 비해 매우 효과적인 두통 감소를 보인다. 1,000 mg의 고용량 아스피린뿐만 아니라 500 mg, 650 mg의 저용량 아스피린 역시 유의한 두통 감소 효과가 있다. 통증 감소효과는 고용량일수록 좋으나 부작용도 용량에 비례하여 증가한다. ibuprofen 200~800 mg은 위약에 비해 매우 우수한 두통 감소 효과가 있고. 다른 약제에 비해 초기 30분 이내에 긴장형두통 완화효과가 탁월하다. ketoprofen 12.5~50 mg 역시 유의한 두통 감소 효과가 있으며, ketoprofen 25~50 mg을 사용하였을 경우 아세트아미노펜 500 mg이나 1,000 mg을 사용하였을 때보다 효과가 우수하거나 같았다. 그러나 ibuprofen 200 mg이 ketoprofen 25 mg을 쓴 경우보다 효과가 우수하다. diclofenac 12.5 mg과 25 mg와 함께 나프로센 375 mg과 550 mg 역시 효과적이다. 메타미졸 500 mg과 1000 mg 또한 다른 비스테로이드소염진통제와 마찬가지로 통증 감소 효과가 있지만 무과립구증agranulocytosis, 과민반응, 재생불량성 빈혈 및 약물 상호 작용 때문에 사용하지 않는다. 필요에 따라 비경구적 요법도 사용되는데 응급으로 사용할 수 있는 치료로 ketorolac 60 mg 근주가 효과적이다.

우리나라에서 시행한 긴장형두통에서 아세트아미노펜과 비스테로이드소염진통제 간 메타분석에서는 저용량 비스테로이드소염진통제와 아세트아미노펜과 효과에서 차이가 없었으며 고용량 비스테로이드소염진통제는 아세트아미노펜보다 두통 감소 효과가 유의하였으나 부작용이 저용량 비스테로이드소염진통제를 사용한 환자군에 비해 더 발생하였다. 또다른 메타분석 결과를 보면 아세트아미노펜 1,000 mg, ibuprofen 400 mg, ketoprofen 25 mg이 효과적이었다. 따라서 단순진통제 사용에서 환자의 특성에 따라 아세트아미노펜을 사용하거나 비스테로이드소염진통제 용량을 조절하여 사용하여야 한다.

(2) 복합제

대부분의 복합제는 처방전 없이 약국에서 두통 환자 자신이 구입이 가능하다. 비스테로이드소염진통제나 아세트아미노펜에 카페인caffeine이 병합된 약물이 복합제의 대부분이다. 그 밖에 코데인, diphenhydramine, chloropheniramine, ethenzamide와 같은 약물과의 복합제가 있다. 우리나라에서 시판되고 있는 복합제는 대부분 아세트아미노펜 250~500 mg과 카페인 50~65 mg이다. 카페인의 용량은 외국의 경우 65~200 mg을 사용하며 그 효과는 용량이 증가할수록 효과적이다. 아세트아미노펜 단독요법과 아스피린, 아세트아미노펜, 카페인 복합제를 비교한 메타분석에서 복합요법이 비교적 안전하면서 매우 효과적으로 두통이 조절되었다. 하지만 복합제에서 위장관 부작용이나 어지러움이 많이 발생하고 또한 카페인 복합제 사용은 약물과용두통이 잘 발생할 수 있다. 따라서 단순 진통제를 우선 사용하고 효과가 없을 경우 복합제를 고려해 볼 수 있다.

(3) 그 외 급성기 약물 치료

트립탄은 긴장형두통에서 유의한 효과는 없지만 편두통 양상이 보인 경우나 편두통이 같이 동반된 긴장형두통 환자에서 제한적으로 효과가 있다. 근이완제가 기전상 효과가 있을 것으로 기대되었지만 급성기 치료에서는 효과가 없는 것으로 알려져 있다. 아편양 진통제나 barbiturates는 효과도 적으며 약물 의존성을 유발하거나 약물과용두통이 발생할 가능성이 높으므로 되도록 사용하지 않는 것이 좋다. 비경구 약물로 메타미졸, chlorpromazine, metoclopramide, 디펜히드라민 복합요법이 있으며 복합요법의 경우 ketorolac보다 효과적이다.

(4) 기타 비약물 급성기 치료

비약물 급성기 치료로는 열찜질, 냉찜질, 마사지, 바이오피드백, 침술, 경추 견인법, 요가와 같은 다양한 방법이 있다. 그러나 대부분 비약물 치료에 대한 연구는 만성긴장형두통의 치료법 치료 도구 소개 정도의 단편적인 연구들이다. 급성기두통에서 비약물 치료에 대한 연구는 적으며 효과적이지 않다.

2) 예방치료

만성긴장형두통이나 매우 심한 고빈도삽화긴장형두통에서 예방치료를 고려한다. 따라서 긴장형두통은 높은 유병률에도 불구하고, 그 대상이 적어 연구는 미미하다. 긴장형두통의 예방치료의 목적은 발작의 빈도, 강도 및 지속시간의 감소, 발작의 급성기 치료에 대한 반응 증진, 일상생활의 제약 감소로 정리할 수 있다. 예방치료의 목표는 50% 이상 두통의 빈도 감소가 이상적이나 30% 이상으로 목표를 정하는 것이 좀더 현실적이다. 최소한 6주 이상 약물을 유지하여 예방치료의 효과를 판정하는 것이 바람직하며, 효과가 있을 경우는 적어도 3개월 이상 약물을 유지하며 서서히 약물 감량이 필요하다. 긴장형두통의 예방치료는 약물 치료, 행동요법, 물리적 치료로 나눌 수 있다.

(1) 약물치료

① 삼환계항우울제

삼환계항우울제tricyclic antidepressant에는 아미트리프틸린amitriptyline, 노르트리프틸린nortriptyline, protriptyline이 있다. 그 중 아미트리프틸린은 오래전부터 긴장형두통의 예방치료로 사용되어 왔고 그 효과도 좋다. 아미트리프틸린이 삽화긴장형두통에서는 효과가 없고 만성두통에서 그 효과가 있는 한 연구 결과를 볼 때, 만성긴장형두통에서는 세로토닌serotonin과 관련된 중추성 기전이 두통의 병태생리적 원인일 것으로 판단된다. 대부분 연구 결과 아미트리프틸린은 10~100 mg 용량을 사용하였을 때 모두 유의한 두통 예방 효과를 보였다. venlafaxine이나 mirtazapine과 같은 다른 항우울제와 비교해 보았을 때 아미트리프틸린의 긴장형두통 예방 효과는 매우 뛰어나다. 그러나 아미트리프틸린은 발한 저하, 동공 산대, 요저류, 변비, 진정효과, 혼돈, 구역, 빈맥, 체위성 저혈압, 진전과 같은 다양한 부작용이 있으므로 5~25 mg의 저용량부터 사용하며 2주 내지 4주간 조금씩 증량하여 75~100 mg을 유지할 수 있다(표 12-5). 그러나 우리나라 환자의 경우 5~30 mg의 저용량의 아미트리프틸린을 유지하는 것이 부작용이나 효과면에서 바람직하다. 아미트리프틸린을 사용하기 어

표 12-5   **아미트리프틸린의 부작용**

항콜린성	• 요저류 • 땀분비 감소 • 동공 산대 • 변비
항히스타민성	• 진정 • 혼돈
알파₁-아드레날린성	• 빈맥 • 기립저혈압
도파민성	• 진전

려운 경우 노르트리프틸린이나 protriptyline을 사용할 수 있으며, 노르트리프틸린은 10~25 mg의 용량으로 시작하며 50 mg을 사용하였을 때 6개월 후 유의한 두통 감소 효과를 보였다. 노르트리프틸린은 수면 효과가 아미트리프틸린에 비해 약하며 protripyline은 체중 감소 효과가 있는 것으로 알려져 있으므로 환자에 따라 삼환계항우울제를 선별해서 사용할 수 있다. 또한 clomipramine 75~150 mg, 사환계항우울제인 maprotiline 75 mg, mianserin 30~60 mg도 긴장형두통의 예방치료로서 위약보다 효과가 있다.

② 기타 항우울제

Mirtazapine 30 mg은 아미트리프틸린에 반응이 없는 긴장형두통 환자를 포함한 24명의 환자에서 위약보다 두통의 강도, 빈도 및 지속시간을 줄여주었다. 그러나 아미트리프틸린과 마찬가지로 졸림, 어지러움, 체중증가의 부작용이 있다. 저용량 mirtazapine 7.5 mg과 ibuprofen 복합제 사용은 효과가 없다. Venlafaxine 150 mg 역시 긴장형두통에 효과가 있는 것으로 알려져 있고 시탈로프람citalopram 등 다른 항우울제는 두통 감소 효과가 없다. 그러나 최근 발표된 메타분석에 의하면 mirtazapine, venlafaxine을 포함한 항우울제는 아미트리프틸린이나 위약보다 효과가 없는 것으로 나타났다.

③ 그 외 약물

항뇌전증약물로 발프로산, gabapentin과 토피라메이트에 대한 연구가 있고 발프로산의 경우는 효과가 없으며 gabapentin, 토피라메이트는 효과가 있는 것으로 나타났다.

보툴리눔독소botulinum toxin는 편두통에서는 그 예방효과가 입증되었지만 만성긴장형두통에서는 효과가 없다. 중추성 감작을 감소시키기 위한 마그네슘 투여 역시 효과가 없는 것으로 알려져 있다. 근이완제인 tizanidine의 경우는 두통 빈도, 정도, 발작기간 감소에 효과가 있는 것으로 알려져 있으나 연구 결과가 다양하여 추가적인 임상 연구가 필요하다.

약물 치료에 있어서는 아직까지 아미트리프틸린을 포함한 삼환계항우울제가 제일 우선적으로 권고된다 (표 12-6).

(2) 행동요법

스트레스, 불규칙하거나 부적절한 식사, 카페인 함유 물질의 과다한 섭취 혹은 금단, 탈수, 수면장애, 부적절한 운동, 여성 생리 주기 이상을 포함한 호르몬 변화와 같은 긴장형두통의 유발인자를 환자에게 인식시키고 이를 효과적으로 다스릴 수 있도록 하는 치료가 행동요법behavioral therapy이다. 행동요법에는 근전도생체되먹임EMG biofeedback, 이완훈련relaxation training, 인지행동요법cognitive-behavioral therapy

표 12-6　**긴장형두통의 치료**

급성기약물	용량(필요시 사용)	권고 수준
Acetaminophen	500~1,000 mg	A
Aspirin	500~1,000 mg	A
Ibuprofen	200~800 mg	A
Ketoprofen	25~50 mg	A
Naproxen	375~550 mg	A
Diclofenac	12.5~100 mg	A
Caffeine	65~200 mg	B
예방치료	**용량(하루 용량)**	**권고 수준**
일차선택약물		
Amitriptyline	30~75 mg	A
이차선택약물		
Mirtazapine	30 mg	B
Venlafaxine	150 mg	B
근전도 바이오피드백		A
인지행동요법		C
이완훈련		C
물리치료		C
침술		C

가 있다.

① 근전도생체되먹임

근전도생체되먹임은 지속적인 근육의 활동을 환자에게 되먹임하여 근육 긴장을 조절하고 환자에게 이를 인식하게 하여 불수의적이고 무의식적인 반응을 스스로 조절할 수 있게 해주어 두통을 경감시키는 방법이다. 53개 연구를 메타분석한 결과 생체되먹임은 유의한 통증 감소를 보이는 것으로 확인되었다. 특히 이완요법과 병행할 경우 더 효과적이다.

② 인지행동요법

스트레스를 유발하는, 두통을 악화시키는 생각과 신념을 환자에게 알려주고 이를 근거로 새로운 적응

행동을 찾아내는 방법이다. 아미트리프틸린 단독요법과 인지행동요법과 아미트리프틸린 병합 요법간의 비교에서는 유의하지 않았지만 최근 연구에서 효과가 있는 잠재적인 치료법으로 제시되고 있다.

③ 이완훈련

근육이완, 명상, 호흡 운동 등을 통하여 근육 긴장을 인식하고 조절하는 방법이다. 치료 효과에 대해서는 좀 더 많은 연구가 필요하다.

3) 물리적 치료

마사지, 자세 변화, 전기자극 요법, 열찜질, 냉찜질, 사우나 치료, 요가 등이 제한적이지만 효과가 있다는 보고가 있다. 도수 물리 치료가 약물 치료를 하였을 경우보다 더 좋은 장기간 예후를 보이지는 않았지만 초기 통증 감소 효과가 있는 것으로 생각된다. 침술은 일반적으로 긴장형두통에 효과가 없다. 소수의 연구에서 효과가 초기에 있는 것으로 보여 다른 치료에 반응이 안 좋을 경우에 한해 사용해 볼 수는 있다.

긴장형두통은 병태생리학적으로 복잡하고 아직까지도 연구가 많이 진행되지 않은 질환이다. 그러나 원발두통의 가장 흔한 형태이므로 그 분류와 정의, 그리고 현재까지 정립된 치료법에 대해 정확히 알고 있을 필요가 있다.

참고문헌

1. 최윤주.긴장형 두통의 포괄적치료. *대한두통학회지* 2015;16:13-20.
2. Bendtsen L, Evers S, Linde M, Mitsikostas DD, Sandrini G, Schoenen J. EFNS guideline on the treatment of tension-type headache – report of an EFNS task force. *Eur J Neurol* 2010;17:1318-1325.
3. Bendtsen L, Jensen R. Treating tension-type headache – an expert opinion. *Expert Opin Pharmacother* 2011;12:1099-1109.
4. Chen Y. Advances in the pathophysiology of tension-type headache: from stress to central sensitization. *Curr Pain Headache Rep* 2009;13:484-494.
5. Fumal A, Schoenen J. Tension-type headache: current research and clinical management. *Lancet Neurol* 2008;7:70-83.
6. Kaniecki RG. Tension-type headache. *Continuum (Minneap Minn)* 2012;18:823-834.
7. Lenaerts ME. Pharmacotheray of tension-type headache (TTH). *Expert Opin Pharmacother* 2009;10:1261-1271.
8. Lyngberg AC, Rasmussen BK, Jørgensen T, Jensen R. Incidence of primary headache: a Danish epidemiologic follow-up study. *Am J Epidemiol* 2005;161:1066-1073.

PART 5

군발두통 및 기타 원발두통

13

군발두통 및 기타 삼차자율신경두통

나정호

삼차자율신경두통trigeminal autonomic cephalalgias, TACs은 주로 한쪽 삼차신경 부위의 자율신경계 증상을 동반하는 독특한 양상의 두통이다. 오랜 기간 반복되어 나타나고 통증의 정도가 심하여 환자들의 고통이 크고, 치료 역시 다른 두통과 차이가 있어 감별이 중요한데 이를 위해서는 정확한 병력 청취가 필수적이다. 실제 임상에서 병력청취를 할 때 환자들이 지속시간이나 회수 등을 구체적인 숫자로 답하지는 않기 때문에 의심이 되면 시간에 관련된 사항과 함께 자율신경계 증상이 동반되는지를 주의 깊게 물어보아야 한다. 환자들도 이러한 증상 때문에 안과나 이비인후과, 치과 등 여러 과를 돌아다니는 경우가 흔하고, 의사 역시 경험이 없으면 놓치기 쉬운 두통이기도 하다.

2013년 개정된 국제두통질환분류 제 3판 베타판 ICHD-3β에 따르면 삼차자율신경두통 범주 안에 군발두통cluster headache, 돌발반두통paroxysmal hemicrania, 단기지속편즉신경통형 두통발작short lasting uni-lateral neuralgiform headache attacks, 지속반두통hemicrania continua, 개연삼차자율신경두통probable trigeminal autonomic cephalalgia 등이 포함되었다. 기타 원발두통other primary headache으로 분류되었던 지속반두통이 포함된 것이 기존 국제두통질환분류 제 2판 ICHD-2과 달라진 점이다. 이들은 자율신경계 증상은 서로 비슷하나 발생 시간의 차이에 따라 주로 구별되고, 치료에도 차이가 있다(표 13-1, 그림 13-1). 이러한 진단기준을 너무 엄격히 적용하다 보면 의심되는 환자에게 적절한 치료를 하지 못하는 경우도 있는데 두통의 시간양상이나 자율신경증상 같은 주요 진단기준 중 하나가 딱 들어맞지 않아도 개연삼차자율신경두통의 진단은 가능하므로 해당되는 치료를 시도해 보는 것도 필요하다.

가끔 뇌의 기질적 병변 등 다른 질환으로 인해 이러한 두통이 발생하기도 한다. 이러한 경우 시간 연관성을 가지고 처음 발생하였다면 원발두통이 아닌 이차두통secondary headache으로 분류하고, 기존의

표 13-1 **삼차자율신경두통의 분류**

	군발두통	돌발반두통	SUNCT/SUNA	지속반두통
ICHD-3β코드	3.1	3.2	3.3.1/3.3.2	3.4
여성 : 남성	1:3~7	1:1	1:2	2:1
자율신경계 증상	있음	있음	있음	있음
흔한 위치	V1> C2> V2> V3			
지속시간	15~180분	2~30분	1~600초	지속
빈도	1~8/일	5~40/일	1~200/일	>3개월
주기성	일주기성/ 연주기성	없음	일주기성	없음
인도메타신 반응	없음	있음	없음	있음
유발요인	음주	없음	피부접촉	없음
구역/구토	50%	40%	25%	53%
빛공포증/소리공포증	65%	65%	25%	80%

삼차자율신경두통이 원인질환에 의해 만성화되거나 악화되면(빈도와/또는 강도가 2배 이상) 삼차자율신경 두통과 이차두통의 진단을 함께 내린다.

1. 삼차자율신경두통의 병태생리

삼차신경 부위의 두통과 함께 눈물 등 부교감 자율신경 증상이 함께 나타나는 것을 삼차자율신경반사trigeminal-autonomic reflex로 설명하는데, 이는 삼차신경혈관기전trigeminovascular pathway에 의해 삼차통각들신경trigeminal nociceptive afferent nerve이 활성화되면, 이에 대해 얼굴신경의 자율원심신경의 반사적 활성화가 나타나는 것이다(그림 13-2). 즉 삼차신경의 안분지를 통해 통증이 전달되면 뇌줄기를 통하여 얼굴신경의 부교감신경이 활성화되어 자율신경증상이 나타나는 것인데 이러한 반사는 양전자방출단층촬영나 기능자기공명영상법 연구 등에 의해 후방 시상하부 회백질의 활성화와 관련있는 것으로 알려졌다.

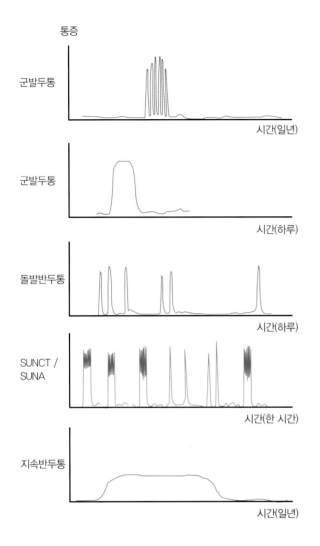

그림 13-1   삼차자율신경두통의 시간양상

군발두통의 경우 나타나는 일주기성과 연주기성은 생체시계의 작동과 관련이 있는데, 일주기성은 자연광에 의한 시상하부hypothalamus 교차상핵의 조절에 의해 송과체pineal gland의 멜라토닌 분비와 관련이 있고, 연주기성은 체내 호르몬 수치의 변화와 관련이 있다. 돌발반두통이나 지속반두통처럼 인도메타신에만 반응하고 다른 약제에는 반응이 없는 두통의 기전에 대해서는 아직 뚜렷한 원인이 밝혀지지 않았다.

2. 군발두통

1) 군발두통의 진단

한 쪽 눈두덩 또는 관자놀이 부위의 심한 두통이 동측의 눈물, 결막충혈, 콧물, 코막힘, 이마와 얼굴의 땀, 동공수축, 눈꺼풀 처짐이나 부종 등 자율신경계 증상을 동반하여 수십분에서 수시간 지속되고 며칠씩 반복되는 두통으로 환자는 심한 고통으로 안절부절 못하게 된다(그림 13-3). 평소에는 잠잠하다가도 일단 나타나면 수주 이상 시기적으로 뭉쳐서 나타난다는 특성 때문에 군발cluster이라는 이름이 붙었다. 군발두통의 진단은 국제두통질환분류 제 3판 베타판 ICHD-3β에 따른다(표 13-2). 그러나 실제 임상에서는 처음부터 모든 기준에 잘 부합하는 경우는 흔하지 않으므로, 진단기준에 한두개가 맞지 않더라도 의심이 되면 여러 측면을 고려하여 세심한 병력청취와 관찰이 필요하다.

급성 발작은 후방시상하부의 활성화와 관련 있는 것으로 알려져 있다. 술이나 히스타민, 니트로글리세린 등 특정 음식이나 약에 의해 유발될 수 있으며, 각 환자마다 자신만의 유발 요인을 호소하기도 한다. 또한 흡연 및 수면무호흡증과도 연관이 있다. 통증은 주로 눈 주위로 와서 환자들은 눈이 빠지거나 찌르는 것 같다는 등 저마다의 다양한 표현으로 통증을 호소하는데, 일단 발생하면 점차 심해져서 수분 만에 최고 강도에 이르고 1~2시간 동안 지속된다. 대개 한 쪽으로 반복해서 나타나지만, 드물게 양측으로 번갈아 나타나기도 한다. 두통의 정도가 너무 심하고 다음 발작에 대한 두려움도 커서 많은 환자들이 일상생활이 위축되고 우울증상을 경험한다. 또 구역이나

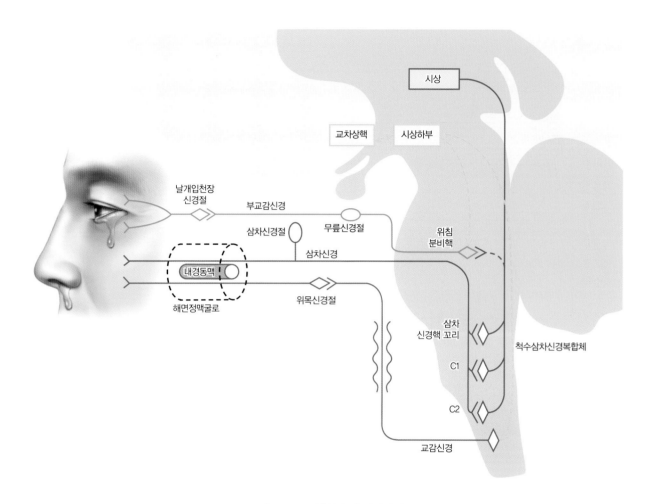

그림 13-2 군발두통의 병태생리

빛, 소리 공포증 같은 편두통migraine 증상들이 동반되기도 하는데, 군발두통 환자들은 대개 누워있지 못하고 안절부절하며 서성거리기 때문에, 움직임에 의해 두통이 악화되어 되도록 가만히 있으려 하는 편두통 환자와 행동에 차이가 있다.

이러한 군발두통은 삼차자율신경두통 중에서는 가장 흔하지만, 긴장성 두통이나 편두통에 비해서는 매우 드문 편으로 약 0.1%의 유병률을 보인다. 두통의 발생시기는 대개 20~40세로, 주로 10대에 시작하는

편두통보다는 늦은 편이며 남자가 여자보다 3배 이상 흔한 특징이 있으나 그 이유는 밝혀지지 않았다. 최근에는 이러한 남녀 차이가 줄어드는 경향이 있는데, 아마도 여자의 사회활동 참여로 인해 술, 담배 등의 유발요인 노출 증가와 관련 있을 가능성이 있다. 환자의 5%에선 보통염색채우성 유전양상을 보이기도 한다. 드물게 삼차신경통trigeminal neuralgia과 함께 나타나기도 한다. 다양한 뇌 병변에 의한 이차두통이 군발두통처럼 나타나기도 하는데, 주로 뇌하수체 주

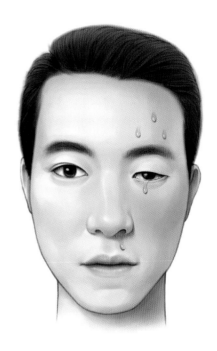

그림 13-3 삼차자율신경두통(Trigeminal Autonomic Cephalalgia)의 증상. 눈주위 통증, 눈물, 결막 충혈, 콧물, 코막힘, 안검부종, 안검하수, 동공 축소, 얼굴과 이마의 땀, 홍조, 귀막힘

표 13-2 군발두통의 진단기준(ICHD-3β)

A. 진단기준 B~D를 충족하며, 최소한 5번 발생하는 발작

B. 편측 안와, 안와위 그리고/또는 측두부의 심도 또는 매우 심한 통증이 (치료하지 않을 경우*) 15~180분간 지속됨

C. 다음 중 한 가지 또는 두 가지
 1. 두통과 동측으로, 다음의 증상 또는 증후 중 최소한 한 가지:
  a) 결막충혈 그리고/또는 눈물
  b) 코막힘 그리고/또는 콧물
  c) 눈꺼풀부종
  d) 이마와 얼굴의 땀
  e) 이마와 얼굴의 홍조
  f) 귀의 충만감
  g) 동공수축 그리고/또는 눈꺼풀 처짐
 2. 안절부절 못 하고 초조한 느낌

D. 군발기 중 절반이 넘는 기간 동안 이틀에 1번에서 하루 8번 사이의 발작빈도

E. 다른 ICHD-3 진단으로 더 잘 설명되지 않음

*군발두통의 경과 중 일부에서는 (그러나 절반 미만의 기간) 발작의 강도는 덜 심하거나, 지속시간이 더 짧거나 길 수 있다.

변의 병변에서 흔하고, 때로는 군발두통 치료에 반응할 수도 있다. 따라서 군발두통이 의심되면 뇌영상을 시행하여 확인하는 것이 안전하다.

두통 발작이 일어나는 기간을 군발기cluster period, 나타나지 않는 기간을 관해기라고 하는데, 군발기는 보통 수주에서 수개월, 관해기는 수개월에서 수년 정도이다. 일년 중 봄, 가을 같은 특정 계절에 군발기가 잘 발생하는 연주기성과, 하루 중 렘수면 같은 특정 시간에 두통이 잘 발생하는 일주기성이 관찰된다. 이러한 경우 고령에서 호발하는 수면두통hypnic head-ache과도 감별이 필요한데, 편측안통 및 자율신경증상 여부 등이 주요 감별점이다. 약 1/4의 환자에서는 생애 단 한번의 군발두통을 경험하고, 10~15%의 환

자에서는 관해기 없이 만성적으로 이러한 두통이 지속되기도 한다.

국내에서는 두통클리닉 다기관 연구를 통해 국제두통질환분류 제 2판ICHD-2 기준에 따른 삼차자율신경두통 등록 연구를 진행하여 200명의 환자 특성을 발표하였는데, 연구 특성상 한국인구집단을 대표할 자료료는 한계가 있다. 이 결과 95% 이상이 삽화군발두통episodic cluster headache이었고, 대부분 남자였으며, 호발연령은 20~30대이고 흡연자가 약 반이었다. 군발기는 평균 1.8개월이고 발작 지속시간은 1~2시

간 전후가 가장 많았으며, 대부분 편측성이었지만 약 6%에서는 주기에 따라 반대편에 나타나기도 하였다. 일주기성은 69%, 연주기성은 44%의 환자에서 관찰되었다. 동반된 자율신경증상은 결막충혈과 눈물이 80%로 가장 많았으며 코막힘과 콧물, 안검부종, 이마의 땀, 동공수축과 안검하수 순이었고, 안절부절하는 증상은 약 40%에서 보고되었으며 66%의 환자가 발작 시 수면장애를 동반하였다. 그외 구역이나 빛/소리 공포증 등의 편두통 증상은 약 10~40%에서 보고되었다. 유발요인은 술이 가장 많았으며, 다음으로 스트레스, 기온변화, 수면장애, 흡연, 냄새 및 음식 순이었다.

군발두통은 군발기와 관해기에 따라 다음과 같이 삽화 및 만성으로 구별하는데, 처음에는 삽화군발두통으로 시작해서 만성이 되기도 하고 그 반대의 경우도 있을 수 있는데, 대부분은 삽화군발두통이다.

(1) 삽화군발두통

두통이 수주에서 수개월(1주에서 1년까지 가능) 지속되고, 이후 최소한 한 달 이상의 관해기로 분리되는 2번 이상의 군발두통을 말한다.

(2) 만성군발두통

관해기가 없거나 있어도 1개월 미만이며, 군발기가 1년 이상 지속되는 군발두통을 말한다.

2) 군발두통의 치료

군발두통의 성공적인 치료를 위해 중요한 것은 환자에게 군발두통의 자연경과와 약제의 목적을 정확하게 이해시키는 것이다. 환자들은 두통에 대한 두려움과 이해 부족으로 치료의 효과가 나타나기도 전에 포기하고 다른 대체요법을 찾아 고통이 연장되기도 하기 때문이다. 음주나 흡연, 수면 주기나 생활리듬의 급격한 변화, 언쟁 등 가능한 유발 요인을 피하도록 하고 각 약제의 목적이 두통 경감에 있는지 예방에 있는지 정확히 알려주어야 환자의 순응도를 높여 효과적인 치료가 가능하다.

군발두통의 치료는 두통발작의 해소가 목적인 급성기 치료, 그리고 재발 억제를 위한 예방적 치료로 크게 나눌 수 있다. 군발두통 발작은 환자가 매우 고통스러워 하므로 가능한 빨리 가라앉혀 주어야 한다. 동시에 군발기를 단축시키고 재발을 억제하기 위한 치료도 시작해야 하기 때문에 군발기 초기에는 여러 약제를 동시에 투여하게 된다.

(1) 군발두통의 급성기 치료
① 산소흡입

군발두통 치료의 가장 전통적인 방법으로 많은 연구에서 효과가 입증되었다. 100% 산소를 7~10 L/min 속도로 15~20분간 마스크non-rebreathable 흡입을 시키면 70%에서 15분 이내에 두통이 해소되거나 경감된다. 작용기전은 혈중 산소분압 상승으로 인한 뇌혈관의 수축 및 삼차신경핵 경로를 통한 부교감신경 억제로 알려져 있다. 효과가 없을 시에는 14~15 L/min의 고용량이나 고압 산소를 투여하기도 한다. 별다른 부작용 없이 비교적 빠른 효과를 볼 수 있으며 하루 중에도 반복 시도가 가능하다는 등의 장점이 있으나 필요한 산소장비가 미리 준비되어야 하고 만성폐쇄성 호흡기질환 환자에서는 호흡부전에 주의해서 투여하여야 한다.

② 트립탄

트립탄은 빠르고 강력한 효과를 볼 수 있기 때문에 군발두통 발작의 약물 치료로 우선적으로 고려한다. sumatriptan과 zolmitriptan의 효과에 대한 연구가 많아서 주로 사용되는데, 빠른 효과를 위해선 피하주사나 비강내분무가 필요하지만 국내에서는 현재 아쉽게도 해당 제제가 유통이 되지 않는다. 현재 미국과 유럽의 진료지침에서는 sumatriptan의 피하주사를 군발두통 치료의 첫 번째로 권고한다. 연구결과에 의하면 6 mg, 12 mg의 sumatriptan 피하주사에 증상 호전 70~80%(위약 30%), 20 mg 비강투여에는 60% 정도를 나타냈다. zolmitriptan 5 mg, 10 mg 비강투여는 30분 후 증상 호전 40~60%(위약 20%)이었다. 국내에서는 경구투여로 사용하기 때문에 효과가 나타날 때까지 작용시간이 30분 이상 걸린다는 단점이 있고, 작용시간이 비교적 빠른 zolmitriptan 5, 10mg을 권고한다. 트립탄은 강력한 혈관수축 효과 때문에 허혈뇌졸중이나 협심증 같은 혈관질환 환자에서는 사용하지 않는다. 또한 평소에 정기적으로 자주 복용하면 약물과용두통 발생 위험이 있으므로 증상 발생시에만 복용하도록 한다.

③ 리도카인

국소 리도카인lidocaine 투여가 군발두통의 급성발작 해소에 도움이 된다는 보고는 여럿 있다. 4%, 10% 리도카인을 비강 분무하면 50~100%의 환자에서 두통의 호전이 있었으나 시간이 30분 이상 오래 걸린다는 단점이 있다. 그래도 트립탄 피하주사나 비강분무제가 없는 국내현실에서는 극심한 통증으로 괴로워하는 환자에게 시도하여 볼 만하다.

④ 기타 급성기 치료

소마토스타틴somatostatin이나 그 유사체인 octreotide는 시상하부의 활성 억제 기전으로 군발두통을 호전시킨다고 알려져 있다. 주사제를 이용한 소규모 연구만 있어 향후 대규모 연구가 필요하다. 에르고타민 계열 약제는 군발두통 치료제로 오랫동안 사용되었지만, 그 효과에 대해서는 충분한 근거는 없는 실정이다. 아직 무작위 대조군 연구는 없으며, open label 연구에서도 뚜렷한 효과를 입증하지 못하였다.

(2) 군발두통의 예방적 치료

① 스테로이드

후두하 스테로이드 주사는 최근 리뷰논문에서 가장 권장되는 단기예방치료이다. 동측 후두신경부위에 cortivazol 3.75 mg 혹은 triamcinolone 10 mg을 한 번 혹은 2~3일 간격으로 주사한다.

군발기를 단축시키고 장기 예방치료의 효과가 나타날 때까지 발생 빈도와 강도를 줄이기 위한 단기적 예방치료로 스테로이드 투여부터 시작한다. 스테로이드의 효과는 1~2일 내에 나타나며 경구 및 정맥투여 모두 가능한데 프레드니손은 하루 60~80 mg으로 시작한 다음 며칠 간격으로 10 mg씩 감량하여 중단하고 덱사메타손은 하루 4 mg 두 번으로 시작하여 1주 간격으로 4 mg씩 감량하여 중단한다.

② Verapamil

칼슘통로차단제인 verapamil은 군발두통의 장기적 예방치료를 위해 우선적으로 고려되는 약제로 80~120 mg 하루 세 번 복용으로 80%의 환자에서 효과가 있었다. 복용 시 효과가 나타날 때까지의 기간도 1~2주로 다른 예방약제에 비해 빨리 효과가 나타나는 편이다. 대개 하루 200~480 mg 사용으로 충분하지만 효과가 없을 시에는 하루 40 mg씩 천천히 증량하여 960 mg까지도 사용할 수 있다. 심전도 감시가 필요하며, 변비 및 잇몸비대 등의 부작용이 나타날 수 있다. 다른 질환으로 인한 베타차단제beta blocker나 항부정맥 약물 복용 여부도 확인하여야 한다.

③ 리튬

리튬lithium도 군발치료 예방에 효과가 있으나 그 효능이 verapamil보다 떨어지고 약물 상호작용이나 부작용은 더 많다. 주로 verapamil 투여가 어려운 경우 대체약제로 사용하고, 만성군발두통chronic cluster headache인 경우 효과가 더 좋은 것으로 보고되었다. 용량은 양극성bipolar질환 환자보다 낮은 용량을 사용하며 300 mg을 시작용량으로 600~1,200 mg 정도로 유지하여 혈중농도 0.4~0.8 mEq/L가 되도록 한다. 리튬의 부작용에 대해서도 잘 알고 있어야 한다.

④ 토피라메이트, 기타 약제

하루 50~200 mg 투여로 군발두통의 빈도와 기간을 줄였다는 보고가 있다. 그외 발프로산, melatonin, warfarin 등도 군발두통의 효과가 보고되었다.

⑤ 수술적 치료

약물치료에 반응하지 않고 항상 일정한 부위에 발생하는 군발두통의 경우 고려할 수 있다. 가능한 시술로 occipital nerve block, trigeminal nerve radiofrequency rhizotomy, sphenopalatine ganglion γ knife radiosurgery, occipital nerve나 sphenopalatine ganglion의 neurostimulation, deep brain stimulation 등이 있으나 아직 근거가 충분하지 않다.

3. 돌발반두통

1) 돌발반두통의 진단

인도메타신에 잘 반응하는 특징이 있는 두통으로 한쪽 눈과 눈두덩, 관자놀이 부위에 수분에서 수십분씩 지속되는 통증이 하루에도 몇 번씩 발생한다. 한쪽의 자율신경증상이 동반되는 것은 군발두통과 비슷하나 그보다 훨씬 자주 더 짧게 발생하고 일주기성이 없으며 남녀간 발생 차이도 없다. 주로 20~30대에 발병하며 편두통이나 삼차신경통과 함께 나타날 수 있다. 두개내 병변에 의해서도 비슷한 증상과 함께 인도메타신에 반응이 있을 수 있으므로 신경학적 검사와 함께 뇌영상 검사로 배제를 하는 것이 좋다. 국제두통질환분류 제 3판 베타판ICHD-3β 진단은 표 13-3과 같으며, 이는 다음과 같이 다시 삽화돌발반두통episodic paroxysmal hemicrania과 만성돌발반두통chronic paroxysmal hemicrania, CPH으로 나눌 수 있다.

(1) 삽화돌발반두통

7일에서 1년까지 (치료받지 않았을 때) 지속되는 두통발작이 1달 이상 관해기로 분리되어 최소 2번 이상 발생한 돌발반두통이다.

(2) 만성돌발반두통

관해기가 없거나 1달 미만인 두통발작이 최소한 1년 동안 지속되는 돌발반두통이다. 만성이 80%로 삽화성보다 흔하며, 드물게 만성돌발반두통이 삼차신경통과 같이 발생할 수 있는데 두 진단기준을 모두 충족하는 환자들은 두 가지 진단을 동시에 내린다(만성돌발반두통-틱 증후군으로 언급되기도 한다). 이는 두

표 13-3 **돌발반두통의 진단기준(ICHD-3β)**

A. 진단기준 B~E를 충족하며 최소한 20번 발생하는 발작

B. 편측 안와, 안와위 그리고/또는 측두부의 심한 통증이 2~30분간 지속됨

C. 두통과 동측으로, 다음의 증상 또는 증후 중 최소한 한 가지
   1. 결막충혈 그리고/또는 눈물
   2. 코막힘 그리고/또는 콧물
   3. 눈꺼풀부종
   4. 이마와 얼굴의 땀
   5. 이마와 얼굴의 홍조
   6. 귀의 충만감
   7. 동공축소 그리고/또는 눈꺼풀처짐

D. 절반이 넘는 기간 동안 하루 5회를 초과하는 발작빈도

E. 치료 용량의 인도메타신*으로 완전히 예방되는 발작

F. 다른 ICHD-3 진단으로 더 잘 설명되지 않음

*성인의 경우, 경구 인도메타신은 적어도 하루에 150 mg으로 시작하여 필요하면 하루 225 mg까지 증량해야 한다. 주사제 용량은 100~200 mg이다. 유지용량은 그보다 적을 수도 있다.

질환 모두 치료가 필요하다는 측면에서 중요하다.

2) 돌발반두통의 치료

인도메타신을 하루 150 mg 분할 투여하면 대부분 24~48시간 이내 호전되며 유지용량으로 75~225 mg까지 사용된다. 때로는 진단을 위해 인도메타신 50~100 mg을 근육 주사하여 신속한 반응 여부를 보기도 한다indotest. 인도메타신은 위장계 부작용이 심한 편으로, 위장 장애를 줄이기 위해 위점막보호제 등을 함께 사용하기도 한다. 또한 COX-2 억제제를 대체약으로 시도하여 효과가 있다는 보고가 있다. 증상이 소실되면 환자가 바로 복용을 중단하는 경우가 있는데, 이러한 경우 재발의 위험이 있으므로 최소한 수개월 지속하다 서서히 줄여나가도록 한다.

4. 단기지속편측신경통형두통발작

1) 단기지속편측신경통형두통발작의 진단

수초에서 수분의 아주 짧은 찌르는 듯한 통증이 한쪽으로만 하루에도 수십번씩 발생하는 두통으로, 동반되는 자율신경계 증상에 따라 결막충혈과 눈물을 동반한 단기지속편측신경통형두통발작short-lasting unilateral neuralgiform headache attacks with conjunctival injection and tearing, SUNCT과 두개자율신경증상을 동반한 단기지속편측신경통형두통발작short-lasting uni-lateral neuralgiform headache attacks with autonomic symptom, SUNA 둘로 구분한다. 발작기간이 길면 여러 번의 찌름 또는 톱니 형태의 통증 양상을 보이며, SUNCT와 SUNA는 세수, 양치, 면도 등 피부 자극에 의해 유발될 수 있다는 면에서 삼차신경통과 비슷하나 대부분 불응기refractory period 없이 지속되는 점은 발작 후에 불응기가 있는 삼차신경통과 다른 점이며, carbamazepine의 효과도 없다. 매우 드문 두통으로 2004년부터 독립된 두통질환으로 인정받았으며, 남성에서 1.3:1 정도로 약간 많고 10~70대까지 다양한 연령에서 발생하지만 평균 50세 전후에 호발한다. 일주기성을 갖는 경우도 있으며, 아침 저녁으로 두 번

표 13-4 **단기지속편측신경통형두통발작의 진단기준 (ICHD-3β)**

A. 진단기준 B~D를 충족하며 최소한 20번 발생하는 발작

B. 편측 안와, 안와위, 측두부 그리고/또는 다른 삼차신경부위에 단일, 연속적 또는 톱니양 형태의 찌름통증이 중등도 또는 심도의 강도로 1~600초간 지속됨

C. 두통과 동측으로 다음의 두개자율신경증상 또는 징후 중 최소한 한 가지:
   1. 결막충혈 그리고/또는 눈물
   2. 코막힘 그리고/또는 콧물
   3. 눈꺼풀부종
   4. 이마와 얼굴의 땀
   5. 이마와 얼굴의 홍조
   6. 귀의 충만감
   7. 동공축소 그리고/또는 눈꺼풀처짐

D. 절반이 넘는 기간 동안 최소한 하루 한 번의 발작빈도

E. 다른 ICHD-3 진단으로 더 잘 설명되지 않음

의 일주기성을 보이기도 한다. 국제두통질환분류 제3판 베타판ICHD-3β 진단기준은 표 13-4와 같다.

(1) SUNCT

결막충혈과 눈물을 모두 동반하는 아형으로, 대부분은 이에 해당한다. 이런 자율신경 증상은 통증 발생 수초 후 발생하였다가 통증이 소실되면 역시 수초 후 사라지는 특징을 보인다. 드물게 삼차신경통과 함께 발생하기도 하는데, 이런 경우 두 가지 진단을 모두 내린다. 천막하부 병변에서 비슷한 증상을 보이는 증례가 여럿 보고되어 진단에 주의를 요한다. 한 달 이상의 관해기로 분리되며 7일에서 1년까지 지속되는 두 번 이상의 SUNCT를 삽화 SUNCT로, 관해기가 없거나 1개월 미만이며 1년 이상 지속되는 SUNCT를 만성 SUNCT로 분류한다. SUNCT의 경우 남자가 여자보다 두 배 흔하다.

(2) SUNA

결막충혈과 눈물 중 하나만 있거나 둘 다 없는 아형으로, SUNCT를 SUNA의 아형으로 보는 견해도 있다. 기존의 국제두통질환분류 제 2판ICHD-2에서는 부록으로 언급되었으나 국제두통질환분류 제 3판 베타판ICHD-3β부터 정식 진단으로 분류되었다. SUNCT와 마찬가지 기준으로 삽화 SUNA와 만성 SUNA로 분류한다.

2) 단기지속편측신경통형두통발작의 치료

SUNCT와 SUNA는 아주 짧은 두통의 지속시간 때문에 주로 예방적 치료에 주력한다. 장기적으로는 lamotrigine을 일차 약물로 사용하는데, 하루 25 mg으로 시작해서 서서히 증량하여 100~300 mg까지 사용한다. 단기적으로 정맥 리도카인 주사와 토피라메이트가 효과적이라는 보고가 있고, 수술적 방법으로 신경차단이나 심부자극, 삼차신경감압술 등이 보고되었다.

5. 지속반두통

1) 지속반두통의 진단

자율신경계 증상을 동반하며 항상 한 쪽으로 발생하는 통증이 발작적이지 않고 완전한 소실 없이 지속적으로 나타나며, 돌발반두통처럼 인도메타신에 잘 반응한다. 편두통에서 보이는 빛공포증이나 소리공포증도 흔히 동반되기 때문에 기존에는 기타 원발두통에 포함되기도 하였다. 뇌영상 연구에서는 다른 삼차자율신경두통과 마찬가지로 후방시상하부의 활성화가 관찰되었다. 국제두통질환분류 제 3판 베타판 ICHD-3β 진단기준은 표 13-5와 같다. 지속반두통은 최소 하루의 관해기로 분리되는 지속반두통, 관해아형 remitting subtype과 1년 이상 두통이 지속적으로 매일 발생하며 하루 이상의 관해기 없이 지속되는 지속반두통 비관해아형unremitting subtype으로 구분한다. 지속반두통, 비관해아형은 새롭게 시작되거나 지속반두통, 관해아형에서 이행될 수 있는데, 대부분의 환자는 발병 당시 지속반두통, 비관해아형으로 시작한다.

만성돌발반두통과도 혼동되기 쉬운데 비교하면 지속반두통이 두통발작 강도는 덜 심하고, 지속시간은 더 길며 발작간 두통은 더 심하다.

2) 지속반두통의 치료

인도메타신이 주 치료제이다. 하루에 150 mg으로 시작하여 필요하면 하루 225 mg까지 증량하고 유지용량은 그보다 적을 수도 있다. 주사제 용량은 100~200 mg이다.

표 13-5   지속반두통의 진단기준(ICHD-3β)

A. 진단기준 B~D를 충족하는 편측두통

B. 3개월을 초과한 기간 동안 지속되며 중등도 또는 그 이상의 강도로 악화됨

C. 다음 중 한 가지 또는 두 가지 모두:
   1. 두통과 동측으로, 다음의 증상 또는 증후 중 최소한 한 가지:
      a) 결막충혈 그리고/또는 눈물
      b) 코막힘 그리고/또는 콧물
      c) 눈꺼풀부종
      d) 이마와 얼굴의 땀
      e) 이마와 얼굴의 홍조
      f) 귀의 충만감
      g) 동공수축 그리고/또는 눈꺼풀처짐
   2. 안절부절 못하고 초조한 느낌 또는 움직임에 의해 통증이 악화됨

D. 치료 용량의 인도메타신*에 절대적으로 반응함

E. 다른 ICHD-3 진단으로 더 잘 설명되지 않음

---

*성인의 경우, 경구 인도메타신은 적어도 하루에 150 mg으로 시작하여 필요하면 하루 225 mg까지 증량해야 한다. 주사제 용량은 100~200 mg이다. 유지용량은 그보다 적을 수도 있다.

6. 개연삼차자율신경두통

삼차자율신경두통으로 생각되나 어느 아형의 진단기준에 모두 맞지는 않으면서 다른 두통질환의 진단기준에도 부합되지 않는 두통발작으로 국제두통질환분류 제 3판 베타판ICHD-3β 진단기준은 표 13-6과 같다. 이러한 환자들은 개연군발두통, 개연돌발반두통, 개연단기지속편측신경통형두통, 개연지속반두통 등으로 진단될 수 있다. 예를 들어 전형적인 발작 횟수

표 13-6   개연삼차자율신경두통의 진단기준(ICHD-3β)

A. 군발두통의 진단기준 A~D, 돌발반두통의 진단기준
A~E, 단기지속편측신경통형두통의 진단기준 A~D, 지
속반두통의 진단기준 A~D 중 한 가지를 제외한 모두
를 충족하는 두통발작

B. 다른 ICHD-3 두통질환의 진단기준을 충족하지 않음

C. 다른 ICHD-3 진단으로 더 잘 설명되지 않음

표 13-7   안구통증과 안마비를 유발할 수 있는 질환들

- 폐쇄각녹내장(angle closure glaucoma)
- 경동맥해면정맥동루(carotid cavernous fistula)
- 해면정맥동혈전정맥염
  (cavernous sinus thrombophlebitis)
- 눈대상포진(herpes zoster ophthalmicus)
- 허혈동안신경마비(ischemic oculomotor nerve palsy)
- 시신경염(optic neuritis)
- 안와거짓종양(orbital pseudotumor)
- 후교통동맥 동맥류(P-com aneurysm)
- 부삼차신경-눈교감증후군(Raeder's syndrome)
- 재발통증안근마비신경병증
  (recurrent painful ophthalmoplegic neuropathy)
- 비대뇌털곰팡이증(rhinocerebral mucormycosis)
- 측두동맥염(temporal arteritis)
- Tolosa-Hunt 증후군
- 삼차자율신경두통(군발두통)

가 부족하거나, 나머지 기준을 충족하지 못한 경우에
해당되며, 치료는 각 아형에 준한다.

7. 기타 안구통증과 관련된 질환

실제 임상에서는 안구 통증을 유발할 수 있는 다양
한 질환을 접하게 되며, 이러한 질환들의 가능성을 항
상 염두에 두고 있어야 오진을 피할 수 있고, 또한 치
료 시기도 놓치지 않을 수 있다. 표 13-7에 안마비를
동반할 수 있는 두통의 가능한 원인들을 열거하였다.

참고문헌

1. 도진국. 다른 삼차자율신경두통. 대한두통학회지 2013;14:47-50.
2. 장윤경, 김용재, 송태진. 군발두통의 효과적인 치료. 대한두통학회지 2015;16:56-61.
3. Lambru G, Matharu MS. SUNCT and SUNA: medical and surgical treatments. Neurol Sci 2013;34:S75-81.
4. Lambru G, Matharu MS. SUNCT, SUNA and trigeminal neuralgia: different disorders or variants of the same disorder? Curr Opin Neurol 2014;27:325-331.
5. Leone M, Cecchini AP, Tullo V, Curone M, Di Fiore P, Bussone G. Cluster headache: what has changed since 1999? Neurol Sci 2013;34:S71-73.
6. Miller S, Matharu M. Trigeminal autonomic cephalalgias: beyond the conventional treatments. Curr Pain Headache Rep 2014;18:438.
7. Nesbitt AD, Goadsby PJ. Cluster headache. BMJ 2012; 344:e2407.
8. Pareja JA, Alvarez M. The usual treatment of trigeminal autonomic cephalalgias. Headache 2013;53:1401-1414.
9. Prakash S, Patell R. Paroxysmal hemicrania: an update. Curr Pain Headache Rep 2014;18:407.
10. Robbins MS, Starling AJ, Pringsheim TM, Becker WJ, Schwedt TJ. Treatment of Cluster Headache: The American Headache Society Evidence-Based Guidelines. Headache 2016;56:1093-1106.
11. VanderPluym J. Indomethacin-responsive headaches. Curr Neurol Neurosci Rep 2015;15:516.
12. Zhu S, McGeeney B. When indomethacin fails: additional treatment options for "indomethacin responsive headaches". Curr Pain Headache Rep 2015;19:7.

14

기타 원발두통

송태진, 장윤경

1. 원발기침두통

기침두통은 원발 혹은 기저질환에 의하여 이차성으로 나타나는 두통으로 원인에 대한 상세한 감별이 필요하다.

1) 임상양상

원발기침두통primary cough headache은 두개내 질환이 없는 상태에서 기침이나 발살바수기에 의하여 유발되는 두통을 말한다. 주로 40대 이후에 흔하며, 갑작스럽게 양측으로 발생하여 수초에서 30분 정도 지속된다. 이러한 두통은 구역, 구토, 빛이나 소리공포증, 결막충혈, 비루, 눈물흘림 등과 거의 동반되지 않는다. 원발기침두통의 정확한 유병률은 잘 알려져

있지 않으나, 덴마크의 인구집단 기반 연구의 유병률은 1%로 보고되었다.

2) 진단기준

표 14-1 **원발기침두통의 진단기준(ICHD-3β)**

A. 진단기준 B~D를 만족하는 두통이 최소한 2번

B. 기침, 힘주기, 그리고/또는 다른 발살바수기와 연관되어서만 발생하고 이에 의해 유발됨

C. 갑자기 발생

D. 1초에서 2시간 지속

E. 다른 ICHD-3 진단으로 더 잘 설명되지 않음

표 14-2 **개연원발기침두통의 진단기준(ICHD-3β)**

A. 다음 중 하나
　1. 진단기준 B~D를 만족하는 두통이 한 번
　2. 진단기준 B를 만족하고 C와 D 중 하나를 만족하는
　　두통이 최소한 2번

B. 기침, 힘주기, 그리고 또는 다른 발살바수기와 연관되
　어서만 발생하며 이에 의해서 유발됨

C. 갑자기 발생

D. 1초에서 2시간 지속

E. 다른 ICHD-3 두통질환의 진단기준을 충족하지 않음

F. 다른 ICHD-3 진단으로 더 잘 설명되지 않음

3) 감별진단

기침에 의해 발생하는 두통은 원발기침두통일 수
도 있고, 이차두통secondary headache일 수도 있다. 따
라서 원발두통을 진단하기 전에 신경영상을 시행하여
구조적 이상을 감별해야 한다. 제1형 Arnold-Chiari기
형, 후두개와종양, 뇌동맥류, 뇌척수액과다, 뇌척수액
감소, 편측성 경동맥폐색, 수도관주위회색질periaque-
ductal gray 전극삽입술 등의 구조적 이상이 기침두통
과 연관될 수 있다. 또한, 소수의 연구에서 기침 유발
두통이 발생한 환자의 약 반수에서 이차성 원인이 있
다는 증거가 제시되었다. 30명의 환자를 대상으로 한
연구에서 17명의 환자(57%)에서 이차성 원인이 있었
으며, 모든 환자들이 제1형 Arnold-Chiari기형이 있으
면서 소뇌편도가 대공foramen magnum에서 3 mm보다
더 아래로 내려와 있었다. 이 중 14명이 후두개와/대

공 부분과 관련된 증상, 증후가 있었으며 5명은 척수
공동증이 있었다.

이러한 연구결과를 참조할 때, 새로 발생하는 기침
유발 두통 환자들에게 신경영상검사, 특히 조영증강
뇌 자기공명영상을 시행하는 것이 필요하다. 또한 후
두개와 증상이나 증후가 있는 환자에서도 신경영상
검사가 필요하며, 반대쪽 일시적 신경학적 증상과 함
께 편측의 기침 유발 두통이 있을 경우 두개내외의
혈관촬영이 필요하다.

(1) 원발기침두통과 이차기침두통의 감별

몇 가지 임상적 특징들이 원발기침두통과 이차기
침두통을 감별하는 데 도움이 될 수 있다. 이차기침
두통은 원발기침두통에 비하여 지속시간이 길고(원발
두통의 지속시간이 1분 미만인 것에 비해 이차기침두통은
수초에서 수일), 후두개와 증상이나 증후가 있는 점이
감별점이 될 수 있다. 또한 인도메타신에 대한 반응
은 원발기침두통에서 더욱 전형적이나, 제1형키아리
기형에 의한 두통이 인도메타신에 반응을 보일 수 있
으므로 중요한 감별점이 되지는 못한다. 추가로, 편두
통이나 군발두통cluster headache, 지속반두통hemicra-
nia continua 등이 기침이나 발살바수기에 의해 악화
될 수 있다. 이러한 원발두통들에서는 각 두통의 동
반증상이 감별진단에 도움이 될 수 있다.

(2) 원발운동두통과의 감별

여러 종류의 신체 활동 중 발살바수기를 하는 경
우가 많기 때문에, 원발기침두통과 원발운동두통pri-
mary exertional headache을 감별하기가 어려울 수 있
다. 그러나 이 두 가지 두통에는 여러 가지 차이점이
존재한다(표 14-3).

표 14-3 **원발기침두통과 원발운동두통과의 감별점**

감별점	원발기침두통	원발운동두통
발생연령	60대 중반	20대 중반
발생시간	수 초~수십 초	수 분
유발요인	발살바수기	지속적인 운동
지속시간	2시간 이내	2일 이내
두통의 양상	날카롭고 찌름	박동성

4) 병태생리

원발기침두통의 원인은 아직 잘 알려지지 않았다. 한 가지 제시된 병인론은 기침으로 인하여 갑작스런 흉강내압과 복강내압의 상승이 일어나고, 판막이 없는 정맥시스템을 통하여 높은 압력이 두개내정맥동으로 전달되어 경막내와 혈관주위 통각수용기 신경을 활성화시킨다는 것이다. 이 가설을 뒷받침하는 근거로, 경부척수조영술이 필요한 16명의 환자들에게서 기침을 할 때에 요추 부분과 대공에서의 압력을 측정한 연구가 있다. 이 연구에서는, 기침 도중에 요부의 압력이 대공부위의 압력을 넘는 기간이 있다가 이후에 다시 대공의 압력이 요부의 압력을 상회하게 되었다. 이러한 결과는 기침을 할 때에 흉부와 복부의 압력이 머리로 전달되었다가 다시 급격히 감소하는 것을 시사한다. 또한 기침으로 인해 머리에서 척수 쪽으로 내려가는 흐름이 반동이 생기게 되면 대공에서 막힘을 유발할 수 있을 가능성도 제시한다. 이러한 머리와 척수의 압력 차이를 '뇌척수액압 해리'라고 한다. 그러나 일상생활에서 발생하는 기침과 발살

바수기는 두개내 통각수용기를 활성화시키기에는 부족하기 때문에, 기침두통 환자들에게서 이러한 활성화 한계점을 감소시키는 다른 인자가 있을 것으로 생각된다. 또 다른 연구에서는 원발기침두통 환자 7명 중 5명의 환자들에게서 MRV에서 횡정맥동이나 목정맥의 협착소견이 발견되었으며, 두통이 없는 정상 대조군 16명에서는 이상소견이 발견되지 않았음을 보고하였다. 이 사실은 원발기침두통 환자들에서 유출정맥폐색이 두통 악화의 촉진인자일 수 있다는 점을 시사한다.

5) 예후

원발기침두통의 예후에 대해서는 잘 알려진 바가 없으나 두통이 자연적으로 완화되는 경우가 종종 있다. 21명의 환자를 대상으로 한 연구에서는 18개월에서 12년의 기간 후에 9명의 환자가 자연적으로 회복되었음을 보고하였다. 추가로 두 사람이 요추천자 lumbar puncture 후에 호전되었고, 또 다른 두 사람은 발치 이후 회복되었다. 나머지 환자들은 지속적으로 기침두통을 호소하였다. 예후에 대해서는 추가연구가 필요하다.

6) 치료

우선 만성기침을 일으키는 폐질환이 있는지 확인을 해야 한다. 만일 증상을 설명할 수 있는 폐질환이 없다면 원발기침두통의 일차약제는 인도메타신이다. 적은 수의 환자를 대상으로 한 이중맹검연구에서 인

도메타신 150 mg/day가 효과적인 치료로 제시되었
다. 다른 연구들에서는 인도메타신을 하루에 250 mg
까지 증량할 수 있음을 보고하였다. 인도메타신은 뇌
압을 낮추는 효과가 있어 다른 약물들에 비해 더욱
효과적인 통증 완화를 기대할 수 있다. 그러나, 만성
적으로 사용할 경우 위장장애를 일으키는 부작용이
있어 장기복용이 필요한 환자들에게는 양성자 펌프
억제제proton pump inhibitor를 같이 처방하는 것이 좋
다. 일부 환자들에서는 시간이 지나 기침두통이 사라
질 수 있으므로, 치료 시작 후 6개월에서 12개월 간격
으로 약물 복용 중단을 시도해 볼 수 있다. 원발기침
두통에 효과적인 다른 약물들로는 acetazolamide, 프
로프라놀롤, methysergide, naproxen, IV 다이하이드
로에르고타민, phenelzine 등이 있다. 약물치료 이외
에 다른 치료 중에는 요추천자로 뇌척수액cerebrospi-
nal fluid을 제거하는 방법이 있으며, 한 연구에서 인도
메타신에 효과가 없는 환자에게서 40 ml 정도의 뇌
척수액을 뽑은 이후 증상 호전을 보고하였다.

2. 원발운동두통

운동두통은 원발 혹은 기저질환에 의하여 이차로
나타나는 두통으로, 비교적 빈도가 드문 두통이다. 이
러한 드문 원인의 두통에 대해서는 원인에 대한 자세
하고 조심스러운 접근이 필요하다.

1) 임상양상

운동에 의해 유발되는 두통은 다른 기저질환에 의
한 증상으로 나타날 수 있으며 (이차성 혹은 증후성 운
동두통) 원인이 밝혀지지 않은 원발질환으로 발생할
수 있다(원발운동두통). 원발운동두통과 이차운동두통
의 빈도는 연구들마다 다르다. 그러나 신경영상기술
이 발전하면서 이차운동두통의 비율이 증가하였다.
1960년대에 시행한 연구에서, 운동 혹은 기침에 의해
유발되는 두통이 있으면서 신경학적 검사에서 정상
소견을 보인 환자 103명 중 두개내 질병이 있는 경우
는 3년의 추적기간 동안 9.7%로 보고되었다. 1990년
대 중반의 28명의 운동두통 환자 연구에서는 두개내
이상이 12명(43%)에서 발견되었으며, 이차두통 환자
들 환자들 대부분은 이상소견이 있을 가능성이 높다
고 생각되는 증상을 가진 환자들이었는데, 벼락두통
thunderclap headache, 구토, 복시나 유두부종 등의 신
경학적 이상이 있었다.

이전 외상 병력, 천막위 혹은 후두개와의 병변, 뇌
동맥류 혹은 동정맥기형 등의 혈관이상, 뇌출혈 등이
운동두통과 연관성이 높다고 알려져 있다. 또한, 기타
운동두통을 일으킬 수 있는 질환으로는 갈색세포종
연관 두통과 간헐적인 뇌척수액 폐색을 발생시킬 수
있는 3뇌실 콜로이드낭, 가쪽lateral 뇌실종양, 제1형
키아리기형 등의 질환이 있다. 추가로, 심혈관 질환의
위험인자가 있는 환자들에서 심장질환에 의해 운동
시 두통이 발생하는 경우도 있다. 또한 편두통mi-
graine 환자들에게서도 운동이 두통의 유발인자가 될
수 있다.

2) 진단기준

표 14-4 원발운동두통의 진단기준(ICHD-3β)

A. 진단기준 B와 C를 만족하는 두통이 최소한 2번

B. 격렬한 신체운동에 의하여 유발되고 격렬한 신체운동 중 또는 후에만 발생

C. 48시간 미만 지속

D. 다른 ICHD-3 진단으로 더 잘 설명되지 않음

표 14-5 개연원발운동두통의 진단기준(ICHD-3β)

A. 다음 중 하나
   1. 진단기준 B와 C를 충족하는 두통이 한 번
   2. 진단기준 B를 만족하고 C를 만족하지 않는 두통이 최소한 2번

B. 격렬한 신체운동에 의하여 유발되고 격렬한 신체운동 중 또는 후에만 발생

C. 48시간 미만 지속

D. 다른 ICHD-3 두통질환의 진단기준을 충족하지 않음

E. 다른 ICHD-3 진단으로 더 잘 설명되지 않음

3) 감별진단

운동유발 두통이 있는 환자들은 신경영상검사를 시행해야 하며, 뇌 자기공명영상과 두개내 MRA을 시행하여 다른 혈관 질환이나 구조적 이상을 배제해야 한다. 40세 이상에서 발생하거나 수시간 이상의 지속시간을 가질 때, 혹은 구토나 다른 신경학적 증상이 동반될 때에 검사의 필요성이 증가한다. 특히, 거미막하출혈을 시사하는 증상(빠른 발병시간, 의식변화, 뇌수막 증상 등)이 있을 시 응급검사가 필요하다. 또한, 심혈관질환의 위험인자가 있는 운동유발 두통 환자에서는 관상동맥질환에 대한 검사를 시행해야 하며, 특히 두통이 운동에 의해 발생하고, 편두통의 양상이 아니며, 목이나 턱으로 방사통이 있을 때에는 더욱 그러하다. 이러한 다른 원인(구조적, 뇌혈관질환, 심혈관질환)이 배제된 후에 치료를 시작해야 한다.

4) 병태생리

운동두통의 병태생리는 아직 잘 알려져 있지 않다. 기침두통과 마찬가지로, 흉부/복부의 압력이 정맥계를 통해 두개내로 전달되어 통증민감성 혈관이나 뇌막 구조물들의 팽창이나 당김을 유발하는 것이 주된 원인으로 추측되고 있다. 일부에서는 편두통과 공통된 기전을 공유한다는 주장이 있다. 그러나, 발살바수기로 인한 뇌압의 일시적인 상승은 모든 사람에게 일어나는 것이므로 어떤 사람들에게서 삼차신경경부 통각 신경이 반복적으로 활성화 되는 경향이 있는지는 명확하지 않다. 추측되는 인자로는, first or second order 삼차신경경부 통각신경에서의 활성화 역치의 감소, 혹은 중추신경 통각 처리 과정의 변화, 비정상적으로 뇌압의 급격한 변화를 일으키는 인자 등이 원인으로 생각되고 있다. 또 다른 원인으로 내경정맥 판막의 기능 이상으로 인해 발살바수기 중 뇌정맥의 울혈이 발생하고 뇌압이 증가하여 운동두통이 발생할 수 있다는 의견이 있다. 이를 지지하는 연구로,

20명의 운동두통 환자와 40명의 정상대조군의 정맥 이중 초음파를 시행한 연구가 있다. 이 연구에서는 발살바수기 중 경정맥혈류의 반전이 환자군에서 더 자주 관찰되었다(70% versus 10%). 다른 가설로는 운동과 성행위와 연관된 두통이 뇌혈관민무늬근의 자동조절능력의 상실로 인하여 발생한다는 주장이 있다. 즉, 혈관의 조절장애로 인하여 운동 중에 발생하는 혈압증가에 적절하게 수축하지 못하여 비정상적인 혈관확장과 혈관벽부종, 두개내 혈류과다를 일으킨다는 주장이다.

5) 예후 및 치료

원발운동두통의 치료는 운동을 하기 전에 예방적 약물을 복용하는 것이다. 인도메타신이 일차추천약제이나 그 근거가 입증되지는 않았다. 치료 용량은 25~150 mg/day이고 필요 시 그 이상으로 사용할 수 있다. 인도메타신은 매일 사용할 수 있으며, 운동이 예상되는 시점보다 30분에서 60분 전에 복용하도록 한다. 인도메타신의 효과 기전은 알려져 있지 않으며, 뇌척수액압과의 연관성이 제시되었다. 프로프라놀롤, naproxen, phenelzine, ergonovine 등도 사용할 수 있다. 원발운동두통의 장기 예후에 대한 자료는 부족하다. 93명의 환자를 대상으로 한 연구에서, 5년 내 두통의 완전 소멸은 32%에서 관찰되었으며, 10년 내에는 78%에서 두통이 호전되거나 완전 소멸되었다.

3. 성행위와 연관된 원발두통

성행위와 연관된 원발두통은 성교두통, 양성혈관성교두통, 양성성교두통, 극치감전두통, 극치감두통 등의 여러 가지 이름으로 불린다. 성행위 유발 두통은 드문 종류의 두통 중 하나로, 원발두통으로 발생할 수 있으며 또한 악성 경과를 보일 수도 있다. 이러한 드문 원인의 두통에 대해서는 원인에 대한 자세하고 조심스러운 접근이 필요하다.

1) 임상양상

성행위와 연관된 원발두통은 드물며, 질환의 정확한 유병률과 발생률은 알려져 있지 않다. 한 덴마크 인구집단 기반 연구에서는 생애유병률이 1%라고 보고하였다. 독일에서 51명의 성행위 두통 환자들을 대상으로 한 연구에서는, 평균 나이가 35세였으며 남녀 비율은 2.9:1이었다. 이 환자들에서 동반된 편두통, 원발운동두통, 긴장형두통tension-type headache은 각각 25, 29, 34%였다. 그러나, 성행위와 연관된 원발두통은 성적으로 활동적인 모든 연령에서 발생 가능하다.

성행위와 연관된 원발두통은 약 2/3환자들에게서 양측성으로 나타나고 나머지 1/3에서는 편측성으로 나타난다. 통증이 나타나는 양상은 갑자기 혹은 서서히 다양하게 나타날 수 있으며, 최고 두통강도도 다양하고, 두통 양상이나 지속시간도 다양하다. 자율신경증상은 동반되지 않는 경우가 많다. 성행위와 연관된 원발두통은 예측 불가능하며, 성행위를 할 때마다 발생하지는 않는다. 발생은 성행위의 종류(자위 혹은 성교)와는 관련이 없다.

전통적으로, 성행위와 연관된 원발두통은 극치감
전두통과 극치감두통으로 나뉜다. 이 두 가지 두통은
서로 다른 임상 양상을 가진 것으로 생각된다. 극치
감전두통은 둔한 통증이며, 보통 양쪽 후두부위 압력
을 가하는 것 같은 통증이 성행위 도중에 나타나고,
성적 긴장감이 고조될수록 강도가 증가한다. 가끔은
목과 턱 근육의 수축 증가를 인지할 수 있다. 극치감
전통증은 양성 성행위 두통의 1/3 이하를 차지한다고
알려져 있다. 21명의 환자를 대상으로 한 연구에서,
성행위 두통은 평균 30분 정도 지속되며, 1분에서
180분의 범위이고, 두통의 빈도는 극치감과 연관되어
있다고 한다. 반면, 극치감두통은 갑작스런 폭발하는
듯한 양상으로 시작되어 심한 박동성 두통이 극치감
바로 직전이나 극치감 때에 나타난다. 또한 극치감두
통은 빠르게 전파되어 머리 전체에 퍼진다.

그러나 한편으로는, 위의 두 가지 분류를 확실히
구분할 수 있는 증거가 없으며, 성행위와 연관된 원
발두통은 여러 가지 양상으로 나타나는 하나의 질환
일 가능성을 시사한다. 51명을 대상으로 한 후향적
연구에서, 구조화 면접으로 군을 분류하여 11명을
type 1dull subtype, 40명을 type 2explosive subtype으
로 구분하였다. 결과적으로 통증의 편측성, 통증의 위
치, 통증의 박동성, 심한 통증의 지속시간, 경한 통증
의 지속시간 등이 두 군 간에 통계적인 차이가 없었
다. 두 군 간의 차이점은 오직 통증 발생 시간time of
onset뿐이었다. Dull subtype에서는 극치감전 150초
간 가량 두통이 지속되었으며 explosive subtype에서
는 순간적으로 발생하였다.

2) 진단기준

표 14-6　성행위와 연관된 원발두통의 진단기준(ICHD-3β)

A. 진단기준 B~D를 만족하는 두통이 최소한 2번

B. 성행위에 의하여 유발되고 성행위 중에만 발생

C. 다음 중 한 가지 이상
　1. 성적흥분이 증가될수록 강도가 증가
　2. 극치감과 동시 또는 직전의 갑자기 터질듯한 강도

D. 심한 두통은 1분에서 24시간 지속 그리고/또는 최대
　72시간까지 경도의 두통 지속

E. 다른 ICHD-3 진단으로 더 잘 설명되지 않음

**표 14-7　개연 성행위와 연관된 원발두통의 진단기준
　　　　(ICHD-3β)**

A. 다음 중 하나
　1. 진단기준 B~D를 만족하는 두통이 한 번
　2. 진단기준 B를 만족하고 C와 D 중 하나를 만족하는
　　두통이 최소한 2번

B. 성행위에 의하여 유발되고 성행위 중에만 발생

C. 다음 중 한 가지 이상
　1. 성적흥분이 증가될수록 강도가 증가
　2. 극치감과 동시 또는 직전의 갑자기 터질듯한 강도

D. 심한 두통은 1분에서 24시간 지속 그리고/또는 최대
　72시간까지 경도의 두통 지속

E. 다른 ICHD-3 두통질환의 진단기준을 충족하지 않음

F. 다른 ICHD-3 진단으로 더 잘 설명되지 않음

3) 감별진단

성행위와 연관된 원발두통의 진단은 성행위 도중 특징적인 두통이 발생하였을 때에 의심할 수 있다. 정확한 진단을 위해 뇌출혈 및 다른 구조적 이상을 신경영상으로 감별하는 것이 반드시 필요하다. 구조적 이상을 배제하는 것은 두통이 갑자기 터질 듯 하게 발생하였을 때에 특히 더 중요하다. 극치감두통은 거미막하출혈subarachnoid hemorrhage 시의 통증과 유사점이 있으며, 거미막하출혈 환자의 4~12%의 환자에서 성교가 동맥류 파열의 유발인자가 되기 때문에 진단에 주의를 요한다. 거미막하출혈을 배제하기 위해 CT와 뇌척수액 검사가 필요하다. 증상발생 수일 내에 이 검사를 시행해서 음성이라면 거미막하출혈을 효과적으로 배제할 수 있다. 만약 발생시기가 좀 지났다면 뇌 자기공명영상과 두개내자기공명혈관조영, 그리고 뇌척수액 검사가 도움이 될 수 있다. 뇌동맥류와 경부, 두개내 동맥박리를 감별하기 위해서는 두개내 전산화단층혈관조영, 두개내자기공명혈관조영, 또는 고식적 혈관조영술이 필요하다. 혈관조영술에 더하여, 경두개 도플러 초음파 또한 가역적뇌혈관수축증후군reversible cerebral vasoconstriction syndrome, RCVS을 진단하는 데 도움이 된다. 뇌정맥동혈전증은 뇌자기공명영상에서 뇌정맥동의 이상신호와 자기공명정맥조영술에서의 혈류 부재로 진단할 수 있다. 자기공명정맥조영술 대신에 전산화단층촬영정맥조영술을 이용할 수도 있다. 성행위와 연관된 원발두통은 자세한 검사 후에도 구조적, 혈관성, 약물성 원인이 없음을 확인 후 진단한다. 성행위 두통의 감별진단은 동맥류파열이나 동정맥기형출혈로 인한 거미막하출혈, 가역적뇌혈관수축증후군, 동맥박리arterial dissection, 뇌정맥동혈전증, 자발두개내압저하에 의한 두통, 벼락두통을 일으키는 기타두통, 뇌수막염, 뇌염, 뇌종양으로 인한 출혈, 갈색세포종, 비출혈성 뇌졸중stroke, 후두개와 질병, 심허혈, 약물 등이 있다. 성행위와 연관된 원발두통과는 달리, 거미막하출혈에 의한 두통은 경부경직, 국소신경학적 이상, 의식 소실 등과 연관되어 있으며, 일반적으로 지속시간이 더 길다. 분절성 동맥협착이 성행위와 연관된 원발두통과 연관되어 있다는 보고가 있어, 성행위 중 수 차례의 폭발성 두통이 있는 경우에 가역적뇌혈관수축증후군을 생각하여야 한다.

자발두개내압저하에 기인한 두통은 자세변화에 따라 두통이 발생하며, 누워있을 때에 호전되고 일어섰을 때 악화된다. 성교 후에 자세 변화에 따른 두통을 호소 하는 경우 이 진단을 고려하여야 한다. 갈색세포종에 대한 고려는 동반증상으로 홍조, 빈맥, 발한 등이 있을 때, 그리고 이 증상들이 성행위와 관계없이 발생하였을 때 필요하다. 성행위 중 심근허혈이 발생할 수 있기 때문에, 심혈관 위험 인자가 있는 환자에서 성행위 두통이 협심증의 연관통인 심장두통으로 나타나는 것인지를 고려해야 한다. 몇 가지 약물 중 amiodarone, cannabis, oral contraceptives, pseudoephedrine 등이 성행위 두통을 일으킬 수 있다고 보고되었다. 추가적으로 부비동염, 녹내장, 저혈당, 점액부종, 빈혈, 만성폐쇄성폐질환, 쿠싱병, 복부대동맥폐색 등이 성행위 두통과 관련이 있을 수 있다.

4) 병태생리

성행위와 연관된 원발두통의 원인은 알려져 있지 않으며, 현재까지 제시된 병태생리학적 기전은 추측에 근거한 것들이 대부분이다. 성행위와 연관된 원발두통은 빈도가 드물고 다양한 임상 양상을 보이기 때문에 연구를 하기가 어렵다. 한 연구자는 극치감전두통은 성행위 도중 발생하는 턱과 목 근육의 지나친 수축 때문에 발생하였을 것이라고 주장하였고, 성행위 중 의식적으로 위 근육을 이완시키면 두통이 발생하지 않는다고 하였다. 극치감 두통은 극치감 중 혈압과 심박수 증가로 인하여 발생하는 것으로 추측된다. 성행위 두통과 함께 무감각이나 저림 등의 일시적 신경학적 이상이 발생하는 것을 근거로 하여, 몇 연구자들은 성행위와 연관된 원발두통이 극치감 시에 혈류 이동으로 인하여 발생하며, 편두통의 일종으로 생각해야 한다고 주장하였다. 성행위와 연관된 원발두통 환자들 중 대다수가 편두통의 병력이 있으나, 높은 편두통 유병률 때문에 두 가지 질환의 동시 발생이 일어날 수 있다. 그렇기 때문에, 철저한 조사 없이 편두통으로 인해 성행위와 연관된 원발두통이 일어났다고 주장하는 것은 근거가 부족하다. 성행위와 연관된 원발두통과 운동두통의 연관성에 대해서도 여러 의견이 존재한다. 45명의 성행위와 연관된 원발두통 환자를 대상으로 한 연구에서 40%가 원발운동두통을 최소 1회 이상 경험하였다고 한다. 짐작건대, 성행위와 연관된 신체운동이 운동두통을 유발할 수 있을 것으로 생각된다.

5) 예후

성행위와 연관된 원발두통의 예후는 비교적 양호하며, 일시적 신경학적 증상이 동반되는 경우에도 그러하다. 60명의 환자들을 대상으로 한 연구에서 평균 36개월 동안 추적관찰하였을 때 다음과 같은 결과를 얻었다. 초기 검사에서, 성행위와 연관된 원발두통이 한 차례만 발생한 환자는 75%였으며, 만성인 환자들은 25%였다. 만성 경과를 보이는 환자에서 3년간 완화율은 69%였다. 지속적인 신경학적 이상은 아주 드물게 보고되었다. 따라서 지속적인 신경학적 이상이 있는 경우에는 뇌경색 등의 원인을 찾아 검사를 시행해야 한다.

6) 치료

성행위와 연관된 원발두통이 재발하는 환자에게는, 급성기 치료로 트립탄을 사용하고 예방치료로는 인도메타신을 사용한다. 이러한 추천은 적절한 검사를 통해 혈관병변을 배제한 이후에 시행하여야 한다.

(1) 급성기치료

몇몇 극치감두통 환자에 대한 사례보고에서, 급성기 트립탄 치료가 약 반수에서 효과가 있었다. 이 사실을 바탕으로 성행위와 연관된 원발두통 환자의 치료로 트립탄을 사용할 것을 권장한다. 사용편의성을 생각하여 sumatriptan 비강내 투여 20 mg 혹은 zolmitriptan 비강내 투여 5 mg을 사용할 수 있다.

(2) 예방적 치료

예방적 치료로 성공적인 효과를 나타낸 약들에는 인도메타신(25~225 mg/day), 프로프라놀롤(40~240 mg/day)과 기타 베타차단제beta blocker, 트립탄 등이 있다. 한 사례에서는, 성행위를 더 자주하되 덜 힘들게 하는 것이 두통 감소에 도움이 되었다고 한다. 두통이 일어날 것이 예측되는 환자에서는, 인도메타신을 25 mg부터 시작하여 성행위 30분에서 60분 전에 복용하는 것이 좋다. 인도메타신의 용량은 충분한 효과가 날 때까지 150 mg까지 증량할 수 있다. 인도메타신에 반응이 없거나 부작용이 있는 환자들, 혹은 편두통이 동반된 환자들에게는 프로프라놀롤을 40 mg/day에서 시작하여 200 mg/day까지 증량할 수 있다. 인도메타신과 프로프라놀롤에 효과가 없는 환자들에게는 트립탄 치료를 권장한다. 가능한 트립탄 약물로는 sumatriptan, zolmitriptan, naratriptan, lasmiditan, almotriptan, eletriptan, frovatriptan 등이 있다. 약물의 선택은 환자에 따라 개별화가 필요하다. sumatriptan은 피하로 주사할 수 있으며, 비강내 스프레이, 경구 복용 등으로 투약할 수 있다. Zolmitriptan도 비강내와 경구 복용이 가능하다. 다른 약들은 경구 투여만 가능하다.

임상 경험에 근거하여 볼 때, sumatriptan을 성행위 30~60분 전에 투여하는 것을 우선적으로 고려할 수 있다.

4. 원발벼락두통

벼락두통은 발생 후 1분 안에 최대강도에 도달하는, 갑작스럽게 발생한 심한 두통을 말한다. 벼락두통이란 용어는 비파열동맥류에 의한 전초두통sentinel headache에 대해 처음 사용되기 시작하였는데 그 외에도 벼락두통을 일으킬 수 있는 여러 원인이 있다. 원발벼락두통primary thunderclap headache은 일종의 배제적 진단으로, 뇌내 이상소견 없이 갑자기 발생하는 고강도의 두통을 의미한다. 그러나 벼락두통으로 내원한 환자는 벼락두통의 원인을 감별하기 위해 최대한 자세히 검사를 시행해야 한다.

1) 임상양상

원발벼락두통은 배제적 질환으로 타질환을 감별한 뒤 진단이 가능하다. 벼락두통의 대표적인 원인으로는 거미막하출혈subarachnoid, 뇌정맥동혈전증cerebral venous sinus thrombosis, 경동맥박리carotid artery dissection, 가역적뇌혈관수축증후군 등의 질환들이 있다. 이 질환들은 경우에 따라 치명적이기 때문에 벼락두통이 의심되면 근본 원인에 대한 신속한 검사 및 치료가 필요하다. 벼락두통의 발생률은 1년에 10만명 당 43명 정도이다. 또한, 벼락두통의 양상을 보이는 환자 중 28%가 편두통의 병력이 있으며 거미막하출혈이 아닌 것으로 판명된 벼락두통 환자의 24%에서 벼락두통이 재발한다고 알려져 있다. 환자들은 일생 동안 겪어보지 못했던 심한 통증이 1분 안에 최고 강도에 도달하는 양상의 두통을 호소한다. 최고강도까지 도달하는 시간이 다른 두통과 벼락두통을 감별하는 데 중요하다. 벼락두통은 수분에서 수일까지 지속될 수 있으며, 단발성이거나 혹은 재발성인 경우도 있다. 통증의 위치와 양상은 불특정하다. 선행인자가 없는 경우가 많으나 발살바수기나 운동, 성행위 등의 유발인자가 있을 수 있다. 또한 벼락두통은 빛공포증, 구역, 구토, 목 통증, 시각 증상, 의식 변화, 국소신경학적 증상과 징후 등과 함께 나타날 수 있고, 이런 증상이나 징후가 두통의 원인 감별에 도움이 될 수 있다.

2) 진단기준

표 14-8 **원발벼락두통의 진단기준(ICHD-3β)**

A. 진단기준 B와 C를 만족하는 심한 두통

B. 갑자기 발생하여, 1분 미만에 최대 강도에 도달함

C. 5분 이상 지속됨

D. 다른 ICHD-3 진단으로 더 잘 설명되지 않음

3) 감별진단

원발벼락두통의 원인을 감별하는 것은 매우 중요하기 때문에 감별이 필요한 질환 및 감별점에 대해서 설명하고자 한다.

(1) 거미막하출혈

거미막하출혈은 이차 벼락두통의 가장 흔한 원인으로, 전체 벼락두통의 원인 중 약 11~25%를 차지한다. 약 70%의 거미막하출혈 환자에서 첫 증상이 두통으로 나타나며, 그 중 50%가 벼락두통의 양상을 보인

다. 두통이 발생하는 기전으로는 혈관벽의 확장, 뇌압 상승, 혹은 혈액 성분의 자극 등을 들 수 있다. 통증의 위치는 다양하며 2시간 이상 지속되는 경우는 드물다. 거미막하출혈 시 두통 이외에도 의식 변화, 수막증, 빛공포증, 경련, 인지기능 저하, 구역/구토, 시각증상, 뇌경색, 고혈압, 심전도 변화 등 증상이 동반된다. 또한, 의식수준의 변화가 있을 경우에는 절반가까이에서 안저 출혈이나 시신경유두부종이 관찰되기도 한다. 나이 40세 이상, 목 통증이나 뻣뻣함, 의식변화나 운동 중 발생한 두통 등은 비외상성 거미막하출혈의 독립적인 위험인자로 알려져 있어 더욱 주의를 요한다. 거미막하출혈의 원인에는 두개내 동맥류파열(85%), 비동맥류성중뇌곁출혈nonaneurysmal perimesencephalic hemorrhage(10%), 뇌동정맥기형cerebral arteriovenous malformation, 경막동정맥루dural arteriovenous fistula, 진균동맥류, 전층동맥박리transmural arterial dissection 등이 있다. 거미막하출혈환자의 10% 정도가 편두통이나 경부통증으로 오인되기 때문에 주의를 요한다. 동맥류성 거미막하출혈의 위험 인자로는 고혈압, 흡연, 알콜 중독, 뇌동맥류의 가족력, 상염색체 우성다낭성신종autosomal dominant polycystic kidney disease, 엘러스-단로스증후군 제4형 Ehlers-Danlos type IV 등이 있다. 일반인에 비해 가족력이 있는 환자에서 거미막하출혈의 위험은 약 4배 높으며, 흡연자일 경우 6배가 높다. 또한, 가족력이 있는 환자의 일생 동안 거미막하출혈의 위험도는 50세에 1%, 70세에 2%이다. 성별에 따른 차이도 있는데 여자는 남자에 비해 거미막하출혈의 발생률이 약 1.9배 높다. 거미막하출혈이 의심되는 환자들은 즉시 비조영증강 컴퓨터단층촬영을 시행하는데, 이것은 거미막하출혈의 진단율이 증상 시작 시점으로

부터 시간이 지날수록 감소하기 때문이다. 거미막하출혈 발생 12시간 이내에 컴퓨터단층촬영의 민감도는 약 98%이며, 24시간 이내에는 86~93%, 48시간 이내에는 76%, 5일 이내에 58%로 감소한다. 이와 관련하여, 신경학적 이상을 동반하지 않은 비외상성 급성 두통으로 3차 의료기관 응급실에 방문한 592명의 환자를 대상으로 한 전향적 연구에서, 거미막하출혈의 진단을 위해 컴퓨터단층촬영과 요추천자를 시행하였을 때 두 검사의 특이도는 98%, 민감도는 67%였다. CTA는 컴퓨터단층촬영이 음성이거나 영상에서 중뇌곁출혈이 있을 때, 또는 뇌동맥류를 배제하는 데 많은 도움이 된다. 체계적 문헌고찰 결과에 의하면, 거미막하출혈이 있는 환자에서 뇌동맥류 진단을 위해 CTA를 이용했을 때, 뇌동맥류에 대한 민감도는 98%, 특이도는 100%로 매우 높고 정확한 진단율을 보였다. 벼락두통 환자에게서 영상 소견이 정상일 때는 추가적으로 요추천자검사를 시행하여 황색변색증 xanthochromia 여부를 확인 할 필요가 있다. 거미막하출혈에서 뇌척수액 황색변색증의 진단적 가치는 상당히 높은 편이다. 2주 이내에 발생한 벼락두통으로 응급실로 내원하여 컴퓨터단층촬영에서 음성 소견을 보인 152명의 환자를 대상으로 한 연구에서, 뇌척수액 황색변색증으로 뇌동맥류 및 파열을 진단한 민감도, 특이도, 양성예측도, 음성예측도는 각각 93%, 95%, 72%, 99%로 매우 높았다. 분광광도법을 거미막하출혈의 진단에 이용할 수 있는데, 컴퓨터단층촬영상 정상 소견이나 임상적으로 거미막하출혈이 의심되는 253명의 환자를 대상으로 분광광도법을 적용하였을 때, 민감도와 특이도는 각각 100%, 75.2%였다. 거미막하출혈의 급성기에 자기공명영상은 컴퓨터단층촬영보다 더 높은 진단율을 보인다. 거미막하출혈은 자기공명영상의 액체감쇄역전회복FLAIR 영상에서 고신호강도로 보이며, 아급성기에는 거미막하 공간이 저신호강도로 보인다. T2강조 영상은 급성기, 아급성기 거미막하출혈 진단에 가장 민감도가 높은 검사로 급성기 민감도는 94%, 아급성기에는 100%이다.

(2) 비파열성 두개내 동맥류와 전초두통

전초두통은 거미막하출혈 발생 수일 혹은 수주 전에 발생하는 두통을 말한다. 전초두통은 수막자극 증상이나 의식 변화가 없는 벼락두통의 양상으로 나타나며, 조짐두통 발생기전으로 혈관의 확장이나 영상검사, 요추천자에서 발견되지 않는 소량의 출혈 등을 들 수 있다. 일반적으로 조짐두통은 뇌동맥류로 인한 거미막하출혈 환자의 10~43%에서 나타난다고 알려져 있다. 보통, 조짐두통은 뇌동맥류가 파열되기 수일 혹은 수주 전에 발생한 벼락두통이 있을 때 후향적으로 '조짐두통이 있었다고 간주'하여 진단된다. 이전 연구에 따르면 거미막하출혈 전 2주 이내에 조짐두통이 발생하는 경우가 대부분이었고, 시간대 별로 보았을 때, 24시간 전에 발생하는 경우가 가장 많았다. 또한, 나이를 비롯한 여러 혼란변수를 보정한 뒤에도, 조짐두통이 있었을 때는 뇌동맥류 수술 전 거미막하출혈의 재출혈 가능성이 조짐두통이 없을 때보다 10배 더 높았다. 그러나, 여러 두통 역학 연구들이 가지고 있는 공통적인 한계인 회상치우침 혹은 추천치우침의 영향 및 높은 사망률로 인해 아예 보고가 되지 않았을 수 있어 실제적으로는 조짐두통의 빈도가 더 높았을 것으로 생각된다.

(3) 경동맥박리

경동맥박리의 가장 흔한 증상은 두통이나 목의 통

증이다. 두통은 경동맥박리 환자의 60~95%, 척추동맥박리 환자들의 70%에서 발생한다. 두통이나 목 통증은 다른 신경학적 증상이나 징후보다 먼저 나타날 수 있으며, 경동맥박리의 경우 4일 전, 척추동맥박리 verterbral artery dissection의 경우 14.5시간 전에 주로 나타난다. 벼락두통(9.2% versus 3.6%; p = 0.001)과 목 통증(65.8% versus 33.5%; p = 0.001)은 경동맥박리보다 척추동맥박리에서 더 자주 나타난다. 통증은 경동맥박리의 경우, 대개 동측(91%)인 경우가 많으며 전두, 측두, 턱, 귀, 눈에서도 나타날 수 있다. 반면, 척추동맥박리 환자에서는 약 50%에서 후두 혹은 두정-후두부 부위 통증이 상대적으로 흔하다. 혈관박리로 인한 뇌졸중은 거미막하출혈(6.0% versus 0.6%; p=0.001)과 뇌경색(69.5% versus 52.2%; p=0.001) 모두 경동맥박리보다 척추동맥박리에서 더 흔하다. 중요한 점은, 혈관박리가 있을 때에는 뇌경색이 있는 경우를 제외하면 일반적으로 비조영 컴퓨터단층촬영과 요추천자는 정상소견을 보이기 때문에, 정확한 진단을 위해서는 추가적인 검사가 필요하다는 점이다. 경동맥 초음파, 목과 머리의 CTA, MRA, 목 부위의 지방소거MRI, 혹은 혈관조영술로 박리를 감별할 수 있다.

(4) 가역적뇌혈관수축증후군

가역적뇌혈관수축증후군은 비슷한 양상을 가진 여러 증후군을 묶어서 지칭하는 단어이다. Call-Fleming syndrome, 양성 중추신경계 혈관병benign angiopathy of the CNS, 산후뇌혈관병postpartum cerebral angiopathy, 약물유발혈관병drug induced angiopathy, 뇌혈관병 cerebral vasculopathy, 편두통성 혈관연축migrainous vasospasm과 혈관연축을 동반한 벼락두통TCH with

vasospasm이 이에 속한다. 가역적뇌혈관수축증후군은 보통 벼락두통과 함께 두개내 혈관의 수축이 발생하였다가 특정 치료를 시행하지 않아도 3개월 이내 정상으로 되돌아 온다. 발생 기전으로 일시적인 뇌혈관의 긴장도 조절의 문제로 인한 다발성의 혈관수축 및 확장을 들 수 있으나 정확한 병태생리는 알려져 있지 않다.

문제는 가역적뇌혈관수축증후군에서 벼락두통이 드물지 않게 발생한다는 점이다. 약 1~2주 동안 반복적으로 심한 두통, 특히 벼락두통의 양상의 두통이 동반되며, 혈관 영상에서 뇌혈관의 부분적인 수축이 광범위하게 발생한다. 가역적뇌혈관수축증후군으로 인한 벼락두통은 뚜렷한 유발인자 없이도 발생할 수 있으며, 기침이나 운동, 발살바수기에 의해 유발될 수도 있고, 동반증상으로 편두통과 유사하게 빛공포증, 구역, 구토증상이 있을 수 있다. 혈관수축에 의한 허혈성 뇌경색이나 뇌출혈이 발생했을 경우에는 시야결손이나 구음장애, 언어장애, 감각이상, 실조, 마비 등이 나타날 수도 있다. 허혈의 정도와 기간은 가역적뇌혈관수축 증후군으로 인한 신경학적 장애와 연관이 있다. 또한, 가역적뇌혈관수축 증후군 환자의 50%에서 고혈압을 동반한다. 가역적뇌혈관수축증후군은 여성에게서 더 많으며(여3:남1) 주로 20세에서 50세 사이에 발생한다. 그러나 소아 및 고령의 환자에게서도 가역적뇌혈관수축증후군이 보고된 바 있어, 전 연령층에서 가역적뇌혈관수축증후군의 여부를 감별하여야 한다.

가역적뇌혈관수축증후군은 목동맥박리와 감별이 쉽지 않은데, 실제 173명의 가역적뇌혈관수축증후군 환자의 12%에서 목동맥박리가 동반되었고, 목동맥박리 환자 285명 중 7%에서 가역적뇌혈관수축증후군이 동반되었다. 따라서 각각의 질환이 의심되는 경우 동반질환여부에 대해 확인이 필요하다.

가역적뇌혈관수축증후군의 유발인자로는 임신 및 산후 기간, 고혈압, 마리화나, 세로토닌serotonin계 약물(엑스터시, 선택적세로토닌억제제, 트립탄, 에르고타민), 교감신경작용제(코카인, 암페타민, 비충혈제거제), 기타 약물(면역글로불린 주사, cyclophosphamide, tacrolimus)과 카테콜아민 분비 종양(크롬친화세포종) 등이 있다. 그러나, 67명의 환자를 대상으로 한 이전의 전향적 연구에서는 가역적뇌혈관수축증후군 환자의 37%에서 유발인자가 없었다. 따라서, 가역적뇌혈관수축증후군이라고 해서 항상 유발인자가 있는 것은 아님을 주지해야 한다.

가역적뇌혈관수축증후군의 진단기준에 대해서는 몇몇 연구가 제시된바 있으나 현재까지 정립된 것은 없다. 가장 많이 쓰이고 있는 Calabrese 등이 제시한 진단기준은 다음과 같다[① 신경학적 증상/징후가 동반되거나 그렇지 않은 벼락두통, ② 뇌컴퓨터단층촬영에서 거미막하출혈의 부재, ③ 정상 뇌척수액 검사 소견, ④ 여러 개의 부분적인 뇌혈관 수축이 관찰되었다가 질병 발생 후 12주 이내에 정상화(정상 뇌척수액 검사 소견은 단백질 protein <80 mg/dL, 백혈구 <10 mm³, 정상 당 수치로 정의함)]. 그러나, 초기 가역적뇌혈관수축증후군에서는 혈관 수축이 관찰되지 않을 수 있으므로 원발벼락두통으로 오인할 가능성도 있어 주의를 요한다.

가역적뇌혈관수축증후군과 연관된 합병증으로는 피질거미막하출혈, 가역적후뇌병증posterior reversible encephalopathy syndrome, PRES, 뇌경색, 뇌출혈, 경련 등을 들 수 있다. 가역적뇌혈관수축증후군에서 피질거미막하출혈은 자동조절 기능의 상실로 인한 혈관

파열이 주원인으로 생각되고 있다. 또한, 뇌출혈의 양상은 주로 엽성 혹은 다발성으로 관찰되며 반면 뇌경색은 보통 경계성 영역에 주로 발생한다. 가장 중요한 감별진단은 원발중추신경계혈관염primary angiitis of the CNS이다. 두 질환 모두 다 비슷한 혈관영상 소견을 보이나, 원발중추신경계혈관염은 일반적으로 벼락두통과 관련이 있지는 않다. 원발중추신경계혈관염에서는 정상 혈관조영영상을 보이는 환자가 전체의 40%가량 된다. 또한, 인지기능 변화, 편마비, 시각 증상, 경련 등의 신경학적 증상을 동반하며, 혈액소견에서 혈구수나 혈침속도의 이상이 관찰될 수 있다. 또한, 가역적뇌혈관수축증후군 환자의 30~80%에서 뇌자기공명영상의 이상소견이 발견되는 데 비하여, 원발중추신경계혈관염 환자는 95% 이상에서 이상소견이 발견되며 가장 흔한 것은 다발성의 뇌경색이다. 반면에 가역적뇌혈관수축증후군은 그 자체로 인한 뇌출혈 또는 주로 후두부에 발생하는 경계성 영역의 뇌경색 또는 혈관성 부종 소견을 보인다. 두 질환의 감별을 위해 고해상도의 조영증강MRA가 도움이 될 수 있다.

가역적뇌혈관수축증후군의 치료는 현재 무작위 배정 연구가 없어 관찰연구의 결과에 근거한다. 현재까지는 칼슘통로차단제, 글로코코티코이드, 황산 마그네슘, 그리고 단순 경과관찰도 좋은 예후가 보고되었다. 뇌출혈이나 뇌경색 등의 합병증이 발생했을 때에는 유발인자를 제거하고 가능하다면 칼슘채널 길항제로 혈관연축을 치료해야 한다. 사용할 수 있는 칼슘채널 길항제에는 nimodipine, 니페디핀, verapamil 등이 있다. 이상적인 치료기간과 용량 등은 아직 정립된 바는 없다.

가역적뇌혈관수축증후군의 예후에 대해서는 아직

잘 밝혀진 바가 없다. 그러나, 일반적으로 뇌경색, 뇌출혈, 뇌병증 등의 합병증이 발생하지 않는다면 많은 수의 환자들이 신경학적으로 잘 회복된다고 알려져 있다. 한편, 뇌혈류초음파로 혈관수축의 회복과 뇌경색, 가역 후 뇌병증 등의 위험도를 평가할 수 있다. 이전 연구에서 중대뇌동맥의 평균 혈류 속도와 Lindegaard index가 정상인에 비해 가역적뇌혈관수축증후군 환자에서 훨씬 높았다. 또한, 평균 혈류 속도와 Lindegaard index가 높을수록 두통은 더 심해지는 양상을 보였으며, 평균 혈류 속도 120 cm/s 초과 및 Lindegaard index >3일 때 뇌경색과 뇌병증이 더 흔하게 나타났다.

(5) 뇌정맥동혈전증

뇌정맥동혈전증은 정맥 및 정맥동이 혈전으로 인해 폐쇄되는 질환을 의미하며 이로 인해 뇌압이 상승하여 신경학적 증상이 발생하는 질환이다. 뇌정맥동혈전증은 10만인년 당 1.3명의 발생률을 보이며 31~50세 사이의 여자에게서 더 발생률이 높다(10만인년 당 2.78명). 뇌정맥동혈전증으로 인해 뇌출혈 및 뇌경색이 발생하게 되고 이로 인해 두통(90%)을 비롯한 여러 신경학적 증상과 경련(40%) 등이 이차적으로 생긴다. 특히, 해면정맥동혈전증의 경우, 결막부종, 안구주위 부종, 안구돌출, 안검하수, 동공산대, 안구운동마비, 얼굴 감각이상, 의식변화 등의 증상이 관찰될 수 있다.

뇌정맥동혈전증에서 두통은 전체 환자의 약 80%에서 나타나고, 보통 아급성(2일에서 1달)의 양상이나, 2~14%의 환자에서는 벼락두통으로 나타난다. 더구나, 뇌정맥동혈전증 환자의 15~20%에서는 두통이

유일한 증상이고 초기에 신경학적 이상소견이 없을 수도 있다. 두통의 양상은 비특이적이지만 기침이나 발살바수기 등의 뇌압을 증가시키는 행위에 의해 악화되기도 하기 때문에, 이런 증상 및 증후가 뇌정맥동혈전증에서 중요한 감별점이 되기도 한다.

또한, 원인이 불분명한 심한 두통이 지속되는 경우 반드시 뇌정맥동혈전증의 여부를 확인하여야 하며, 특히 주산기나 탈수, 감염, 피임약복용 등이 뇌정맥동혈전증의 주요 위험인자 이므로 이러한 병력이 있을 경우 뇌정맥동 혈전증에 대한 검사를 시행하여야 한다.

뇌정맥동혈전증의 호발 부위는 상시상정맥동superior sagittal sinus과 횡정맥동transverse sinus이며 환자의 2/3 이상에서는 여러 개의 정맥과 정맥동 침범이 동반될 수 있다. 또한 뇌정맥동혈전증으로 인해 출혈이 발생한 경우는 사망가능성이 높아지므로 출혈발생 및 동반여부를 반드시 확인하여야 한다. 뇌정맥동혈전증 환자의 25%에서 정상 뇌 컴퓨터단층촬영 소견을 보이나, 신경학적 결손이 있는 환자는 10% 정도에서 정상 컴퓨터단층촬영 소견을 보인다. 비조영증강 영상에서도 뇌경색, 뇌출혈, 뇌부종, 수두증 등을 확인할 수 있으나 정확한 진단과 병변의 부위를 확인하기 위해서는 정맥혈관영상을 포함한 자기공명영상, 정맥 혈관 컴퓨터단층촬영, 그리고 디지털감산혈관조영술 등의 검사가 필요하다. 뇌정맥동혈전증 환자의 40%는 뇌척수액 검사에서 뇌압증가와 정상 뇌척수액 소견을 보인다. 뇌척수액에서 림프구성 백혈구증가증이나 적혈구 증가, 단백질 증가가 관찰되는 경우도 있으며 이런 경우는 주로 해면정맥동혈전증에서 나타난다. 뇌정맥동혈전증의 치료는 항응고요법이며 뇌출혈이 있더라도 항응고요법이 추천된다.

(6) 뇌졸중

뇌졸중, 특히 뇌출혈(주로 소뇌 및 엽성)에서 두통은 드물지 않다. 뇌졸중과 동반되어 발생하는 두통 중 벼락두통의 정확한 빈도는 알려져 있지 않으나, 적지 않을 것으로 생각된다. 뇌졸중과 동반되어 나타나는 두통은 국소신경학적 증상과 종종 동반된다. 반면, 뇌졸중 이전부터 있었던 편두통과 유사하게 나타날 수도 있기 때문에 주의하여야 한다.

(7) 경사대 뒤 혈종

상당히 드문 질환으로 목의 외상으로 인하여 고리중쇠 탈구atlantoaxial dislocation가 일어나면 경사대 뒤 혈종이 발생하게 되며, 벼락두통의 양상을 보일 수 있다.

(8) 자발두개내압저하

자발두개내압저하spontaneous intracranial hypotension는 뇌척수액의 손실로 인한 뇌척수액 부족과 이로 인한 뇌압 감소로 발생하는 일종의 증후군이다. 다른 이름으로 뇌척수액 손실 두통이라고 불리며, 크게 자발성 또는 외상성으로 나뉜다. 뇌척수액 손실은 경흉접합부 혹은 흉추 부위에서 주로 발생한다. 일반적으로 자발두개내압저하의 발생률은 1년에 10만명당 5명 정도이며 주로 40대가 가장 많으며, 여자에서 더 흔하다(1.5:1). 한편, 자발두개내압저하는 다른 질환으로 오진될 가능성이 높은데, 자발두개내압저하가 진단된 환자를 대상으로 한 연구에서 환자의 90%가 기립성 두통이 있었음에도 불구하고 처음에 긴장성 두통이나 편두통으로 진단된 바 있다. 이처럼, 체위변화에 따라 달라지는 두통인 경우, 특히 기립성인 경우는 항상 자발두개내압저하를 염두에 두어야 한다.

기립성 두통은 자발두개내압저하의 특징적인 소견이다. 즉, 앉거나 서면 두통이 발생 및 악화되고 누우면 감소하는 특징적인 두통을 호소한다. 두통은 대개 양측성이며 위치는 다양하다. 또한, 벼락두통이 4~15%의 환자에서 나타날 수 있으며 벼락두통과 함께 가역성 뇌혈관 수축이 관찰되기도 한다. 기립성 두통이 발생하는 기전으로 뇌가 밑으로 처지거나, 뇌정맥과 정맥동의 이차적 확장에 의하여 뇌 안의 통증에 민감한 구조물들이 견인되어 발생하는 것으로 추측된다. 흔한 임상적 양상으로는 기립성 두통과 구역/구토, 복시, 청력저하, 어지러움, 이명 등의 뇌신경 증상이 나타난다. 또한, 목이나 등 통증, 혹은 뻣뻣함, 얼굴 감각이상/마비, 목의 방사통, 보행 실조, 뇌하수체 줄기의 압박으로 인한 고프로락틴혈증과 유루가 나타날 수 있고, 심한 경우 혼미와 혼수도 관찰된다.

일반적으로 자발두개내압저하는 '자발적'으로 두통이 발생하는 것을 의미하나, 경도의 외상, 기침, 무거운 물건을 들거나 straining 등의 유발인자가 있을 수도 있다. 그 외 여러 가지 인자들이 질병을 유발하는 데 관여하기도 한다. 약 1/3의 환자들에게서 말판증후군이나 엘러스-단로스증후군 등의 결합조직질환이 동반된다. 또한, 수막곁주머니, 경막 구멍이나 결손, 척추뼈 이상이 관찰되기도 한다. 자발두개내압저하의 진단을 위해 뇌 자기공명영상과 척추 자기공명영상, 방사성 동위원소 뇌수조조영술radionuclide cisternography, 척수조영술(컴퓨터단층촬영, 뇌자기공명영상), 디지털 감산 척수조영술과 요추천자 등의 검사가 도움이 될 수 있다. 조영증강 뇌 자기공명영상에서는 경막하수종/혈종(50~72%), 광범위한 경수막 조영증강(83%), 뇌하수체 충혈(67%), 정맥 울혈이나 팽창(94%), 뇌의 처짐 혹은 소뇌편도의 하강(72%) 소견이 관찰된다. 척추 자기공명영상에서는 거미막 외의 뇌척수액, 경수막 조영증강, 경막외 정맥얼기 확장 등을 관찰할 수 있다. 일반적으로 요추천자는 다른 질환이 의심되지 않는 한 무조건 시행하지는 않는데, 요추천자 이후 5%의 환자에서 증상 악화가 발생하기 때문이다. 정확한 압력 측정을 시행하였을 때에 압력이 저하된 경우(<60 mm H_2O)는 60%에서 나타난다. 약 40%의 환자에서 뇌압이 정상범위로 측정될 수 있으나, 환자 개인에게는 평소보다 낮은 수치일 수 있어 주의를 요한다. 또한, 뇌척수액 황색변색증, 백혈구 증가(<50 cells/mm³), 단백질 증가(<100 mg/dL) 등이 관찰될 수 있다.

뇌수조조영술은 다른 검사에 비해 민감도가 낮아 현재 잘 시행되지 않는 검사이지만 상황에 따라 도움이 될 수 있다. 뇌수조조영술상에서 뇌척수액 누출은 약 90%의 환자에서 관찰되며 동위원소가 신장이나 방광에 빨리 축적되고, 척수 축을 따라서 올라가는 속도가 느리며, 24시간 후 뇌고랑에서 동위원소의 활성도가 감소하는 양상을 보인다. 또한, 뇌척수액이 누출되는 부위에서 방사성 조영제의 일혈extravasation을 관찰할 수 있다. 그 외 뇌척수액 누출을 직접 확인할 수 있는 검사들은 컴퓨터단층 척수조영술, 자기공명영상 척수조영술, 척추 자기공명영상 들로 각각 75%, 64~89%, 82~86%에서 뇌척수액 누출을 확인할 수 있다.

자발두개내압저하가 의심되거나 진단되면 우선적으로 침대 안정, 카페인 섭취, 수분 섭취 등의 보존적 치료를 시행하는 것이 필요하다. 그러나 절반에 가까운 환자들이 경막외 자가혈 주입 등의 처치가 필요하며, 10~20 ml 정도의 자가혈을 뇌척수액 누출이 의심되는 부근이나 요추부에 주입하여 치료한다.

(9) 뇌하수체졸중

뇌하수체졸중은 안장부에 존재하던 종양의 출혈 혹은 괴사로 인한 질환이다. 안장부의 부피가 갑자기 증가하여 혈관이나 시각교차로 등의 주변 구조물들을 압박할 수 있으며 이로 인해, 벼락두통을 포함한 갑작스런 두통, 뇌수막자극증상, 구역/구토, 시각 증상이나 안구운동 장애 등의 신경안과적 증상, 의식 변화 등이 발생할 수 있다. 위험 인자로 알려진 요인들에는 수술이나 만성 소혈관질환으로 인한 뇌하수체의 혈류변화, 임신으로 인한 호르몬 변화, 항응고제나 혈액학적 질환으로 인한 출혈위험 증가 등이 있다. 일반적으로, 뇌 컴퓨터단층 촬영에서는 21%, 뇌 자기공명영상에서는 88%에서 뇌하수체의 이상소견이 관찰된다. 뇌하수체졸중의 치료는 수액 공급과 호르몬 대체 요법이며, 경우에 따라 수술적 치료가 필요하기도 하다.

(10) 제3뇌실 콜로이드낭

콜로이드낭은 제3내실 앞 위쪽에 발생하는 양성 단방성 신경표피 낭종을 말하며 전체 뇌내 종양의 0.2~2%, 전체 뇌실내 종양의 15~20%를 차지한다. 남자가 여자보다 더 흔하며 주로 20~30대에서 많이 진단된다. 제3뇌실 콜로이드낭의 증상은 주로 몬로 구멍의 척수액 배출 장애가 발생하여 뇌압이 상승하면, 이로 인해 증상이 발생하게 된다. 증상 중에서는 두통이 가장 흔하며 특징적으로 자세에 따라 두통이 생기거나 양상이 달라질 수 있고 벼락두통으로 나타나기도 한다. 또한, 구토와 시력 장애, 시신경유두부종, 쓰러짐 발작drop attack, 의식 변화, 보행장애, 치매 등도 나타날 수 있다. 제3뇌실 콜로이드낭은 뇌 컴퓨터단층촬영에서 제3뇌실 안에 둥근 고밀도의 종양성

병변으로 보이며, 뇌 자기공명영상에서는 T2강조 영상에서 저신호강도로, T1강조 영상에서 다양한 강도로 제3뇌실내에 낭성, 종양성 병변으로 관찰된다.

(11) 급성 고혈압성 위기와 가역적 후두부 백질 뇌병증 증후군

일반적으로, 급성 고혈압성 위기 환자에서 두통은 약 20%에서 발생한다. 이 20%의 두통 중에서 벼락두통이 차지하는 비율에 대해서는 잘 알려져 있지 않으나 급성 고혈압성 위기상태에서 발생한 두통이 벼락두통의 양상을 보였다는 보고는 여럿 있다. 급성 고혈압성 위기시에 발생하는 두통은 주로 머리의 뒤쪽에서 발생하며 어지러움, 호흡곤란, 가슴 통증, 정신운동초조psychomotor agitation, 비출혈, 신경학적 결손 등을 동반한다고 알려져 있다.

가역적 후두부 백질뇌병증 증후군은 급성 혹은 아급성의 혼돈, 두통, 경련, 시각 증상과 함께 뇌영상의 변화가 나타나는 증후군을 말한다. 가역적후뇌병증 증후군에서의 두통의 양상은 다양하나 벼락두통의 양상으로 나타나기도 한다. 가역적 후두부 백질뇌병증 증후군은 심한 고혈압과 자간증eclampsia, 혈전혈소판감소자색반병thrombotic thrombocytopenic purpura, 용혈요독증후군hemolytic uremic syndrome 등과 면역억제제(면역글로불린 주사, cyclosporine, tacrolimus, 인터페론알파) 등에 의해 발생한다. 이 중, 고혈압은 급성 통증에 의한 스트레스 반응으로 오인될 수 있기 때문에 주의를 요한다. 가역적 후두부 백질뇌병증 증후군의 75% 가량에서 중증의 고혈압이 동반된다. 가역적 후두부 백질뇌병증 증후군에서, 뇌 컴퓨터단층촬영과 요추천자 소견은 보통 정상이다. 그러나 뇌 자기공명영상에서는 혈관성 부종이 뒤쪽 두정-후두엽 부분의

백질과 피질에 나타났다가 수주~수개월 뒤 사라지는 소견이 관찰된다. 또한, 전두엽과 하측두-후두 부위, 소뇌, 기저핵의 변화도 관찰된다. 가역적 후두부 백질뇌병증 증후군으로 인해 이차적으로 뇌에 변화 또는 손상이 초래될 수도 있는데 대표적으로 혈관연축, 미세혈관혈전증으로 인한 뇌허혈이나 뇌경색, 뇌출혈 등이 발생할 수 있다. 따라서, 빠른 진단과 치료가 장기적인 예후에 중요하다.

(12) 뇌내감염

두통과 목 통증은 뇌내감염 시 가장 흔하게 발생하는 증상이다. 일반적으로 뇌내감염시에 발생하는 두통은 수시간 혹은 수일에 걸쳐 나타나는데, 벼락두통으로 나타나는 경우도 있다. 두통을 동반한 무균성 뇌수막염 환자에서 약 40~50%의 환자가 벼락두통의 양상을 보였다는 보고도 있다.

4) 예후 및 치료

원발벼락두통이 일종의 배제적 진단을 통해 내려지기 때문에 예후 및 치료에 대해서는 잘 알려지지 않은 상태이다. 적극적인 검사를 시행하여 이상여부가 감별된 경우의 예후는 비교적 나쁘지 않다고 알려져 있으나 아직까지 근거수준이 높은 연구결과는 거의 없다. 특히 가역적뇌혈관수축증후군의 초기에는 혈관수축이 관찰되지 않을 수 있다는 점을 유념해야 한다. 이러한 이유로 잠깐 동안이라도 개연원발벼락두통으로 진단되어서는 안 된다. 따라서, 우선적으로 원인을 감별하고 이상소견이 없다면 대증적 치료를 하는 것이 현재로서는 추천된다.

5. 저온자극두통

저온자극두통cold-stimulus headache 혹은 아이스크림 두통은 추운 환경에 머리가 노출되거나, 차가운 음식을 섭취하여 구개, 후인두벽을 지나갈 때 발생하는 두통이다.

1) 임상양상

저온자극두통은 머리가 차가운 환경에 노출되었을 때 발생하는 전체적인 두통이며, 찬물에 다이빙을 하거나, 동결치료를 받을 때 발생할 수 있다. 추가로, 저온자극두통은 차가운 음식이 구개와 후인두벽을 지나갈 때에도 유발될 수 있다. 예를 들면 아이스크림을 먹거나 슬러쉬를 먹을 때 발생할 수 있다. 이 두통은 예를 들면 아주 추운 날씨, 찬물에 잠수 또는 냉치료를 받는 경우와 같이 머리 외부의 냉각에 의하여 발생한다. 통증은 편측성으로 측두부, 전두부, 눈 뒤에서 발생할 수도 있지만, 일부 환자는 전두부 중앙의 강력하고 짧게 지속되는 찌름 두통을 호소한다.

차가운 자극에 노출 후, 통증은 수초 안에 시작하며 20초에서 60초간 지속되고, 같은 시간 동안에 서서히 사라진다. 그러나, 통증은 5분 이상 지속되는 경우도 있다. 두통의 위치는 주로 중간 이마, 양쪽 측두, 후두부 순으로 발생한다. 편두통 환자에서 발생할 경우에는 두통 양상이 박동성이고, 편두통이 있는 위치에 발생하는 경우가 많다.

2) 진단기준

표 14-9 **저온자극두통의 진단기준(ICHD-3β)**

저온자극의 외부 처치에 기인한 두통

매우 낮은 온도 환경에 머리를 보호하지 않고 노출한 후 발생하는 머리 전체의 두통

A. 진단기준 B와 C를 만족하는 급성두통이 최소한 2번
B. 머리에 대한 외부 저온자극의 처치에 의하여 유발되고 도중에만 발생하는 두통
C. 저온자극을 제거하면 30분 이내에 호전됨
D. 다른 ICHD-3 진단으로 더 잘 설명되지 않음

저온자극의 섭취나 흡입에 기인한 두통

민감한 사람에서 차가운 물질(고형, 액상, 또는 기체)이 구개 그리고/또는 후인두벽을 지날 경우 발생하는 전두부 또는 측두부의 짧은 통증

A. 진단기준 B와 C를 만족하는 전두부 또는 측두부의 급성 두통이 최소한 2번
B. 찬 음식이나 음료를 먹거나 찬 공기를 들여 마심으로 인한 구개 그리고/또는 후인두벽의 저온자극에 의하여 유발되고 직후에 발생
C. 저온자극을 제거 후 10분 이내에 사라짐
D. 다른 ICHD-3 진단으로 더 잘 설명되지 않음

3) 병태생리

저온자극두통의 병태생리는 아직 정립된 것이 없다. 저온이 삼차신경의 유발인자가 되어 이후 반사적인 혈관수축을 일으키는 것으로 생각된다. 덴마크 인구기반 단면연구에 따르면, 저온자극두통 환자들의 나이는 25세부터 64세이고 생애유병률은 15%였으며, 대만에서 진행한 연구에 따르면 13세에서 15세 사이의 청소년 중 41%가 저온자극두통이 있었다. 일부 연

구들에서는 일반 인구집단에서 보다 편두통 환자들에게서 저온자극두통이 더 흔하다고 하나, 또 다른 연구에서는 그렇지 않았다.

4) 예후 및 치료

저온자극두통의 예후는 매우 양호하며 가장 좋은 치료는 알고 있는 자극을 피하는 것이다. 두통의 지속시간이 짧기 때문에 특별한 치료가 필요하지 않다.

6. 외압력두통

외압력두통external-pressure headache은 두개 밖 연조직soft tissue의 지속적인 압박이나 당김에 의하여 발생하는 두통으로 예를 들면 꽉 끼는 머리띠, 모자, 헬멧 또는 수영이나 다이빙할 때 쓰는 고글 등에 의해 두피의 손상을 초래하지 않는 두개 밖 연조직의 지속적인 압박에 의한 두통을 의미한다.

1) 임상양상 및 병태생리

외압력두통의 병태생리 기전은 아직 알려져 있지 않으나, 삼차신경과 후두신경의 말단부위 혹은 가지들의 압박으로 인해 발생한다는 가설이 있다. 외압박두통은 주로 전문가용 헬멧을 착용하는 것이 남자임에도 불구하고 여자에게서 더 자주 발생한다. 일반적으로, 외압력두통의 통증 강도는 심하지 않으며 일상

생활의 지장이 없다. 또한 두통은 지속적이고 비박동성이고, 압력을 받는 거의 모든 부분에서 발생한다. 통증은 수 분에 걸쳐 심해지는 경우가 종종 있으며, 동반증상이 없고, 원인이 되는 자극을 제거하고 난 뒤 1시간 안에 사라지는 경우가 많다. 그러나, 통증을 유발하는 자극이 지속되는 경우에, 외압박이 더욱 심한 편두통 양상의 두통이나 소인이 있는 환자에서 편두통 발작을 유발하기도 한다. 또한, 삼차신경의 눈 부위에 주로 발생하는 대상포진후신경통post-herpetic neuralgia, PHN과는 달리 두통 부위의 감각 이상이 동반되지 않는다.

2) 진단기준(표 14-10)

3) 예후 및 치료

외압력두통의 예후는 양호하다. 치료는 압박을 유발하는 환자의 쓸것을 제거하는 것이 치료이다. 추가적인 약물 치료는 거의 필요하지 않다. 예방치료는 모자류를 쓰지 않는 것이다. 만약 모자를 꼭 써야 하는 상황이라면 사이즈가 맞는 것을 확인하여야 하며 조심스럽게 위치를 잡는 것이 좋다. 여러 가지 형태와 크기의 헬멧 혹은 모자를 시도해보아 가장 편안한 것을 찾고, 필요하다면 가죽밴드를 조절하는 것이 추천된다. 추가로, 모자를 자주 벗어서 일시적으로 압력을 제거하는 것이 도움이 된다. 또한, 편두통 환자들에서 모자를 썼을 때 두통 발작이 유발될 수 있으며, 이러한 소인이 있는 환자들에서 두통이 편두통 발작으로 나타나기 때문에 외압력두통이 표면에 드러나

표 14-10 **외압력두통의 진단기준(ICHD-3β)**

외압박두통
A. 진단기준 B~D를 만족하는 두통이 최소한 2번
B. 이마나 두피의 지속적인 외부 압박에 의하여 유발되고 외부 압박 중 한 시간 내에 발생
C. 외부 압박 부위에서 최대
D. 외부 압박을 제거 후 한 시간 이내에 사라짐
E. 다른 ICHD-3 진단으로 더 잘 설명되지 않음

외당김두통
A. 진단기준 B~D를 만족하는 두통이 최소한 2번
B. 두피의 지속적인 외부 당김에 의하여 유발되고 외부 당김 중 발생
C. 외부 당김 부위에서 최대
D. 외부 당김을 제거 후 한 시간 이내에 사라짐
E. 다른 ICHD-3 진단으로 더 잘 설명되지 않음

지 않았을 수 있어 이를 염두에 두어야 한다.

7. 원발찌름두통

찌름두통은 원발 혹은 기저질환에 의하여 이차로 나타나는 두통으로, 이러한 드문 원인의 두통에 대해서는 원인에 대한 자세하고 조심스러운 접근이 필요하다. 기존에는 얼음송곳두통, 주기성안통증, 찌름충격증후군 등의 여러 가지 이름으로 불렸다.

1) 임상양상

원발찌름두통primary stabbing headache은 일시적인 날카로운, 찌르는듯한 통증의 두통이다. 통증 발생위치는 머리의 어느 부분도 될 수 있으며, 삼차신경외 부위도 가능하고, 환자들이 움찔 놀라게 된다. 한 차례의 찌름으로 나타날 수 있으며 연속적으로 나타날 수도 있고, 통증 강도도 다양하다. 두개 자율신경계 증상은 동반되지 않는다. 원발찌름두통은 어른과 아이에서 둘 다 발생할 수 있다. 한 번의 찌름은 수초 동안 지속되며, 빈도는 드물게 발생하는 경우부터 하루에 한 번 이상 발생하는 경우도 있고, 간격은 불규칙하다. 어린이들을 대상으로 한 논문에서, 한 번의 찌름은 1분에서 15분까지 지속되고, 드문 경우 일주일까지 지속되는 경우도 보고되었다.

원발찌름두통의 역학연구들에서 각각의 유병률은 다양하게 보고되었다. 가장 엄격하게 유병률을 확인한 연구는 노르웨이에서 진행된 연구Vaga study이며 35%의 환자들이 일생 동안 원발찌름두통을 경험하였다. 다른 인구집단 기반 연구들에서는 유병률이 0.2%에서 2%였다. 노르웨이의 연구에서 여자 대 남자의 비율은 1.49였으며, 두통클리닉 기반 연구들에서는 2:1에서 6:1까지 더 높게 측정되었다. 원발찌름두통은 성인의 경우 23세에서 47세 사이에 두통이 발생하고, 소아에서 발생하는 경우는 흔하지 않으나 대개 4세에서 9세 사이에 발생한다고 알려져 있다.

2) 진단기준

표 14-11 **원발찌름두통의 진단기준(ICHD-3β)**

A. 진단기준 B~D를 만족하는 저절로 발생하는 단발 혹은 연속되는 찌름 두통

B. 각각의 찌름은 수 초 미만 지속됨

C. 찌름은 하루에 1회 이상의 불규칙적인 빈도로 재발

D. 두개자율신경 증상을 동반하지 않음

E. 다른 ICHD-3 진단으로 더 잘 설명되지 않음

표 14-12 **개연원발찌름두통의 진단기준(ICHD-3β)**

A. 진단기준 B~D 중 2개 만을 만족하는 저절로 발생하는 단발 혹은 연속되는 찌름 두통

B. 각각의 찌름은 수 초 미만 지속됨

C. 찌름은 하루에 1회 이상의 불규칙적인 빈도로 재발함

D. 두개자율신경 증상을 동반하지 않음

E. 다른 ICHD-3 두통질환의 진단기준을 충족하지 않음

F. 다른 ICHD-3 진단으로 더 잘 설명되지 않음

국제두통질환분류 제 3판 베타판(ICHD-3β)에 서의 원발찌름두통 진단기준의 특성

이전 국제두통질환분류 제 2판ICHD-2 분류에서는 삼차신경의 첫 번째 분지 부분에 위치할 것을 진단기준으로 정의하였으나, 여러 연구에서 위치 지정이 의미가 없는 것으로 생각되어 항목을 삭제하였다. 국제두통질환분류 제 3판 베타판ICHD-3β에서 통증의 지

속시간이 수 초로 정의되어 있으나, 정확한 숫자는 제시되어 있지 않다. 많은 연구들에서 연구 포함 기준은 3초 이내로 정하고 있다. 80명의 환자들을 대상으로 한 다른 연구에서는 한 번의 찌름의 지속시간이 다음과 같았다(3초: 80%, 3~5초: 16%, 6~60초: 4%). 또 다른 논문에서는 거의 모든 환자들이 한번의 찌름을 보인다고 보고하였으나, 또 다른 연구에서는 38%가 한번의 찌름, 30%가 여러 번의 찌름, 32%가 둘 다에 해당하는 것으로 보고하였다.

3) 감별진단

결막충혈과 눈물을 동반한 단기지속편측신경통형 두통발작short-lasting unilateral neuralgiform headache attacks with conjunctival injection and tearing, SUNCT, 두개자율신경증상을 동반한 단기지속편측신경통형두통발작short-lasting unilateral neuralgiform headache attacks with cranial autonomic symptoms, SUNA, 후두신경통occipital neuralgia, 삼차신경통, 원형두통, 외상성 두피손상 등을 감별해야 한다. 따라서, 동반질환의 감별을 위해 신경영상이 필요할 수 있다. 원발찌름두통을 포함하여 어느 종류의 두통이든지 진단 검사를 하는 목적은 적신호가 있는 이차두통을 배제하기 위한 것이다. 위험 신호는 전신적 질병 혹은 증상, 유두부종을 포함한 신경학적 이상소견, 갑작스런 발생, 노년에서의 발생, 자세성 요소, 이전 두통의 양상 변화 등이 있다. 새롭게 발생한 찌름두통이 50세 이상에서 발생하였을 때에는 적혈구침강률과 C-반응단백질을 검사하여 거대세포동맥염을 배제하여야 한다.

(1) 다른 원발두통 환자에서 발생하는 원발찌름 두통

원발찌름두통은 편두통이나 군발두통 등 다른 원발두통이 있는 환자에서 종종 동반된다. 이전 연구에서 100명의 편두통 환자들과 100명의 정상대조군을 비교하였을 때, 편두통 환자군의 42%가 날카로운 찌름두통을 경험한 데 비해 대조군에서는 3%만이 찌름두통을 경험한 것을 보고한 바 있다. 따라서, 찌름두통은 편두통과 함께 나타날 수 있으며, 두통발작의 전구증상으로 생각되고 있다. 또한 원발찌름두통은 다른 두통질환에서 동반될 수 있는데, 긴장형두통, 지속반두통, 군발두통 등을 포함하며, 이들 질환에서는 21%에서 85%까지 원발찌름두통이 동반된다.

원발찌름두통이 단독으로 발생하는 경우와 다른 질환과 함께 나타나는 경우에 두통의 병인이 다른 것인지는 아직 정확하게 알려지지 않았다. 보통 군발두통에서 삼차신경통trigeminal neuralgia이 나타나는 경우, 보통 V1 신경부위에 나타나게 되고, 찌르는듯한 돌발성 찌름통증이 나타나며, 자율신경계 증상은 동반되지 않는 점이 차이점이다. 통증 발작은 거의 확실하게 군발두통이 원래 있던 쪽으로 나타난다. 그러므로, 이러한 환자들에게서 일어나는 '삼차신경통'은 원발찌름두통과 구별이 불가능할 수 있다. 개인적인 경험으로는, 이러한 양상의 원발두통이 있을 때 예방적 약물에 부분적으로만 효과가 있을 수 있으며, 군발두통 발작기간의 전조일 수 있다. 따라서, 이 환자들에게는 verapamil을 시작하거나 증량하면 도움이 될 수 있다. 이 이외 다른 상황에서 verapamil이 원발찌름두통에 효과가 있다는 증거는 없기 때문에, 다른 원발두통에 원발찌름이 동반될 경우 원래의 질병과 같은 병태생리를 공유할 것이라 추측 가능하다.

(2) 이차 찌름두통

찌름두통과 연관이 있는 이차 질환들에는 대상포진, 안면마비 등의 전조증상 뇌염, 종양, 혈관염, 급성 시상혈종, 자가면역질환, 다발경화증 등이 있다. 현재까지는 찌름두통에 무해자극통증allodynia이 자주 동반되는 것으로 미루어, 삼차신경 혹은 상부 경부의 신경 분지의 자발적인 흥분 기전과 중추 통증 조절 기전이 더 관련이 있을 것으로 생각된다.

4) 병태생리

기저 병태생리에 대해서는 알려진 바가 없다. 원발찌름두통 환자들은 다른 원발두통이 함께 있는 경우가 많으며, 편두통이나 군발두통 등이 동반될 수 있다. 그러한 경우 찌름 발작은 동반된 두통에서 주로 발생하는 위치에 발생한다. 이 사실은 찌름통증이 반복된 활성화로 인하여 개별 신경이 민감화되어 발생하는 것일 수 있음을 시사한다.

5) 치료

원발찌름두통은 통증의 지속시간이 짧기 때문에 치료 보다는 예방이 주된 치료이다. 다른 두통과 함께 원발찌름두통이 나타나는 경우, 치료 방법은 이전의 질병에 대한 치료를 시행하는 것이 성공적이다. 원발찌름두통이 단독으로 나타나는 경우에는 빈도수가 높을 때에 치료를 시행할 수 있다. 원발찌름두통은 인도메타신 반응 두통의 한 종류로 생각된다. 그러나 지속반두통과 돌발반두통paroxysmal hemicrania

과는 다르게, 진단기준에는 들어가지 않으며, 모든 환자에서 효과가 있지는 않다. 다른 약물로는 COX-2 억제제, 멜라토닌, gabapentin, 아미트리프틸린, 보툴리눔독소 A형Botulinium toxin A 등이 있다.

8. 원형두통

원형두통nummular headache은 드문 질환이며, 발병률은 10만명당 6.4명으로 알려져 있다.

1) 임상양상

동전모양두통이라고도 불리던 두통으로, 원형두통은 작고 둥그런 부위의 지속적인 통증이 있는 두통이다. 원형두통은 보통 경도에서 중도의 통증 강도를 보이며, 2에서 6 cm 지름의 둥글거나 타원형의 부위에 한정되어 나타난다. 통증은 지속적이고, 적은 수에서 수주 혹은 수달간 지속되다가 자발적으로 사라진다. 침범된 부위는 보통 감각저하, 이상감각dysesthesia, 감각이상paraesthesia, 무해자극통증 그리고/또는 압통이 다양한 조합으로 나타난다. 동반된 지속적인 통증, 찌르는 듯한 통증이 처음에 수초 정도 지속될 수 있으며, 혹은 수분에서 수시간까지 점점 증가할 수도 있다. 완화기간 동안에는, 해당 부위에 무해자극통증이나 감각이상, 감각과민 등이 있을 수 있다. 두피 중 두정부위가 가장 자주 침범된다.

원형두통은 특징적으로 한 곳에만 발생하지만, 소수의 환자들에서 두 군데 이상의 부위의 통증을 호소하는 경우도 보고되었다. 16명의 환자를 대상으로 한 연구에서는 56%에서 편두통이 동반되었다는 결과도 있다. 원형두통은 구역, 구토, 빛이나 소리 공포증, 비루, 눈물흘림, 결막 충혈, 또는 다른 신경학적 증상들이 일반적으로 동반되지 않는다.

감별해야 할 질환으로는 원발찌름두통이 있는데, 원형두통과는 다르게 여러 곳에서 동시에 발생하고 위치가 한 곳에 국한되어 있지 않다. 또 다른 감별질환으로는 암전이나 다발골수종, 파젯병, 골수염 등이 있다. 한 사례에서 환자가 왼쪽 뒤 후두부위의 특징적인 원형두통의 증상을 보였으며, 1 cm 길이의 돌출된 병소가 CT에서는 보이지 않고 MRI에서만 관찰되었다. 병소의 끝부분에서는 뼈의 층이 보존되어 있었으나, 정확한 성질은 알 수가 없었다. 또 다른 두 개의 보고에서 원형두통은 표재성 두피 혈관의 방추형 동맥류와 연관이 있었다. 따라서, 원형두통을 호소하는 환자에서는 원인에 대한 감별을 위해 뇌영상을 시행하는 것이 추천된다. 또한, 23명의 환자들을 대상으로 한 연구에서 자가면역질환에 대한 혈청검사 양성 소견이 상대적으로 많이 보고되어 자가면역질환의 동반여부를 확인할 필요도 있다.

2) 진단기준

표 14-13　**원형두통의 진단기준(ICHD-3β)**

A. 진단기준 B를 만족하는 지속적 또는 간헐적 머리 통증

B. 두피에 국한되고 다음 4개의 특징을 모두 가져야 함
　1. 선명한 윤곽
　2. 크기와 모양이 고정
　3. 원형 또는 타원형
　4. 지름 1~6 cm

C. 다른 ICHD-3 진단으로 더 잘 설명되지 않음

표 14-14 개연원형두통의 진단기준(ICHD-3β)

A. 진단기준 B를 만족하는 지속적 또는 간헐적 머리 통증

B. 두피에 국한되고 다음 4개의 특성 중 3개만을 가져야 함
 1. 선명한 윤곽
 2. 크기와 모양이 고정
 3. 원형 또는 타원형
 4. 지름 1~6 cm

C. 다른 ICHD-3 두통질환의 진단기준을 충족하지 않음

D. 다른 ICHD-3 진단으로 더 잘 설명되지 않음

3) 치료

Gabapentin (900~1,800 mg/day)이 일시적으로 효과적이라는 보고가 있어 시도해 볼 수 있다. 또 다른 보고에서는 인도메타신(25 mg twice/day)이 효과를 보였다고 한다. 그러나 원형두통은 종종 모든 종류의 예방, 통증완화 치료에도 불구하고 만성화로 진행되는 경우도 있다.

9. 수면두통

수면 중에만 반복적으로 발생하여 잠에서 깨게 하는 두통으로 4시간 미만 지속되며, 타 두통에서 특징적인 동반증상이 없고 다른 원인이 없어야 진단이 가능한 두통이다.

1) 임상양상

알람시계두통이라고도 불리는 수면두통hypnic headache은, 잠을 잘 때에만 발생하는 둔한 혹은 박동성 두통이 발생하여 잠에서 깨게 하고, 수 차례 반복되는 두통이다. 생애 후반기에 주로 발생하는 드문 두통 중 하나이다. 수면두통은 자주 발생하며(10 day/months), 잠에서 깨어 15분 정도 지속된다. 일반적으로 지속시간은 3시간을 넘지 않으나, 그 이상 지속하는 경우도 있다. 체계적 문헌고찰에 따르면 250명의 수면두통 환자에서 다음과 같은 소견을 보였다.

① 평균 발생 나이는 61세였다.
② 평균 지속시간은 162분이었다.
③ 평균 발생 빈도는 한 달에 21일이었다.
④ 통증의 강도는 60%에서 중등도, 34%에서 고도, 6%에서 경도였다.
⑤ 통증의 양상은 69%에서 둔한 통증, 26%에서 박동성, 6%에서 날카로운/찌르는/타는듯한 양상을 보였다.
⑥ 통증의 위치는 양측성이 68%, 편측성이 32%였다.
⑦ 편두통 양상으로 구역이 21%, 빛공포증/소리공포증이 7%였다.
⑧ 삼차신경 자율신경 양상으로 비루/비충혈이 8%, 눈물흘림이 6%, 안검하수가 2%였다.

2013년에 225명의 환자를 고찰한 논문도 비슷한 결과를 보였으며, 날카로운/찌르는/타는듯한 통증의 비율이 더 높았다(68%). 추가적으로, 거의 모든 환자들이 두통으로 인해 잠에서 깬 다음 여러 양상의 운동 행동을 보였다(침대 밖으로 나가 음식을 먹거나, 음

료수를 마시거나, 샤워를 하거나, 책을 읽는 등). 그러나 군발두통에서 동반되는 것 같은 안절부절 못하는 양상은 동반되지 않았다. 자주 동반되는 질환으로 고혈압과 편두통이 55%, 35%에서 동반되었다. 수면두통은 특징적으로 50세 이상에서 발병하나, 몇몇 환자들은 40세 이전에도 발생하는 경우가 보고되었으며, 8세에서 11세의 소아에서 5명의 보고가 있었다. 수면두통은 드문 질환이지만, 실제적인 발병률과 유병률은 알려진 바가 없다. 3차 두통센터와 클리닉의 연구에서 수면두통의 비율은 전체 인구에서는 0.07에서 0.35%였으나, 노인들 중에서는 1.4%에서 1.7% 정도였다. 남녀비율은 여성이 2:1 정도로 더 많다.

2) 진단기준

수면두통은 잠을 자고 있을 때에만 발생하고, 두통 때문에 잠에서 깨며, 중년이나 그 이상의 성인에게 발생한 병력이 있을 때에 진단할 수 있다. 진단을 위해서는 다른 원발두통과 이차두통에 의한 두통을 배제해야 한다. 특히, 새롭게 발생하거나 밤에 발생하는 두통은 구조적 이상을 찾기 위해 뇌 신경영상을 시행할 필요가 있다.

국제두통질환분류 제 3판 베타판(ICHD-3β)에서 진단기준 중 두개자율신경 증상이나 안절부절함이 있을 경우 진단을 배제하게 되는데, 수면두통 환자 중 소수에서 상기 증상이 동반되는 경우도 있다.

표 14-15 수면두통의 진단기준(ICHD-3β)

A. 진단기준 B~E를 만족하는 반복되는 두통 발작

B. 잠자는 동안에만 발생하여 잠에서 깨게 함

C. 3개월 넘게 한 달에 10일 이상 발생

D. 잠에서 깬 후 15분 이상, 4시간까지 지속

E. 두개자율신경 증상이나 안절부절함이 없음

F. 다른 ICHD-3 진단으로 더 잘 설명되지 않음

표 14-16 개연수면두통의 진단기준(ICHD-3β)

A. 진단기준 B를 만족하고 C~E 중 두 가지만을 만족하는 반복되는 두통 발작

B. 잠자는 동안에만 발생하여 잠에서 깨게 함

C. 3개월 넘게 한 달에 10일 이상 발생

D. 잠에서 깬 후 15분 이상, 4시간까지 지속

E. 두개자율신경증상이나 안절부절함이 없음

F. 다른 ICHD-3 두통질환의 진단기준을 충족하지 않음

G. 다른 ICHD-3 진단으로 더 잘 설명되지 않음

---

3) 감별진단

수면두통과 감별해야 할 질환으로는 편두통, 군발두통, 만성 그리고 삽화 돌발반두통, 약물과용두통, 야간발작과 발작 후 두통, 폐쇄성수면무호흡증후군 obstructive sleep apnea syndrome과 두통, 야간 고혈압, 크롬친화세포종, 측두동맥염temporal arteritis, 원발성

혹은 전이성 종양, 경막하출혈subdural hemorrhage, 교통성 뇌수종, 뇌척수액압 증가 등이 있다. 다른 두통들과의 가장 큰 차이점은 일반적으로 수면두통이 낮에는 발작이 일어나지 않는다는 것이다. 또한, 군발두통보다는 상대적으로 자율신경 증상이 적거나 없다는 점도 감별점이 된다. 또한 다른 삼차신경 자율신경두통과의 차이점은 두통의 지속기간과 낮은 빈도의 자율신경계 증상이다. 편두통보다는 상대적으로 구토나 빛공포증, 소리공포증이 적거나 없다. 야간 고혈압은 24시간 혈압측정을 통해 감별이 가능하며 적혈구침강률과 C-반응단백질을 측정하여 측두동맥염을 감별하는 데 도움이 될 수 있다.

4) 병태생리

수면두통의 원인은 알려져 있지 않다. 명백한 주기성, 비슷한 지속기간, 리튬에 대한 반응성 등이 군발두통과 시상하부hypothalamus 기능이상과의 연관성을 시사한다. 이 가설을 시험하기 위해 Voxel 기반 MRI를 이용하여 14명의 수면두통 환자와 14명의 정상대조군을 분석한 결과, 수면두통 환자 군에서 뒤쪽 시상하부의 회백질 부피가 감소한 것을 보였다. 그러나 비슷한 방법으로 연구를 한 다른 논문에서는 군발두통 환자들에게서 비슷한 위치의 회백질 부피가 증가하였다. 결국, 두 연구 모두 다 뒤쪽 시상하부가 주기성을 띄고 주로 밤에 발생하는 두통 종류들과 연관이 있음을 시사한다. 이전 연구에서 수면두통이 급속눈운동 수면 질환이라고 추측하였으나, 이후의 연구들에서는 수면두통이 비급속눈운동 수면 단계, 특히 2단계 NREM2에서도 발생한다는 것이 밝혀졌다.

5) 예후

수면두통은 치료에도 불구하고 수년간 지속될 수 있는 질환이지만, 일부의 환자들에서는 치료에 반응하기도 한다. 그러나 수면두통의 자연 경과는 잘 알려져 있지 않다. 체계적 문헌고찰에서 수면두통 환자 72명을 6개월에서 5년 동안 관찰한 결과 47%에서 두통이 완화되지 않았고 43%에서는 치료 이후 두통이 완화되어 재발하지 않았으며 7%가 완화 후 재발하였고 3%는 자발적으로 완화되었다.

6) 치료

수면두통 환자에서는 우선적으로 자기 전 카페인 타블렛(40~60 mg) 혹은 음료나 인도메타신 50 mg 하루 세 번 처방을 고려해 볼 수 있다. 리튬은 이 약물들에 효과가 없을 경우에 사용하는 것이 좋다. 그 이유는 리튬의 치료범위가 좁으며, 특히 노인들에게서 더욱 그러하고, 심혈관 질환이나 신질환이 있을 경우 사용이 금기이기 때문이다. 리튬의 흔한 부작용으로는 구토, 떨림, 다뇨, 구갈, 체중증가, 설사, 인지기능 장애 등이 있다. 갑작스런 부작용의 악화는 리튬 독성을 의심해 보아야 한다. 리튬을 장기간 사용하였을 경우 신장과 갑상선 기능 이상을 일으키며, 부정맥도 발생할 수 있다.

그 외에도 자기 전 아스피린 325 mg과 카페인 40 mg 병합, 자기 전 아테놀롤 25 mg, 자기 전 belladona 0.2 mg, phenobarbital 40 mg, 에르고타민 0.6 mg, 자기 전 flunarizine 5 mg, 자기 전 frovatriptan 2.5 mg, lamotrigine 25~75 mg/day, 자기 전 멜라토닌 3 mg,

15일간 프레드니손 25 mg/day, 이후 15일간 12.5 mg/day, 통증 시 sumatriptan 40 mg, 토피라메이트 25~100 mg/day 등을 사용할 수 있다.

10. 신생매일지속두통

만성매일두통chronic daily headache은 여러 다른 두통 진단을 아울러, 자주 발생하는 두통에 대한 기술적인 용어이다. 긴 지속시간(4시간 이상)을 가진 만성두통의 분류에는 만성 편두통, 만성긴장형두통chronic tension-type headache, 약물과용두통, 지속반두통, 신생매일지속두통new daily persistent headache, NDPH 등이 있다.

1) 임상양상

이 중에서 신생매일지속두통의 특별한 점은 두통이 특정 날짜에 시작하여 지속된다는 점이다. 많은 환자들은 두통이 어떤 날짜에 발생하였는지를 확실히 말할 수 있다. 신생매일지속두통은 1986년에 처음 기술되었으며, 만성적으로 매일 지속되다가 치료하지 않아도 호전되는 양상의 두통이다. 그러나, 다른 논문이나 경험에 의하면 신생매일지속두통은 수년 혹은 수십년간 지속될 수도 있으며 치료에 전혀 반응하지 않는 경우도 있다. 신생매일지속두통의 통증 강도는 중등도이며, 상당한 수의 환자들이 심한 통증을 호소한다. 통증은 박동성이거나 압박성이고 대부분 양측에 나타나며 위치는 머리 전체 일수도 있으며 특정 부위에 국한되어 나타나기도 한다. 즉, 두통이 특징적 양상이 없이 편두통 또는 긴장형두통의 양상 또는 두 가지 요소를 모두 가질 수 있다. 신생매일지속두통은 아이보다 어른에서 더 흔하고, 여성-남성 비율은 1.3에서 2.5 정도로 여자에서 더 흔하다. 전체 만성매일두통 중 신생매일지속두통의 빈도는 약 11%에서 31% 정도이며 발생 나이는 10세에서부터 70세 이상까지 다양하다. 매일 발생하는 두통의 지속시간은 1.5에서 24시간 정도이나, 약 80%의 환자에서 통증이 하루 종일 지속된다.

2) 진단기준

이전 국제두통질환분류 제 2판ICHD-2 진단기준에서는 편두통 양상이 있는 환자들을 배제하였으나, 이는 임상에서 관찰된 소견을 반영하지 못하였다; 신생매일지속두통 환자들의 대부분에서 편두통의 양상을 보였는데, 편측성 두통이나 빛공포증, 소리공포증, 박동성 통증, 구역, 구토 등이 있었다. 그러하여, 현재 국제두통질환분류 제 3판 베타판ICHD-3β 진단기준은 편두통 양상이 있는 경우에도 진단을 할 수 있도록 하였다.

표 14-17 **신생매일지속두통의 진단기준(ICHD-3β)**

A. 진단기준 B와 C를 만족하는 지속되는 두통
B. 뚜렷하고 확실히 기억되는 시작을 가지는 통증이 24시간 이내에 지속적이고 멈추지 않게 됨
C. 3개월 넘게 지속
D. 다른 ICHD-3 진단으로 더 잘 설명되지 않음

표 14-18　**개연신생매일지속두통의 진단기준(ICHD-3β)**

A. 진단기준 B와 C를 만족하는 지속되는 두통

B. 뚜렷하고 확실히 기억되는 시작을 갖는 통증이 24시간 이내에 지속적이고 멈추지 않게 됨

C. 3개월 미만 지속

D. 다른 ICHD-3 두통질환의 진단기준을 충족하지 않음

E. 다른 ICHD-3 진단으로 더 잘 설명되지 않음

3) 감별진단

신생매일지속두통과 약물과용두통이 겹쳐 있을 때에는 진단이 어려울 수 있다. 이러한 상황에서, 두통의 첫 시작과 매일 지속되는 시기의 시간적 관계를 확인하여야 한다. 즉 신생매일지속두통에서 두통은 매일 발생하며, 약물과다사용을 하지 않는 상태에서 두통이 호전되지 않는다. 신생매일지속두통에서 약물의 과용은 매일 지속되는 두통 이후에 발생한다. 대조적으로, 편두통이나 긴장형두통 환자들 중 일부는 점차 증가하는 두통 빈도에 대항하기 위하여 지속적으로 진통제를 복용하게 되며 따라서 약물과용이 신생매일지속두통 이전에 시작한다. 약물과용과 신생매일지속두통이 함께 있을 경우 약물 사용을 중단하여야 하는데, 약물과용두통 환자에서 약물 중단 시 두통이 호전되는 것과 대조적으로 신생매일지속두통에서 약물 중단이 통증을 완화시키지는 않는다.

4) 병태생리

신생매일지속두통의 병태생리에 대해서는 제대로 알려진 것이 없다. 일부 신생매일지속두통은 특정 사건에 의하여 유발되는 경우가 있다. 56명의 환자들을 대상으로 한 연구에서 신생매일지속두통은 감염이나 감기증상 후나, 두개외 수술, 스트레스 상황 등에서 발생하는 경우가 각각 30, 12, 12%의 환자들에서 관찰되었다. 신생매일지속두통이 발생한 40명의 어린이에서, 두통 발생은 감염이나 경도의 두부외상, 특발두개내압상승intracranial hypertension, 수술과 연관된 경우가 각각 43, 40, 10, 10%였다. 그러나, 일본에서 30명의 청소년을 대상으로 한 연구에서 80%의 환자에서 유발인자를 찾지 못하였다.

감염이나 감기증상 이후 두통이 발생한다는 사실 때문에 미생물에 의하여 두통이 발생하는 것이라는 가설이 제시된 바 있으나 바이러스나 다른 감염이 신생매일지속두통을 일으킨다는 증거는 아직 밝혀져 있지 않다. 이전 연구의 결과들을 정리해보면

① 엡스타인-바바이러스 활성 감염 환자에 대한 연구에서, 감염자 군에서는 35명 중 27명의 환자(85%), 대조군에서는 32명 중 8명의 환자(25%)에서 두통이 있었다. 이 저자들은 EBV의 재활성화가 신생매일지속두통의 병리와 연관되어 있을 수 있다고 주장하였다.

② 56명의 환자를 조사한 연구에서는 13%의 환자들에서 이전 EBV 노출을 확인하였으나, 활성 감염은 없었다.

③ 신생매일지속두통 환자 18명을 대상으로 한 후향적 연구에서는, 최근의 단순포진감염이 6명에서 확인되었으며 cytomegalovirus (CMV)가 2명

이 있었으나 EBV는 없었다. 본 연구에서는 신생매일지속두통 발현 60일 이내에 HSV나 CMV가 양성으로 확인되었다.

④ 신생매일지속두통 환자 108명을 대상으로 한 연구에서, 거의 모든 환자들에게서 두개외나 전신 감염의 임상적 혹은 실험적 증거가 발견되었다. 비록 두통의 평균 지속기간은 약 14일로 신생매일지속두통의 진단을 하기에는 짧은 기간기간이었지만 신생매일지속두통이 두개내외의 감염에 의한 이차적인 결과일 수 있다는 것을 제시하였다.

감염이 어떻게 신생매일지속두통을 발생시키는지는 명확하게 규명되지 않았다. 활성화된 자가면역 반응이 지속적인 신경 염증을 발생시킨다는 가설이 있으나, 이 역시 검증되지 않았다. 20명의 신생매일지속두통 환자와 18명의 대조군(16명의 만성편두통, 2명의 외상후두통)을 비교한 연구에서, 뇌척수액의 TNF-alpha가 상승된 것이 신생매일지속두통군의 95%, 대조군의 100%에서 확인되었다. 또한, 신생매일지속두통 환자의 일부에서는 이전 두통의 병력이 있다. 일부에서는 두통의 가족력이 있기도 하나, 신생매일지속두통의 유전 경향에 대해서는 아직 증거가 불충분하다.

5) 예후

신생매일지속두통은 수개월 후에 증상이 자연히 호전되기도 하고 적절한 치료에도 불구하고 증상이 수개월이상 지속되기도 한다. 신생매일지속두통 환자

45명을 대상으로 한 연구에서, 두통 시작 후 2년째에 19명 중 16명의 남성(84%), 26명 중 19명의 여성(73%)이 치료 없이도 두통이 완화되었다. 또 다른 18명의 환자를 대상으로 한 연구에서는 2년째에 두통이 없는 환자들이 12명(66%)이었다. 그러나 56명의 환자를 대상으로 한 다른 연구에서는 모든 환자들이 6개월 이상의 두통 기간을 가졌으며 대다수가 5년 이상 지속되었고, 몇몇은 10년 이상 지속되었다.

6) 치료

앞서 기술한대로 신생매일지속두통의 두통 양상은 만성긴장형두통이나 만성 편두통의 양상과 비슷하다. 그러므로, 신생매일지속두통의 분류를 우선 편두통 혹은 긴장형두통으로 분류하고, 이후 이에 대한 치료를 하는 것이 현재로서는 가장 합리적인 방법이다.

참고문헌

1. Cordenier A, De Hertogh W, De Keyser J, Versijpt J. Headache associated with cough: a review. *J Headache Pain* 2013;14:42.
2. de Oliveira DA, Valenca MM. The characteristics of head pain in response to an experimental cold stimulus to the palate: An observational study of 414 volunteers. *Cephalalgia* 2012;32:1123-1130.
3. Frese A, Eikermann A, Frese K, Schwaag S, Husstedt IW, Evers S. Headache associated with sexual activity: demography, clinical features, and comorbidity. *Neurology* 2003;61:796-800.
4. Hagler S, Ballaban-Gil K, Robbins MS. Primary stabbing headache in adults and pediatrics: a review. *Current pain and headache reports* 2014;18:450.
5. Li D, Rozen TD. The clinical characteristics of new daily persistent headache. *Cephalalgia* 2002;22:66-69.
6. Liang JF, Wang SJ. Hypnic headache: a review of clinical features, therapeutic options and outcomes. *Cephalalgia* 2014;34:795-805.

7. Martinelli I. Cerebral vein thrombosis. *Thromb Res* 2013; 131:S51–54.

8. Mawet J, Boukobza M, Franc J, Sarov M, Arnold M, Bousser MG et al. Reversible cerebral vasoconstriction syndrome and cervical artery dissection in 20 patients. *Neurology* 2013;81:821–824.

9. Mokri B. Spontaneous CSF leaks mimicking benign exertional headaches. *Cephalalgia* 2002;22:780–783.

10. Pareja JA, Caminero AB, Serra J, Barriga FJ, Barón M, Dobato JL, et al. Numular headache: a coin-shaped cephalgia. *Neurology* 2002;58:1678–1679.

11. Pascual J, Iglesias F, Oterino A, Vazquez-Barquero A, Berciano J. Cough, exertional, and sexual headaches: an analysis of 72 benign and symptomatic cases. *Neurology* 1996; 46:1520–1524.

12. Raskin NH. The cough headache syndrome: treatment. *Neurology* 1995;45:1784.

13. Rooke ED. Benign exertional headache. *Med Clin North Am* 1968;52:801–808.

14. Smith WS, Messing RO. Cerebral aneurysm presenting as cough headache. *Headache* 1993;33:203–204.

15. Takase Y, Nakano M, Tatsumi C, Matsuyama T. Clinical features, effectiveness of drug-based treatment, and prognosis of new daily persistent headache (NDPH): 30 cases in Japan. *Cephalalgia* 2004;24:955–959.

16. Valença MM, Valença LP, Bordini CA, da Silva WF, Leite JP, Antunes-Rodrigues J et al. Cerebral vasospasm and headache during sexual intercourse and masturbatory orgasms. *Headache* 2004;44:244–248.

17. van Gijn J, Kerr RS, Rinkel GJ. Subarachnoid hemorrhage. *Lancet* 2007;369:306–318.

18. Williams B. Cough headache due to craniospinal pressure dissociation. *Arch Neurol* 1980;37:226–230.

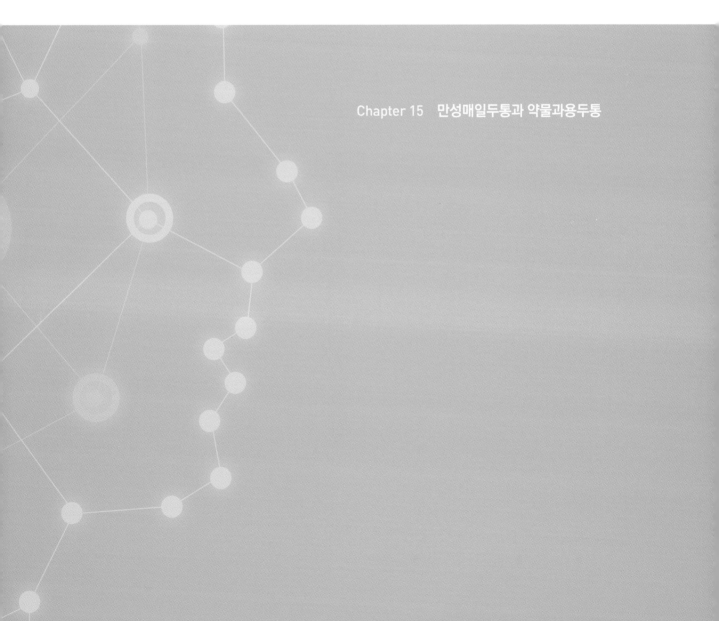

T·H·E H·E·A·D·A·C·H·E

PART 6

만성매일두통과 난치성두통

Chapter 15　만성매일두통과 약물과용두통

15

만성매일두통과 약물과용두통

정진상, 이미지

1. 만성매일두통의 정의와 분류

만성매일두통chronic daily headache이란 3개월 이상 한 달에 보름 이상 두통을 겪는 것을 말한다. 정의상 만성매일두통은 질환명이 아니고, 여러 가지 원발두통질환의 만성형과 이차두통secondary headache을 포함하는 증후군이다. 따라서 원인이 되는 두통질환을 정확히 분류해 내는 것이 만성매일두통의 진단과 치료에 있어서 핵심이라고 할 수 있다. 이차두통 및 단기지속형 두통을 배제하고 장시간 지속되는 원발두통primary headache만을 만성매일두통으로 부르자는 견해도 있다.

세계적으로 인구의 약 4~5% 정도가 만성매일두통을 앓고 있다. 2009년에 시행된 우리나라 인구기반 조사에서는 성인 인구의 1.8%가 최근 1년 내 만성매일두통을 경험한 것으로 조사되었다. 만성매일두통은 일차의료기관을 방문하는 두통 환자의 10% 정도를 차지한다. 그러나 우리나라 만성매일두통 환자들이

병원에 내원하여 치료받고 있는 경우가 절반도 되지 않으므로, 실제로는 더 많은 만성매일두통 환자들이 상당한 고통을 받고 있을 것으로 추정된다. 만성매일두통은 개인의 삶의 질과 사회생활 능력에 상당한 지장을 초래하므로, 정확히 진단하여 치료한다면 환자에게 큰 도움이 될 수 있다.

만성매일두통의 원인질환을 분류하는 것은 쉽지 않다. 그러나 진단의 요점을 말하자면 이차두통을 먼저 감별해내고, 원발두통 중에서 특징적인 양상을 가지는 질환들을 먼저 감별진단 하는 것이다. 이렇게 해서도 진단되지 않는 만성매일두통은 만성편두통 chronic migraine의 가능성을 조사해야 한다. 진단의 순서는 다음과 같다. 첫 번째, 이차두통의 적신호red flag sign가 있는지 조사한다. 경고징후란 갑자기 발생한 심한 두통, 계속해서 심해지는 두통, 신경학적 징후를 동반한 두통, 유두부종, 자세에 따라 변하는 두통, 기침, 운동, 발살바수기에 의해 유발/악화되는 두통, 특수한 상황(암환자, 임산부, 출산 직후, 면역저하자,

고령)에서 처음 발생한 두통 등이다. 물론 급성두통에 비해 만성매일두통은 이차두통의 경고징후가 일부 있더라도 뚜렷한 이차원인을 찾을 수 없는 경우가 많다. 그러나 경고징후가 있다면 한 번은 반드시 검사를 하는 것이 필요하다. 또한 뇌영상검사가 정상이라 해도 일반적인 뇌영상검사에서 잘 발견하기 힘든 이차두통들을 염두에 두는 것이 중요하다. 자발두개내압저하 및 특발두개내압상승idiopathic intracranial hypertension에 따른 두통은 만성 원발두통과도 비슷한 양상을 지니며, 일반적인 뇌영상검사에서 잘 발견되지 않는다. 또한, 상대적으로 드물지만 물질의 사용 및 금단에 기인한 두통, 항상성질환에 기인한 두통(Chapter 32), 두개골, 목, 눈, 귀, 코, 부비동, 치아, 입 등의 질환에 기인한 두통(Chapter 33)의 가능성을 염두에 두어야 한다. 모든 것을 검사를 통해 배제할 수 없다면 두통이 간헐적인 양상을 띠었다가 만성화되었는지를 조사하고, 간헐 두통의 양상을 토대로 이차두통 및 원발두통을 의심해야 한다.

두 번째, 특별한 양상을 가지는 원발두통을 분류한다. 먼저 두통발작의 지속시간을 토대로 크게 두 가지로 분류하는 것이 좋다. 4시간 기준으로 단기지속두통(4시간 미만)과 장기지속두통이다. 단기지속두통의 경우 먼저 자율신경증상이 동반되는지를 확인하여 삼차자율신경두통trigeminal autonomic cephalalgias, TACs을 감별한다. 삼차자율신경두통 중 만성매일두통으로 발현할 수 있는 것은 만성군발두통chronic cluster headache과 만성돌발반두통chronic paroxysmal hemicrania, CPH, 지속반두통hemicrania continua, 만성 SUNCT, 만성SUNA가 있으며 이 중 지속반두통을 제외한 나머지 세 가지는 발작지속시간이 4시간 미만이다. 삼차자율신경두통을 감별한 후에는 기침, 운동,

성교, 수면 등 특별한 유발요인이 있는지를 조사한다. 이러한 요인이 있는 경우 원발기침두통primary cough headache, 원발운동두통primary exertional headache, 성행위과 연관된 원발두통, 수면두통hypnic headache 등 기타 원발두통other primary headaches(Chapter 14)에 속하는 질환들을 진단할 수 있다. 그다음으로는 매우 짧고 강한 통증을 보이는 삼차신경통trigeminal neuralgia, 설인신경통, 원발찌름두통 등을 분류해낼 수 있다.

세 번째, 두통발작이 4시간 이상 지속하는 경우, 가장 중요한 감별진단은 만성편두통이다. 만성편두통은 아래에서 따로 설명하겠지만, 3개월 이상 한 달에 절반(15일) 이상의 두통이 있고, 이 중 절반(8일) 이상이 편두통migraine 양상을 띠는 경우를 일컫는다. 만성편두통은 삽화편두통episodic migraine(조짐 또는 무조짐 편두통)이 있었던 사람에서 점차 만성화되는 경우 진단하도록 되어 있으므로 만성두통으로 이행하기 전 편두통 병력이 있었는지를 문진을 통해 확인해야 한다. 임상양상이 만성편두통의 진단기준에 매우 잘 맞는 환자이더라도 처음부터 매일 계속되는 지속두통으로 발현한다면 신생매일지속두통으로 분류하도록 해야 한다. 지속되는 두통이 자율신경증상을 동반한다면 지속반두통을 진단할 수 있다. 지속반두통은 매우 드문 두통질환이지만 인도메타신에 매우 잘 반응하므로 잘 진단되지 않는 지속두통에서 진단적 가치가 있다. 만성편두통과 지속반두통이 배제된 후에는 신생매일지속두통new daily persistent headache, NDPH과 만성긴장형두통 만이 감별진단에 남게 된다.

이러한 진단의 흐름을 그림 15-1에 요약하였다.

만성매일두통의 위험인자로는 비만, 고빈도삽화두통(일주일에 1회 이상), 카페인 섭취, 급성기약물과용

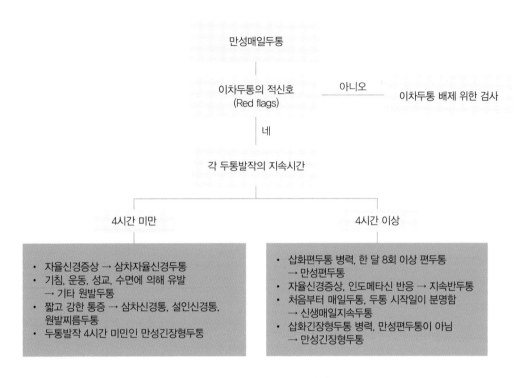

그림 15-1 만성매일두통 진단의 흐름도

(단순진통제, 복합진통제, 트립탄 및 에르고트ergots제, 아편유사제 등) 등이 있다. 또한 잘못된 생활습관으로 인해 삽화성 원발두통이 만성화되는 경우가 흔하므로 환자의 두통이 처음 생긴 때부터 현재의 두통에 이르기까지 전 과정을 잘 살펴봐야 한다. 또한 갑작스런 삶의 변화, 즉 이사, 업무 변화, 은퇴 및 해고, 이혼, 자녀 양육, 가까운 사람의 죽음, 금전문제, 폭력 등 스트레스 상황을 겪은 경우 1년 이내 만성매일두통이 잘 발생한다고 알려져 있다. 따라서 만성매일두통으로의 이환된 시점의 상황에 대해서 환자의 이야기를 잘 들어보는 것이 좋다.

만성매일두통 환자들은 수면장애, 우울증, 불안장애 등을 동반하는 경우가 많고, 이러한 동반질환이 기존의 두통을 악화시킬 수 있다. 그러므로 단순한

정신질환으로 인한 두통으로 오인하지 않고, 원발두통질환과 만성화 요인을 분리해서 접근하는 것이 환자를 이해하는 데 도움이 된다.

2. 만성편두통

만성편두통은 21세기 이후 두통연구의 가장 중요한 주제 중 하나이다. 만성편두통에 대한 이해의 폭이 커지면서, 국제두통질환분류에서도 만성편두통의 진단기준과 진단 우선순위가 개정을 거듭했다.

만성편두통은 예전에 변형편두통transformed migraine, 만성매일두통, 만성복합두통 등 여러 가지 이

름으로 불렸는데, 이제는 만성편두통이라는 진단명으로 통일해서 사용하고 있다. 편두통은 본래 삽화성 두통발작을 나타내지만(삽화편두통), 매년 2~3% 정도가 만성편두통으로 진행한다고 알려져 있다. 병력상 간헐적인 삽화편두통 발작이 잦아지면서 발작간inter-ictal에도 완전한 관해가 이루어지지 않고 경도의 두통이 지속되며 간헐적으로 심한 편두통발작이 나타나는 것을 전형적인 만성편두통으로 생각한다. 따라서 삽화편두통과 만성편두통은 같은 병의 스펙트럼이라고 할 수 있다. 그러나 만성편두통에서 나타나는 뇌변화가 알려지면서, 단순히 삽화편두통의 심한 아형이 만성편두통인지, 아니면 만성편두통이라는 독립적인 질환이 있는 것인지에 대한 여러 가지 견해가 존재한다. 최근에 개정된 국제두통질환분류 제 3판 베타판ICHD-3β에서는 만성편두통을 편두통합병증 complication of migraine이 아닌 독립적인 질환분류로 인정하고 있다. 삽화편두통에서 만성편두통으로 변형되는 데 관여하는 위험인자와, 만성편두통이 다시 삽화편두통으로 전환되는데 관계 있는 요인들을 표 15-1에 정리하였다.

국제두통질환분류 제 3판 베타판ICHD-3β의 만성편두통 진단기준은 3개월 이상 한 달에 15일 이상 두통을 겪으며, 이 중 절반 이상(8일)이 편두통형 두통 양상을 보이는 것이다(표 15-2). 이것은 국제두통질환분류 제 2판에서 한 달 15일 이상 편두통이 있어야 만성편두통으로 진단했던 것보다 완화된 것이다. 또한 약물과용두통과 동시 진단할 수 있게 되었고, 조짐편두통 환자에서도 진단할 수 있게 한 것이 제 2판과의 차이점이다. 국제두통질환분류 제 3판 베타판ICHD-3β 기준을 만족하는 만성편두통 환자들에게서 긴장형두통 양상의 두통이 함께 나타나는 경우가 흔한데, 이

표 15-1 만성편두통의 발생과 호전에 관여하는 요인

삽화편두통에서 만성편두통으로 변형되는 요인

- 비만
- 코골이
- 수면장애
- 카페인 과다섭취
- 정신질환
- 본래 두통 빈도가 높은 경우
- 급성기 약물의 과용
- 삶의 중대 사건(본문 참조)
- 머리나 목의 외상
- 여성
- 무해자극통증
- 동반된 다른 통증 질환
- 낮은 사회경제적 수준

만성편두통에서 삽화편두통으로 전환되는 요인

- 편두통 예방약을 잘 복용한 경우
- 본래 두통 빈도가 낮은 경우
- 무해자극통증이 없는 경우
- 운동
- 약물과용 중단

표 15-2 만성편두통의 진단기준(ICHD-3β)

A. 진단기준 B와 C를 충족하며 3개월을 초과하여 최소한 한 달에 15번 발생하는 두통(긴장형두통 그리고/또는 편두통과 유사한)

B. 1.1 무조짐편두통 진단기준 B~D를 충족 그리고/또는 1.2 조짐편두통 진단기준 B와 C를 충족하는 발작이 최소한 5번 있었던 환자에서 발생

C. 3개월 동안 한 달에 8일 이상은 다음 한 가지를 충족함
   1. 1.1 무조짐편두통의 진단기준 C와 D
   2. 1.2 조짐편두통의 진단기준 B와 C
   3. 발생 당시 환자가 편두통으로 판단하였으며, 트립탄이나 에르고트제제로 증상이 완화됨

D. 다른 ICHD-3 진단으로 더 잘 설명되지 않음

경우 긴장형두통을 중복 진단하지 않도록 하고 있다. 만성편두통 환자는 기본적으로 긴장형두통 양상의 두통을 가지고 있으면서 간헐적으로 편두통형 두통이 나타나는 경우가 흔하며, 또한 원발찌름두통primary stabbing headache이나 뒷목 통증, 근막유발점도 흔히 동반한다. 이러한 다양한 통증 양상을 가진 환자들은 병력청취를 통해 만성편두통을 진단하기가 어려울 때가 많다. 이 경우 최소 한 달 이상 두통일기를 작성하도록 한 후 만성편두통 진단을 내리는 것이 좋다. 특히 약물과용두통 진단이 동시에 내려진 경우에는 약물과용을 중단한 후에 만성편두통 진단 여부를 재고하게 된다. 약물과용을 중단한 후 두통이 삽화성으로 바뀐 경우에는 더 이상 만성편두통 진단도 함께 없어지고, 약물과용을 중단한 후에도 여전히 두통이 만성상태로 지속된다면 만성편두통 진단만 남게 된다. 진단분류에 따라 만성편두통을 정확히 분류하는 것은 이렇듯 간단치 않기 때문에, 두통클리닉에서 간단히 만성편두통을 선별할 수 있는 설문 항목이 개발되었다ID-CM.

병태생리

만성편두통의 병태생리는 편두통 자체의 발병기전과 더불어 두통의 만성화 기전을 모두 포함한다. 편두통 발병기전은 'Chapter 6 두통의 병태생리학'에서 설명하고 있다. 두통이 만성화되는 기전은 정확히 알려지지 않았으나, 아마도 다양한 요인에 의해 발생할 것이라고 생각한다. 구체적으로는 통증조절기전의 이상, 중추성감작central sensitization, 피질과흥분성cortical hyperexcitability 등이 제기되고 있다. 편두통 환자

들은 발작이 없는 시기에도 하행통증조절경로descending pain modulatory pathway, 특히 nucleus cuneiformis의 기능이 저하되어 있다. Nucleus cuneiformis에서 조절되지 못하고 과흥분한 통증전달회로가 아마도 중추성감작에 기여할 것이라고 보이며, 척수삼차신경핵spinal trigeminal nucleus과 시상, 척수에 진행성 변화를 일으킬 것이라고 생각되고 있다. 중추성감작은 편두통이 만성화되는데 중요한 기전으로, 아마도 잦은 편두통 발작이 삼차신경계를 감작시켜 역치를 낮출 것이라고 생각한다. 피질과흥분성 또한 삽화편두통 환자보다 만성편두통에서 더 높다고 알려져 있다. 또한 신경인성염증반응neurogenic inflammation에 관여하는 칼시토닌유전자관련펩티드가 만성편두통 환자에서 삽화편두통 환자보다 높다고 보고되어 있어, 만성편두통 생물표지자로서의 역할이 주목되고 있다.

3. 약물과용두통

약물과용두통은 이차두통으로 분류되어 있으나, 원발두통을 가진 환자에서 약물과용과 관련되어 새로운 두통이 발생하거나 기존의 두통이 악화되는 경우에 진단하도록 되어 있다. 특히 편두통 또는 긴장형두통을 원발두통으로 가지고 있는 경우가 많다. 이 경우 약물과용두통과 기존 원발두통의 진단이 모두 내려져야 한다. 약물과용두통의 진단기준은 표 15-3과 같다.

표 15-3 약물과용두통의 진단기준(ICHD-3β)

A. 기존 원발두통을 가진 환자에서 한 달에 15일 이상 발생하는 두통

B. 두통의 급성 또는 대증치료로 사용될 수 있는 약물을 한 가지 이상 3개월을 초과하여 규칙적으로 과용

C. 다른 ICHD-3 진단으로 더 잘 설명되지 않음

- 에르고타민/트립탄/아편유사제/혼합진통제: 한 달에 10일 이상
- 아세트아미노펜/아스피린/비스테로이드소염제: 한 달에 15일 이상
- 개별적으로는 과용되지 않더라도 혼합하여 한달에 10일 이상 복용한 경우

병태생리

약물과용두통의 발생에 관여하는 기전은 정확히 알려져 있지 않으나, 통증전달회로의 이상을 시사하는 동물연구 및 인간대상연구 결과들이 보고되어 있어 몇 가지 소개하고자 한다.

동물실험에서는 약물과용후 세로토닌serotonin 및 칼시토닌유전자관련펩티드, 산화질소nitric oxide, NO의 발현이 변화된다고 알려져 있다. 약물과용이 일어난 편두통 환자에서는 세로토닌 농도 및 endocannabinoid 활성이 낮게 측정되며, endocannabinoid가 빠르게 분해된다고 알려져 있다. 기능적 MRI를 이용한 영상검사에서는 우측 모서리위이랑supramarginal gyrus과 위, 아래 두정엽 피질superior and inferior parietal cortex의 기능저하가 발견되었으며, 약물과용을 중단한 후 6개월 뒤에는 정상화된다는 것이 보고되었다. 또 다른 연구에서는 하행통증조절 경로를 담당하는 수도관주위회색질periaqueductal gray, PAG의 두께가 증가되어 있고, 대뇌피질에서 통증과 관련된 구조들의 두께는 감소되어 있어 시상외통증전달회로의 조

절이상을 시사한다. 또한 약물과용환자에서 압력과 같은 무해자극에 대한 통증 감작이 나타나고, 불빛이나 산화질소 등의 통증 유발요인에 더 과민해지며, 약물과용 중단 후에는 정상화되는 소견이 나타나 중추성감작 기전 또한 중요하게 관여할 것으로 생각되고 있다.

4. 치료

만성두통 치료를 시작하기 전, 먼저 환자와 함께 치료목표를 공유하는 것이 좋다. 환자가 원하는 치료의 목표와, 의사가 생각하는 치료의 목표가 다를 수 있기 때문이다. 위에 설명하였듯이 만성두통은 중추신경계 통증전달회로의 변화와 감각계의 감작이 일어난 상태이기 때문에 일반적인 치료에 반응이 적고 난치성인 경우가 많다. 그리고 약물과용 및 여러 가지 동반질환이 공존하고 있을 가능성이 많다. 따라서 두통을 단기간에 완치하기보다는, 두통으로 인한 삶의 지장을 점차 줄여나가는 것을 목표로 한다. 많은 임상연구에서는 한 달 두통일수 또는 중등도 이상의 두통일수를 50% 줄이는 것을 목표로 설정한다. 이를 위해서 환자에게 두통일기를 쓰도록 하여 치료전후의 상태를 환자 본인이 지각하는 것이 중요하다. 또한 만성두통의 치료에는 최소 3~6개월 이상의 긴 치료기간이 필요한 경우가 많다는 것을 환자에게 미리 알려주고, 앞으로 포기하지 않고 치료에 계속 순응해 나갈 수 있도록 격려해야 한다.

치료법에는 약물요법과 비약물요법이 있다. 먼저 약물과용이 동반되었는지를 확인하여 환자가 약을

중단할 수 있도록 도와주어야 한다. 많은 환자들은 오랫동안 과량으로 복용해온 약물만 중단해도 두통이 사라지거나 매우 호전된다. 일단 과용약물을 중단한 후에 원발두통의 양상과 빈도를 재평가한 후 치료의 목표를 재설정하게 된다. 그리고 약물치료뿐만 아니라 생활습관의 변화를 포함한 행동치료가 반드시 동시에 이루어져야 한다.

1) 비약물요법

만성매일두통의 치료에 있어 비약물요법은 지극히 중요하다. 환자로 하여금 규칙적으로 먹고, 자고, 운동하도록 지도해야 한다. 운동은 유산소운동 및 스트레칭을 권장하며, 하루 30분 이상 주 4회 이상 시행하도록 교육한다. 급성기약물은 일주일에 최대 2회까지만 복용하도록 교육하는 것이 일반적이다. 카페인, 담배, 술을 철저히 중단하도록 해야 한다. 스트레스를 피하거나 해소할 수 있는 자기만의 방법을 개발하는 것도 좋다. 또한 우울증과 불안장애 등 정신과적 동반질환이 있는지 확인해서 치료해야 한다. 이완술이나 바이오피드백을 훈련시키는 것도 도움이 될 수 있다.

2) 약물과용두통의 치료

약물과용두통이 동반된 환자에게는 약물과용으로 인해 두통이 만성화될 수 있다는 점과, 약물과용의 중단을 통해 두통을 많이 호전시킬 수 있다는 점을 잘 설명하고 약물중단을 격려해야 한다. 그리고 약물을 중단하면 초기에 두통이 악화되지만 시간이 지남에 따라 호전된다는 점을 미리 알려서 환자가 예기치 못한 반동두통으로 인해 약물중단을 포기하지 않도록 도와야 한다.

(1) 약물과용 중단

약물과용 중단detoxification은 단번에 중단하는 방법abrupt withdrawal과 서서히 줄여나가는 방법gradual tapering down이 있는데, 어떤 방법이 더 좋다고 연구된 바는 없으나 대부분의 트립탄, 에르고트제, 복합진통제, 단순진통제simple analgesics 및 비스테로이드소염제들은 심각한 금단증상을 일으키지 않으므로 단번에 중단하는 방법을 권장한다. 그러나 아편유사제, 바비튜르산염 및 벤조다이아제핀계의 약물은 갑자기 중단할 경우 금단증상이 심할 수 있어 서서히 줄여나가는 것을 추천한다. 약물 중단 후 두통이 호전되기까지는 환자에 따라 4주에서 12주 정도까지 걸린다. 약물 중단 직후 첫 2~10일 정도에는 두통이 점차 심해지다가 시간이 가면서 점차 좋아진다. 이외에도 구역, 구토, 저혈압, 빈맥, 불면, 흥분, 초조감, 불안 등이 동반될 수 있는데, 이에 대해서 환자에게 미리 알려주고 약물중단에 순응하도록 하는 것이 중요하다.

약물중단 프로토콜은 환자 교육, 외래 약물치료, 입원치료 등 세 가지가 있으나, 세 가지 방법의 치료 결과에는 차이가 없다고 알려져 있다. 그러나 약물과용이 1년 이상 된 경우, 아편유사제를 과용한 경우, 한 가지 이상의 약물을 과용하는 경우, 정신질환이 있는 경우, 과거 약물중단에 실패한 경우, 약물중단에 성공했으나 약물과용이 다시 재발한 경우에서는 환자교육만으로는 약물중단에 실패할 가능성이 높다(난치성약물과용두통). 이러한 합병약물과용두통의 이상적인 치료방법에 대해서는 연구가 적지만, 임상적으

207

로는 특히 더 집중적인 교육과 스테로이드 및 예방약물의 사용, 필요시 입원치료까지 고려하는 것이 환자에게 도움이 된다.

약물과용은 재발하는 경우가 많아 1년 이내 30% 정도의 재발율이 보고되고 있다. 따라서 약물중단에 성공한 후에도 환자를 계속해서 격려하면서 정기적으로 추적관찰하는 것이 좋다. 약물중단 후 복합진통제를 사용하거나, 기존에 약물과용했던 약을 다시 사용하기 시작하는 경우 재발 위험이 높다는 보고가 있기 때문에, 약물중단에 성공한 환자는 급성기 약물처방에 신중을 기하는 것이 좋다.

(2) 예방약물치료

약물중단 후 금단증상을 줄이기 위해 스테로이드제 및 두통 예방약을 처방하는 것이 치료 성적이 더 좋다는 것을 확실히 입증한 연구 결과는 아직까지 없었다. 그러나 실제 임상에서는 금단증상으로 인한 환자의 고통을 줄이기 위해 예방약을 처방하는 것을 전문가 수준에서 권고하고 있으며, 무작위시험을 통해 꾸준히 연구되고 있다. 2011년 EFNS^{European Federation of the Neurological Societies} 가이드라인에 의하면 약물과용 중단을 시작하는 첫날부터 환자에게 개별화된 예방약물을 투약하는 것을 권장하고 있다. 그러나 실제 클리닉에서는 환자의 두통의 강도와 빈도, 그리고 추정되는 원발두통질환을 고려하여 예방약 사용을 결정하는 것이 일반적이다.

① 코티코스테로이드

약물과용 후 발생하는 반동두통을 줄이기 위해 스테로이드제를 흔히 이용한다. 스테로이드의 효과에 대해서는 연구 결과들이 상반되게 보고되었으나, 임상 경험이 많은 전문가들은 여전히 스테로이드의 사용을 추천한다. 가장 적절한 용량 및 치료기간은 아직 결정되어 있지 않으나, 5~7일 이내로 단기간 사용하는 것이 일반적이다. 임상시험에서는 프레드니솔론 60 mg를 이틀간 사용하고 이틀마다 20 mg씩 감량하는 프로토콜과 100 mg를 5일간 사용하는 프로토콜을 적용하였다.

② 예방약물

약물과용두통은 단순한 약물과용만으로 일어나는 것이 아니라 감수성 있는 원발두통 환자, 특히 편두통 환자에서 일어나기 때문에 약물과용두통의 치료를 위해 원발두통의 예방약물을 병용하기도 한다. 아미트리프틸린(10~50 mg)은 반동두통을 줄여준다고 알려져 있다. 약물과용이 동반된 만성편두통에 효과가 입증된 약물로는 토피라메이트(50~200 mg)와 valproate, 보툴리눔독소 A^{Botulinium toxin A}가 있다. 이러한 예방약을 적극적으로 사용하면서 과용약물 중단없이도 약물과용두통을 치료할 수 있다는 일부 견해도 있으나, 대다수의 전문가는 과용약물중단을 반드시 성공시키는 것을 치료 성공의 열쇠로 생각한다.

③ 난치성약물과용두통의 치료

스테로이드 및 편두통예방약물 외에는 효과가 증명된 약물은 없다. 그러나 반동두통이 너무 심하거나, 표준 치료방법으로 약물중단에 실패하는 경우, 여러 가지 시도해 볼 수 있다. 다이하이드로에르고타민는 국내에는 아직 도입되지 않았으나 부작용 및 약물과용두통 발생이 적고 작용시간이 길어 약물중단기간 동안 사용해 볼 수 있다. 단기간 naproxen을 규칙적으로(하루 1~2회) 2~4주 정도 투약하는 방법도 소개된

표 15-4 **약물중단 프로토콜**

항구토제(아래 중 택일), 하루 1~3회 투여
Metoclopramide (10 mg IM or PO, 20 mg rectal) Chlorpromazine (25~50 mg IM or PO) Prochlorperazine (10 mg IM or PO) Domperidone (30 mg rectal or 10 mg PO) Levopromazine (6~25 mg PO or IV)}
진통제(아래 중 택일), 약물중단 직후 첫 1주일 이내 최대 3일 간 투여
Acetaminophen (1,000 mg PO) 최대 3 g/day, Naproxen (500 mg PO) 최대 1 g/day

바 있으나 naproxen을 중단한 후 금단두통이 생길 수 있으므로 조심해야 한다. Celecoxib를 4주간 이행치료로 사용하는 방법도 최근 한 연구에서 소개된 바 있다. 입원치료 프로토콜은 아직 일치된 의견이 없으나 덱사메타손, metoclopramide 등을 정맥주사로 사용하는 방법이 일반적이다.

2014년 유럽과 아르헨티나에서 다기관 두통연구자들이 제안한 약물중단 프로토콜consensus detoxification protocol을 소개한다. 표 15-4는 환자의 상황에 맞게 외래 또는 입원치료로 시행할 수 있다.

3) 만성매일두통의 예방약물치료

약물과용상태에서 벗어난 후에도 만성두통이 지속된다면, 원발두통을 정확히 분류하고 원인에 맞게 약물치료를 하는 것이 중요하다. 앞서 설명했듯이 만성편두통, 만성긴장형두통chronic tension-type headache,

수면두통, 지속반두통 등 여러 가지 원인이 있기 때문에 치료방법은 이 교과서에서 각각의 질환을 다룬 부분들을 참고하기 바란다. 여기서는 만성편두통의 치료에 대해서만 추가적으로 다루고자 한다. 만성편두통은 만성매일두통을 일으키는 가장 흔하고 중요한 원인이다. 만성매일두통 환자가 이차두통이 배제되고 특정 원발질환으로 잘 분류되지 않는다면 만성편두통에 준하여 치료해 볼 수 있다.

만성편두통에 대한 약물치료 연구는 최근 10년 안에 이루어졌기 때문에 편두통에 사용하는 통상적인 예방약보다는 신약에 대한 임상시험이 집중적으로 이루어졌다. 이러한 배경을 가지고 연구 결과들을 해석하는 것이 좋다. 현재 두 가지 이상의 이중맹검임상시험을 통해 입증된 것은 토피라메이트와 onabotulinumtoxin A뿐이다. 근거수준은 낮지만 sodium valproate, gabapentin, tizanidine, 아미트리프틸린이 효과가 있다고 보고되어 있다. 그리고 atenolol, memantine, pregabalin, zonisamide 등이 개방임상시험을 통해 효과를 보고하였다. 그러나 앞서 말하였듯이 통상적으로 사용해온 편두통 예방약물요법들이 임상시험 근거는 부족하지만 실제로는 효과를 나타낼 것이라고 생각된다. 약물치료는 처음에는 적은 용량으로 시작해서 효과가 나타나거나 부작용이 나타나거나 용량이 최대허용량까지 올라갈 때까지 서서히 증량한다. 효과를 판정하기에 앞서 최대 사용가능 용량으로 2개월 정도는 유지해봐야 한다. 원칙적으로 단독요법을 권하지만, 단독요법으로 저용량에서 치료용량까지 증량되는데 매우 오래 걸리기 때문에 초기에는 저용량으로 다약제 복합요법을 해야 하는 경우도 많다. 예방약물이 효과를 보일 때에는 수개월에 걸쳐 서서히 감량을 시도한다.

현재까지 만성편두통 및 만성매일두통에 대한 가이드라인은 없으나, 위약대조시험을 통해 효과가 입증된 약물에 대한 연구결과들을 아래에 소개한다.

(1) 토피라메이트

임상시험에서 하루 50~200 mg 용량으로 치료효과를 보고한 바 있으며, 100 mg, 200 mg가 50 mg보다 효과가 더 좋다고 알려져 있다. 흔히 사용하는 프로토콜은 토피라메이트 25 mg을 취침 전에 투약하는 것으로 시작해서 1주일마다 25 mg씩 증량하여 두통이 호전될 때까지 최대 내약용량에 도달하는 것이다. 1일 최대 허용량은 400 mg으로 되어 있으나 우리나라 환자들에게 편두통 치료목적으로 사용할 때는 100~150 mg 정도를 최대용량으로 생각하는 것이 일반적이다. 부작용으로는 체중감소, 저림, 피곤, 집중력 저하, 입마름, 구역 등이 있다.

(2) Botulinum toxin A

보툴리눔독소를 통한 만성두통 치료는 꾸준히 연구되어 왔다. 결과적으로 만성긴장형두통에는 효과가 없었으나, 만성편두통에는 효과가 입증되었다. 보툴리눔독소가 근육마비를 통해 두통을 호전시키는 것이 아니라, 중추 및 말초감작을 호전시켜 궁극적으로 대뇌피질흥분성까지 조절하기 때문일 것이라고 생각하고 있다. 만성편두통 환자에서 보툴리눔독소 치료는 Onabotulinum toxin A 155 unit을 31부위에 주사하는 PREEMPT 프로토콜에 따른다. 부작용으로는 목통증, 주사부위 통증, 눈꺼풀처짐, 근위약, 두통이 있으며 대개 가역적이다. 자세한 내용은 'Chapter 11 편두통의 예방치료'에서 따로 다루고 있다.

(3) Sodium valproate

1개의 위약대조임상시험에서 만성편두통과 만성긴장형두통을 포함한 70명의 만성매일두통 환자에게서 sodium valproate 500 mg을 하루 2회 투약하였을 때 호전이 있었다. 만성편두통만을 따로 연구한 바는 없으나 위 연구에서 포함된 17명의 만성편두통 환자들만을 따로 분석했을 때 좋은 결과를 보였다. 부작용으로는 졸림, 떨림, 성기능장애, 탈모 등이 있다.

(4) Gabapentin

만성편두통과 '편두통과 긴장형두통이 복합된' 만성매일두통 환자 95명을 대상으로 한 연구에서 gabapentin 2,400 mg의 효과를 보고하였다. 부작용으로는 어지러움, 졸림, 실조, 구역이 있다.

(5) Tizanidine

92명의 고빈도 두통(이 중 3/4이 만성편두통) 환자를 대상으로 위약과 대조한 결과 tizanidine을 평균 18 mg/day 용량으로 8주간 치료한 결과 위약대비 효과가 있었다. Tizanidine의 부작용으로는 졸림, 어지러움, 입마름, 근위약감 등이 있다.

(6) 아미트리프틸린

아미트리프틸린은 오랫동안 편두통 예방약물로 사용되어 왔다. 만성편두통에 대한 임상시험이 따로 이루어지지는 않았으나, 최근 만성편두통에서 아미트리프틸린을 onabotulinum toxin A와 비교한 연구 결과 아미트리프틸린 25~50 mg가 Onabotulinum toxin A과 동등한 효과를 보였다. 부작용으로는 체중증가, 입마름, 졸림, 변비 등이 있다.

4) 난치성 만성매일두통의 치료

만성매일두통, 특히 만성편두통을 치료할 때는 입증된 치료약만으로는 치료에 실패하는 경우가 많다. 아마도 중추신경계 통증조절기전이 이미 변화했기 때문일 것으로 생각한다. 특히 세 가지 이상의 예방약물을 각각 3개월 이상 사용해 보았으나 효과가 없는 경우 난치성 만성편두통refractory chronic migraine 으로 정의한다. 이 경우 두통을 전문으로 치료하는 상급병원으로 의뢰하는 것이 좋다. 향후 주목되고 있는 새로운 약물치료로는 CGRP단클론항체CGRP monoclobal antibody, $5HT_{1F}$수용체작용제5HT-1F receptor agonist, PACAP수용체대항제PACAP receptor antagonist, TRPV1대항제TRPV1 antagonist, 글루탐산염수용체대항제glutamate receptor antagonist가 있다. 비약물치료로는 안와상신경자극술supraorbital nerve stimulation, 후두신경자극술occipital nerve stimulation, 나비입천장신경절자극술sphenopalatine ganglion stimulation, 미주신경자극술vagal nerve stimulation 및 두개경유자기자극술transcranial magnetic stimulation, TMS 등의 신경조절요법neuromodulation therapy이 국내외에서 꾸준히 연구되고 있다.

참고문헌

1. Aurora SK. Spectrum of illness: understanding biological patterns and relationships in chronic migraine. *Neurology* 2009;72:S8-13.
2. Bigal ME, Lipton RB. The differential diagnosis of chronic daily headaches: an algorithm-based approach. *J Headache Pain* 2007;8:263-272.
3. Diener HC, Dodick DW, Goadsby PJ, Lipton RB, Olesen J, Silberstein SD. Chronic migraine-classification, characteristics and treatment. *Nat Rev Neurol* 2011;8:162-171.
4. Dodick DW. Clinical practice. Chronic daily headache. *N Engl J Med* 2006;354:158-165.
5. Evers S, Jensen R. Treatment of medication overuse headache-guideline of the EFNS headache panel. *Eur J Neurol* 2011;18:1115-1121.
6. Evers S, Marziniak M. Clinical features, pathophysiology, and treatment of medication-overuse headache. *Lancet Neurol* 2010;9:391-401.
7. Manack A, Buse DC, Serrano D, Turkel CC, Lipton RB. Rates, predictors, and consequences of remission from chronic migraine to episodic migraine. *Neurology* 2011;76: 711-718.
8. Martelletti P, Katsarava Z, Lampl C, Magis D, Bendtsen L, Negro A, et al. Refractory chronic migraine: a consensus statement on clinical definition from the European Headache Federation. *J Headache Pain* 2014;15:47.
9. Munksgaard SB, Jensen RH. Medication overuse headache. *Headache* 2014;54:1251-1257.
10. Natoli JL, Manack A, Dean B, Butler Q, Turkel CC, Stovner L, et al. Global prevalence of chronic migraine: a systematic review. *Cephalalgia* 2010;30:599-609.
11. Park JW, Moon HS, Kim JM, Lee KS, Chu MK. Chronic daily headache in Korea: prevalence, clinical characteristics, medical consultation and management. *J Clin Neurol* 2014;10:236-243.
12. Schwedt TJ. Chronic migraine. *BMJ* 2014;348:g1416.
13. Srikiatkhachorn A, le Grand SM, Supornsilpchai W, Storer RJ. Pathophysiology of medication overuse headache--an update. *Headache* 2014;54:204-210.
14. Taghdiri F, Togha M, Razeghi Jahromi S, Paknejad SM. Celecoxib vs prednisone for the treatment of withdrawal headache in patients with medication overuse headache: a randomized, double-blind clinical trial. *Headache* 2015;55:128-135.
15. Tassorelli C, Jensen R, Allena M, De Icco R, Sances G, Katsarava Z, et al. A consensus protocol for the management of medication-overuse headache: Evaluation in a multicentric, multinational study. *Cephalalgia* 2014;34:645-655.

T·H·E H·E·A·D·A·C·H·E

PART 7

두통의 비약물요법

16

두통의 비약물적 치료: 말초신경차단 및 유발점주사

한범기

두통의 치료를 위해 다양한 종류의 약물이 사용되고 있다. 그러나 약물 요법이 효과적이지 않거나 부작용 등으로 인하여 약물을 사용하기 어려운 경우 약물 요법 이외의 다른 치료를 통해 두통을 치료할 수 있는 경우들이 있다. 이 장에서는 말초신경차단peripheral nerve block과 유발점주사trigger point injection를 중심으로 비약물적인 두통의 치료 방법에 대해 알아본다.

1. 말초신경차단

말초신경차단은 통증감각을 전달하는 감각신경의 주위에 소량의 국소마취제local anesthetics를 주사하여 감각신경을 마취하고 통증의 전달을 막는 부위마취regional anesthesia의 한 종류이다. 임상적으로 시술 및 수술을 위한 마취, 재활을 위한 근육경련muscle spasm의 해소, 통증의 경감을 목표로 시행한다. 신경총plexus에서 손가락 발가락 신경까지가 신경차단술의 대상이 되며, 두통 및 경부 통증을 치료하는 방법으로도 많이 이용되고 있다.

1) 국소마취제의 작용 기전 및 국소마취제의 선택

국소마취제는 나트륨통로차단제로서 신경세포막에 있는 전압작동나트륨통로voltage-gated sodium channel에 결합하여 나트륨 이온이 막을 통과하지 못하게 함으로써 탈분극depolarization을 방해하여 신경전달을 막는다. 주사 후 조직내에서 염소이온이 해리되어 양전하기의 국소마취제로 변하고 다시 생리적 pH에서 수소이온이 해리된다. 비전하형의 국소마취제는 신경세포막을 투과하여 다시 양전하기의 국소마취제로 변하고 전압작동나트륨통로voltage-gated

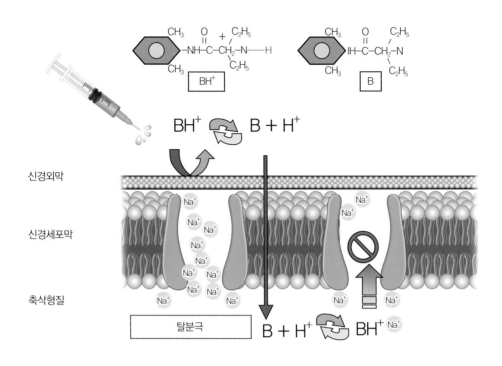

그림 16-1 국소마취제(lidocaine)의 작용기전

sodium channel에 결합하여 탈분극에 필요한 나트륨 이온의 유입을 막는다(그림 16-1).

국소마취제의 분자 구조는 방향성 고리, 에스터ester 또는 아마이드amide로 구성된 중간 부위, 그리고 삼가 아민tertiary amine기의 세 부분으로 구성되어 있다. 세 부분 각각이 국소마취제의 임상적 특성에 영향을 준다. 국소마취제는 중간 부위의 유형에 따라 에스터 타입과 아마이드 타입으로 구분하는데, 에스터 타입은 초기에는 많이 사용하였으나, 부작용과 작용 시간이 많이 개선된 아마이드 타입이 주로 사용된다(그림 16-2).

일반적으로 많이 이용되는 리도카인lidocaine은 아마이드 형태로 그 작용 시간이 대체로 평균 30분 ~1시간 정도 지속된다. 상용 제형으로 1~2% 제형을

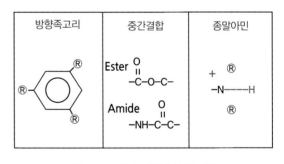

그림 16-2 국소마취제의 분자구조

쉽게 구입할 수 있고 원하는 농도로 희석하여 사용할 수 있다. 오래 사용하였고 비교적 가격이 싸고 부작용이 적으며 작용시간이 너무 오래가지 않는 특징을 보인다. 최근 많이 사용되는 부피바카인bupivacaine도 아마이드 타입의 국소마취제로 작용 시간은 리도카인보다 평균 4배 정도 길다(표 16-1). 이런 차이는 약

표 16-1   **각종 국소마취제의 비교**

약물	보통용액			에피네프린함유용액	
	농도(%)	최대용량(mg)	작용시간(min)	최대용량(mg)	작용시간(min)
짧은 작용시간					
Procaine	1~2	500	20~30	600	30~45
Chloroprocaine	1~2	800	15~30	1,000	30
중간 작용시간					
Lidocaine	0.5~1	300	30~60	500	120
Mepivacaine	0.5~1	300	45~90	500	120
Prilocaine	0.5~1	350	30~90	550	120
긴 작용시간					
Bupivacaine	0.25~0.5	175	120~240	200	180~240
Ropivacaine	0.2~0.5	200	120~240	250	180~240

물의 지방용해성lipid solubility의 차이에 기인한 것으로 통증 치료를 위해 리도카인과 부피바카인을 섞어서 사용하기도 한다. 그러나 작용시간이 길고 효과가 강력할수록 국소마취제가 갖고 있는 부작용이 더 오래 지속될 수 있음을 알고 있어야 한다.

2) 신경차단 방법

대개 환자를 눕힌 자세에서 신경차단술을 시행하는 것이 바람직하다. 상용 국소마취제를 원액(1~2%) 또는 생리식염수나 증류수에 희석(0.25~0.5%)하여 가능한 가는 바늘small bore needle을 이용하여 신경 주행 경로의 주변으로 주사를 한다. 주사 용량은 대개 두통을 치료 하기 위해서 실시할 경우에는 한 신경당 3~5 cc를 주사한다. 그리고 주사 전에는 주사침이 혈관 내로 들어가지 않았는지 항상 주사기 플런저plunger를 당겨서 확인해야 한다. 후두신경occipital nerve과 같이 아래쪽에 단단한 골격이 자리하고 있는 경우에는 바늘의 끝이 골격의 골막periosteum에 접촉한 후 주사를 할 수 있다.

신경 주행 경로의 한 군데에서 주사를 하는 것으

로 충분하며 신경 주행 경로를 따라 여러 군데 주사를 할 필요는 없다. 주사 후 해당 신경의 감각 담당 영역의 마취가 나타날 때까지 기다려야 하고, 만일 충분한 시간이 지난 후에도 마취가 되지 않으면 마취된 부위를 통해 추가적인 신경차단을 시도할 수 있다. 또한 하나의 신경을 차단한 후 보조적으로 다른 신경을 차단할 수도 있다(예, 대후두신경과 소후두신경을 같이 차단).

3) 신경차단 시 유의할 점

국소마취제가 갖고 있는 고유의 부작용 이외에도 신경차단술도 침습적인 치료 방법이므로 출혈, 통증, 감염 등의 부작용이 동반될 수 있다. 따라서 실제 치료에서는 이와 같은 부작용을 최소화하는 것을 염두에 두고 치료가 진행되어야 한다. 또한 드물지만 약물이 주입되지 않았음에도 주사 바늘에 찔리는 통증 자체만으로도 통증쇼크pain shock를 유발할 수 있음을 알고 있어야 한다. 시술이 끝난 후에도 충분히 누워있게 하고 국소마취제의 부작용이나 주사 부위의 출혈이 있는지 반드시 확인해야 한다. 주사 후 30분까지는 병원에서 상태를 관찰하는 것이 반드시 필요하다.

(1) 국소마취제의 부작용

두통 치료를 위한 두경부의 신경차단술 시 적은 용량으로도 부작용이 나타날 수 있다. 약물의 농도나 용량에 관계없이 과민반응hypersensitivity reaction이나 특이반응idiosynchratic reaction이 나타날 수도 있다. 일반적으로 국소마취제와 관련된 부작용은 고농도일

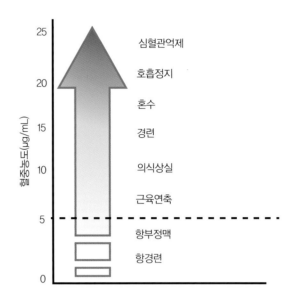

그림 16-3 국소마취제의 혈중농도와 전신부작용

수록 용량이 많을수록 잘 나타나고 국소마취제가 포함된 모든 시술에서 공통적으로 혈중 국소마취제의 농도가 올라갈수록 심각한 전신적인 부작용이 나타난다(그림 16-3). 따라서 특히 두경부 치료에서는 반드시 동맥 및 정맥 내로 약제가 직접 투입되지 않도록 하는 것이 무엇보다도 중요하다.

(2) 출혈

두경부 지역은 혈류 공급이 원활하여 주사 부위에서 출혈이 오래 지속될 수 있다. 신경은 동맥과 같이 주행하는 경우가 많아 신경차단 주사 때 동맥을 찔러서 외부로 출혈이 지속되거나 조직 내에서 혈종을 만들기도 한다. 따라서 아스피린이나 항응고제의 복용 여부를 주사 전에 반드시 확인하고, 만일 항응고제를 복용하는 경우라면 지혈이 어렵다고 생각되는 부위의 신경차단은 다시 생각하는 것이 좋다.

(3) 통증

두통 치료를 위해서 신경차단술을 하는 경우 일반적인 주사와 같은 정도의 통증이 나타나지만 통증에 민감해진 부위에 주사를 하는 경우는 보통 때 보다는 훨씬 더 통증을 느끼게 된다. 즉, 신경통의 경우 통증 유발 부위의 원위부distal area에 이상감각dysesthesia 또는 감각과민hyperesthesia 부위가 있는데 이런 부위들은 주사 시 통증이 더 유발되기도 한다.

(4) 감염

앞서 설명한 대로 두경부 지역은 혈류 공급이 원활하기 때문에 한 번의 주사로 인해 주사부위감염이 발생하는 일은 매우 드물다. 그러나 이미 상처나 염증이 있는 부위에 주사를 하는 것은 피해야 한다. 또한 감염이 쉽게 생길 수 있는 기존 질환을 갖고 있거나 면역체계를 저하시킬 수 있는 약제를 복용하는지 확인할 필요가 있다.

(5) 말초신경손상

드물지만 신경차단술 동안 신경을 직접 찌르거나 신경의 안쪽에 직접 국소마취제가 주사되는 일이 있다. 두통과 두경부 통증을 치료하기 위한 신경차단술 시행 중에는 이런 신경 손상이 생기는 일은 거의 없으나, 수술이나 시술을 위한 마취 때 발생할 수 있다. 바늘이 신경에 닿으면 전기가 지나가는 것 같은 강한 통증electric shock-like pain이 신경의 원위부로 전달되는데, 이런 경우에는 무리해서 더 바늘을 진행하거나 주사를 해서는 안 되고 바늘을 후퇴시켜서 다른 위치에서 주사를 하여야 한다. 특히 스테로이드를 섞어서 신경차단술을 시행하는 경우에는 신경의 내부로 스테로이드가 주사되지 않도록 상당한 주의를 요한다.

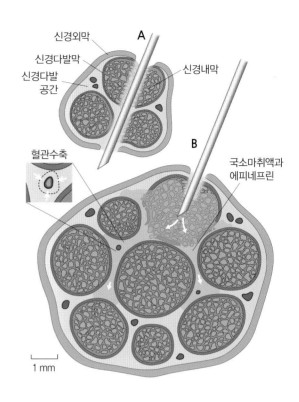

그림 16-4   신경차단술 시행 시 발생하는 신경손상의 기전. **A.** 신경의 관통. **B.** 신경 내부로 국소마취제, 에피네프린의 주입

스테로이드는 신경내 결체조직과 신경 섬유의 위축을 초래하고, 에피네프린이 섞인 경우 신경내로 주사되면 신경의 영양 공급을 담당하는 소동맥을 수축시켜 허혈성 변화를 초래하게 된다(그림 16-4).

4) 두경부 통증 치료를 위한 신경차단술

외래에서 흔히 만나게 되는 편두통migraine, 후두신경통occipital neuralgia, 삼차신경통trigeminal neuralgia 및 대상포진후신경통postherpetic neuralgia, PHN, 그리고 비정형얼굴통증atypical facial pain에 쉽게 적용

할 수 있는 신경차단술 기법을 소개하고자 한다.

(1) 후두신경차단

후두신경은 대후두신경greater occipital nerve, 소후
두신경, 제삼후두신경third occipital nerve으로 나뉘어
진다. 임상적으로는 대후두신경차단과 소후두신경차
단술을 많이 시행한다. 편측에 두통을 유발하는 편두
통과 경추성두통cervicogenic headache에서 시행할 수
있다.

대후두신경은 2번 경추신경의 배측분지dorsal ra-
mus에서 시작하여 하두사근obliquus capitis inferior
muscle 위로 올라와서 대후두직근rectus capitis poste-
rior major muscle과 두반극근semispinalis capitis muc-
slce 사이로 주행하며 위로 올라오다 등세모근을 뚫
고 나와 후두부의 내측을 따라 정수리 방향으로 주행
한다. 이때 후두동맥occipital artery과 함께 주행한다
(그림 16-5). 대후두신경차단 때 주사의 위치는 바깥뒤
통수뼈융기external occipital protuberance, inion에서 약
2 cm 아래, 2.5 cm 외측으로 두개골의 얕게 패인 자
리가 만져지고 이 부위에서 후두동맥의 박동을 촉지
할 수 있는데 이 부위에서 주사를 한다(그림 16-6). 가
는 바늘로 주사 하고 뼈에 닿는 것을 확인하면서 주
사하면 된다.

소후두신경은 목신경얼기의 4개의 주요 가지 신경
중 한 가지로 흉쇄유돌근sternocleidomastoid muscle의
뒤쪽 내측을 따라 위로 주행하다가 유양돌기mastoid
process의 내측으로 주행하고(그림 16-5) 후두부 외측
을 따라 정수리 방향으로 주행한다. 바깥뒤통수뼈융
기의 약 2 cm 아래에서 외측으로 약 5 cm 외측 부위
로 소후두신경 하나만 차단할 때는 유양돌기의 내측
에서 패인 부분에 바늘을 찔러 두개골에 닿을 때까지

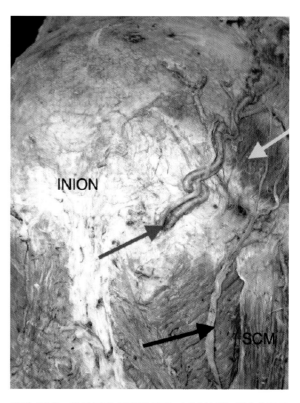

그림 16-5 후두동맥, 대후두신경, 소후두신경. 외측후두융
기(inion)의 외측으로 후두동맥(중간화살표)이 보이고 대후
두신경이 함께 지나간다. 흉쇄유돌근(SCM)의 내측으로 소
후두신경(아래화살표)이 주행하고 대후두신경과 소후두신경
은 후두근(occipitalis muscle, 위쪽화살표)의 표층으로 주행
한다.

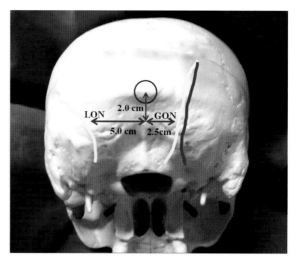

그림 16-6 대후두신경과 소후두신경차단술 때 주사 위치.
GON, 대후두신경; LON, 소후두신경

진행한 후 주사하면 된다(그림 16-6). 목신경얼기차단
술을 시행하면 다른 신경들과 함께 목 부위에서 신경
차단을 할 수 있다.

제삼후두신경은 3번 경추신경의 배측분지에서 시
작하여 C2-3 척추후관절zyogoapophyseal joint의 위치
에서 뒤로 돌아와서 등세모근을 뚫고 바깥뒤통수뼈융
기의 양측 외측으로 주행한다(그림 16-7). 두통 치료를
위해 제삼후두신경차단을 후두부에서 시행하는 경우
는 많지는 않고, 척추후관절을 돌아서 뒤로 오는 부위
에서 초음파 유도하 또는 방사선투시장비 유도하에서
주사를 하는 것이 더 효과적이다.

(2) 이개측두신경차단술

이개측두신경은 삼차신경의 하악분지삼차신경
mandibular division of trigeminal nerve의 가지 신경 중 하
나로 귀의 귀구슬tragus 앞쪽에서 표재측두동맥과 함
께 관자부위로 주행하며(그림 16-8) 측두부의 감각을

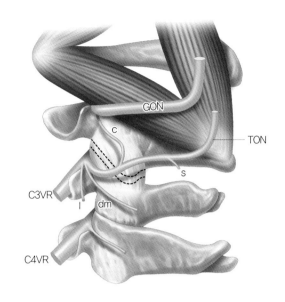

그림 16-7　제삼후두신경의 주행. 3번 경추 신경의 배측분
지에서 시작하여 뒤쪽 내측으로 주행하며 몇 개의 작은 가지
를 내고 후두부로 주행한다. TON, 제삼후두신경; GON, 대후
두신경; c, 교통신경; s, 근육분포신경; dm, 배측내측분지; l,
하행분지; C3VR, 제3경추신경 배측분지; C4VR, 제4경추신
경 배측분지

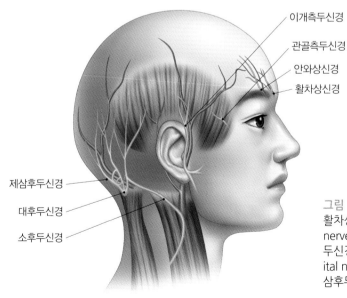

그림 16-8　두부의 통증 신경 분포. 앞쪽내측에서 뒤쪽으로
활차상신경(supratroclear nerve), 안와상신경(supraorbital
nerve), 관골측두신경(zygomaticotemporal nerve), 이개측
두신경(auriculotemporal nerve), 소후두신경(lesser occip-
ital nerve), 대후두신경(greater occipital nerve), 그리고 제
삼후두신경(third occipital nerve)의 주행을 보여주고 있다.

221

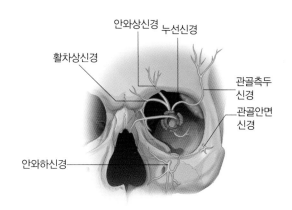

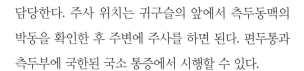

그림 16-9 안와(orbital fossa) 주변의 안와신경(orbital branch)의 가지 신경들

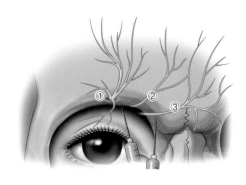

그림 16-10 안와상신경과 활차상신경차단의 주사 부위. ① 안와상신경의 외측지, ② 안와상신경의 내측지, ③ 활차상신경

담당한다. 주사 위치는 귀구슬의 앞에서 측두동맥의 박동을 확인한 후 주변에 주사를 하면 된다. 편두통과 측두부에 국한된 국소 통증에서 시행할 수 있다.

(3) 안와상신경차단술과 활차상신경차단술

안구분지삼차신경ophthalmic branch의 가지 신경들로 안와상신경은 안와 위의 안와상공supraorbital foramen에서 나와 이마로 주행하고, 활차상신경은 훨씬 내측에서 안와orbital fossa의 내측을 타고 바깥으로 나와 안와상능선supraorbial ridge의 내측을 따라 이마로 주행하는 신경이다(그림 16-9).

안와상신경은 안와상공의 위쪽에서 바늘이 뼈에 닿을 때까지 들어가서 주사를 하면 되며, 활차상신경 또한 안와상능선의 내측에서 동일한 방법으로 주사를 하면 신경차단술을 시행할 수 있다(그림 16-10). 대개는 편두통, 삼차신경통, 그리고 대상포진후신경통 때 시행할 수 있다.

(4) 목신경얼기차단술

목신경얼기cervical plexus는 1번 경추신경에서 4번

경추신경의 복측분지ventral ramus에서 나오는 신경들에 의해 형성이 된다. 근육으로 가는 분지 외에 4개의 가지 신경으로 나뉘어진다. 이 가지 신경은 대이개신경greater auricular nerve, 소후두신경lesser occipital nerve, 횡경신경transverse cervical nerve, 쇄골상신경supraclavicular nerve으로 소후두신경을 개별적으로 차단하는 것처럼 4개의 신경을 각각 차단할 수도 있으나 한 번 주사로 4개 분지를 모두 차단할 수 있다.

흉쇄유돌근의 전체 길이 중 절반 정도 위치에서 흉쇄유돌근의 뒤쪽 경계 인근에서 근육을 빠져나와 4개의 분지 신경으로 나눠진다. 따라서 근육을 빠져나오는 부위에서 피하에 주사를 하는 정도 깊이로 바늘을 위치하고 주사하면 된다(그림 16-11). 이때 약물이 빨리 흡수될 수 있어 어지럼증이 잘 발생하고, 바깥목정맥external jugular vein을 찔러 약이 주입될 수 있으므로 반드시 혈관 내로 주사되는 것이 아닌지 확인해야 하고, 주사 후 어지럼증이 잘 발생하고 혈종이 잘 생길 수 있는 부위이므로 주사 후 장시간 눕혀서 주시 부위를 가볍게 압박을 하는 것이 필요하다. 경부, 안면, 그리고 후두부의 신경통 및 비정형적인

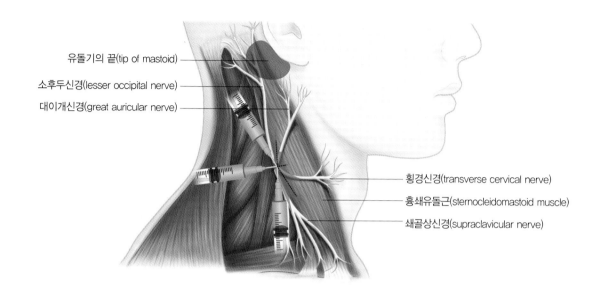

유돌기의 끝(tip of mastoid)

소후두신경(lesser occipital nerve)

대이개신경(great auricular nerve)

횡경신경(transverse cervical nerve)

흉쇄유돌근(sternocleidomastoid muscle)

쇄골상신경(supraclavicular nerve)

그림 16-11   목신경얼기차단술을 위한 주사 부위

통증 때 시행할 수 있다.

2. 유발점주사

많은 환자에서 나타나는 두통 중 상당히 많은 부분이 근골격계 통증성 질환과 관련이 되어있고, 이는 유발점trigger point에 의해 근육의 통증이 발생하는 근막통증증후군myofascial pain syndrome, MFPS에서 잘 나타나고 있다. 근막통증증후군을 개선하기 위해 스트레칭, 마사지, 물리치료, 약물치료 등의 치료들이 시도되어 왔으나 효율적이지 못하였고, 유발점주사가 흔히 사용되는 치료 방법이다.

1) 근막통증증후군과 유발점의 정의

근막통증증후군myofacial pain syndrome은 근육에서 시작하는 통증과 함께 감각, 운동, 자율신경계 증상이 나타나고 근육내의 유발점에 의해 초래되는 증후군이다. 유발점은 근육 내에서 근섬유가 과수축hypercontraction되어 단단하게 촉지되는 긴장띠taut band와 압통결절tender nodule(그림 16-12)이 만져지고, 임상적으로는 활동성 유발점active trigger point과 비활동성latent trigger point으로 나눈다. 활동성 유발점은 자발적인 통증이 있으며 촉지 시에 국소 통증을 비롯하여 연관통referred pain과 운동기능과 자율신경의 증상을 초래하는 유발점을 지칭한다. 유발점을 주사침으로 자극할 경우 근섬유의 횡방향으로 나타나는 근육의 수축twitching response을 육안으로 확인할 수 있다(그림 16-13). 이는 압박했을 때 그 지점만 통증이 발생하는 압통점tender point과 구별하여야 한다. 만성 근골격계 통증의 원인이 되는 섬유근통은 이 긴장띠가 없다.

근막통증증후군의 발생기전은 아직 정확하게 알려져 있지 않다. 외상, 반복적 과사용overuse 또는 미세손상에 의하거나, 지속적으로 나쁜 자세를 습관적으로 유지하거나, 척추 변형 및 퇴행성 관절 등의 구조적 변화가 주요한 원인으로 생각되고 있다. 또한 불안, 불면, 피로, 스트레스 등도 원인으로 지목되고 있으며 갑상선 및 여성 호르몬의 변화도 원인이 된다. 이러한 원인들이 근육의 운동 종판motor end plate에서 아세틸콜린acetylcholine의 유리를 증가시키고, 근

육 섬유의 수축과 허혈ischemia을 조장하고 여러 염증성 또는 신경운동성neuroactive 물질들이 유리되어 통증을 야기하며, 다시 아세틸콜린의 유리를 증가시키는 악순환이 반복되어 근육의 수축과 통증이 증가하면서 국소 근육의 긴장띠 형성을 초래하는 것으로 여겨진다.

2) 근막통증증후군과 두통

앞서 언급한 대로 유발점에서 발생한 통증과 연관통으로 인해 급성 또는 만성적인 두통의 원인이 된다.

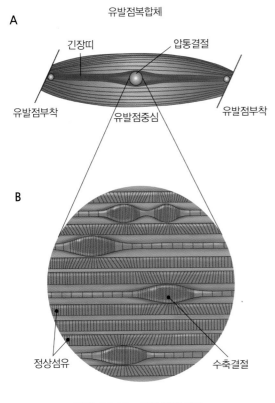

그림 16-12   유발점의 구조

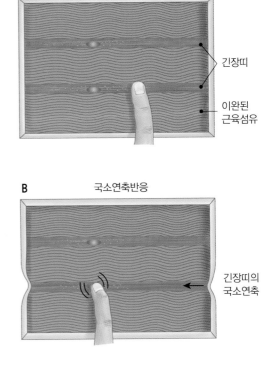

그림 16-13   유발점의 확인

두부에 부착insertion하는 경부 근육 또는 두부에 존재하는 근육 내에 근막통증증후군이 발생했을 경우 그 자체의 통증 또는 연관통으로 인하여 두통을 느끼게 되는 경우가 많이 있다. 이는 여러 형태의 두통으로 나타나는데 만성긴장형두통chronic tension-type head-ache, 경추성두통, Barre-Lieou 증후군 등 여러 두통에서 중요한 원인으로 지목되고 있다.

(1) 경부 근육의 근막통증증후군과 두통

근막통증증후군이 발생했을 때 두통이 유발되는 또는 두통으로 느껴지는 주요 경부 근육은 다음과 같다.

① 흉쇄유돌근(sternocleidomastoid)(그림 16-14)
② 두판상근(splenius capitis)(그림 16-15)
③ 등세모근(trapezius)(그림 16-16)
④ 반극형근(semispinalis capitis)(그림 16-17)
⑤ 경판상근(splenius cervicis)(그림 16-18)
⑥ 후두하근육군(subocciput group)(그림 16-19)

(2) 두부 근육의 근막통증증후군과 두통

근막통증증후군이 발생했을 때 두통이 유발되는 또는 두통으로 느껴지는 주요 두부 근육은 다음과 같다.

① 전두근(frontalis)(그림 16-20)
② 후두근(occipitalis)(그림 16-21)
③ 측두근(temporalis)(그림 16-22)

3) 유발점주사

두통 환자에서 앞에서 언급한 근육들 중 하나 또는 그 이상에서 유발점을 포함한 근육이 발견되었을 경우 치료하는 방법을 기술하고자 한다. 유발점주사의 기본적인 테크닉과 유의할 점에 대해서 설명하고자 한다.

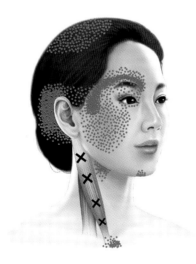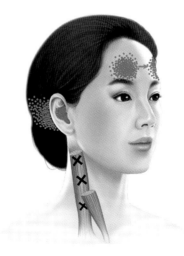

그림 16-14 흉쇄유돌근의 유발점(X)과 연관통

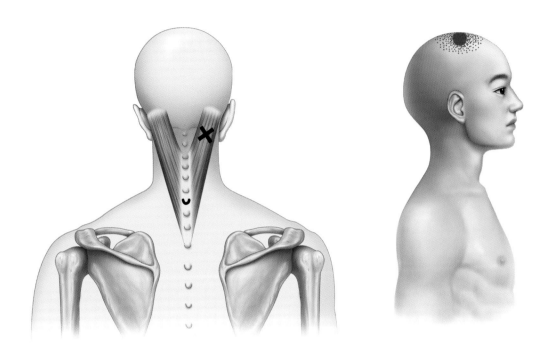

그림 16-15 두판상근(Splenius capitis)의 유발점(X)과 연관통

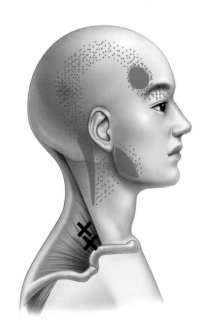

그림 16-16 상부 등세모근의 유발점(X)과 연관통

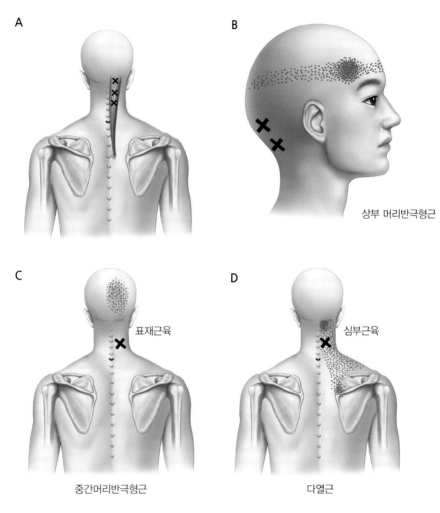

그림 16-17   반극형근의 유발점(X)과 연관통

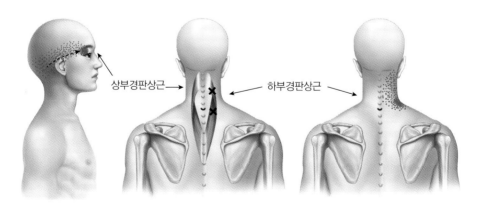

그림 16-18   경판상근의 유발점(X)과 연관통

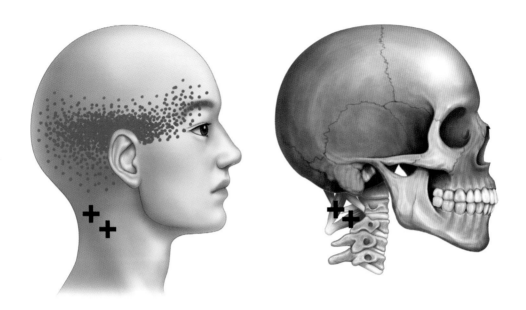

그림 16-19 후두하근육근의 유발점(X)과 연관통

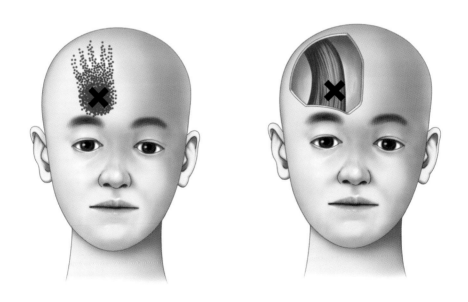

그림 16-20 전두근의 유발점(X)과 연관통

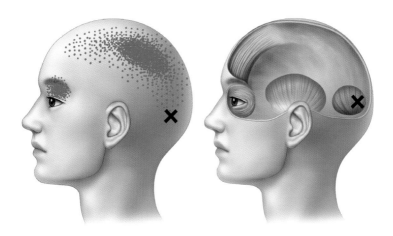

그림 16-21 후두근의 유발점(X)과 연관통

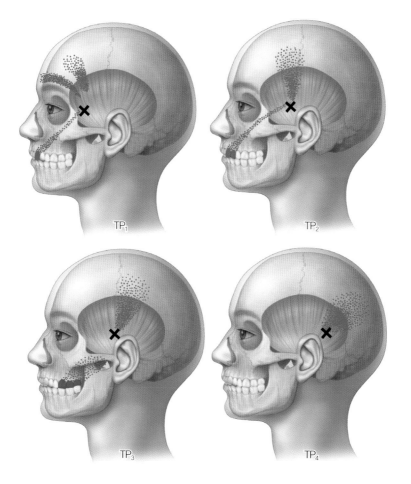

그림 16-22 측두근의 유발점(X)과 연관통

(1) 압통점의 확인

유발점 주사는 근육 전체에 주사하는 것이 아니고 압통점을 확인하고 그 위치에 주사를 하거나 자침을 하여야 하기 때문에 반드시 압통점을 확인하고 내부에 긴장띠나 압통결절이 있는 것을 확인해야 한다(그림 16-23). 긴장띠를 살짝 튕기듯이 촉진하면(snapping palpation) 국소연축반응이 흔히 발생한다(그림 16-13). 그리고 유발점을 눌렀을 때 근육에 특징적인 연관통이 유발될 수 있다. 예를 들면 흉쇄유돌근이나

등세모근의 유발점을 누르면 동측의 두통이 나타날 수 있다. 환자는 깜짝 놀라거나 움츠리는 반응jumping을 보이게 된다.

(2) 주사 전 확인할 점

신경차단술처럼 국소마취제를 사용하므로 국소마취제 부작용의 여부와 함께 다른 금기사항이 있는지 확인해야 한다. 출혈, 감염, 주사 후 통증postinjection soreness 등은 모든 침습적 치료에 동반될 수 있는 부

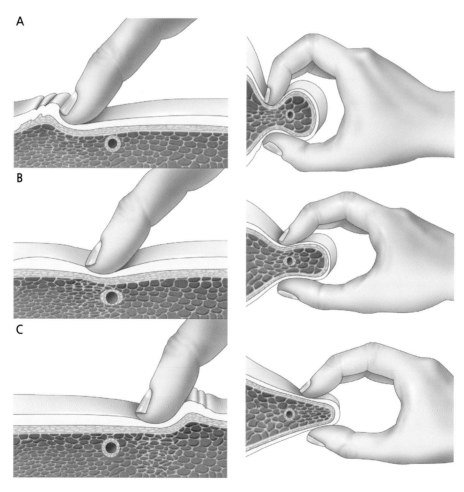

그림 16-23　유발점의 촉지 방법

작용이므로 이와 같은 부작용이 나타날 수 있는 요인들을 주사 전에 반드시 확인해야 한다. 환자가 항응고제anticoagulant를 복용하는 경우라면 유발점주사를 다시 생각해야 하며, 아스피린을 복용하는 환자라도 며칠 전부터는 중단하는 것이 좋다.

(3) 주사 약제와 바늘의 선택

일반적으로 사용되는 약제는 국소마취제가 많이 사용되나, 생리식염수, 저용량의 스테로이드(덱사메타손) 등도 사용되고 약제 없이 그냥 바늘을 자침dry needling하기도 한다. 국소마취제의 농도는 0.5% 프로카인procaine, 0.25~0.5% 리도카인, 0.125~0.25% 부피바카인이 사용된다. 프로카인이 근독성myotoxicity이 가장 적은 것으로 알려져 있다. 약제 없이 자침만 하는 경우에는 시술 후 통증이 좀 더 오래 지속된다. 국소마취제 알레르기가 있는 경우에는 생리식염수를 이용하거나 저용량의 스테로이드를 이용할 수 있다. 치료하는 근육의 깊이에 따라 사용하는 바늘의 굵기gauge와 길이를 달리하여 선택할 수 있다. 일반적으로 두경부 또는 두부 근육을 치료하는 경우 긴 바늘이 요구되지는 않고 25~30 G 정도의 가는 바늘로도 충분하다. 바늘의 길이는 대개 0.5~1.5인치(12.5~38.1 mm)로도 충분하다.

(4) 주사 방법

저혈압이나 실신이 동반될 수 있기 때문에 환자는 편안하게 누운 자세를 취한다. 만일 목 아래의 상부 등세모근처럼 두 손가락으로 근육을 잡아당겨 딸려 올 수 있는 근육에 유발점이 존재한다면 근육을 당겨서(그림 16-23) 그 안에 있는 유발점 내로 주사하여 치

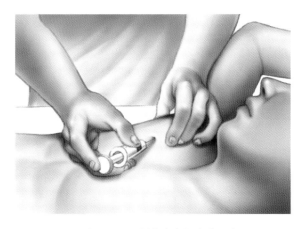

그림 16-24 유발점의 주사 테크닉

료할 수 있다(그림 16-24). 그러나 두판상근splenius captis처럼 손가락으로 집어서 당기는 것이 불가능한 근육 내에 존재하는 경우에는 유발점의 위치를 손가락을 슬라이딩하여 확인(그림 16-23)한 다음 그 양측에 손가락을 대고 살짝 눌러 유발점을 두 손가락 사이에 위치시킨 후 움직이지 않도록 고정한 다음 주사할 수 있다(그림 16-25).

하나의 유발점에 0.5~2 mL의 용액을 주사한다. 주사 요령은 유발점을 관통한 뒤 뒤로 살짝 빼는데 이때 피부에서 바늘이 빠지지 않게 하고 다시 다른 방향으로 관통하여 부채 모양으로 여러 번 찌른다(그림 16-26). 유발점 주사 시 통증이 더 심하게 나타나거나 국소연축local twitching이 나타난다면 적절하게 주사가 되었다고 본다. 여러 군데의 유발점을 주사할 때 한 부위가 끝나고 환자의 상태를 관찰하여 어지럼증이나 빈맥을 호소하고 땀을 흘리는지 유심히 봐야 하며, 이런 반응을 보이면 어떠한 원인이든 저혈압 및 쇼크 상태로 판단하여 즉시 치료를 중단하여야 한다.

231

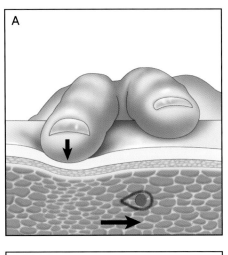

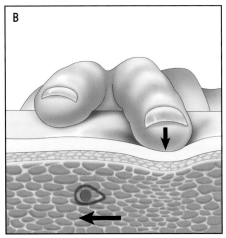

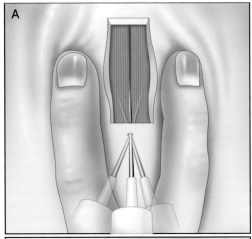

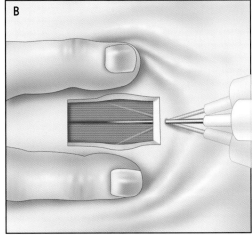

그림 16-26 유발점의 주사 테크닉

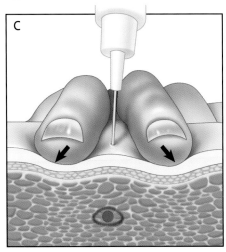

그림 16-25 유발점의 주사 테크닉

참고문헌

1. 김철홍, 박진우. 근막통증증후군의 통증 유발점 주사. *대한정형외과초음파학회지* 2014;2:127-131.
2. 문철원. 근막통증증후군. *대한통증학회지* 2004;17(부록):36-44.
3. 서귀주, 신흥동, 김종해, 송석영, 노운석, 정진용. 삼차신경통 환자에서 안와상 신경과 활차상 신경에 시행한 박동성 고주파술에 의한 치료경험. *대한통증학회지* 2009;22:167-170.
4. 이준학, 김태윤, 하수호, 권영은, 윤채식. 대상포진후신경통 환자에서 안와상신경과 활차상신경에 Pulsed Radiofrequency에 의한 치료 경험. *대한통증학회지* 2004;17:239-243.
5. Becker DE, Reed KL. Essentials of local anesthetic pharmacology. *Anesthesia Progress* 2006;53:98-109.
6. Bogduk N, Marsland A. On the concept of third occipital headache. *J Neurol Neurosurg Psychiatry* 1986;49:775-780.
7. Choi HJ, Oh IH, Choi SK, Lim YJ. Clinical outcomes of pulsed radiofrequency neuromodulation for the treatment of occipital Neuralgia. *J Korean Neurosurg Soc* 2012;51:281-285.
8. Hong CZ, Hsueh TC. Difference in pain relief after trigger point injections in myofascial pain patients with and without fibromyalgia. *Arch Phys Med Rehabil* 1996;77:1161-1166.
9. Jafri MS. Mechanisms of Myofascial Pain. *International scholarly research notices* 2014;2014:523924.
10. Kemp WJ, Tubbs RS, Cohen-Gadol AA. The innervation of the scalp: A comprehensive review including anatomy, pathology, and neurosurgical correlates. *Surg Neurol Int* 2011;2:178.
11. Mukhopadhyay S, Niyogi M, Dutta M, Ray R, Gayen GC, Mukherjee M, et al. Bilateral superficial cervical plexus block with or without low-dose intravenous ketamine analgesia: effective, simple, safe, and cheap alternative to conventional general anesthesia for selected neck surgeries. *Local Reg Anesth* 2012;5:1-7.
12. Neal JM, Gerancher JC, Hebl JR, Ilfeld BM, McCartney CJ, Franco CD, et al. Upper extremity regional anesthesia: Essentials of our current understanding, 2008. *Reg Anesth Pain Med* 2009;34:134-170.
13. Simons DG and Travell JG. *Travell & Simons' Myofascial pain and dysfunction: The trigger point manual* Vol. 1 - Upper half of body. 2nd ed. Baltimore: Williams & Wilkins, 1999.
14. Yap EC. Myofaschial Pain - An overview. *Ann Acad Med Singapore* 2007;36:43-48.

17

두통의 행동요법

김태석

행동요법은 질병의 예방, 진단, 치료, 및 재활에서 인간의 행동적, 심리사회적, 생물학적 측면을 통합적으로 반영하는 치료 방법 중 하나이다. 두통의 행동요법은 두통이 심리사회적 혹은 환경적 스트레스로 인한 결과일 수 있다는 개념에서 출발한다. 두통의 행동요법은 크게 인지행동요법cognitive behavioral therapy, CBT와 바이오피드백이나 이완훈련relaxation training 같은 생체행동 훈련biobehavioral training이 전통적으로 널리 사용되어 왔으나, 최근에는 명상meditation 등도 치료 효과가 있는 것으로 알려져 있다. 두통의 행동요법의 핵심 목적은 두통을 예방하는 것이다. 구체적 목적으로 두통의 빈도와 강도를 줄이고 두통과 관련된 장애 정도 및 정서적 스트레스를 감소시키며 두통의 개인적인 조절 능력을 높이는데 있다. 두통의 행동요법에서 가장 중요한 개념은 환자가 두통과 스트레스 간의 상호작용을 이해하여 환자가 자신의 삶에서 필연적으로 나타나는 스트레스로 인한 생리적, 심리적 반응을 적절하게 다룰 수 있도록 교육하는 데 있다. 두통 치료에서 행동요법은 두통의 급성기 상태보다 만성기 상태일 때 사용되는 경우가 많은데, 환자가 비약물적 치료 방법을 선호할 때, 약물 치료의 순응도가 떨어지거나 내성이 생겼을 때, 특정 약물에 의학적으로 금기일 때, 약물 치료 효과가 적거나 없을 때, 약물 치료의 부작용이 심할 때 우선적으로 고려되며, 임신 중 혹은 수유 중이거나 임신을 계획할 때, 진통제를 포함한 약물의 오남용이 있을 때, 심리적 스트레스가 심하여도 스트레스를 다루는 대처기술coping skill이 부족할 때, 불안이나 우울 같은 실제 정신의학적 문제가 동반될 때에도 고려할 수 있다.

1. 행동요법의 종류

1) 인지행동요법

인지치료는 환자의 사고 및 정서 문제가 자신의 외부세계에 대한 비현실적인 믿음과 비논리적 추론으로 실제 상황을 왜곡하여 인식한다는 가정 하에 환자가 이러한 비합리적 오류를 스스로 발견하고 수정하도록 교육하는 치료 방법이다. 원래 인지치료는 '지금-현재here and now'의 구체적인 문제를 해결하기 위한 단기 치료로 대개 3개월에서 6개월 정도의 치료 기간이 필요하나 근본적인 인지 구조를 바꾸려는 시도를 할 경우 6개월 이상의 치료 기간이 필요할 수도 있다. 인지치료는 정신병리psychopathology의 형성 과정을 역순으로 풀어가는 과정으로 볼 수 있다. 즉, 환자의 주요 문제와 관련된 정서적 변화로부터 자동 사고automatic thought를 찾아 수정하고 반복되는 자동 사고로부터 역기능적 핵심 믿음dysfunctional core belief을 찾아 교정하여 근본적인 행동의 변화로 발전시키는 것이다. 인지치료는 다른 정신치료 기법과 달리 치료자가 적극적으로 개입하며 환자의 임상적인 상태에 따라 융통성을 발휘할 수는 있으나, 대체적으로 세션의 형식뿐 아니라 각 세션마다 다루는 내용이 미리 짜여있는 경우가 많다. 현재 대부분의 인지치료는 행동기법을 포함하므로 '인지행동요법'이라 부른다. 일반적으로 증상이 심할수록 치료 초기에 행동기법을 적용하는 경우가 흔한데, 인지치료 자체는 환자가 어느 정도 논리적인 생각과 토론을 할 수 있어야 가능하기 때문이다. 인지 치료의 각 세션에서 배운 기존과는 다른 감정과 생각을 느껴보거나 새로 배운 합리적인 생각을 행동으로 옮겨 보기 위해 자기주장, 사회기술훈련, 모형화 및 행동시연 등의 구체적인 행동기법을 사용한다.

두통의 인지행동요법에서 환자들은 심리적 스트레스(혹은 스트레스 관련 두통)를 야기하고 두통 관련 장해를 증가시키는 감정, 생각, 행동을 파악하고 어떤 상황에서 두통이 발생하는지, 두통 직전에 어떠한 생각과 감정이 드는지 관찰하게 한다. 일단 두통 관련 스트레스 상황이 규명되면, 환자와 치료자는 함께 왜곡된 인지적 믿음을 찾고 행동기법을 통해 점차 수정해 나가게 된다. 실제 임상에서는 약물 치료와의 병행 요법으로 사용되는 경우가 많으며, 대개 6~12세션으로 구성된다.

2) 바이오피드백

바이오피드백은 환자 스스로 관찰하기 어려운 신체의 생리적 상태를 전자 장치를 이용하여 빛이나 소리 등 관찰 가능한 신호로 변환하여 환자에게 직접 알려줌으로써 자율신경계를 조작 조건화operant conditioning 하거나 환자로 하여금 이완 등의 방법으로 생리 기능을 조절하게 하는 방법이다. 환자는 이러한 훈련을 통해 자신의 생리적 상태에 대한 정보를 피드백 받으면서 스스로 생리적 상태를 변화시킬 수 있는 방법을 익히게 된다.

바이오피드백은 근육긴장도, 혈압, 맥박 수, 체온, 뇌파 등의 생리적 신호를 모니터하는데 두통의 치료에는 온도 피드백과 근전도 피드백을 주로 많이 사용한다. 온도 피드백은 손가락 피부의 체온을 측정하는 방법으로 혈류의 간접적인 자기 조절을 통해 교감신경 각성을 감소시킨다. 근전도 피드백은 두피, 목, 혹은 뒤쪽 어깨 부위 근육의 근전도electromyography, EMG를 측정하는 방법으로 근 활성도의 직접적인 자기 조절을 통해 이완 상태를 증가시킨다. 두 가지 방법 모두 두통이 시작될 때 나타나는 생리적 신호를 모니터링하여 신체 각성을 감소시키는데 초점을 맞추고 있다. 바이오피드백은 이완훈련에 보조적인 방법으로 사용되기도 하며 이완훈련에 따른 자신의 생리적 변화를 직접 확인할 수 있다. 바이오피드백은 대개 10회 전후 세션이며 각 세션마다 훈련 시간은 20~30분 정도 소요된다. 편두통migraine의 경우, 측두 동맥의 혈류 상태를 측정하는 혈류량blood volume 바이오피드백을 사용하기도 하고 뇌파 바이오피드백을 사용하기도 하는데 아직 예비 연구 수준이다.

3) 이완훈련

이완훈련은 근육의 긴장과 이완에 대한 환자의 인식을 증가시켜 반복된 훈련을 통해 신체 근육의 긴장도를 감소시키는 방법으로 교감신경계의 각성을 감소시키고 스트레스에 대한 생리적 반응을 감소시키는 치료 방법이다. 이완훈련은 심리적 불안이 신체적 긴장 혹은 통증과 밀접하게 연관되며, 신체적 긴장을 감소시키면 심리적 긴장과 불안도 해소될 수 있다는 이론적 기반에 근거하고 있다. 따라서 효과적인 이완훈련을 위해서는 '과도한 불안이나 긴장으로 인해 근육이 과도하게 수축하고 그 결과로 통증이 발생하므로 근육을 이완시키고 긴장 수준을 떨어뜨릴 수 있는

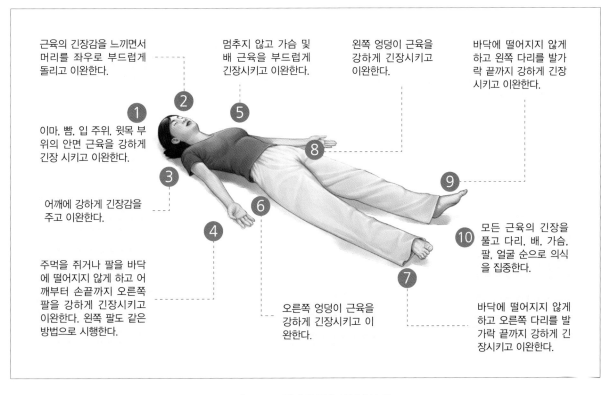

근육의 긴장감을 느끼면서 머리를 좌우로 부드럽게 돌리고 이완한다.

멈추지 않고 가슴 및 배 근육을 부드럽게 긴장시키고 이완한다.

왼쪽 엉덩이 근육을 강하게 긴장시키고 이완한다.

바닥에 떨어지지 않게 하고 왼쪽 다리를 발가락 끝까지 강하게 긴장시키고 이완한다.

이마, 뺨, 입 주위, 윗목 부위의 안면 근육을 강하게 긴장 시키고 이완한다.

어깨에 강하게 긴장감을 주고 이완한다.

주먹을 쥐거나 팔을 바닥에 떨어지지 않게 하고 어깨부터 손끝까지 오른쪽 팔을 강하게 긴장시키고 이완한다. 왼쪽 팔도 같은 방법으로 시행한다.

오른쪽 엉덩이 근육을 강하게 긴장시키고 이완한다.

바닥에 떨어지지 않게 하고 오른쪽 다리를 발가락 끝까지 강하게 긴장시키고 이완한다.

모든 근육의 긴장을 풀고 다리, 배, 가슴, 팔, 얼굴 순으로 의식을 집중한다.

그림 17-1 점진적 근육이완법의 예

방법을 학습하면 통증이 줄어들 것이라는 전제가 필요하다. 이완훈련은 독립적으로 사용되기도 하고 다른 행동요법과 병행하여 사용되기도 한다.

점진적 근육이완법progressive relaxation training이 가장 전통적인 방법으로 가장 많이 사용되고 있다(그림 17-1). 훈련 초기에는 신체 근육을 16개 그룹으로 나누어 일정 시간 동안 긴장과 이완을 반복하며 훈련 과정이 익숙해지면 신체 근육을 4개 그룹으로 통합하여 시행하게 된다. 이완훈련은 대개 10세션 이하로 시행되며 각 세션마다 훈련 시간은 20~30분 정도 소요된다. 초기 훈련은 구체적인 방법을 배워야 하기에 어둡고 조용한 방에서 시행되지만 익숙해지면 일상 생활에서 장소 및 시간과 상관없이 시행할 수 있다. 자가이완도 비교적 빈번하게 사용되는 방법으로 반복적인 자기 암시를 통해 호흡, 혈압, 맥박 및 체온이 안정되도록 신체 전체를 이완시키는 훈련이다. 보통 6가지 표준 운동법으로 구성되어 있으며 신체의 체온 감각, 압력에 대한 감각, 신체에 대한 상상법, 언어적 단서를 통해서 신체 전체를 따뜻하게 이완하도록 하는 방법이며 대개 6개월 정도의 훈련 기간이 필요하다.

4) 명상

명상이란 다양하게 정의될 수 있으나, 생각을 멈추거나 특정 생각에 집중함으로써 신체와 정신의 안녕감을 유지하는 것이 목적이며 보완대체의학의 한 방법으로 분류되기도 하나 실제 훈련에는 많은 행동기법이 포함된다. 1979년 Kabat-Zinn은 명상법을 심리치료와 건강증진에 응용하여 프로그램화한 마음챙김 mindfulness 명상을 개발하여 다양한 심리행동적 문제에 적용하여 치료 효과를 규명하였다. 마음챙김이란 의지대로 쉽게 조절할 수 없는 생각의 자동 조종 autopilot 상태를 벗어나 객관적으로 나의 상태를 자각하고 수용함으로써 자신을 더 이해하려는 과정을 의미한다(그림 17-2). 마음챙김의 기본적인 원칙 하에

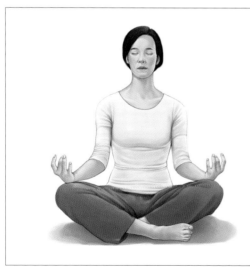

1. 매일의 명상을 위해 규칙적인 시간과 조용한 공간을 마련한다.
2. 15분에서 40분 정도의 명상 시간을 마련한다.
3. 편안하게 가부좌 자세로 앉을 수 있는 장소를 마련한다.
4. 손과 턱, 어깨의 위치 및 시선 등 앉는 자세가 정확한지 확인한다.
5. 천천히 규칙적으로 깊은 호흡을 한다.
6. 코, 목구멍, 횡격막 등 자신의 호흡에 따른 움직임에 의식을 직접적으로 집중한다.
7. 숨을 들어 마시고 내쉬면서 호흡에 대한 집중을 지속적으로 유지한다.
8. 전체적인 명상 시간동안 6단계와 7단계를 지속한다.
9. 집중이 흐트러지거나 잠이 온다고 당황하지 않는다.
10. 정해 놓은 명상 시간이 완료되면 자기 자신에게 격려하고 감사한다.

그림 17-2 마음챙김 명상의 단계

명상법, 요가 등 여러 기법을 구성한 구체적인 프로그램으로 마음챙김 기반 스트레스 관리mindfulness-based stress management, MBSR가 가장 널리 사용되고 있어, 우울, 불안, 불면 같은 정신의학적 증상뿐 아니라 일반적인 스트레스 관리, 두통을 포함한 만성 통증, 암으로부터의 회복, 면역 기능 강화 등의 다양한 임상에 적용되고 있다.

2. 행동요법의 치료 기전

반복되고 잘 조절되지 않는 두통을 경험하면서 환자는 두통이라는 신체 증상이 자신의 내부가 아닌 외부의 어떤 요인에 의해 조절이 되고 있고 자신이 완전하지 못하고 부족한 존재이므로 이를 극복하지 못한다는 인지적 왜곡이 나타난다. 증상을 조절할 수 있는 주체가 자기 자신이 될 수 없다는 생각은 단순한 일상의 스트레스를 더 크게 느끼는 경향이 있기 때문에 만성적인 두통 환자는 이러한 인지적 오류뿐 아니라 이차적으로 증폭된 스트레스로 통증 지각이 더 과장되는 경우가 많다. 따라서 자기 조절을 통해 증상을 완화할 수 있는 바이오피드백, 이완훈련 등의 행동 치료는 두통 환자의 자신감 및 자기 효능감을 높여 스스로 두통을 조절할 수 있는 능력이 커지게 된다.

바이오피드백에서 측정되는 근전도나 체온은 자율 훈련 혹은 이완훈련을 통해 스스로 변화시킬 수 있다. 근전도의 경우 근육의 수축 및 이완 정도를 반영하고, 체온의 경우 혈관계 활동을 반영하게 되는데, 흔한 두통의 종류인 편두통과 긴장형두통tension-type headache의 병인이 각각 대뇌 혈관과 두개 주위 근육의 수축 및 긴장과 관련이 있으므로, 이러한 행동 요법은 치료적인 효과를 나타날 수 있다.

3. 행동요법의 효과

1) 편두통

편두통에서 행동요법의 효과를 탐구한 연구는 꾸준히 증가하고 있다. 이 연구들은 두통의 빈도, 강도, 기간 및 약물 치료의 반응 정도를 행동요법의 일차적 효과로 두통 관련 일상의 장해 정도, 직업 및 학업의 효율성, 불안 및 우울 같은 심리적 문제, 증상이 심할 때 복용하는 두통약의 용량과 횟수를 이차적 효과로 선정하였는데, 이완훈련, 바이오피드백, 및 인지 행동 치료 모두 편두통 치료에 있어 긍정적인 호전을 나타냈다고 보고하였다. 이 연구들은 대상군 연령대의 문제, 행동 요법 특성상 대조군 설정이 어려워 맹검법 적용을 할 수 없으므로 치료 효과의 객관성 확보의 한계가 있지만, 그럼에도 불구하고 미국에서는 이완훈련 단독, 이환 훈련을 동반한 온도 및 근전도 바이오피드백, 인지행동 치료를 편두통 예방에 근거 수준 A로 선정하였고, 편두통의 약물 요법에 행동 요법을 병행하는 경우 부가적인 치료 효과를 얻을 가능성은 근거 수준 B로 선정하였다. 마음챙김 명상의 경우, 편두통 환자에서 두통의 유지 시간, 통증 관련 장해 정도, 우울 및 불안, 불면과 같은 동반 정신과적 문제가 호전되었다는 보고가 있으나, 추가적인 연구가 필요한 실정이다.

2) 긴장형두통

긴장형두통의 행동요법은 약물 치료와 병행하였을 경우나 동반된 심리 문제가 있을 경우 유익하다고 알려져 있다. 근전도 바이오피드백의 경우 메타분석에서 위약군 및 이완훈련군에 비해 중등도 이상의 치료 효과를 보고하였으며 이러한 치료 효과는 평균 15개월 이상 안정 상태를 유지하였다고 하였으나 다른 형태의 바이오피드백은 일관된 결과가 나타나지 않았다. 이완훈련의 경우, 긴장형두통에 대한 치료 효과가 아직 확실히 규명되지 못하였으나, 유럽신경학회 가이드라인에서 치료 효과를 긍정적으로 제시하고 있다. 인지행동요법의 경우, 심리적 스트레스가 높거나 정신과적 문제가 동반하거나 심리적 적응력이 떨어지는 경우 치료 효과가 더 좋은 것으로 보고하였다.

4. 특별한 상황에서 행동요법

1) 소아, 청소년

기존 역학 연구에서 소아-청소년의 60%가 두통을 경험하고 10%는 적어도 일주일에 한 번 이상 반복되는 두통을 경험한다고 한다. 소아-청소년기의 반복되는 두통은 또래 교우 관계의 문제 및 학교 생활의 문제를 야기할 수 있으며 뇌신경 기능이 지속적으로 변화하고 성숙해야 하는 시기이므로 이에 따른 발달 상의 문제를 초래할 가능성도 있다. 메타분석에서 소아-청소년의 두통에 대한 행동요법은 50% 이상 임상적으로 증상이 호전되며 장기간 효과의 안정성stability도 입증되었다. 소아-청소년은 성인에 비해 신체 발달이 미성숙하고 많은 약물들이 효과와 안정성이 입증이 되지 못하여 임상적으로 약물 사용이 제한적인 경우가 많은데, 두통의 치료에서 행동요법은 훌륭한 대안이 될 수 있다.

2) 노인

일반적으로 두통은 나이가 들면서 점차 유병률이 감소하지만 65세 이후에도 두통의 1년 유병률이 50% 정도로 여전히 높은 편이다. 노인에서 발생하는 두통은 대부분 원발두통primary headache이지만, 청장년기와 달리 이차두통이 약 15%에 이르기 때문에 노인이 반복적인 두통을 호소하는 경우, 여러 가지 신체적 혹은 심리적 원인을 고려해야 한다. 노년기에서는 위장, 간, 신장 기능의 저하로 약물 흡수, 배설, 대사가 달라져 두통약의 선택과 용량이 제한적이고 부작용에 대한 감수성이 커질 뿐만 아니라, 동반된 신체질환이 빈번하고 이미 여러 가지 다양한 약물복용을 하는 경우가 많으므로 행동요법이 훌륭한 대안이 될 수 있다. 일부 연구에서 바이오피드백, 인지행동요법 및 이완훈련이 노인의 두통 치료에 효과적이라 보고하였다. 노인의 인지행동요법의 경우 일반 성인에 비해 치료 과정이 복잡하지 않아야 하며 직접적인 지시 기법 등이 더 많이 필요하다.

3) 임신

편두통이나 긴장형두통은 임신 기간 동안 약물 유지요법이나 예방적 약물 사용이 필요한 경우가 많지 않으나, 필요한 경우라도 약물 사용을 할 수 없거나 제한적일 수 밖에 없으므로 임산부의 두통 치료에서 행동요법은 일차 치료로 간주되어야 한다. Marcus 등은 평균 임신 18주의 임산부에서 바이오피드백과 이완훈련을 적극적으로 수행한 군에서 그렇지 않은 군에 비해 70% 이상 두통의 강도가 호전되었으며 이러한 효과가 6개월 이상 지속되었다고 보고하였다.

4) 정신의학적 문제의 동반

두통에서 우울장애나 불안장애 등의 정신과 질환의 공존율은 비교적 높은 편이다. 일반 인구에 비해 만성 두통 환자는 우울장애나 불안장애의 동반 이환율이 2배에서 5배 정도라고 알려져 있다. 정신과 질환의 공존은 삽화성 두통이 만성화되는 위험 요인이다. 우울장애나 불안장애가 두통에 동시 이환되는 경우 치료에 대한 만족도가 떨어지며 의료 비용과 의료시설 이용이 증가하고 두통 관련 장해가 증가하며 임상 경과나 예후가 좋지 않다고 알려져 있다. 따라서 두통 환자에서 공존 정신과 질환에 대한 조기 선별 및 치료는 매우 중요하다. 불안이나 우울과 관련된 비교적 흔한 정신병리는 주기적인 면담이나 효과적인 선별 평가도구를 이용하여 조기에 파악되어야 한다. 우울장애나 불안장애의 치료는 크게 약물 치료와 인지행동요법를 포함한 정신치료로 나누어지며, 임상

적 상황에 따라 각각 단독요법으로 사용할 수도 있고 병합요법으로 사용할 수도 있다. 우울장애나 불안장애의 일부에서 인지행동요법 단독으로 약물 치료에 버금가는 효과가 있다고 알려져 있다. 만성두통 환자에서 우울장애나 불안장애가 확인되는 경우 정신과적 증상이 심하면 약물 치료를 우선 고려하여야 하나 증상 자체가 심하지 않다고 판단되면 인지행동요법를 우선 고려한다.

5. 향후 전망

바이오피드백, 이완훈련, 인지행동요법 등의 행동요법은 과거 수십 년 동안 두통의 치료에 많이 사용되어 왔다. 비록 두통의 행동요법은 의미 있는 수준의 치료 효과를 나타내어 왔으나, 부작용이 적고 편리한 새로운 두통 치료 약물의 개발과 임상적인 약물 선호 현상, 행동요법의 많은 시간 및 비용의 소모, 숙련된 행동요법 전문가 확보의 어려움 등으로 아직 널리 사용되어 있지 못하고 있는 실정이다. 두통의 행동요법은 약물을 투여하기 어려운 경우, 약물 효과가 작은 경우, 약물의 오남용이 문제되는 경우 등에서 일차적 약물치료의 좋은 대안으로 사용될 수 있으며, 환자가 비약물적 치료를 원하는 경우, 정신과적 문제가 동반된 경우, 임신 혹은 수유 상황인 경우, 소아-청소년 및 노인과 같은 특정 연령대인 경우 등에서 약물치료보다 우선 사용될 수 있다. 또한 최근에는 마음 챙김 명상이나 수용전념치료acceptance commitment therapy와 같은 행동 요법이 두통의 치료에 새롭

게 적용되어 그 효과를 입증하려 하고 있다. 앞으로 두통의 치료는 팀으로 접근할 수 있는 특화된 통합 치료 프로그램을 통해 임상 상황에 따라 약물 치료와 행동요법이 적절하게 사용되어야 한다. 향후 더 많은 임상연구와 구체적인 임상 진료 지침의 개발을 통해서 국내 두통 환자의 임상 진료에 행동요법이 표준적인 적용이 될 수 있도록 많은 노력이 필요하다.

참고문헌

1. 유재학, 박민철, 박제민. 정신사회심리학적 치료. In: 대한신경정신의학회. *신경정신의학*. 제2판. 서울: 중앙문화사, 2005;623-630.
2. Andrasik F. Behavioral treatment of headaches: extending the reach. *Neurol Sci* 2012;33:S127-S130.
3. Cathcart S, Galatis N, Immink M, Proeve M, Petkov J. Brief mindfulness-based therapy for chronic tension-type headache: a randomized controlled pilot study. *Behav Cogn Psychother* 2014;42:1-15.
4. Contag SA, Bushnell C. Contemporary management of mi-grainous disorders in pregnancy. *Curr Opin Obstet Gynecol* 2010;22:437-445.
5. Nicholson RA, Buse DC, Andrasik F, Lipton RB. Nonpharmacologic treatments for migraine and tension-type headache: how to choose and when to use. *Curr Treat Opt Neurol* 2011;13:28-40.
6. Pistoia F, Sacco S, Carolei A. Behavioral therapy for chronic migraine. *Curr Pain Headache Rep* 2013;17:304-311.
7. Rains JC, Penzien DB, McCrory DC, Gray RN. Behavioral headache treatment: history, review of the empirical literature, and methodological critique. *Headache* 2005;45:S92-109.
8. Smitherman TA, Maizels M, Penzien DB. Headache chronification: screening and behavioral management of comorbid depressive and anxiety disorders. *Headache* 2008;48:45-50.
9. Sun-Edelstein C, Mauskop A. Alternative headache treatments: nutraceuticals, behavioral and physical treatments. *Headache* 2011;51:469-483.
10. Sun-Edelstein C, Mauskop A. Complementary and alternative approaches to the treatment of tension-type headache. *Curr Pain Headache Rep* 2012;16:539-544.
11. Trautmann E, Lackschewitz H, Kröner-Herwig B. Psychological treatment of recurrent headache in children and adolescents: a meta-analysis. *Cephalalgia* 2006;26:1411-1426.
12. Wells RE, Burch R, Paulsen RH, Wayne PM, Houle TT, Loder E. Meditation for migraines: a pilot randomized controlled trial. *Headache* 2014;54:1484-1495.

PART 8

뇌신경통

18

뇌신경통

이상봉

머리와 목의 통증은 신경압박, 혈관의 꼬임, 추위 노출, 중추신경 주행경로에 생긴 병변 등에 의해 유발된다. 뇌신경통은 머리부위의 발작적인 통증을 동반하는 질환으로 삼차신경trigeminal nerve, 중간(안면)신경nervus intermedius, facial nerve 혀인두신경glosso-pharyngeal nerve, 후두신경occipital nerve 등의 분포영역에 찌르거나 쏘는 듯한 통증이 발작적 또는 지속적인 형태로 나타난다. 이런 양상의 두통 질환을 국제두통질환분류 제 3판 베타판ICHD-3β에서는 '통증성두개신경병증과 기타 얼굴통증'으로 분류하였다(표 18-1). 뇌신경통 환자는 만성적인 심한 통증 때문에 삶의 질이 저하되고, 오진에 의한 불필요한 치료를 받을 수 있기 때문에 해당 질환에 대한 정확한 진단과 치료가 필요하다.

1. 삼차신경통

증례

50세 여자가 5개월 전부터 우측 입술과 턱 부위 통증이 심해져서 내원하였다. 주로 음식물을 씹을 때, 말할 때, 세수나 양치할 때 전기 오듯이 찌릿한 심한 통증이 수 초에서 수 분 정도 지속되었다. 통증은 다양한 시간 간격을 두고 하루에 여러 차례 발생하였다가 소실되었으며, 수면 중에는 통증이 없었다. 환자는 처음 통증이 발생했을 때 자가로 진통제를 사다 복용하고, 치과 치료도 받아 보았지만 별다른 효과가 없었다. 환자의 우측 윗입술부위를 살짝 건드리면 통증이 유발되는 양상이었으며, 신경학적 검사에서 이상소견은 관찰되지 않았다. 환자는 카바마제핀 서방정 200 mg을 하루 2회 복용하였고 통증은 많이 감소되었다.

1) 삼차신경통의 역학과 분류

삼차신경통trigeminal neuralgia은 뇌신경통 중에서 가장 흔하며, 통증이 매우 심할 때 안면근육 경련이

짧게 동반되기도 하기 때문에 'tic douloureux'라고 불리기도 한다. 이 질환의 연간 발생률은 100,000명 당 12.6~27명이다. 18세 미만에서는 100,000명 당 0.5명 이하이나 노년에서는 100,000명 당 80명으로 나이가 들수록 증가하는 양상을 보인다. 대부분 50세 이후에 발병하며, 여성이 남성보다 1.5~2배 더 흔하다. 다발경화증 환자에서 삼차신경통의 발생률은 약 2%이며, 일반인에 비해 이 질환의 발생 위험성이 20배 정도 더 높다.

삼차신경통은 고전적삼차신경통classical trigeminal neuralgia과 통증성삼차신경병증painful trigeminal neuropathy으로 나뉜다(표 18-1). 통증을 유발할 만한 특별한 원인이 없거나, 통증이 두개강 내 혈관에 의한 삼차신경의 압박에 의한 것으로 추정될 때 '고전적삼차신경통'으로 분류한다. 대상포진이나 종양, 다발경화증 등의 다른 질환과 연관된 경우에는 '통증성삼차신경병증'으로 분류하는데, 국제두통질환분류 제2판에서는 '증상성삼차신경통'이란 용어를 사용하였다. 고전적삼차신경통은 통증이 대부분(97%) 편측성으로 나타나 반대쪽으로 퍼지지 않는 반면, 다발경화증에 의한 경우에는 약 30%에서 양측성으로 발생한다. 따라서 얼굴 양쪽에 통증이 있으면서 발병 연령이 비교적 젊거나 국소신경학적 증상이 동반된 삼차신경통 환자에서는 다발경화증 또는 소뇌교뇌각종양cerebellopontine angle tumor 등의 두개내 질환이 있는지를 반드시 찾아보아야 한다.

2) 삼차신경통의 병인

삼차신경통의 병인은 아직 확실히 밝혀진 바는 없

으나, 말초신경장애와 중추신경장애 모두 연관되는 것으로 추정된다. 삼차신경통 환자의 교뇌pons와 연결된 삼차신경의 뿌리부위가 양성종양이나 뇌혈관(특히, 상소뇌동맥)에 의해서 눌리면(그림 18-1) 주로 촉각을 담당하는 굵은 유수신경섬유large-myelinated Aβ fibers에 허혈성 탈수초화demyelination가 일어난다. 이러한 탈수초화는 전기연접전달ephaptic conduction 방식으로 통증신호전달을 담당하는 무수신경섬유unmyelinated neural fiber를 점점 더 자극하여 통증을 유발하는 것으로 추정된다. 이러한 가설은 삼차신경통 환자들이 무해한 촉각자극에 의해서도 발작성의 심한 통증이 쉽게 유발된다는 점, 미세혈관감압술microvascular decompression로 삼차신경 뿌리부위를 누르고 있는 혈관을 분리해주면 통증이 바로 소실되는 점 등으로 지지를 받고 있다.

3) 삼차신경통의 진단

(1) 임상양상

얼굴의 감각을 담당하고 있는 삼차신경은 세갈래 분지로 나뉘어서 각각 이마, 상악, 하악부위를 담당하고 있다(그림 18-2). 고전적삼차신경통은 대부분 하나 이상의 분지에 발생하는데, 상악분지신경과 하악분지신경이 혼합된 부위가 가장 흔하며, 안구분지신경에 단독으로 나타나는 경우는 5% 미만이다. 고전적삼차신경통의 진단은 대부분 환자의 병력청취를 통해 내릴 수 있다(표 18-2).

통증은 대부분 한쪽 안면부에서 갑자기 칼로 찌르거나 전기 오는 듯한 극심한 통증이 수초 또는 수분 간(2분 이내) 연속해서 발생하며, 통증발작 사이에 통증이 유발되지 않는 무통기가 있는 게 특징이다. 통

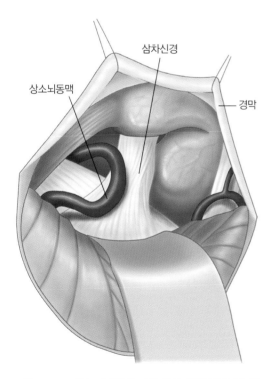

그림 18-1 상소뇌동맥에 의해 우측 삼차신경이 눌림

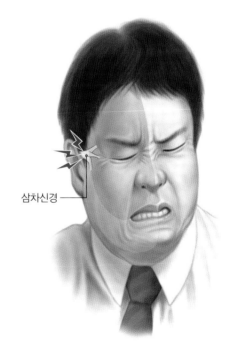

그림 18-2 삼차신경의 세 갈래 분지: V1 안구분지삼차신경, V2 상악분지삼차신경, V3 하악분지삼차신경

247

표 18-2 **고전적삼차신경통의 진단기준(ICHD-3β)**

A. 진단기준 B와 C를 충족하며 최소한 3번 발생하는 편측 얼굴통증발작

B. 삼차신경의 한 개 이상 분지에 발생하며, 삼차신경분포를 넘어 퍼지지 않음

C. 다음 네 가지 통증의 특성 중 최소한 세 가지:
1. 1초에서 2분까지 순간적으로 지속되는 돌발발작의 반복
2. 심한 강도
3. 전기충격 같거나 쏘거나 찌르거나 또는 날카로운 양상
4. 침범된 쪽 얼굴에서 무해한 지극에 유발됨

D. 신경학적결손의 임상증거가 없음

E. 다른 ICHD-3 진단으로 더 잘 설명되지 않음

표 18-3 **삼차신경통과 SUNCT의 임상양상**

	삼차신경통	SUNCT
남:여 비율	1:2	2:1, 1:1
평균발병연령	52세	48세
통증 부위	안구분지: 10% 상악분지: 35% 하악분지: 30%	안구분지: 67% 상악분지: 33% 하악분지: 0%
통증 세기	매우 심함	심함~매우 심함
통증지속시간	1~120초	1~600초
통증 빈도	유발부위가 자극될 때마다	1~600회/일
자율신경증상	드묾	흔함
무통기	있음	없음
배경통증	없음	47%

SUNCT, short-lasting unilateral neuralgiform headache attack with conjunctival injection and tearing

증은 자발적으로 발생하기도 하지만 대부분 코와 입술주변, 잇몸이나 혀 부위에 통증유발부위trigger zone가 있어 얼굴을 살짝 만지거나, 면도, 대화, 음식물 씹기, 양치, 가벼운 바람이 스치는 것과 같은 무해한 자극에 의해서 발생한다. 일부 환자에서는 삼차신경분포영역 이외 부위의 체성감각 자극이나 밝은 불빛 또는 시끄러운 소리에 의해서 통증이 유발되기도 한다. 통증유발부위가 실제 통증을 느끼는 부위와 일치하지 않을 수 있으며, 상악 또는 하악부위의 통증을 치통으로 오인하여 발치나 근관치료 등의 불필요한 치료를 받는 경우도 있다. 또한 통증부위에 통각과민을 호소하는 일부 환자에서는 삼차신경병증이 없는데도 통증 부위에 대한 지나친 관심이 반영된 경우일 수 있기 때문에 이에 대한 감별이 필요하다. 고전적삼차신경통은 수 주 또는 수 개월 동안 지속되다가 저절

로 호전되기도 하지만 결국 재발되어 통증발작 빈도와 강도가 점점 더 심해지고 약물치료에 대한 반응도 감소하여 삶의 질이 현저히 떨어지게 된다.

삼차신경통 환자에서 자율신경계 증상은 흔하지 않으나 안구분지신경 부위에 통증이 있는 경우에 눈물이나 각막충혈 같은 가벼운 증상이 동반되기도 하여 결막충혈과 눈물을 농반한 단기시속편측신경통형 두통발작short-lasting unilateral neuralgiform headache attacks with conjunctival injection and tearing, SUNCT과 감별진단이 필요하다(표 18-3). 삼차신경통과 달리 주

표 18-4 삼차신경통과 비정형안면통의 감별점

특징	삼차신경통	비정형안면통
발생 빈도	드묾	흔함
통증 위치	삼차신경영역	안면, 목, 귀
지속 시간	수 초~2분	수 시간~수 일
통증 양상	전기오는 듯, 쑤시는 듯	욱씬거림, 둔함
통증 세기	심함	경도~중등도
유발요인	가벼운 촉각, 세수, 면도, 식사, 대화	스트레스, 차가운 것
동반 증상	없음	감각이상

로 스트레스나 추위에 노출될 때 수 시간 내지 하루 종일 지속되는 양상의 안면부 통증이 나타나는 '비정형안면통atypical facial pain'과의 감별점은 표 18-4에 정리하였다. '지속얼굴통증이 수반되는 고전적삼차신경통' 아형은 무통기가 없이 둔하거나 타는 듯한 배경통증이 심한 통증발작 이후에도 지속되는 경우를 말한다. 통증발생기전은 중추성감작central sensitization 때문인 것으로 추정되며, 대부분 치료에 잘 반응하지 않는다.

(2) 뇌자기공명영상 검사

삼차신경통의 약 15%는 뇌의 구조적 원인질환과 연관성이 있기 때문에 가급적 초기 진단과정에서 조영제를 사용한 뇌자기공명영상 검사를 시행하는 것이 바람직하다. 특히, 안면감각소실이 뚜렷하거나 통

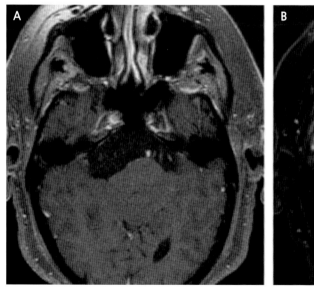
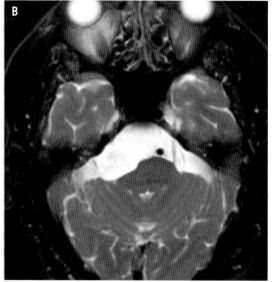

그림 18-3 T1강조 자기공명영상(A)과 T2강조 자기공명영상(B). 교뇌(pons) 전방에 위치한 표피유사낭(Epidermoid cyst)에 의해서 우측 삼차신경이 눌려서 안 보임. 정상적인 좌측 삼차신경뿌리는 기저동맥 외측에서 선상으로 관찰됨

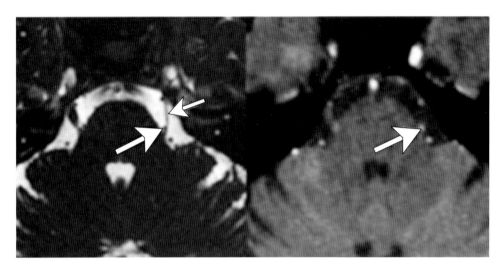

그림 18-4 고전적삼차신경통 환자의 고해상도 뇌자기공명영상. 좌측 삼차신경(short arrow)이 뿌리부위에서 인접한 혈관(long arrow)에 의해 압박되어 신경이 위축된 소견을 보임

증이 지속되는 경우, 안면근육이나 턱 부위 근력약화가 있는 경우, 삼차신경 외에 다른 뇌신경장애나 국소신경학적 장애가 동반되는 경우에는 반복적인 영상검사를 해서라도 삼차신경의 전체 경로를 따라 뇌종양이 있는지를 자세히 찾아봐야 한다. 삼차신경통을 유발하는 원인질환은 안면부의 침습성편평상피암invasive squamous cell carcinoma, 수막종meningioma, 청신경종vestibular schwannoma, 표피유사낭epidermoid cyst, 그 외 두개기저부 종양, Chiari 기형, 동맥류나 동정맥기형, 다발경화증, 기타 염증성탈수초질환 등이 있다(그림 18-3).

일반적으로 뇌자기공명영상으로 뇌혈관에 의한 삼차신경의 압박을 확인하는 게 쉽지 않으나, 최근에 개발된 3차원 자기공명영상기법constructive interference in steady state, CISS이 도움될 수 있다(그림 18-4). 그러나 정상인에서도 혈관압박 소견이 종종 관찰되기 때문에 이러한 영상검사의 유용성에 대해서는 아직 결론이 나지 않은 상태이다.

(3) 신경생리검사

한쪽 얼굴 부위에 심한 통증과 함께 감각저하 또는 통각저하를 호소하는 환자는 통증성삼차신경병증의 가능성이 높다. 이러한 감각이상은 해당 신경의 축삭손상을 의미하기 때문에 이를 확인할 수 있는 눈깜박반사blink reflex 검사와 깨물근억제반사masseter inhibitor reflex 검사를 포함하는 삼차신경반사검사가 감별진단에 매우 유용하게 쓰인다(진단적 민감도 59~100%, 특이도 93~100%).

(4) 삼차신경통의 치료

① 약물치료

삼차신경통은 60세 이후에 발병하는 경우가 많고, 환자의 약 75%에서 약물치료에 잘 반응하기 때문에 약물치료를 먼저 시행한다. 주의할 점은 노화에 따른 신체 생리기능의 변화가 오고, 특히 동반된 내과적 질환 때문에 여러 약제를 복용하는 경우에는 약물상호작용을 고려하여 일차약제를 선택해야 한다. 고전적삼차신경통의 약물치료에는 항경련제가 주로 사용되는데, 그 중에서 카바마제핀carbamazepine이 일차약제로 가장 많이 쓰인다(근거수준 A). 카바마제핀은 처음에 100 mg으로 시작하여 통증이 완화될 때까지 3일 간격으로 100 mg씩 천천히 증량하고 하루에 2~3회로 나누어 복용한다. 일반적인 유지용량은 600~1,200 mg/일이며, 1개월 이상 통증이 없는 경우에는 매주 100 mg씩 감량한다. 70~80%의 환자에서 처음 약제 복용 후 극심한 통증이 2시간 이내에 많이 완화되는데, 만약 통증조절 정도가 미약한 경우에는 고전적삼차신경통 이외의 질환도 고려해봐야 한다. 카바마제핀의 흔한 부작용으로 졸림, 어지럼, 실조, 복시 등이 있다. 심각한 부작용으로는 백혈구 감소, 간독성, 신독성 등이 있기 때문에 약제를 사용하기 전에 혈액검사를 해야 한다. 투약 후에도 백혈구 검사는 첫 2~3개월 동안은 2주 간격으로, 간과 신장기능검사는 2개월 간격으로 시행한다. 간혹 전신 피부괴사가 일어나는 '스티븐스-존슨 증후군Stevens-Johnson syndrome' 같은 치명적인 합병증이 발생할 수 있어 이에 대한 주의가 필요하다.

Oxcarbazepine^{Trileptal}에 대한 체계적인 연구결과는 적지만 카바마제핀과 통증조절효과가 비슷하면서 골수독성이나 그 외 부작용이 적다는 장점 때문에 대체약물로 사용된다. 초기 용량은 하루에 150 mg으로 시작하여 통증이 조절될 때까지 3일간격으로 150 mg씩 증량한다(유지용량: 400~1,200 mg/d). Oxcarbazepine의 부작용으로 저나트륨혈증이 유발될 수 있어 정기적인 전해질 검사가 필요하다.

카바마제핀 또는 oxcarbazepine으로 삼차신경통이 조절되지 않는 경우에 lamotrigine^{lamictal} 또는 gabapentin을 사용해 볼 수 있으나, 임상 효과가 아직 불확실한 상태이다. Lamotrigine의 초기 용량은 하루에 25 mg으로 시작하여 통증이 조절될 때까지 3일 간격으로 25 mg씩 증량한다(유지용량: 150~400 mg/d). 심각한 부작용으로 피부발진 또는 스티븐스-존슨 증후군이 약물사용 초기에 발생할 수 있음을 주의해야 한다. Gabapentin은 적정용량까지 비교적 빨리 증량할 수 있고, 타 약제와의 약물상호작용과 간독성이 없는게 장점이다. 초기 용량은 100 mg을 하루에 3회 사용하며, 대개 900 mg 정도에서 통증이 조절되나 최대 2,400 mg까지 증량할 수 있다. 가장 흔한 부작용은 어지럼, 체중증가, 피로감이 있으며, 신장질환이 있는 경우에는 신중하게 사용해야 한다.

페니토인^{Phenytoin}은 이차 또는 삼차약제로 사용되는데, 카바마제핀 단독요법으로 통증조절이 안 되는 환자의 8~20%에서 페니토인 병합요법으로 효과를 볼 수 있다. 초기 용량은 100 mg/d으로 시작하며, 하루에 100~200 mg을 3회 복용으로 증량할 수 있다. 심한 통증이 있을 때 주사제를 사용할 수 있는데, 250 mg을 5분에 걸쳐 정맥주사 한다.

Baclofen은 주로 항경련제를 사용하는 환자에서 통증이 조절되지 않을 때 병합요법으로 사용한다. 하루에 10 mg으로 시작하여 서서히 증량하며, 최대 60~80 mg까지 1일 3~4회로 나누어 사용할 수 있다. 일부 보고에서는 병합요법으로 카바마제핀 용량을 하루 500 mg으로 줄여서 사용할 수 있다고 하였지만, 이러한 상승효과^{synergistic effect}는 드물게 나타난다. 다발경화증에 의한 삼차신경통은 수술적 치료가 덜 효과적이며, lamotrigine 또는 gabapentin이 일부 효과가 있는 것으로 알려져 있다. 그 외에 약물치료에 반응이 없는 난치성 고전적삼차신경통 환자에서 수술적 치료를 거부하거나 시행하기 어려운 경우에는 보

표 18-5 **삼차신경통의 약물치료**

약제	초기용량(1일)	유지용량(1일)	흔한 부작용	심각한 부작용
Carbamazepine	100 mg 2회	100~200 mg 3회	어지럼, 안구진탕, 구역, 변비, 실조, 피로, 졸림, 흐려보임	방실차단, 간독성, 신독성, 재생불량빈혈, 무과립증, 스티븐스-존슨증후군, 독성표피괴사용해, 저나트륨혈증, 혈관부종, 자살사고
Oxcarbazepine	300 mg 2회	600~1,200 mg 2회	어지럼, 안구진탕, 구역, 실조, 졸림, 흐려보임	저나트륨혈증, 다형 홍반, 스티븐스-존슨증후군, 독성표피괴사용해, 혈관부종, 자살사고
Baclofen	5 mg 3회	1~20 mg 3회	졸림, 저혈압, 변비, 근력약화, 피로, 어지럼	위장관출혈, 폐렴, 갑자기 중단 시 경련 유발
Gabapentin	100 mg 3회	100~900 mg 3회	말초부종, 피로, 어지럼, 구역, 실조	스티븐스-존슨증후군, 자살사고
Lamotrigine	25 mg 이틀에 1회	50~200 mg 2회	발진, 복통, 설사, 구역, 어지럼, 실조, 복시, 불면증, 두통, 불안, 진전, 시야흐림	다형 홍반, 백혈구감소증, 스티븐스-존슨증후군, 독성표피괴사용해, 파종혈관내응고, 간독성, 무균수막염, 혈관부종, 자살사고
Phenytoin	50 mg 3회	300~400 mg 취침전	발진, 잇몸비대, 실조, 어지럼, 안구진탕, 혼돈, 졸림, 다모증	스티븐스-존슨증후군, 독성표피괴사용해, 전신홍반루푸스, 간독성, 신독성, 자살사고

툴리눔독소Botulinum toxin 주사가 도움이 될 수 있다. 통증성 삼차신경병증의 약물치료에 대한 임상적 근거자료는 아직 부족하나, 일반적으로 고전적삼차신경통에 사용되는 약제를 사용한다(표 18-5).

② 수술적 치료

수술적 치료를 언제 할 것인지에 대해서는 아직 논란이 많으며, 삼차신경통 초기에 일찍 시행할수록 그 결과나 예후가 더 좋다. 일반적으로 60세 이전에 발생한 경우, 최소한 두 가지 이상의 약제를 사용해

보았으나 뚜렷한 효과가 없을 때(환자의 25~50%), 시간이 갈수록 약제에 대한 내성이 생겨 더 이상 통증조절이 안되거나 약물 부작용으로 약물치료를 유지할 수 없을 때 수술적 치료를 고려한다. 수술적 치료는 통증이 지속적일 때 보다는 발작적으로 발생할 때, 통증발생부위가 얼굴 전체로 퍼져 있지 않고 삼차신경 한 개 또는 그 이상의 영역에 국한된 환자에서 더 유용하다. 수술적 치료는 크게 삼차신경 또는 삼차신경절gasserian ganglion에 대한 시술(고주파열신경뿌리절제술)과 삼차신경뿌리 부위에 대한 시술(미세혈관감

압술, 감마나이프 방사선수술)로 나눌 수 있다. 세 가지 시술법 모두 약 90%의 환자에서 시술 후 단기간에 통증을 제거해주는 효과가 있다. 시술법의 선택은 환자의 연령과 선호도, 안전성, 재발가능성, 부작용 위험도, 의사의 숙련도 등을 충분히 고려하여 결정한다. 수술적 치료의 심각한 합병증은 무감각통증anesthesia dolorosa인데, 특별한 치료법이 없어 원래 있던 삼차신경통 보다 더 불편한 형태의 통증이 영구적으로 남을 수 있다. 대부분의 환자에서 시술 후 수년 내에 통증이 재발되어 재수술을 고려하게 되고, 결국 약물치료를 다시 시작하게 된다.

i) 미세혈관감압술

미국 신경외과의사인 P. Jannetta가 1966년에 최초로 수술에 성공한 이후로 현재까지 삼차신경통에 가장 많이 시행되는 수술법이다(그림 18–5). 비교적 젊고 건강하며 특히 통증이 안구분지신경영역에 국한되거나 삼차신경 전체영역에 있는 경우, 통증성 삼차신경병증 환자에서 흔히 시행된다. 미세혈관감압술은 전신마취와 후두개두술의 부담이 있다. 하지만, 다른 시술법에 비해 즉각적인 통증완화효과와 장기적인 치료효과가 탁월하고 통증 재발율도 20~25%로 가장 낮다는 장점이 있다. 어지럼, 일시적인 안면마비, 뇌척수액 누출, 뇌수막염, 소뇌경색, 청력장애 등의 수술 후유증이 환자의 1~5%에서 발생할 수 있다.

ii) 경피적시술법

국소 또는 단기간의 전신마취로 외래에서 시술할 수 있고 후유증이 적기 때문에 심신쇠약자 또는 65세 이상의 환자에서 주로 사용된다. 세 가지 종류의 시술법이 사용되는데, 고주파삼차신경질차단술radiofre-

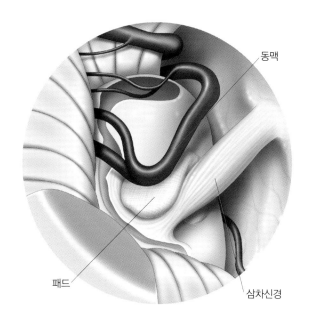

그림 18-5 미세혈관감압술의 도식도. 삼차신경뿌리와 이 부위를 압박하는 뇌동맥 사이에 패드를 삽입하여 삼차신경이 더 이상 눌리지 않게 해줌

quency rhizotomy, RFR, 풍선미세압박술balloon microcompression, BM, 글리세롤glycerol 주입에 의한 삼차신경뿌리절제술percutaneous retrogasserian glycerol rhizotomy, PRGR이 있다. 세 가지 시술 모두 단기간 무통율pain-free rates은 90% 이상이나, 통증 재발률은 20~45%로 미세감압술보다 더 높은 편이다. 안구신경분지를 시술한 경우에 각막반사 소실이 RFR 시술에서 약 20%, PRGR 시술에서 약 11% 발생한다. 양쪽 삼차신경을 시술한 경우에 저작근(턱)의 근력약화가 유발될 수 있다.

iii) 감마나이프 방사선수술

경피적시술법percutaneous procedures과 치료효과가 비슷하지만 덜 침습적이고 시술후유증이 적다는 장점이 있다. 또한 이전에 다른 시술이나 약물치료에 실패한 환자에서도 치료효과가 좋은 편이다. 그러나 만족스런 치료효과를 얻는데 수 주에서 수 개월 걸리고, 시술비용이 다소 비싸다는 단점이 있다. 시술 후 2~3년 이내에 약 반수의 환자에서 통증이 재발한다. 안면감각이상 같은 후유증은 9~20%의 환자에서 시술 후 12~15개월에 걸쳐 서서히 나타난다.

2. 설인신경통

설인신경통glossopharyngeal neuralgia은 설인두신경과 미주신경의 분포영역(귀 안, 혀바닥, 편도오목tonsillar fossa, 턱뼈각의 아래)에서 발작성의 심한 통증이 발생하며, 악화와 재발을 반복하는 질환이다(그림 18-6). 대부분 50세 이상에서 발병하며, 발생률은 100,000명 당 약 0.2~0.8건으로 삼차신경통보다 훨씬 드물다. 일부 환자에서는 삼차신경통이 함께 합병되어 나타나기도 한다. 환자의 1/4에서 통증이 양측성으로 나타나며, 남녀의 발생비율은 비슷하다. 대부분 원인미상이나, 신경혈관압박, 소뇌교뇌각 종양, 목외상, 편도 농양, 다발경화증, Arnold-Chiari기형 등에 의해 유발될 수 있다.

1) 설인신경통의 진단

칼로 찌르는 듯한 편측성의 심한 통증이 주로 한쪽 혀 뒤쪽과 편도오목 근처의 인두를 따라 나타나며 종종 귀 부위로 퍼지기도 한다. 삼차신경통과 유사하게 음식물을 씹거나 삼키는 경우, 대화, 하품, 기침 등

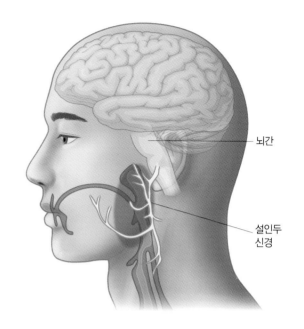

뇌간

설인두
신경

그림 18-6 설인두신경분포 도식도

을 할 때 유발될 수 있기 때문에 이 질환과 감별이 필요하다. 통증 발생 전에 수 주에서 수 개월 동안 침범된 부위에서 불쾌한 느낌을 경험하기도 한다. 설인신경통 환자에서 삼킴장애나 혀의 미각은 이상이 없으나, 통증이 심하게 지속되어 체중감소를 초래할 수 있다. 통증발작과 함께 반사성 서맥, 심장무수축asystole, 실신, 경련이 유발될 수 있고, 일부 심장박동기 착용이 필요한 경우도 있다. 설인신경통의 진단기준은 표 18-6에 정리하였다.

2) 설인신경통의 치료

약물치료를 우선적으로 고려하는데, 삼차신경통 치료 때와 유사하게 카바마제핀이 일차약제로 가장 많이 사용된다. 일부 환자에서는 편도와 인두벽의 국

표 18-6 **설인신경통의 진단기준(ICHD-3β)**

A. 진단기준 B와 C를 충족하며, 최소한 3회 이상 발생하는 편측의 통증 발작

B. 통증은 혀의 뒤쪽 부위, 편도오목, 인두, 또는 턱뼈각 아래 그리고/또는 귀 안에 위치

C. 다음의 네 가지 통증의 특성 중 최소한 세 가지:
1. 수 초에서 2분까지 지속되는 돌발발작의 반복
2. 심한 강도
3. 쏘이고, 찌르거나 날카로운 양상
4. 삼킴, 기침, 말하기 또는 하품에 의하여 촉발됨

D. 신경학적 결손의 임상증거가 없음

E. 다른 ICHD-3 진단으로 더 잘 설명되지 않음

표 18-7 **고전적중간신경통의 진단기준(ICHD-3β)**

A. B와 C를 충족하며 최소한 세 번 발생하는 편측의 통증 발작

B. 통증은 이도 안에 위치하며, 종종 두정-후두부로 방사됨

C. 다음의 네 가지 통증의 특성 중 최소한 세 가지:
1. 수 초에서 수 분까지 지속되는 돌발발작의 반복
2. 심한 강도
3. 쏘이고, 찌르거나 날카로운 양상
4. 이도의 뒤쪽 벽 그리고/또는 귓바퀴주위 부위의 유발부를 자극하면 촉발됨

D. 신경학적 결손의 임상증거가 없음

E. 다른 ICHD-3 진단으로 더 잘 설명되지 않음

소마취로 통증발작이 수 시간 동안 소실되기도한다. 약물치료로 통증조절이 안 되는 경우에는 수술적 치료를 고려하는데, 삼차신경통 치료에 쓰이는 여러 가지 수술 요법 중 환자 상태에 맞게 선택한다. 미세혈관감압술 효과에 대한 일부 연구에서 환자의 약 80~90%에서 장기간 무통상태가 유지되고, 삼킴장애나 쉰 목소리 같은 합병증의 빈도는 낮은 것으로 나타났다.

표 18-8 **급성대상포진에 기인한 이차중간신경병증의 진단기준(ICHD-3β)**

A. 진단기준 C를 충족하는 편측 얼굴통증

B. 중간신경영역 내의 귀 그리고/또는 입점막에 포진발진이 발생

C. 다음의 두 가지 모두로 인과관계가 입증됨:
1. 통증이 포진발진 7일 이내로 선행함
2. 통증은 중간신경의 영역에 국한됨

D. 말초안면마비의 임상 양상

E. 다른 ICHD-3 진단으로 더 잘 설명되지 않음

3. 중간(안면)신경통

예리하거나 찌르는 듯한 편측성의 심한 통증이 고막, 외이도, 이개 구조물에서 아주 짧게 나타나며, 삼키거나 말할 때 또는 이도 후방벽을 자극할 때 유발되는 매우 드문 질환이다. 간헐적으로 안면근육, 두

정-후두 영역, 혀와 입천장부위로 통증이 퍼지기도한다. 눈물, 타액분비 또는 미각의 장애가 동반되기도한다. 이 질환은 원인미상(고전적중간신경통) 또는 대상포진 후유증으로 발생하는데, 진단기준은 표 18-7, 18-8에 정리하였다. 대상포진에 의한 중간신경통은

안면마비를 동반하고(Ramsay-Hunt증후군이라 불림), 수포는 귀나 입점막에서 관찰된다. 일부에서 청각저하, 이명, 어지럼, 구역 등이 동반되며, 대상포진후신경통으로 진행해 만성화 될 수 있다. 고전적중간신경통의 치료법은 삼차신경통과 유사하다. 대상포진에 의한 이차중간신경병증은 가능한 빨리 스테로이드와 acyclovir로 치료해야 한다.

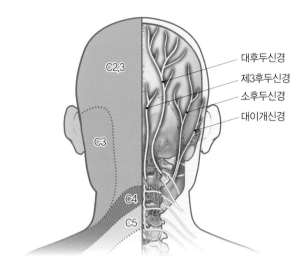

그림 18-7 후두신경분포 도식도

4. 후두신경통

편측성(85%) 또는 양측성의 쏘거나 찌르는 듯한 통증발작이 대후두신경great occipital nerve, 소후두신경lesser occipital nerve 또는 제3후두신경 영역에 발생한다(그림 18-7). 이들 신경 부위에 압통이 흔하며, 유발점을 국소마취 시켜 일시적으로 통증이 호전되면 확진할 수 있다. 후두부 두피의 감각이상이나 무해자극통증allodynia과 연관되며, 통증이 동측의 전두-안와영역까지 퍼질 수 있다. 대부분 대후두신경이나 소후두신경을 국소마취제로 차단하고 스테로이드를 함께 주입하면 효과적이다. 휴식, 냉·온찜질, 마사지와 물리치료로 근육의 긴장을 풀고 자세교정을 해주는 게 좋다. 비스테로이드소염제나 근이완제muscle relaxant는 급성통증을 완화시킨다. 삼환계항우울제tricyclic antidepressant(노르트리프틸린 30~50 mg 취침 전), gabapentin (300~600 mg 취침 전), carbamazepine, baclofen 등의 약제는 통증발작 빈도와 세기를 줄여줄 수 있다. 일반적인 치료에 반응을 하지 않는 난치성인 경우에는 임상적근거가 부족하지만 펄스용 고주파pulsed radiofrequency시술이나 후두신경자극기

착용을 고려해 볼 수 있다.

참고문헌

1. Antonini G, Pasquale AD, Cruccu G, Truini A, Morino S, Saltelli G, et al. Magnetic resonance imaging contribution for diagnosing symptomatic neurovascular contact in classical trigeminal neuralgia: A blinded case-control study and meta-analysis. *Pain* 2014;155:1464-1471.
2. Blumenfeld, Nikolskaya G. Glossopharyngeal Neuralgia. *Curr Pain Headache Rep* 2013;17:343.
3. Cruccu G, Biasiotta A, Di Rezze S, Fiorelli M, Galeotti F, Innocenti P, et al. Trigeminal neuralgia and pain related to multiple sclerosis. *Pain* 2009;143:186-191.
4. Cruccu G, Biasiotta A, Galeotti F, Iannett i GD, Truini A, Gronseth G. Diagnostic accuracy of trigeminal reflex testing in trigeminal neuralgia. *Neurology* 2006;66:139-141.
5. Cruccu G, Gronseth G, Alksne J, Argoff C, Brainin M, Burchiel K, et al. AAN-EFNS guidelines on trigeminal neuralgia management. *Eur J Neurol* 2008;15:1013-1028.
6. Cruccu G, Truini A. Refractory Trigeminal Neuralgia: Non-Surgical Treatment Options. *CNS Drugs* 2013;27:91-96.
7. Dougherty C. Occipital Neuralgia. *Curr Pain Headache Rep* 2014;18:411.
8. Gronseth G, Cruccu G, Alksne J, Argoff C, Brainin M, Burchiel K, Nurmikko T, Zakrzewska JM. Practice parameter: the diagnostic evaluation and treatment of trigeminal neuralgia (an evidence-based review): report of the Quality Standards Subcommittee of the American Academy of

Neurology and the European Federation of Neurological Societies. *Neurology* 2008;71:1183–1190.

9. Headache Classification Committee of the International Headache Society: International Classification of Headache Disorders, 3rd edition (beta version). *Cephalalgia* 2013;33:629–808.

10. Lambrua G and Matharu MS. SUNCT, SUNA and trigeminal neuralgia: different disorders or variants of the same disorder? *Curr Opin Neurol* 2014;27:325–333.

11. Reddy GD, Viswanathan A. Trigeminal and glossopharyngeal neuralgia. *Neurol Clin* 2014;32:539–552.

12. Zakrzewska JM, Akram H. Neurosurgical interventions for the treatment of trigeminal neuralgia. *Cochrane Database Syst Rev* 2011;(9):CD007312.

13. Zakrzewska JM, Linskey ME. Trigeminal neuralgia *Clinical Evidence* 2014;10:1207.

14. Zakrzewskaa JM, Coakham HB. Microvascular decompression for trigeminal neuralgia: update. *Curr Opin Neurol* 2012;25:296–301.

19

대상포진후신경통과 안면통의
다른 원인들

서종근

1. 대상포진후신경통

1) 정의

급성대상포진의 증상은 일반적으로 2~4주 이내에 호전되지만, 환자의 약 10% 정도에서는 피부 병변이 호전된 이후에도 대상포진이 발생한 같은 신경 영역에서 통증이 지속되기도 한다. 이러한 통증이 3개월 이상 지속될 때 대상포진후신경통post-herpetic neuralgia, PHN으로 정의하며, 국제두통질환분류 제 3판 베타판ICHD-3β에서는 이전의 '대상포진후신경통'에서 변경되어 '13.1.2 통증성 삼차신경병증' 내에 '13.1.2.2 대상포진후삼차신경병증'으로 분류되어 있으며 진단 기준은 다음과 같다(표 19-1).

대상포진후신경통은 발작적으로 발생하거나 지속적일 수 있으며, 감각 신경 손상으로 인해 통증 이외

표 19-1 **대상포진후삼차신경병증의 진단기준(ICHD-3β)**

A. 진단기준 C를 충족하며 3개월 이상 지속되거나 반복되는 편측 두통 그리고/또는 얼굴통증

B. 삼차신경의 하나 또는 여러 분지영역을 침범한 급성대상포진의 병력

C. 다음의 두 가지 모두로 인과관계가 입증됨:
 1. 통증이 급성대상포진과 시간연관성을 가지고 발생함
 2. 통증이 같은 삼차신경 하나 또는 여러 분지영역에 위치

D. 다른 ICHD-3 진단으로 더 잘 설명되지 않음

감각이상, 무해자극통증allodynia이 동반될 수 있다. 나이가 많거나 전구통증이 있는 경우, 그리고 급성대상포진으로 인한 발진 및 통증의 정도가 심할수록 대상포진후신경통이 발생할 확률이 높다.

2) 병태생리

대상포진후신경통의 병태생리는 아직 명확하게 밝혀져 있지 않다. 대상포진은 말초신경뿐 아니라 중추신경 손상을 일으킬 수 있으며, 대상포진후신경통 환자에서 시행한 조직검사에서는 표피신경말단의 결손과 척수신경절의 위축 소견이 관찰된다. 이러한 손상은 말초 및 중추신경계의 감작화를 유발하며, 이로 인해 자발통과 무해자극통증 등의 증상이 발생할 수 있다.

3) 치료

만성 신경병 통증인 대상포진후신경통의 주된 치료 목적은 통증 조절에 있으며, 치료 약물은 다른 신경병 통증과 비슷하다. 일반적으로 1차 약물로는 삼환계항우울제, 항경련제, 국소리도카인 패치를, 2차 약물은 아편유사제, tramadol, 캡사이신을 권장한다. 한 가지 약물 치료에 통증이 지속될 때는 기전이 다른 약물의 복합 치료를 시행하면 통증 조절에 더 효과적이다(표 19-2).

(1) 삼환계항우울제

삼환계항우울제tricyclic antidepressant는 대상포진후신경통을 포함한 많은 신경병 통증에 흔하게 사용된다. 작용 기전은 시냅스 전 말단 부위에서의 세로토닌serotonin과 노르에피네프린의 재흡수를 방지하고 나트륨 통로를 차단하여 통증을 조절한다. 아미트리프틸린, 노르트리프틸린, desipramine의 진통 효과에 대해 연구되어 있지만, 항콜린 부작용(구갈, 변비,

어지러움, 진정, 기립저혈압 등)과 QT 연장과 같은 부정맥이 발생할 수 있어 고령의 환자나 심장 질환이 있는 환자에서는 다른 약물을 사용하기를 권한다. 용량은 취침 전 10 mg 정도의 낮은 용량으로 시작하여 최대 150 mg까지 서서히 증량 가능하며, 노르트리프틸린과 desipramine이 아미트리프틸린에 비해 항콜린성 영향이 적어 순응도는 더 높다.

(2) 항경련제

항경련제 중 gabapentin과 pregabalin이 대상포진후신경통 조절에 효과적이다. Gabapentin과 pregabalin의 작용 기전은 전압작동voltage gated 칼슘 통로의 $\alpha2-\delta$ 소단위에 작용하여 흥분성 신경전달물질인 글루탐산염 분비를 줄여 통증을 조절한다. 부작용은 졸림, 어지러움, 말초 부종 등의 부작용이 발생할 수 있으며, 두 약물 모두 간으로 대사되지 않고 소변으로 배출되므로 신장 기능에 따라 용량조절이 필요하다. Gabapentin은 하루 최대 3,600 mg, pregabalin은 하루 600 mg까지 복용 가능하며, 용량은 통증의 완화 정도와 부작용 발생에 따라 조절한다. Pregabalin은 하루 2회 복용으로 하루 3회 복용하는 gabapentin에 비해 복용하기 편리하며 적정 용량까지 빠르게 조절할 수 있다.

(3) 국소 5% 리도카인 패치

국소 5% 리도카인 패치는 대상포진후신경통의 통증과 무해자극통증을 감소시킨다. 작용 기전은 나트륨 통로를 차단하여 손상된 통증 수용체의 자극을 감소시켜 진통 작용을 나타낸다. 일부 국소적인 발진 등의 피부 반응이 발생하기도 하지만, 전신 부작용이 없는 장점이 있다.

표 19-2 대상포진후신경통의 치료 약물

약물	시작용량	최대용량	부작용	금기
삼환계항우울제				
Amitriptyline	10~25 mg(하루 한 번, 취침 전)	목표용량 75~150 mg, 주당 10~25 mg씩 증량	진정, 입마름, 흐려보임, 체중증가, 소변정체, 변비, 성기능장애	심장질환, 녹내장, 자살위험, 발작질환, tramadol 또는 SSRI, SNRI 병용
Nortriptyline				
Desipramine				
항경련제				
Gabapentin	100~300 mg	취침 전 한 번으로 시작해서 하루 세 번으로 증량. 하루 1,800~2,400 mg까지 3일 마다 100~300 mg씩 증량	졸림, 어지럼, 실조, 말초부종 및 체중증가, 근육통, 피로감	신기능장애 환자에서는 용량을 감량
Pregabalin	75 mg bid	일주일 후 300~600 mg	실조, 어지럼, 졸림, 말초부종 및 체중증가, 흐려보임, 이상행복감	신기능장애 환자에서는 크레아티닌청소율에 따라 50% 이상 감량
아편유사작용제				
Oxycodone	10~20 mg	진통효과와 부작용을 고려하여 일주일 단위로 용량 적정화 평균용량: 모르핀 90 mg 또는 그 동등량	구역/구토, 변비, 졸림, 어지럼, 가려움	물질남용의 병력, 자살위험, 치료시작 시기의 운전장애
Morphine	15~30 mg			
Methadone	5~15 mg			
Tramadol	50 mg bid 또는 tid	하루최대용량: 150~400 mg 지속방출형은 하루 한 번	구역/구토, 변비, 졸림, 어지럼, 발작, 환자, 가려움	물질남용의 병력, 자살위험, 치료시작 시기의 운전장애, 발작질환, TCA의 병용
국소제				
첩포 lidocaine	5%, 1~2첩포	하루 12시간 (3첩포까지) 사용 가능	국소홍반, 발진, 물집	아마이드계 국소마취제에 대한 과민증의 병력, class I 항부정맥 약물(tocainide, mexiletine)을 복용중인 환자는 주의
도포 capsaicin	0.025~0.075% 크림	환부에 하루 3~4회 도포	도포 부위에 통증, 약제가 마른 후 흡일 할 경우 기침, 재채기나 다른 호흡기자 극증상	

(4) 아편유사제

옥시코돈, 모르핀, methadone과 같은 아편유사제는 대상포진후신경통 조절에 삼환계항우울제와 비교할 만한 정도로 효과적이다. 그러나, 부작용으로 구역, 진정, 변비 등이 발생할 수 있으며 장기적인 사용에 대해서는 논란이 있다.

(5) Tramadol

Tramadol은 대상포진후신경통 조절에 효과적이며, 아편수용체(mu 수용체) 작용 기전과 삼환계항우울제의 작용 기전을 모두 가지고 있다. 아편유사제에 비해 통증 조절은 덜 효과적이지만, 부작용은 심하지 않아 순응도는 더 높다.

(6) 캡사이신

캡사이신은 통증수용체인 TRPV1에 작용하며, 지속적으로 사용하게 되면 신경섬유를 탈감작시켜 통각을 저하시킨다. 가장 흔한 부작용은 피부가 화끈거리거나 얼얼함이며 이 증상들은 정기적인 사용 시 완화된다.

2. 안면통의 다른 원인들

1) 시신경염

시신경염은 흔히 다발경화증의 증상으로 나타나며, 시신경염에서 나타나는 두통은 시력저하에 선행하는 것이 일반적이다. 시신경염이 진단되고 통증이 시신경염optic neuritis과 시간연관성을 가지고 발생하며, 두통이 눈 뒤, 눈, 전두 그리고/또는 측두부에 발생하거나 눈 움직임에 악화될 때 진단할 수 있다.

2) 허혈눈운동신경마비에 기인한 두통

허혈눈운동신경마비에 기인한 두통은 제3번, 4번, 또는 6번 뇌신경의 허혈마비에 의해 편측으로 전두 또는 눈주위 통증이 발생할 수 있으며, 연관된 두통은 복시 시작 전에 혹은 동시에 발생한다. 임상 및 영상 소견이 허혈눈운동신경마비에 합당하며, 두통이 눈운동신경마비와 시간연관성을 가지고 발생하며 통증은 동측 눈썹과 눈주변에 국한될 때 진단할 수 있다.

3) Tolosa-Hunt증후군

Tolosa-Hunt증후군은 해면정맥동이나 상안와틈새 혹은 안와의 육아종염증(그림 19-1)에 의해 제3번,

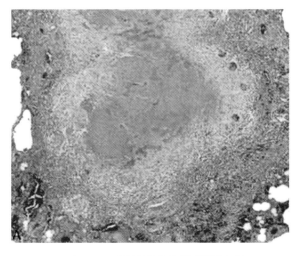

그림 19-1   육아종염증의 병리학적 소견

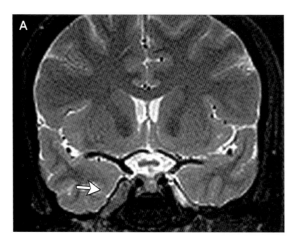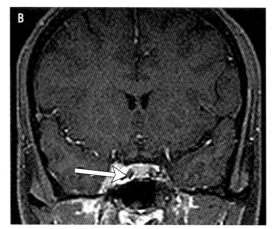

그림 19-2 Tolosa-Hunt증후군 환자의 뇌MRI. T2강조영상(**A**)과 조영제를 사용한 T1 강조영상(**B**)에서 우측 해면정맥동의 병변이 관찰됨

표 19-3 **Tolosa-Hunt증후군의 진단기준(ICHD-3β)**

A. 진단기준 C를 만족하는 편측 두통

B. 다음 두 가지 모두:
  1. 해면정맥동, 상안와틈새 또는 안와의 육아종염증이 MRI나 조직검사에서 입증됨
  2. 하나 또는 그 이상의 동측 제3번, 4번, 6번 뇌신경 마비

C. 다음의 두 가지 모두로 인과관계가 입증됨:
  1. 두통이 제3번, 4번, 6번 뇌신경 마비에 동시에 또는 2주 이내에 선행하여 발생함
  2. 두통은 동측 눈썹과 눈주변에 국한됨

D. 다른 ICHD-3 진단으로 더 잘 설명되지 않음

4번, 6번 뇌신경 중 한 개 이상의 신경마비와 동반되어 편측 안와통증이 동반된다. 전형적인 MRI 소견과 진단기준은 다음과 같다(그림 19-2, 표 19-3).

일부에서는 제5번 뇌신경(보통 제1분지)이나 시신경, 7번 뇌신경, 8번 뇌신경을 침범하기도 하며, 동공의 교감신경이 영향을 받기도 한다. 통증이 동반되는

안구마비의 원인이 될 수 있는 종양, 혈관염, 뇌기저수막염, 사르코이드증, 당뇨병 등에 대한 감별이 필요하다.

4) 재발통증성안근마비신경병증

재발통증성안근마비신경병증은 한 개 이상의 안구뇌신경마비의 반복발작과 동반되어 동측의 두통이 동반되며, 반복적인 통증성신경병증으로 받아들여 이전에 사용하던 '안근마비편두통' 용어에서 변경되었다. 진단기준은 아래와 같다(표 19-4).

5) 지속특발안면통

지속특발안면통은 3개월 이상의 기간 동안 하루 2시간 넘게 매일 얼굴 또는 입 통증이 반복적으로 발생하며, 통증 양상은 다양하며 부위는 잘 국소화되지

표 19-4 **재발통증성안근마비신경병증의 진단기준 (ICHD-3β)**

A. 진단기준 B를 충족하는 최소한 2번의 발작

B. 동측 제3번, 4번, 6번 뇌신경 중 하나, 둘 또는 셋 모두의 마비를 동반하는 편측 두통

C. 적절한 검사에 의해 안와, 안장주위, 안와열, 후두개와 병변이 배제됨

D. 다른 ICHD-3 진단으로 더 잘 설명되지 않음

않으며 말초신경의 분포를 따르지 않는다. 임상적으로 신경학적 이상 소견이 없으며 치과적원인이 배제되면 진단할 수 있다.

6) 중추신경병통증

국제두통질환분류 제 3판 베타판ICHD-3β에서 중추신경병통증은 다발경화증에 기인한 중추신경병통증과 중추뇌졸중중후통증으로 나누어 제시되고 있다. 다발경화증에 기인한 중추신경병통증은 다발경화증이 진단되고 뇌영상 검사상 뇌간이나 삼차신경핵 상행로에 탈수초병변이 있으며, 얼굴통증 또는 두통이 탈

수초병변과 시간연관성을 가지고 발생하거나 통증으로 병변이 발견될 때 진단할 수 있다. 통증은 발작적으로 발생하거나 지속적일 수 있다. 중추뇌졸중후통증은 허혈 혹은 출혈 뇌졸중stroke 발생 후 얼굴통증 또는 두통이 뇌졸중 발병 6개월 이내에 발생하며 뇌영상 검사상 해당부위의 혈관성병변이 입증될 때 진단할 수 있다. 얼굴통증이나 두통은 대개 편측으로 발생하며 체간이나 팔다리에도 증상이 동반될 수 있다.

참고문헌

1. Headache Classification Committee of the International Headache Society. The international classification of headache disorders. 3rd edition (beta version). *Cephalalgia* 2013;33:629-808.
2. Jeon YH. Herpes zoster and postherpetic neuralgia: Practical consideration for prevention and treatment. *Korean J Pain* 2015;28:177-184.
3. La Mantia L, Curone M, Rapoport AM, Bussone G. Tolosa-Hunt syndrome: Critical literature review based on IHS 2004 criteria. *Cephalalgia* 2006;26:772-781.
4. Nalamachu S, Morley-Forster P. Diagnosing and managing postherpetic neuralgia. *Drugs Aging* 2012;29:863-869.
5. Sánchez Vallejo R, Lopez-Rueda A, Olarte AM, San Roman L. MRI findings in Tolosa-Hunt syndrome (THS). *BMJ Case Rep* 2014 Nov 3;2014. doi: 10.1136/bcr-2014-206629.
6. Wilker S, Rucker J, Newman N, Biousse V, Tomsak RL. Pain in ischemic ocular motor nerve palsies. *Br J Ophthalmol* 2009;93:1657-1659.
7. Wu CL, Raja SN. An update on the treatment of postherpetic neuralgia. *J Pain* 2008;9:19-30.

PART 9

소아 두통

20

소아 편두통

이건희

기원전 메소포타미아 시기의 진흙 판에서 소아두통에 대한 기록이 있는 것을 보면 두통이 오랜 옛날부터 소아들을 괴롭혀 온 중요한 질환임에 틀림없다. 특히 편두통migraine은 소아나 청소년들에게 일상생활이나 학교생활 등에 심한 장애를 초래하고, 삶의 질을 악화시키지만, 많은 소아 환자들이 적절한 진단과 치료를 받지 못하는 상황이다.

우리나라 학동기의 소아와 청소년 연령에서도 두통은 흔한 증상이고, 약 8.7%는 편두통으로 고통을 받고 있다.

소아 청소년의 편두통은 임상증상이 성인과 많은 차이를 보이기 때문에 소아, 청소년기의 편두통을 적절하게 치료하기 위해서는 소아의 특성을 생각하여 진단해야 하고 치료방법 등을 고려해야 한다. 그러므로 소아, 청소년 두통에 대한 자세한 지식과 세심한 관심이 무엇보다도 필요하다.

1. 소아 편두통의 유병률

소아 편두통의 유병률은 편두통의 진단기준이나 연구방법에 따라 차이가 있지만 여러 보고에 의하면 약 7.7%(남 6.0%, 여 9.7%)로 추정되며 최근 소아편두통의 유병률은 점점 증가하고 있는 추세이다.

우리나라에서도 학동기의 두통에 관한 전국적인 조사를 했는데, 일 년 동안에 약 29.1%의 학생들이 두통을 경험했거나 두통이 있었고, 그 중에서 편두통은 약 8.7%(남 7.0%, 여 10.3%)이었다. 학년별로 보면 초등학생 약 4.9%, 중학생 8.5%, 고등학생 14.2%로 학년이 높아질수록 증가하였다. 만성매일두통chronic daily headache은 약 3.6%(남 3.4%, 여 3.8%)이었고, 학년별로 초등학교 2.5%, 중학교 3.9%, 고등학교 3.9%로 고학년이 될 수록 증가하였다.

최근에는 학년 전기의 유소아(4~7세)에서 두통을

호소하는 아동의 10.7%가 편두통으로 진단되었다는 보고도 있었는데 임상증상은 학동기 소아와 비슷하였으나 단지 두통지속시간이 짧았다고 보고하여 유소아 연령군의 두통도 관심을 가져야 할 것으로 생각된다.

2. 소아 편두통의 임상양상 및 진단기준

소아 편두통은 외부 자극에 예민해지거나 혹은 구역, 구토 등의 증상과 연관되고, 편측성 또는 양측성의 박동성 두통 양상으로 반복적으로 발생하는 신경생물학적인 질환인데 조짐 증상이 동반되기도 한다.

병리생리학적으로는 편두통은 통증전달회로가 감작되어 중추신경계에서 두통발작이 일어난다. 통증전달회로로 삼차신경혈관계trigemino-vascular system, 말초, 삼차신경꼬리핵trigeminal nucleus caudalis, 수도관주위회색질periaqueductal gray, 시상 등이 통증회로를 구성하고, 신경전달은 $5HT_{1B/D}$, $5HT_{1P}$, 칼시토닌유전과관련펩티드 등의 수용체와 산화질소nitric oxide, NO, 5-하이드록시트립타민5-HT, 칼시토닌유전과관련펩티드CGRP같은 전달자분자들이 관여한다고 알려져 있다. 이런 복잡한 병리기전으로 발생하는 다양한 임상양상의 편두통을 진단하기 위해 국제두통질환분류ICHD의 기준이 마련되어 있는데, 국제두통질환분류 제 2판ICHD-2에서는 소아의 편두통 발작시간이 1시간에서 현재 국제두통질환분류 제 3판 베타판ICHD-3β에서는 2시간으로 변경되는 등 여러 부분이 바뀌었다.

국제두통질환분류 제 3판 베타판ICHD-3β에서 보면 편두통은 무조짐편두통migraine without aura, 조짐편두통migraine with aura, 만성편두통chronic migraine, 편두통합병증complications of migraine, 개연편두통과 편두통과 관련된 삽화증후군episodic syndromes that may be associated with migraine으로 나뉜다. 여기에서 조짐편두통은 다시 전형조짐편두통migraine with typical aura, 뇌간조짐편두통migraine with brainstem aura, 반신마비편두통hemiplegic migraine 및 망막편두통retinal migraine으로 세분화된다.

소아 편두통은 성인의 임상양상과 많은 차이점을 보이는데, 성인에서 편측성 두통이 중요한 임상증상인데 소아에서는 양측성인 경우가 더 흔하고, 청소년기 후반이 되어야 성인과 유사한 편측성 두통양상이 된다. 두통의 지속시간은 보통 2~72시간으로 성인의 4~72시간에 비해 짧다. 소아들은 두통 증상을 정확히 표현할 수 없는 경우가 많은데, 머리가 아프다고 하면서 조용하고 어두운 곳에 누워서 움직이지 않고, 먹지도 않고 좋아하던 놀이에도 관심이 없는 등의 행동을 관찰해도 증상의 심한 정도와 동반증상을 파악할 수 있다.

무조짐편두통은 전체 소아편두통의 약 60~85%로 더 많고, 남녀의 차이는 여아에서 2~3배 많지만 조짐편두통도 소아에서 발생한다. 소아에서는 두통의 특징이나 조짐 증상을 잘 표현하지 못하므로 두통그림이나 두통일기 등을 활용하면 소아편두통을 진단하는데 매우 유용하다. 그리고 편두통 진단기준에는 포함되어 있지 않으나 두통 가족력이 있는 경우가 60~80%이기 때문에 어린 소아에서 편두통을 진단할 때에 두통가족력을 확인하는 것도 도움이 된다.

1) 무조짐편두통

증례

12세 여아가 일주일에 2번 정도 발생하는 반복적인 심한 두통으로 내원하였다. 두통은 매번 비슷한 양상이 있는데 3~4시간 지속되는 두통이 왼쪽 또는 오른쪽 관자놀이에 욱신거리듯이 심하게 아파서 하던 일을 멈춰야 했고 걸어 다니면 더 머리가 아팠다. 두통시기에는 눈이 부시고 시끄러운 소리에 더 짜증이 난다고 했다. 또한 속이 울렁거렸으나 토하지는 않는다고 했다. 대개는 8시간 정도 자고 일어나면 머리가 개운해지곤 한다고 했다.

무조짐편두통이 전체 소아편두통 중에서 가장 흔한 형태이다. 전구증상이 발생하기도 하며, 특정 양상을 보이는 두통과 동반되는 증상을 특징으로 하는 두통이 반복적으로 나타난다. 성인에서와 달리 나이에 따라서 다양하게 나타나고 특히 급성감염과 동반하여 반복적으로 응급실로 와서 응급치료만 받는 경우도 많아서 진단이 늦어지는 경우도 있다.

응급실이던 외래 진료에서 두통을 호소하는 소아를 갑자기 진료하게 되었을 때에는 '시간경과에 따른 두통형태'를 파악하여 진단하는 것이 좋다. 보통 5가지 형태로 구분할 수 있는데, 급성, 급성반복, 만성비진행, 만성진행, 혼합형으로 구분하면 각 형태에 속하는 질병을 추정할 수 있다. 보통 편두통은 급성반복 형태로 나타난다.

국제두통질환분류 제 3판 베타판ICHD-3β의 진단기준에 의하면 소아에서 무조짐편두통은 병력이나 이학적 검사 및 신경학적 검사를 통해 두통을 일으킬

표 20-1 소아무조짐편두통의 진단기준(ICHD-3β)

A. 진단기준 B~D를 충족하며 최소한 5번 발생하는 발작

B. 두통 발작이 2~72시간 지속(치료하지 않거나 치료가 제대로 되지 않았을 경우)

C. 다음 네 가지 두통의 특성 중 최소한 두 가지:
 1. 편측위치(소아, 청소년 전반기에서는 양측이 더 흔하다)
 2. 박동양상
 3. 중등도 또는 심도의 통증 강도
 4. 일상신체활동(걷거나 계단을 오르는 등)에 의해 악화 또는 이를 회피하게 됨

D. 두통이 있는 동안 다음 중 최소한 한 가지:
 1. 구역 그리고/또는 구토
 2. 빛공포증과 소리공포증

E. 다른 ICHD-3 진단으로 더 잘 설명되지 않음

만한 다른 질환이 없이 성인에서 보다 짧은 2~72시간 지속되는 두통, 편측성 또는 양측성의 두통, 욱신거리거나 박동성 두통이 있으면서, 동반 증상이 있는 등 아래 진단기준에 해당하는 두통이 적어도 5회 이상 발생했을 때 진단할 수 있다(표 20-1).

개연무조짐편두통probable migraine without aura은 무조짐편두통의 진단기준에서 A~D 중 한 가지를 제외하고 다른 항목은 모두 충족하는 발작일 때이다. 기준이상으로 자주 편두통의 발작이 생기면 만성편두통으로 진단하고, 만약 약물과용이 같이 있다면 만성편두통과 약물과용두통 두 개의 진단이 적용된다.

2) 조짐편두통

(1) 전형조짐편두통

조짐증상은 완전히 가역적이며 시각, 감각, 말/ 또는 언어증상을 각각 혹은 동시에 보인다. 운동약화, 뇌간증상 혹은 망막조짐증상 등이 있으면 다르게 진단된다(표 20-2). 대부분 두통 시작 전, 혹은 드물게 두통발작시기에 5~60분에 걸쳐서 서서히 나타나며, 두 가지 형태의 조짐이 연이어 발생하기도 한다. 실어증이나 구음장애는 편측 증상으로 볼 수 있다.

조짐증상 중에는 시각조짐이 가장 흔하며 소아와 청소년기에서는 시각증상이 덜 전형적인 양측의 조짐증상으로 나타날 수 있다. 섬광암점scintillating scotoma이 나타나고, 간혹 암점scotoma 혹은 시야흐려짐blurring 등이 일어난다. 감각조짐은 흔히 한쪽 사지에 따끔거리거나 감각이 둔해지는 등의 증상으로 나타나고, 언어조짐은 흔히 실어증의 형태로 나타나나 드물다.

(2) 뇌간조짐편두통

과거에는 뇌기저형편두통basilar-type migraine이라고 했던 뇌간조짐편두통은 Bickerstaff가 처음 보고하였으며 전체 편두통의 약 3~19%로 추정된다. 여아에서 더 흔하며, 보통 평균 약 7세부터 시작하여 청소년기에 가장 많이 발생한다. 뇌간 및 소뇌 장애와 연관된 증상인 구음장애, 현훈, 이명, 청각장애, 복시, 실조, 의식저하 등의 조짐증상이 반복하여 발생하고, 보통 심한 전형적인 조짐편두통을 호소할 때에 진단된

표 20-2 **전형조짐편두통의 진단기준(ICHD-3β)**

A. 진단기준 B와 C를 충족하며 최소한 2번 발생하는 발작

B. 다음 완전히 가역적인 조짐증상 중 한 가지 이상:
 1. 시각   2. 감각
 3. 말 그리고/또는 언어

C. 다음 네 가지 특성 중 최소한 두 가지:
 1. 최소한 한 가지 조짐증상이 5분 이상에 걸쳐 서서히 퍼짐, 그리고/또는 두 가지 이상의 증상이 연속해서 발생함
 2. 각각의 조짐증상은 5~60분 동안 지속됨
 3. 최소한 한 가지의 조짐증상은 편측임
 4. 두통은 조짐과 동시에 또는 조짐 60분 이내에 발생함

D. 다른 ICHD-3 진단으로 더 잘 설명되지 않으며, 일과성허혈발작은 배제됨

표 20-3 **뇌간조짐편두통의 진단기준(ICHD-3β)**

A. 진단기준 B~D를 충족하며 최소한 2번 발생하는 발작

B. 완전히 가역적인 시각, 감각, 언어 증상을 각각 또는 동시에 보이며, 운동약화, 망막 증상은 없는 조짐

C. 다음 뇌간증상 중 최소한 두 가지:
 1. 구음장애   2. 현훈
 3. 이명   4. 청각장애
 5. 복시   6. 실조
 7. 의식저하

D. 다음 네 가지 특성 중 최소한 두 가지:
 1. 최소한 한 가지 조짐증상이 5분 이상에 걸쳐 서서히 퍼짐, 그리고/또는 두 가지 이상의 증상이 연속해서 발생함
 2. 각각의 조짐증상은 5~60분 동안 지속됨
 3. 최소한 한 가지의 조짐증상은 편측임
 4. 두통은 조짐과 동시에 또는 조짐 60분 이내에 발생함

E. 다른 ICHD-3 진단으로 더 잘 설명되지 않으며, 일과성허혈발작은 배제됨

다(표 20-3).

(3) 반신마비편두통

조짐편두통 환자에서 운동약화 여부를 반드시 확인해야 한다. 운동약화를 동반하는 조짐편두통에는 1차 또는 2차 직계가족력이 있는 가족반신마비편두통familial hemiplegic migraine, FHM과 산발반신마비편두통sporadic hemiplegic migraine, SHM으로 나뉜다.

FHM은 특정 염색체의 유전자 돌연변이에 따라 FHM1(19번 염색체의 *CACNA1A* 유전자; 칼슘통로), FHM2(1번 염색체의 *ATP1A2* 유전자; K/Na-ATPase), FHM3(2번 염색체의 *SCN1A* 유전자; 나트륨통로)로 세분화 된다. 이런 환자의 치료에서 트립탄제제를 사용하는데 매우 조심해야 한다.

(4) 망막편두통

편두통형 두통을 동반한 섬광, 암점, 실명 등의 단안시각장애가 반복적으로 발생하는데 소아에서는 매우 드물다.

3) 만성편두통

3개월을 초과하는 기간 동안 한 달에 15일 이상 발생하는 두통으로, 그 중 한 달에 최소한 8일은 편두통형 두통 양상을 보이는 두통이다. 특히 청소년들의 편두통을 치료할 때에 유발인자를 잘 파악하고 만성화가 되지 않도록 노력하고, 만성편두통 환자에서는 유발인자를 점차적으로 제거하도록 노력해야 한다.

4) 편두통합병증

편두통지속상태status migrainosus, 뇌경색이 없는 지속조짐persistent aura without infarction, 편두통경색증migrainous infarction, 편두통유발발작migraine triggered seizure 등이 있다.

3. 편두통의 유발인자

소아 청소년 시기에서 스트레스, 수면부족, 무더운 날씨, 게임이 편두통을 가장 잘 유발하는 인자들이다. 그 외에 유발인자를 높은 순으로 보면 눈부심, 소음, 흥분된 감정, 생활리듬 변화, 감염, 두부 외상, 육체적 과로, 공복, 냄새, 수면 과다, 추위, 초콜릿, 콜라, 음료, 귤, 치즈 등이다. 공복은 고학년보다 초등학교시기에 더 잘 유발한다. 음식 중에서 초콜릿의 페닐알라닌, 치즈의 티라민 성분이 편두통을 유발한다고 한다. 최근에 청소년들의 카페인함유 음료 과다 복용이 유발인자로 작용한다고도 한다.

4. 소아 편두통의 치료

소아 편두통을 치료하기 위해서는 정확한 평가와 진단이 필요하다. 그러나 성인과 달리 연령에 따른 통증의 정확한 기술도 어렵고, 진단기준이 상이하기 때문에 적절한 평가와 치료에 어려움이 있으므로 반복적이고 자세한 병력 청취가 중요하다.

치료 및 추적 조사하는 동안에 편두통으로 인한 장애 정도를 파악하는 것이 매우 도움이 된다. 시각아날로그척도, 설문지 형태의 pedMIDAS pediatric migraine disability assessment scale를 사용할 수 있고, 청소년 후반기에서는 HIT-6headache impact test-6 등을 사용할 수 있다.

소아 편두통의 치료는 급성기치료, 비약물요법 및 약물요법치료로 나눌 수 있는데 각각의 환아에 따라 비약물적 방법과 약물요법의 맞춤형 치료가 이루어져야 하며 환자와 보호자의 교육이 중요하다.

1) 급성기 편두통의 치료

소아에서 편두통 발작시간이 짧은 경우에는 약물치료가 필요하지 않거나 단순한 경구 진통제로 완화되는 경우가 많다. 조용하고 어두운 장소에서 휴식을 취하게 하거나 잠을 자게 하는 것이 임시조치가 될 수 있다. 혹은 보호자나 환자를 교육을 잘 시키고 두통이나 위장증상이 심하지 않은 경우에 적절하게 복용하도록 예비로 단순진통제simple analgesics, 진토제를 처방하도록 하여 일상생활이 가능하게 한다.

증상이 심한 경우에는 두통의 정도 및 지속시간을 빨리 감소시키거나 없애줌으로써 환자가 일상생활에 빨리 복귀하도록 한다. 극심한 통증발작에는 진통제를 사용하며 세로토닌serotonin 계열의 약제 등을 사용하여 효과적으로 통증을 완화시킬 수 있다.

치료제는 진통제, 진토제, 비스테로이드소염제, 트립탄제 등이 사용되고 있으며, 여러 연구에서 소아 편두통의 급성기 치료로 안정성과 효과를 인정받은 대표적인 약물은 비스테로이드소염제 중 ibuprofen (7.5~10 mg/kg) 혹은 아세트아미노펜(15 mg/kg)을 신속하게 경구 투여하는 것이 효과가 있다. 진통제 주사로는 ketorolac을 투여할 수 있다. 트립탄 계열 약물로는 almotriptan, rizatriptan, zolmitriptan, sumatriptan과 최근에는 항경련제 valproate 등이 있다(표 20-4).

2) 편두통의 비약물치료

비약물적 방법으로는 우선 교정할 수 있는 편두통 유발인자를 파악하여 일상생활 형태를 변화시키고, 환자와 보호자를 교육시키는 것이 매우 중요하다.

스트레스 조절하는 방법을 강구하고, 정상적인 수면습관을 지키도록 하고, 게임 등에 중독이 되지 않게 한다. 식사 등의 일상생활을 규칙적으로 유지하는 것과 규칙적인 운동이 도움이 된다. 무덥거나 햇빛이 강한 날 외출할 때에는 색안경이나 모자를 착용하게 하고 물을 충분히 보충하게 한다. 카페인이 함유된 음료를 제한하고, 급성기에는 편두통유발 음식을 자제하도록 한다. 증상 호전에 장애가 되는 여러 행동, 사회적, 경제적 요인들에 대한 심리적인 평가와 치료가 병행되어야 한다.

3) 편두통의 예방약물치료

예방적 치료를 시작하기 전에 환자나 보호자가 치료에 대한 기대치가 어느 정도인지 반드시 파악하고, 약물이 완벽하게 두통을 없애줄 수 없다는 사실을 반드시 설명해야 한다. 즉 약물치료를 하면 두통횟수,

표 20-4   소아 편두통의 급성기 치료약물

약물	용량	기타
수액 주사		
Normal saline	10 ml/kg 정주	모든 연령
진통제		
Acetaminophen	15 mg/kg 경구	모든 연령
Ibuprofen	7.5~10 mg/kg 경구	모든 연령
Naproxen	2.5~5 mg/kg 경구	6세 이상 혹은 체중 25 kg 이상
Ketorolac	0.5 mg/kg 정주(최대 30 mg)	6세 이상
진토제		
Metoclorpramide	0.1~0.2 mg/kg 경구/정주	6세 이상
트립탄제		
Sumatriptan	10 mg 경구(+ naproxen 60 mg 경구)	12세 이상
Rizatriptan	5 mg for 20~39 kg 경구 10 mg for 40 kg 경구	6세 이상
Zolmitriptan	2.5 or 5 mg 경구	12세 이상
Almotriptan	6.25 or 12.5 mg 경구	12세 이상
항경련제		
Valproate sodium	500 mg or 1,000 mg 정주	12세 이상

발작시간이나 심한 정도를 줄여주는 역할을 한다고 이해를 시켜야 한다.

편두통의 약물치료에 대한 정확한 기준은 없다. 예방적 약물사용은 환자가 삶의 질이나 일상생활이 심하게 장애를 받는 경우, 적어도 한 달에 두 번 이상 두통이 발생한 경우, 급성기 약물로 효과가 없을 때, 두통발작이 빈번하면서 오래 지속되거나 불쾌한 조짐증상이 동반되었을 때 고려해 봐야 한다.

표 20-5 **소아 편두통의 예방적 치료약물**

약물	용량	기타
칼슘통로차단제		
Flunarizine	5~10 mg hs	체중증가
Verapamil	4~10 mg/kg/day	저혈압, 구역, 체중증가, 방실차단
항우울제		
Amitriptyline	10~25 mg hs	
항경련제		
Topiramate	1~10 mg/kg/day (유소아는 0.25 mg/kg 서서히 증량)	졸림, 이상감각, 체중감소, 신결석
Divalproate	20~40 mg/kg/day	체중증가, 탈모, 신독성, 난소낭종
Gabapentin	10~40 mg/kg/day	피곤, 실조, 이명
Levetriacetam	250~500 mg/day	3~17세
항히스타민제		
Cyproheptadine	0.25~1.5 mg/kg	졸림, 체중증가
베타차단제		
Propranolol	2~4 mg/kg/day	저혈압, 수면장애, 우울: 심박수, 혈압 모니터링

약물은 환자의 동반질환이나 병력 등을 참고하여 적합한 약을 투여하며, 부작용이 가장 적은 약제를 선택한다. 그리고 환자에게 예방적 치료의 성격을 충분히 설명하여 적어도 8주 이상 복용하고 효과 판정을 하고, 효과가 있으면 적어도 6개월 동안 약물 복용을 지속하게 한다(표 20-5).

(1) 플루나리진

칼슘통로차단제로서 소아 편두통 예방약으로 사용하며 특히 반신마비편두통이나 어지럼이 동반된 편두통에 사용한다. 부작용으로 졸림(그 외에 우울, 추체외로 증상 및 체중증가 등)이 있으나 5~10 mg/일 저녁에 1회 복용하면 된다. 적어도 2~3개월 투여하면서 효과를 판정하고 우울감 등의 부작용이 발생하는지 잘 관찰해야 한다.

(2) 토피라메이트

GABA 수용체에 작용하고, 나트륨이나 칼슘통로를 차단하거나 탄산탈수효소억제제를 억제한다. 소아 편두통 예방약으로 사용하며 특히 뇌간조짐편두통에서 두통 횟수나 심한 정도를 줄일 수 있다. 보통 25 mg/일로 1회 투여로 시작한다. 매 2주마다 증량할 수 있지만(최대 2 mg/kg/일) 효과가 있으면 저용량을 그대로 유지한다. 부작용으로 식욕저하, 체중감소, 졸림 등이 있다.

(3) 프로프라놀롤

베타차단제beta blocker로서 소아편두통 발작을 감소시킨다. 1~3 mg/kg/일로 투여한다. 천식지속상태를 유발할 수 있으므로 천식환자에서는 금기이며, 부작용으로 체중증가, 기분장애 등이 발생할 수 있다. 치료 중에 혈압이 잘 유지되는지 관찰해야 한다.

(4) 아미트리프틸린

항우울제이고 통증조절을 한다. 1 mg/kg/일로 투여할 수 있고 부작용으로 졸림, 체중증가, 구강 건조 등이 있지만 저용량에서는 거의 없다. 소아편두통이나 만성두통 등의 예방요법으로 사용한다.

(5) Cyproheptadine

어린 소아에서 2~8 mg/일로 투여할 수 있는데 졸림, 체중증가 등의 부작용이 있다.

5. 소아 편두통의 예후

편두통이 처음 발생한 후 10년이 지나도 두통횟수는 줄어들지만 46% 환자가 편두통이 지속되었고, 74%는 긴장형두통tension-type headache이 있었다. 즉 많은 소아 편두통 환자가 성인까지 지속이 되고 일부는 긴장형두통이나 만성매일두통으로 변형이 된다. 그러므로 조기에 소아 편두통을 진단하고 적절하게 교육 및 치료를 함으로써 삶의 질을 개선하고 두통의 만성화를 줄일 수 있겠다.

참고문헌

1. 홍은영, 최가영, 김성구, 정아영, 이건희. 응급실을 방문한 소아 두통환자의 임상적 특징과 진단. *대한두통학회지* 2013;14:1-5.
2. Abu-Arafeh I, Razak S, Sivaraman B, Graham C. Prevalence of headache and migraine in children and adolescents: a systematic review of population-based studies. *Dev Med Child Neurol* 2010;52:1088-1097.
3. Galinski M, Sidhoum S, Cimerman P, et al. Early diagnosis of migraine necessary in children: 10-year follow-up. *Pediatr Neurol* 2015;53:319-323.
4. Lewis DW, Winner P. The pharmacological treatment options for pediatric migraine: An evidence-based appraisal. *NeuroRx* 2006;3:181-191.
5. Millichap JG, Yee MM. The diet factor in pediatric and adolescent migraine. *Pediatr Neurol* 2003;28:9-15.
6. Neut D, Fily A, Cuvellier JC, et al. The prevalence of triggers in paediatric migraine: a questionnaire study in 102 children and adolescents. *J Headache Pain* 2012;13:61-65.
7. Oh SM, Shin SH, Lee KH. The effects of family history on the diagnosis of childhood migraine. *J Korea Pediatr Neurol Soc* 2006;14:30-37.
8. Patniyot IR, Gelfand AA. Acute treatment therapies for pediatric migraine: A qualitative systematic review. *Headache* 2016;56:49-70.
9. Powers SW, Patton SR, Hommel KA, et al. Quality of life in childhood migraines: Clinical impact and comparison to other chronic illnesses. *Pediatrics* 2003;112:e1-5.
10. Raieli V, Pitino R, Giordano G, et al. Migraine in a pediatric population: a clinical study in children younger than 7 years of age. *Dev Med Child Neurol* 2015;57:585-588.

11. Rho YI, Chung HJ, Lee KH, et al. Prevalence and clinical characteristics of primary headaches among school children in south korea: A nationwide survey. *Headache* 2012;52:592-599.
12. Taylor FR. Lifestyle changes, dietary restrictions, and nutra-ceuticals in migraine prevention. *Techniques in Regional Anesthesia and Pain Management* 2009;13:28-37.
13. The International Classification of Headache Disorders, 3rd ed. (beta version). *Cephalalgia* 2013;33:629-808.
14. Winner P, Rothner AD, eds. Headache in children and ado-lescents. Hamilton and London: B.C. Decker, 2001.

21

편두통과 관련된 삽화증후군

김성구

소아기주기증후군childhood periodic syndromes은 2004년 국제두통질환분류 제 2판ICHD-2에서는 편두통의 전 단계로 언급하였으며 2013년 국제두통질환분류 제 3판 베타판ICHD-3β에서는 편두통과 관련된 삽화증후군episodic syndromes that may be associated with migraine으로 개정하였다. 양성돌발사경benign paroxysmal torticollis은 부록에서 본문으로 이동했으며 영아산통infantile colic이 부록에 추가되었다.

새로운 용어인 반복소화기장애를 사용해서 여기에 주기구토증후군cyclic vomiting syndrome, 복부편두통abdominal migraine을 포함시켰다.

이 질환들은 나이에 따라 다른 임상양상으로 나타날 수 있다. 영아기에 영아산통을 시작으로 영아 후기에는 양성돌발사경, 학동 전기에는 소아기양성돌발현훈benign paroxysmal vertigo of childhood, 이후 6~7세경의 학동기에는 주기구토증후군, 복부편두통이 주로 발생한다(그림 21-1). 주기구토증후군과 복부편두통은 주로 소아기에 발생하지만 어른에서 처음 발생하는

경우도 보고되고 있고 소아기 양성돌발현훈은 드물게 어른까지 지속될 수 있다.

모든 편두통migraine과 관련된 삽화증후군의 가장 중요한 특징은 발작 사이에는 건강하고 정상 신경학적 소견을 보인다는 점이다. 구토, 복통, 어지럼이 돌발적으로 나타나는 등 여러 특징이 이 질환과 비슷해도, 증상이 회복된 후 일정기간 동안 정상상태가 없으면 이 질환의 영역에서 제외된다.

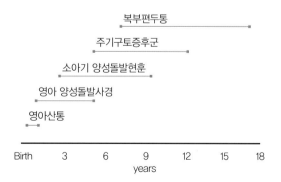

그림 21-1 편두통 전구 증상인 소아기주기증후군의 나이에 따른 표현형태

소아기 주기증후군의 진단과 이해는 다음과 같은 이유로 중요하다. 첫째는 이 질환의 환자는 원인을 찾기 위해 광범위한 검사를 지속적으로 시행하게 되는데 편두통으로 이 질환을 인식하게 되면 이와 같은 불필요한 검사를 시행하지 않을 수 있게 된다. 둘째는 이 질환에 대해 이해하고 있어야 정확한 진단과 적절한 치료를 할 수 있다. 셋째 편두통의 많은 부분이 유전질환으로 생각되고 있음으로 원인유전자 발견을 위해서는 보다 세분화된 동질성 임상증상을 보이는 군으로 분류하는 것이 필요한데 소아기 주기증후군의 존재여부로 분류하는 것이 중요한 방법일 수 있다.

1. 주기구토증후군

1806년 Heberden에 의해서 반복적인 구역, 구토와 기면이 있으면서 증상이 없는 발작 간기가 있는 것을 특징으로 하는 질환으로 처음 기술되었다. 유병률은 0.4~1.9%이며, 남아보다 여아에서 높고 4~5세 소아에서 흔하게 발생하나 어른에서도 나타난다.

1) 임상양상 및 진단

이 증후군은 반복적이면서 자연히 소실되는 심한 구역, 구토와 발작 사이에는 전혀 증상이 없는 기간이 있는 특징이 있다. 진단기준은 다음과 같다(표 21-1).

발작은 이른 아침이나 기상 직후에 흔한데 환자는 전구기, 구토기, 회복기로 이루어진 같은 형태의 발작을 반복하며 전구기는 약 1.5시간 정도 지속되며 환

표 21-1   주기구토증후군의 진단기준(ICHD-3β)

A. 진단기준 B와 C를 충족하며 최소한 5번 발생하는 심한 구역과 구토 발작

B. 각 환자마다 일정한 형태로 예측 가능한 주기성을 가지고 발생

C. 다음 모두를 충족:
1. 심한 구역과 구토가 1시간에 최소한 4번
2. 발작이 최소한 1시간 이상에서 10일까지 지속
3. 발작은 1주 이상의 간격을 두고 발생

D. 발작과 발작 사이에는 증상이 전혀 없음

E. 다른 질환으로 더 잘 설명되지 않음

특히, 병력이나 이학적 검사에서는 위장관 질병을 시사하는 소견이 없다.

자는 악화하는 구역과 근긴장도 감소, 창백, 기면, 무감동apathy과 같은 자율신경증상을 경험한다.

이후 지속적인 구역, 식욕부진, 욕지기, 타액분비 증가, 복통, 두통, 창백, 빛공포증, 소리공포증을 동반한 심각하고 잦은 담즙성 구토를 보이는 구토기로 이행하여 평균 24시간 정도 지속된다. 증상은 시작 후 1~2시간 사이가 가장 심하다. 이후 구역이 없어지고 정상식욕을 회복하는 회복기로 접어든다. 발작 후에 수시간 동안의 수면에 빠지고 나서 정상으로 돌아온다. 일반적으로 주기구토증후군은 6세 전에 일어나고 발작은 연 3~12회 정도 일어난다.

2) 감별진단

주기구토증후군은 하나의 진단영역에 속하는 질환

이기보다는 이질적인 질환들이므로 주의깊고 철저한 감별진단이 필요하다.

감별해야 할 소화기질환으로는 장폐색, 크론병, 췌장염, 호산구성 식도염 등이 있으며 기계적장폐쇄를 일으키는 질환(창자회전이상을 동반한 창자꼬임, 중복이상, 협착, 장중첩증)도 있다. 신경계 질환으로는 뇌압상승을 일으키는 질환(뇌종양, 경막하 삼출, 뇌수종), 자율신경발작, 대마초제제과다구토증후군cannabinoid hyperemesis syndrome과도 감별진단 해야 한다.

비뇨기계 질환으로는 요관신우접합부폐쇄와의 감별이 필요하다. 이외에도 신경근육질환neuromuscular disorders과 동반된 주기구토증후군으로 증세 발병연령이 더 이르고, 편두통 치료제에 대한 반응이 나쁜 경우가 있는데 내재된 뇌기형이나 자율신경장애가 동반될 확률이 높은 질환으로 '주기구토증후군 플러스'라고 한다.

감별진단을 위해 필요한 검사로는 전해질, 혈당, BUN, 아미노산, 알라닌아미노기전달효소alanine transaminase, γ-GTP, 젖산, 암모니아, 카르니틴, 아실카르니틴, 아밀라아제, 지질분해효소 등의 혈액검사와 소변으로 D-aminolevulinic acid, 유기산, 케톤, 포르포빌리노젠porphobilinogen의 검사가 필요하다. 영상검사로는 상부위장관조영술, 복부초음파검사, 복부컴퓨터단층촬영, 뇌자기공명영상 검사가 필요하며 내시경검사, 소변독성물질검사도 필요하다.

3) 병태생리

주기구토증후군의 39~87%가 편두통으로 진행하고 성인 주기구토증후군의 24~70%가 편두통을 동반

하고 있어 주기구토증후군의 병태생리는 편두통과 같은 것으로 추정된다.

대표적인 병인기전가설은 '중추신경에서 기인한 뇌-장 질환brain-gut disorder of central origin' 가설이다 (그림 21-2). 뇌와 장이 서로 양방향으로 관련성을 갖는다는 가설로 시상하부hypothalamus와 뇌간이 중요한 역할을 한다. 우선 감염성 혹은 육체적, 정신적인 스트레스가 시상하부-뇌하수체-부신 축hypothalamic-pituitary-adrenal axis을 과도하게 활성화시켜 주기구토증후군이 발생하게 되는데, 과도한 스트레스가 시상하부에서 부신피질자극호르몬방출인자를 증가시키면 이것이 뇌하수체에서 과도하게 부신피질자극호르몬 ACTH 분비를 증가시키고, 그 결과 부신에서 코티솔 cortisol과 카테콜라민catecholamine이 과도하게 분비되어 미주신경 자극에 의한 위 정체gastric stasis와 구토가 발생한다. 이와 함께 수도관주위회색질periaque-ductal gray, PAG도 통증과 자율신경 조절기능을 못하여 심혈관 기능이상과 기능적위장장애 같은 자율신경조절이상autonomic dysregulation 현상이 나타난다.

또 다른 가설로는 주기구토증후군을 신경대사질환, 미토콘드리아질환의 증상으로 추정한다. 일부 연구에 의하면 사립체 질환에서 미토콘드리아 유전자 단일 뉴클레오타이드 다형태로 16519C → T, 3010G → A가 주기구토증후군에서 발견되었다.

4) 치료

병력과 신체검사에서 위험징후가 없는 경우에는 증상치료를 해볼 수 있으며 2개월 이상 지속되면 다시 평가할 것을 권고하고 있다. 치료는 임상경과, 발

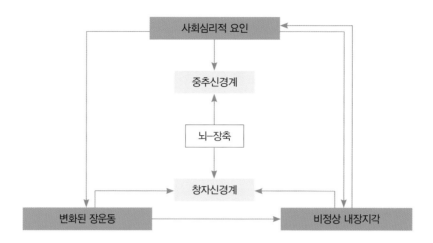

그림 21-2 기능성 위장관 질환 이해를 위한 생체심리사회적 접근. 생리적, 심리사회적 요인과 비정상 내장지각이 중추신경계와 장신경계를 연결하는 뇌-장축에 변화를 일으켜 기능성 장 질환을 일으킨다.

작의 빈도, 강도, 일상생활의 미치는 영향 등을 감안하여 개인별 맞춤 치료가 필요하다. 발작간기 예방치료와 급성기 치료가 있다. 먼저 악화요인을 찾아서 교정하는 것이 필요한데 초콜릿, 치즈 등을 먹지 않는 것만으로도 호전되는 경우가 있으며 생리 시 유발되는 경우에는 경구피임약으로 호전될 수 있다. 불안경향이 있는 환자, 수면장애가 있는 환자는 이를 회복 시킴으로써 발작을 막을 수 있다.

급성기 치료는 구토 시작 전 구역을 느끼는 전구기 동안에 시작되어야 하며 환자는 일반적으로 어둡고 조용한 환경을 좋아한다. 구토기가 시작되었을 때는 구역, 구토, 복통을 호전시키는 치료가 필요하다. 수분과 전해질 균형을 유지하는 것이 중요하며 10% 포도당액이나 생리식염수가 사용되며 항구토제와 진정제 등이 사용된다. 나이와 체중을 고려하여 트립탄 제제를 선택적으로 사용할 수 있다. 편두통 치료제, 항구토제가 사용될 수 있는데 편두통 경향이나 가족력이 있는 경우에 효과적이다. 항구토제로는 ondan-setron, promethazine, diphenhydramine 등이 효과적이다. 벤조다이아제핀은 수면유도로 증상을 호전시키는 효과가 있다.

빈도가 한 달에 1회 이상으로 잦고 발작 시 심한 증상을 보여 호전이 쉽지 않은 경우에는 예방치료를 고려할 수 있는데 편두통약제, 항경련제, 위장운동촉진제(에리트로마이신) 등이 사용될 수 있다. 5세 이전에는 사이프로헵타딘, 프로프라놀롤이 연장아에서는 아미트리프틸린amitriptyline, 프로프라놀롤이 1차 선택약제이다.

5) 예후

13년간의 추적관찰 연구에 의하면 61%가 구토는 호전되었으며 42%가 규칙적 두통, 37%가 복통증세를 보였다.

증상이 호전되는 시기는 평균 10세 경이고 18세까

지 75%의 환자가 편두통으로 이행했다는 연구가 있으며 드물게 어른까지 지속되거나 성인시기에 처음 시작되는 경우도 있다.

2. 복부편두통

복부편두통은 1921년에 Buchanan에 의해서 두통이 없는 반복적인 복통으로 처음 기술되었다. 남아보다 여아에서 더 많으며 질환의 시작은 3~10세(평균 7세)였으며 유병률은 2.4~4.1%였다. 어른에서도 보고 되고 있으나 드문 것으로 알려지고 있다.

1) 임상양상 및 진단

복부편두통은 잘 알려지지 않은 소아기 삽화증후군으로 성인기 편두통이나 반복성 복통으로 진행하는 경향을 보인다. 복부편두통은 돌발성으로 심한 강도의 복통이 복부중앙에서 1시간 이상 지속되며 통증이 일상행동을 방해하며, 발작없는 무증상기간이 수주에서 수개월 지속할 때 의심해 볼 수 있다. 일반적으로 소아에서 발생하는 삽화증후군으로 심각한 복통과 혈관운동성 증상(안면창백, 눈 밑의 검은 그림자, 홍조), 구역과 구토가 삽화성으로 일어나는 것을 특징으로 한다. 복통은 둔통으로 주로 복부중앙이나 미만성으로 나타난다. 많이 알려지지 않은 질환이었지만 국제두통학회International Headache Society에서 진단기준을 발표하였고 로마분류Rome Classification에서 기능적 위장관 질환functional gastrointestinal disorder에 포함된

표 21-2 **복부편두통의 진단기준(ICHD-3β)**

A. 진단기준 B~D를 충족하며 최소한 5번 발생하는 복통 발작

B. 통증은 다음 세 가지 특성 중 최소한 두 가지를 충족:
 1. 중앙부위, 배꼽주위 또는 불분명한 위치
 2. 둔하거나 '그냥 아픈' 통증
 3. 중등도 또는 심도의 강도

C. 복통발작 중에는, 다음 중 최소한 두 가지:
 1. 식욕부진
 2. 구역
 3. 구토
 4. 안면창백

D. 치료가 안 되었거나 불충분할 경우 발작이 2~72시간 지속

E. 발작과 발작 사이에는 증상이 전혀 없음

F. 다른 질환으로 더 잘 설명되지 않음[1]

---

[1] 특히, 병력이나 이학적 검사에서는 위장관 질병이나 신장질환 등의 질환을 시사하는 소견이 없거나 적절한 검사로서 이러한 질환은 배제됨

이래 공인된 질환으로 알려지게 되었다.

국제두통학회는 복부편두통을 소아에서 주로 발생하는 특발성 질환으로 반복적인 중등도에서 심도의 중앙부 복통, 관련된 혈관운동성 증상, 구역과 구토가 발생하여 2~72시간 지속되면서 증상발생 사이에 정상기간이 존재하는 경우로 정의하고 있다. 증상 발생 기간에는 두통을 포함하지 않고 삽화 사이에는 긴 정상기간이 존재해야 한다(표 21-2).

소화기학회에서도 로마 III 기준Rome III criteria으로 복부편두통에 대해 비슷한 진단기준을 제시하고 있다. 다른 주기성 복통의 원인들인 위장관 질환(염증

성 장질환 등), 신장질환을 제외한 후에 복부편두통을 진단할 수 있다. 흔한 유발인자로는 편두통과 유사해서 스트레스, 피곤함, 흥분 등이며 휴식과 식사에 의해서 호전된다. 편두통의 가족력을 가지고 있으며 잦은 멀미를 보이는 경우가 보고된다.

복부편두통에서 제외해야 하는 경우는 복통이 경미하여 일상생활에 지장을 초래하지 않는 경우, 찌르는 듯한 복통, 복부 중앙에 위치하지 않은 통증, 음식 불내성, 흡수장애, 혹은 설사나 체중감소를 동반하는 등 소화기질환을 시사하는 증세가 있는 복통, 2시간 미만인 발작시간, 발작 사이의 기간 중에도 경미하나마 복통증세가 있을 때이다.

2) 병태생리

병태생리는 삽화성 기능성 위장관 질환과 사립체 질환, 유전자 돌연변이, 시상하부-뇌하수체 축 이상과의 관계가 알려지고 있으나 아직 복부편두통과의 관련성에 대해서는 연구가 필요한 상태이다.

신경생리검사를 이용한 연구에서는 시각유발전위검사에서 복부편두통 환자와 정상인의 속파활성도 fast wave activity가 차이를 보인다는 연구가 있고 쌍생아 연구에서는 편두통(유전률 약 50%)과 염증성 장질환(유전률 약 25%)에 유전이 중요하다고 알려져 있다. 하지만 복부편두통의 유전에 대해서는 아직 알려진 바 없다.

3) 치료

복부편두통 치료에 대한 연구는 부족한 상태여서 대부분 일반적 편두통 치료원칙을 따르는 경우가 대부분이다. 복부편두통 치료에 있어서는 먼저 다른 내과적, 외과적 위장관 질환에 대한 병리가 없으면서 성장과 발달에 이상이 없고 발작 간기에는 정상인 것을 확인해야 한다.

기질적 질환에 대한 경고징후인 체중감소, 우하복부통증, 성장부진, 만성설사, 토혈이 없어야 하며 발열, 빈맥 등의 전신증상이 있는 경우에는 다른 검사를 고려해야 한다. 국소징후가 없는 경우에는 내시경, 산도 모니터링, 복부 초음파를 반드시 시행해야 할 필요는 없다.

(1) 유발요인에 대한 회피

밝은 빛, 수면부족, 여행, 긴 공복과 같은 유발요인은 피하는 것이 필요하고 학교, 가족활동과 관련된 스트레스가 요인이 되는 경우도 있다. 바이오피드백, 상담치료가 도움이 될 수 있으며 염증성 장질환과 편두통이 같이 있는 경우에는 제거식이가 도움이 될 수 있다.

(2) 급성기 치료

대부분이 편두통의 급성기 치료 원칙에 근거하고 있으며 복부편두통의 급성기 초기 치료로 아세트아미노펜(15 mg/kg, 6시간 간격), ibuprofen(10 mg/kg, 6시간 간격) 등이 효과적이다. 복부편두통은 구역, 구토가 동반되는 경우가 많아 prochlorperazine, chlorpromazine 등의 진토제가 사용되나 추체외로증후군발생 가능성이 있으므로 주의해야 한다. Metoclopro-mide는 이상근긴장증 발생 우려로 인해 일상적 사용이 추천되지는 않는다.

트립탄 약물의 복부편두통에 대한 효과는 명확하지 않으나 청소년환자에서 almotriptan이 효과적인 것으로 알려지고 있으며 sumatriptan이 복부편두통에 효과적이었다는 보고가 있다.

(3) 예방치료

학교결석, 심리적불안 등의 정상적 일상생활에 문제를 일으키는 경우 예방치료가 필요하며 베타차단제, 사이프로헵타딘, 삼환계항우울제tricyclic antide-pressant, flunarizine 등이 사용된다.

세로토닌serotonin과 히스타민 길항제인 사이프로헵타딘은 0.3 mg/kg로 6세 이상 소아에게 효과적이다. 프로프라놀롤은 복부편두통에서 75% 정도가 증상조절에 효과적이었으며 3 mg/kg/day 이상은 투여하지 않는다. Flunarizine은 7.5 mg/일 정도가 사용되는데 부작용이 적고 하루 1회 투여로 복부편두통에 효과적이었다. Pizotifen도 복부편두통예방에 효과적인 것으로 알려지고 있다.

4) 예후

주기성 증상은 2세 경에 멀미, 3세 경에 주기성구토, 5세 경에 복부편두통, 7세 경에 돌발현훈paroxys-mal vertigo으로 나타나 복부편두통이 편두통의 전구증상으로 생각된다. 1/3 정도의 환자가 10대 후반까지 통증을 경험하는 것으로 알려지고 있으나 성인기까지의 추적관찰 연구가 더 필요한 상태이다.

3. 소아기 양성돌발현훈

양성돌발현훈은 소아에서 설명하기 어려운 놀람과 함께 균형감각을 잃거나 심하면 쓰러지는 증상을 보이는 발작으로 1964년에 Basser에 의해서 처음으로 기술되었다. 유병률은 2~2.6%이며 남녀 비는 동일하다. 멀미의 가족력이 흔해서 83%의 가족력이 보고된 연구가 있었다. 43%의 환자에서 편두통의 가족력을 가지고 있으며 환자의 13%가 편두통으로 진행한다고 하였다.

1) 임상양상

현재 양성돌발현훈은 편두통유사증상migraine equivalent 혹은 편두통의 전구증상으로 여겨지며 소아주기증증후군에 속한다. 일부 저자들은 뇌간조짐편두통의 변형으로 여기기도 한다. 발병은 평균 6세이며 일반적으로 4세 이전에 일어나며 8세 이후에는 드물다. 발작은 하루 1회부터 6개월~1년 주기로 발생할 수도 있으며 치료 없이 저절로 사라진다. 초기에는 자주 발생하나 시간과 나이가 들어가면서 줄어든다. 발작은 수일 동안 군발로 나타난 후, 수 주에서 수 개월간 없을 수 있다. 유발요인은 미로를 자극하는 그네, 시소타기가 있으며 이외에 발열, 피곤, 스트레스 등이 있다. 전형적으로 갑작스러운 시작과 수 초에서 수 분 동안 지속된 후 사라진다.

양성돌발체위현훈과는 달리 머리의 움직임이나 특정위치에서 유발되지는 않으며 때때로 구역과 구토가 동반된다. 이들 환자에서는 두통유발검사인 히스타민 혹은 니트로글리세린 사용으로 두통이나 현훈이 유발될 수 있다.

환자는 발작 시 놀라며 넘어지지 않기 위해 주변의 지지대를 찾고 안진이 동반될 수 있으나 의식이나 기타 신경학적 변화를 보이지는 않는다. 창백, 구역, 발한, 빛공포증, 소리공포증, 비정상적인 머리위치 등의 신경식물증상neurovegetative sign과 말을 할 수 있는 환자는 어지럼증, 구역을 호소한다. 증상 지속시간은 대개 수 초에서 5분 이내로 짧지만 드물게 수시간에서 48시간 지속되기도 한다. 일반적으로 발작은 수면과 함께 소실되며 앉거나 누우면서 호전되기도 한다.

2) 진단

건강한 소아에서 반복적이고 짧은 발작이 경고없이 나타났다가 사라지는 특징을 보이는 이종질환이며heterogenous disorder 진단기준은 표와 같다(표 21-3).

검사소견은 대부분 음성이며 가족력과 눈의 안진 등으로 질환을 의심하게 되는데 병력청취에서 수면습관, 호르몬변화, 음식섭취, 스트레스 등을 물어보는 것이 필요하다. 온도안진검사caloric test와 전정유발근전위검사vestibular evoked myogenic potential의 이상이 70%에서 나타나 진단에 도움을 받을 수 있다.

3) 감별진단

중이염은 소아에서 가장 흔한 전정질환의 원인이다. 두부외상은 평형감각 이상의 흔한 원인이며 증상

표 21-3 **소아기 양성돌발현훈의 진단기준(ICHD-3β)**

A. 진단기준 B와 C를 충족하며 최소한 5번 발생하는 발작

B. 경고 증상 없이 갑자기 나타나며, 발생 당시가 가장 심하고, 의식소실은 동반하지 않고, 수 분에서 수 시간 후 저절로 사라지는 현훈

C. 다음 관련 증상 또는 징후 중 적어도 하나:
1. 안진
2. 실조
3. 구토
4. 창백
5. 두려움

D. 발작과 발작 사이에는 신경학적 검사와 청력검사 및 전정신경 기능이 정상

E. 다른 질환으로 더 잘 설명되지 않음[1]

[1] 특히, 병력이나 이학적 검사에서는 위장관 질병이나 신장질환 등의 질환을 시사하는 소견이 없거나 적절한 검사로서 이러한 질환은 배제됨

이 수 일에서 수 개월간 지속될 수 있다. 정신거짓현훈psychiatric pseudo vertigo과 볼거리, 풍진, 수두, 홍역 등의 감염과 관련해서 발생하는 전정신경염과의 감별도 필요하다. 소아에서 드물지만 외상 후에 발생할 수 있는 양성돌발성위치현훈은 머리의 위치 변화에 따라 안진이 발생하면서 현훈이 일어난다.

4) 병태생리

발병기전은 알려지지 않았지만 혈관변화에 따라 전정핵과 전정경로에 일시적 저산소증이 발생하여 현훈을 유발하는 것으로 추정하는 혈관가설이 있다.

5) 치료

치료는 예방 목적으로 가능한 유발요인을 제거하고 발작 시에는 진토제를 사용할 수 있으며 발작이 잦은 경우에는 사이프로헵타딘과 같은 예방약제를 고려할 수 있다.

6) 예후

예후는 양호하여 증상은 수 개월에서 수 년 후에 사라지며 일반적으로 5세까지 사라지지만 청소년기까지 지속되는 경우도 있다. 일부 환자에서는 현훈이 없어지는 시기에 두통이 나타난다.

Lindskog 등에 따르면 양성돌발현훈 환자의 13~20년 추적관찰에서 약 21%에서 편두통이 발생하였다.

4. 양성돌발사경

1) 임상양상 및 진단

1969년에 Snyder에 의해서 처음으로 기술된 질환으로 목을 포함한 운동 이상증이 갑작스럽게 시작되고 반복적으로 나타난다.

발작 동안에 머리와 경부가 침범된 쪽으로 비정상적으로 회전하게 되며 구토와 실조가 동반되기도 한다. 체간 혹은 골반의 염전, 근육긴장이상이 나타날

수 있다. 첫 발작은 2~8개월 사이에 나타난다. 편두통에서 볼 수 있는 창백, 기면, 빛공포증, 눈물 흘림증 등이 일어날 수 있다. 발작은 수 시간에서 1주일 이내의 수 일간 지속될 수 있으며 후유증 없이 저절로 회복된다. 발작빈도와 강도는 나이가 들어가면서 감소해서 2세까지 호전되며 일반적으로 3세에는 사라진다. 50%에서는 대근육운동지연이 30%에서는 미세운동지연이 있다. 사경이 좋아지면서 운동지연도 약 1/2~1/3에서 호전된다. 돌발사경은 나이와 관련해서 일어나는 편두통연관 질환으로 추정되며 여자에서 더 흔하며 멀미와 편두통의 가족력이 흔하다. 돌발사경은 돌발적 발생, 여자에서 흔한 발생 등의 편두통의 특징을 포함한다.

편두통과 삽화성 질환의 가계에서 칼슘채널 *CACNA1A* 돌연변이가 보고되어 왔으며 이것은 돌발사경이 편두통의 전구질환을 의미하는 것으로 생각되고 있으며 국제두통질환분류 제 3판 베타판ICHD-3β에서는 돌발사경이 삽화성 질환의 일부로 포함되었다. 진단기준은 다음과 같다(표 21-4).

2) 감별진단

감별해야 할 질환으로는 위식도역류(예, Sandifer 증후군), 특발비틀림근긴장이상증, 복합부분발작 등이 있으며 특히 후두개와posterior fossa와 두개경추이음부craniocervical junction의 선천적 혹은 후천적 질환이 사경을 일으킬 수 있으므로 주의해야 한다. 드물게 활차신경 이상이 사경을 유발할 수도 있다.

표 21-4 양성돌발사경의 진단기준(ICHD-3β)

A. 유아에서 진단기준 B와 C를 충족하며 반복되는 발작[1]

B. 머리가 어느 한쪽으로 기울며, 약간의 회전이 있을 수도 있고 없을 수도 있으며, 수 분에서 수 일 이후에 저절로 호전

C. 다음 관련 증상 또는 징후 중 적어도 하나:
   1. 창백
   2. 과민성
   3. 권태감
   4. 구토
   5. 실조[2]

D. 발작과 발작 사이에는 신경학적 검사와 청력검사 및 전정신경 기능이 정상

E. 다른 질환으로 더 잘 설명되지 않음

[1] 발작은 한 달에 한 번씩 발생하는 경향이 있음
[2] 실조는 이환가능연령대 중 좀 더 나이가 많은 소아에서 더 흔하다.

3) 치료

치료에 대한 연구는 부족하지만 대부분의 환자에서 안심시키기 이외의 치료가 필요하지 않다.

발작이 매우 잦거나 통증이 있으면 사이프로헵타딘을 시도해 볼 수 있다.

참고문헌

1. Collins BS, Thomas DW. Chronic abdominal pain. *Pediatr Rev* 2007;28:323-331.
2. Cuvellier JC, Lépine A. Childhood periodic syndromes. *Pediatr Neurol* 2010;42:1-11.
3. Evans RW, Whyte C. Cyclic vomiting syndrome and abdominal migraine in adults and children. *Headache* 2013;53:984-993.
4. Fitzpatrick E, Bourke B, Drumm B, Rowland M. The incidence of cyclic vomiting syndrome in children: population-based study. *Am J Gastroenterol* 2008;103:991-995.
5. Gelfand AA. Episodic syndromes that may be associated with migraine: A.K.A. "the Childhood periodic syndromes". *Headache* 2015;55:1358-1364.
6. Gelfand AA. Migraine and childhood periodic syndromes in children and adolescents. *Curr Opin Neurol* 2013;26:262-268.
7. Jahn K, Langhagen T, Heinen F. Vertigo and dizziness in children. *Curr Opin Neurol* 2015;28:78-82.
8. Kaul A, Kaul KK. Cyclic vomiting syndrome: A functional disorder. *Pediatr Gastroenterol Hepatol Nutr* 2015;18:224-229.
9. Lindskog U, Odkvist L, Noaksson L, Wallquist J. Benign paroxysmal vertigo in childhood: a long-term follow-up. *Headache* 1999;39:33-37.
10. Napthali K, Koloski N, Talley NJ. Abdominal migraine. *Cephalalgia* 2016;36:980-986.
11. Ralli G, Atturo F, de Filippis C. Idiopathic benign paroxysmal vertigo in children, a migraine precursor. *Int J Pediatr Otorhinolaryngol* 2009;73:S16-18.
12. Spiri D, Rinaldi VE, Titomanlio L. Pediatric migraine and episodic syndromes that may be associated with migraine. *Ital J Pediatr* 2014;40:92.

22

소아 긴장형두통

노영일

소아 및 청소년 시기에 원발두통primary headache 의 가장 흔한 형태는 편두통migraine과 긴장형두통 tension-type headache이다. 긴장형두통은 중등도 이하 강도의 비박동성 통증이 양측으로 나타나는 경우가 흔하다. 긴장형두통은 '목이 뻣뻣하다', '이마에 띠를 두른 듯 띵하고 아프다' 등의 형태로 호소하며 피로, 학업 등 여러 스트레스와 연관되어 우둔하고 막연한 형태의 두통을 호소하는 두경부 통증을 말한다. 이전 에는 신경성두통, 스트레스두통, 긴장성두통, 근육수 축두통 또는 정신성두통 등으로 불렸으며, 마음이나 근육의 긴장이 중요한 원인이 될 것이라 생각하여 1988년도 국제두통질환분류 제 1판ICHD-1을 통해 긴 장형두통으로 명명하였다.

소아청소년에서 긴장형두통은 여전히 잘 인지되지 않기 때문에 진단이나 치료 또한 잘 되지 않고 있다. 학생들을 대상으로 한 연구에서 긴장형두통은 흔하 게 보고 되었으나 연구가 부족하여 관리가 잘되지 않 고 있다. 긴장형두통은 심한 정도가 경미하거나 중등

도이고, 동반된 증상이 적어 두통에 의한 장애가 적 기 때문에 두통이 간과되기 쉽다. 그러나 두통의 빈 도가 많아져서 고빈도긴장형두통이 되거나 만성긴장 형두통이 되면 소아, 청소년들의 일상생활에 심각한 지장을 초래하고, 삶의 질을 저하시킨다. 소아청소년 에서 두통을 일으키는 심각하게 위험한 질환을 감별 하고, 두통에 의해 초래되는 장애를 최소화 하기 위 해서는 조기에 정확한 진단을 하고 적극적인 치료가 이루어져야 한다.

1. 역학

긴장형두통은 평생 유병률이 78%에 이르고, 학동 기와 청소년기의 긴장형두통 유병률은 10~25%로 편 두통과 비슷하거나 높다. 하지만, 긴장형두통은 가장 흔한 원발두통임에도 불구하고 통증의 강도가 약하

고 그로 인한 장애가 적어 환자들이 스스로 진단하고 치료하는 경우가 흔하여 편두통만큼 연구가 활발히 이루어지지 않았다. 소아청소년에서 긴장형두통의 유병률은 나이가 들수록 증가하며, 연령에 따라 성비도 변화한다. 만성긴장형두통chronic tension-type head-ache의 유병률은 1~1.5%로 보고되고 있으며 나이가 들수록 증가한다. 최근 5~12세 1,994명의 소아를 대상으로 국제두통질환분류 제 2판ICHD-2을 이용한 연구에서 저빈도삽화긴장형두통은 2.3%, 고빈도긴장형두통은 1.6%, 개연긴장형두통probable tension-type headache은 13.5%로 긴장형두통의 유병률은 16.4%이었으며, 만성긴장형두통은 1.68%(남자 1.1%, 여자 2.2%)이었다. 우리나라 소아청소년 6~19세 5,039명을 대상으로 국제두통질환분류 제 2판ICHD-2을 이용한 연구에서는 긴장형두통의 유병률은 13.7%로 편두통 8%보다 높았으며, 여자(16.3%)가 남자(10.7%)보다 높았다. 6~12세 소아에서 10.3%, 13~15세 15.8%, 16~19세에서는 16.3%로 나이가 들수록 증가하였으며, 지역에 따라서는 도시에서 위성도시나 시골보다 높았다. 만성긴장형두통은 2.2%이고 남자는 1.1%, 여자는 3.2%이었다.

만성긴장형두통은 환자들의 삶의 질뿐만 아니라 개인적 및 사회경제적으로 위협을 줄 만큼 심각한 두통 질환임에도 주목을 받지 못하고 있다. 만성긴장형두통 환자는 두통전문 클리닉을 방문하는 소아청소년의 두통 중 5~20%로 상당히 많음에도 제대로 치료를 받지 않고 있고, 의사들도 흔히 과도한 스트레스로 인한 신경성 두통으로 치부해 버리고 방치해 두는 경우가 많다. 긴장형두통에 의한 장애는 편두통보다는 적으나 무시되어서는 안 된다. 최근 두통으로 병원을 방문한 소아청소년 환자를 대상으로 한 연구

와 초, 중, 고등학생들을 대상으로 한 연구에서 두통에 의하여 학교, 집 생활, 놀이 및 레저 활동에 장애를 초래하였고, 나이가 많을수록 두통으로 인하여 심한 장애를 보였다. 편두통이 긴장형두통이나 기타 원발두통보다 두통으로 인한 장애가 심하였다. 편두통인 경우와 잦은 두통이 있는 경우, 병력기간이 긴 경우가 두통에 의한 장애가 심할 수 있는 예측인자였다. 타이완에서 3,963명의 13~15세 학생을 대상으로 한 연구에서 긴장형두통의 PedMIDASPediatric Migraine Disability Assessment scale의 평균 점수는 2.0±4.4으로, 편두통(10.7±20.0)보다 낮았다. 두통전문 클리닉에 방문한 소아청소년의 긴장형두통의 PedMIDAS 평균 점수는 13.2±25.4로 편두통(19.9±26.6)보다 낮았으나 긴장형두통에 의해서도 무시해서는 안 될 정도로 장애 정도를 보였다.

2. 분류

긴장형두통은 국제두통질환분류 제 1판ICHD-1부터 삽화성과 만성긴장형두통으로 분리하였고, 국제두통질환분류 제 3판 베타판ICHD-3β에서도 국제두통질환분류 제 2판ICHD-2에서와 마찬가지로 저빈도삽화긴장형두통(<12회/년), 고빈도삽화긴장형두통(1~15회/월), 만성긴장형두통(>15회/월), 개연긴장형두통으로 분류하였으며, 소아청소년에서도 성인에서와 같은 진단기준을 적용하였다(성인 긴장형두통 진단기준 참조). 반면 소아청소년에서 국제두통질환분류 제 2판ICHD-2의 편두통 진단기준은 편측성과 양측성 모두 포함시켰고 최소 지속시간을 1시간으로 줄였기

때문에 이전에 긴장형두통으로 분류되었던 소아들이 편두통으로 진단되게 되었다. 국제두통질환분류 제 3판 베타판ICHD-3β에서는 편두통 최초 지속시간을 2시간으로 높였기 때문에 이 문제가 조정될 수 있을 것이다. 또한 국제두통질환분류 제 2판ICHD-2은 두개 주변 근육압통 유무에 따라 환자를 구분하였으며, 이 분야의 추가 연구를 자극하기 위해 이러한 세부분류 는 국제두통질환분류 제 3판 베타판ICHD-3β에서도 유지하고 있다. 저빈도삽화긴장형두통과 고빈도삽화 긴장형두통을 구분하는 이유는 두통이 있기는 하지 만, 의학적인 치료는 불필요한 일반 대중을 질환이 있는 환자로 분류하지 않기 위함이다.

긴장형두통의 분류는 편두통의 반대 개념에서 비 유되었다. 편두통은 전형적으로 박동성이며 심한 정 도가 중등도에서 중증이고 위치가 국소적이며, 일상 생활에 의해서 악화되거나 일상생활에 지장을 초래 한다. 반면 긴장형두통은 비박동성이며 심한 정도가 경미하거나 중등도이고 통증의 위치가 다양하고 광 범위하며 일상 생활에 의해 악화되거나 일상 생활에 지장을 주지 않는 지속적으로 누르는 통증이다.

소아청소년에서의 긴장형두통의 분류는 성인에서 의 긴장형두통과 다른 점이 별로 없다. 일반적으로 학동기 아동이나 청소년은 자신의 증상에 대해 믿을 만하게 제시하지만 학동기 이전 소아들은 자신의 증 상이나 특징을 잘 표현하지 못하기 때문에 부모의 도 움을 받아야 한다. 편두통 환자에서 긴장형두통이 공 존할 때는 두통일기를 써서 구별할 수 있다. 두통일 기는 두통의 유형을 감별하는데 유용한 방법이며, 청 소년에서 쉽게 사용할 수 있다. 종이로 된 두통일기 가 소아청소년의 두통 진단에 흔히 사용되어 왔는데 최근에는 스마트폰 앱 등 전자두통일기를 사용하고

있으며 8~16세 소아청소년에서 순응도를 더 높일 수 있다. 가장 진단이 어려운 경우는 긴장형두통과 경미 한 무조짐편두통migraine without aura을 구별하는 것이 다. 특히, 두통 빈도가 잦은 환자는 양쪽 두통을 다 가지는 경우가 많으므로 구분이 더 어렵다. 표현형이 긴장형두통과 닮은 편두통 환자들을 배제하기 위해 좀 더 긴장형두통의 진단기준을 엄격히 하려는 시도 가 있었으나, 이 경우 특이도가 증가함과 동시에 민 감도도 떨어지므로 많은 수의 환자가 개연긴장형두 통이나 개연편두통으로 분류될 가능성이 있다. 무조 짐편두통의 진단기준에 맞지 않으면서 삽화긴장형두 통episodic tension-type headache의 기준 중 한 가지를 만족하지 못하는 두통은 개연긴장형두통으로 분류한 다. 긴장형두통의 보다 엄격한 진단기준은 국제두통 질환분류 제 2판ICHD-2의 부록에 'A2. 긴장형두통'으 로 제시되었으나, 이러한 변화가 더 효과적이라는 증 거는 아직까지 없다. 이러한 엄격한 진단기준은 연구 목적만을 위해 부록에 남겨두었다.

3. 원인

긴장형두통의 단일 원인은 없다. 긴장형두통은 머 리나 목의 근육 긴장과 동반되거나 목의 근육긴장이 원인이 된다고 여기고 있다. 이러한 근육의 긴장은 휴식의 부족, 자세의 이상이나 스트레스에 의해서도 생긴다. 다양한 스트레스에 의해 긴장형두통이 발생 한다고 알려져 있고, 긴장형두통 환자는 이런 스트레 스를 환자나 부모는 모르고 있는 경우도 많다. 소아 청소년에서 가장 흔한 스트레스의 원인은 학교에서

의 수업, 성적, 교사와의 관계, 학원, 친구 그리고 가족과의 관계이다. 예로 불충분한 수면, 성적, 새 학교(입학 혹은 전학), 엄격한 교사, 과도한 과외나 학원, 왕따, 나쁜 친구, 비만, 엄격한 부모, 동생이 생겼거나 부모의 이혼, 가족의 죽음 등이 있다.

4. 병태생리

소아 긴장형두통의 기전은 아직 잘 알려져 있지 않다. 성인에서는 저빈도삽화긴장형두통과 고빈도삽화긴장형두통의 경우 근육긴장 항진과 근막의 통증 예민도 증가 같은 말초 통증기전이 주요 기전으로 생각되는 반면, 만성긴장형두통에서는 변연계와 뇌간 신경의 변화 같은 중추 통증기전이 더 중요하다고 간주된다. 근막 통증이 긴장형두통의 일차적인 원인인지 이차적으로 발생하는 것인지 아직 잘 모른다. 항진된 압통은 두통 발작 사이에도 있으며 두통 발작 도중에는 더 항진되며, 두통의 강도와 빈도에 따라 증가하며, 병태생리학적으로 중요한 소견이다. 통증이 반복적으로 발생하면 근막조직이 변화되어 새로운 삽화발생의 역치가 감소되고 동시에 중추신경계의 회로가 활성화되어 통각신경의 장기강화와 항통각계의 기능이 저하되어 만성화로 진행된다.

삽화긴장형두통은 환경적인 영향이 기여할 것으로 보이는 반면, 만성긴장형두통은 유전적인 요인이 더 중요할 것으로 보인다. 긴장형두통은 편두통에 비해 유전적인 경향이 적다고 알려져 있으나 아직 어떠한 기전으로 왜 발생하는지 그리고 어떤 경과를 보이는지 등에 대한 연구가 부족한 실정이다. 소아청소년에서 긴장형두통은 여러 스트레스와 관련이 있고 학교에서의 여러 요인들과 관련이 있는 것으로 알려져 있지만 잘 연구되어 있지는 않다.

5. 임상증상

소아청소년의 긴장형두통은 아픈 정도가 심하지 않아서 두통 때문에 생활에 지장을 초래하는 경우가 많지 않기 때문에 부모들의 관심이 적고 진찰을 위해 병원을 찾는 경우가 적다. 소아청소년의 긴장형두통의 증상은 성인과 비슷하다. 긴장형두통은 서서히 시작되고 흔히 오후에 시작되며, 가끔 경미한 구역, 빛공포증, 소리공포증이 있을 수 있으나 한 번에 한 개 이상 동반되지 않고 구토는 동반되지 않는다. 긴장형두통 환자는 편두통 환자처럼 통증 완화를 위해 어둡고 조용한 방에서 쉬려는 경우가 적으며, 구역, 구토로 힘들어 하지 않는다. 지속시간은 다양하여 5~30분으로 짧을 수도 있고 48시간 이상 지속될 수도 있다. Gallai 등은 소아청소년 긴장형두통의 36.7%에서 지속시간이 30분 이하였다고 보고하였다. 최소 10회 이상의 빈번한 두통이 있고, 통증 지속시간의 진단기준은 30분에서 7일까지이다. 전형적으로 이 두통은 통증 위치가 넓고 아픈 정도가 경미하며, 발생위치는 57~86%에서 양측성이다. 어린 소아는 청소년에 비해 통증 발생위치를 정확히 표현하기가 어렵기 때문에 청소년기에 부합되는 기준이라 할 수 있다. 두통의 양상은 누르거나 조이는 느낌인 경우(74%)가 박동성(16%)보다 많다. 일상생활에 의해 악화되거나 지장을 주는 경우가 적다. 소아의 15%에서 일상적인 신체활동에 의해 두통이 악화되었다는 보고가 있다. 두통의 강도는 소아 긴장형두통 환자의 75%에서 중등도 이하의 두통 강도를 보인다. 두통의 심한 정도는 빈도의 증가와 의미 있게 연관되어 증가되며, 하루 중 다양하게 심해졌다 약해졌다 하며 완전히 사라지지 않고 하루 종일 지속되는 경우가 많다. 아주 심한 긴장형두통은 매일 혹은 거의 매일 아프고 통증은 주로 이마, 머리꼭대기, 머리양쪽에서 있으며 비박동성으로 발생한다. 환자가 긴장형두통과 편두통을 둘 다 가지고 있는 경우는 만성편두통chronic migraine으로 전이될 가능성이 높다.

긴장형두통의 진단은 편두통이 동반된 긴장형두통 환자에서는 더 복잡하다. 흔히 편두통의 진단기준에 완전히 만족하지 않을 때 긴장형두통이 진단되는 경우가 많다. 성인에서와 마찬가지로 소아청소년에서도 두통의 증상이 다양하여 두 질환을 증상만으로 진단하기 어렵기 때문에 편두통으로부터 긴장형두통을 분리하여 인지할 수 있는 특수한 생물표지자가 필요하다.

흔히 기질적 질환이 질병 특이의 증상 없이 긴장형두통으로 나타날 수 있으므로 원발두통의 진단을 위해서는 이차두통secondary headache을 배제해야 한다. 긴장형두통의 특성을 가진 새로운 두통이 두통의 원인이 될 수 있다고 알려진 다른 질환과 밀접한 시간연관성을 가지고 처음으로 발생하였거나, 그 질환이 원인이라는 다른 진단기준을 충족할 때, 그 원인 질환에 기인한 이차두통으로 분류한다. 기존의 긴장형두통이 이러한 두통의 원인 질환과 밀접한 시간연관성을 가지고 만성이 된 경우에는 처음의 긴장형두통의 진단과 이차두통의 진단이 모두 내려져야 한다. 만약, 이전부터 있던 긴장형두통이 원인 질환과 밀접

한 시간연관성을 가지고 악화(보통 빈도와/또는 강도가 2배 이상 증가된 경우를 의미함)되었을 때에는 그 질환이 두통을 유발할 수 있다는 유력한 근거가 있다는 조건에서 처음의 긴장형두통의 진단과 이차두통의 진단이 함께 내려져야 한다. 약물과용이 있는 만성긴장형두통은 밀접한 시간연관성을 밝히기 어려운 경우가 종종 있다. 이러한 경우 만성긴장형두통과 약물과용두통의 진단이 모두 내려져야 한다.

긴장형두통의 진단을 위해서는 체계적인 병력청취, 두통에 대한 병력청취와 일반진찰 및 주의 깊은 신경학적 진찰을 하여야 이차 원인을 배제하고 정확한 진단을 할 수 있다. 두통일기 등을 포함한 병력청취와, 혈압, 안저검사 등 철저한 신경학적 검사가 기저질환을 암시한다면 신경영상검사를 하여 이차두통을 배제해야 한다. 최근에 갑자기 발생한 심한 두통이 있거나 두통의 양상이 변하였거나, 경련이 있거나 신경학적 진찰에서 이상이 있다면 반드시 신경영상검사를 고려해야 한다. 평가에 의해 다른 원인에 의한 것이 아니고 긴장형두통으로 진단된다면 뇌종양 등이 아닌 두통이라고 안심시키는 것이 중요하다.

6. 치료

소아청소년에서 긴장형두통은 만성긴장형으로 진행될 수 있다. 만성긴장형두통은 학교 결석, 학업수행 능력을 떨어뜨리고, 사회적 부적응, 친구나 가족과 관계를 나쁘게 하는 등의 삶의 질에 나쁜 영향을 줄 수 있다. 이런 나쁜 영향을 줄이기 위해서는 통증의 심한 정도와 두통에 의한 장애의 정도에 따라 환자 개

개인에 맞는 치료를 단계적으로 고려해야 한다. 통증을 없애기 위한 급성기 약물치료, 고빈도 혹은 만성 긴장형두통 치료를 위한 예방약물치료 및 행동치료가 적절하게 이루어져야 한다. 하지만 아직까지 병태생리가 완전히 밝혀져 있지 않고 소아청소년에서 긴장형두통 치료 지침에 대한 연구나 확실한 근거가 부족하여, 긴장형두통의 정립된 치료방법은 없는 실정이다. 좋은 치료효과를 기대하기 위해서는 정확한 진단을 하고 두통의 유발인자와 동반이환된 질환이 있는지 편두통이 동반되어 있는지를 알아내는 것이 중요하다. 종이를 이용한 두통일기나 스마트 앱을 통한 전자일기는 보다 정확한 두통의 빈도, 지속시간, 심한 정도, 유발요인, 두통에 의한 장애, 약물의 횟수를 알

수 있어 치료를 위한 정보를 얻는데 도움을 줄 뿐만 아니라 치료 후 효과를 판단하는데도 유용하기 때문에 적극적으로 작성하게 하고 활용하여야겠다.

소아청소년의 저빈도삽화긴장형두통은 저절로 좋아지는 경우가 많고 대부분 일차적 치료에 잘 반응한다. 하지만 두통이 더 빈번해지거나 진통제에 잘 반응하지 않는 경우는 약물을 과다하게 복용하여 고빈도삽화긴장형두통이 되거나 약물과용두통으로 의사를 찾아오는 경우가 많기 때문에 치료에 어려움이 있다. 소아청소년에서는 긴장형두통과 편두통의 증상을 구별해서 진단하기도 어렵고 편두통을 동반하고 있는 경우가 많으며, 긴장형두통이 편두통으로 진행하거나 편두통이 긴장형두통으로 진행하기도 한다. 그래서 긴장형두통의 치료는 편두통 치료와 중복되는 경우가 많다. 소아청소년에서 삽화긴장형두통은 급성기 약물치료와 비약물적 예방치료를 하고, 고빈도삽화긴장형두통과 만성긴장형두통은 두통이 있을 때는 급성기 약물치료를 하고, 예방적 약물치료와 비약물적 치료를 병합해서 치료한다(표 22-1).

표 22-1 **소아 긴장형두통의 치료**

급성기 약물치료

ibuprofen, acetaminophen, naproxen sodium, ketorolac, 근이완제, 선택적 COX-2억제제

예방적 약물치료

amitriptyline, flunarizine, topiramate, divalproate sodium, cyproheptadine, tizanidine, flupintine

비약물적 치료

교육: 약물복용 증진과 두통치료에 대한 부모와 환자 교육

생활방식 변화: 적당한 수분, 규칙적인 수면, 운동, 식사

생체행동요법

이완훈련

생체되먹이기 훈련

체온생체되먹임

근전도생체되먹임

인지행동요법: 스트레스 조절

---

1) 급성기 약물치료

급성기 치료의 목표는 삽화성 두통이 발생할 때마다 즉시 약을 복용하여 최대한 빨리 두통이 완전히 사라져 일상생활로 돌아가게 하는 것이다. 급성기 치료의 중요한 점은 두통이 시작되었을 때 아이가 두통을 빨리 인식하여 부모나 선생님에게 알려 두통 시작 시기에 약물을 복용하는 것이다. 하지만 어린 소아들은 두통 발생을 잘 알지 못하거나 두통이 심하지 않으면 계속 놀거나, 하던 일을 지속하는 경우가 많아

서 약 복용이 조기에 안 되는 경우가 많기 때문에 주의 깊은 관심이 필요하다. 급성기 약물치료를 성공적으로 하기 위해서는 편두통처럼 약물은 가능한 한 빨리 복용해야 하고, 적절한 양을 복용하여 기대하는 효과를 얻을 수 있도록 하고, 1주일에 3회 이상 복용하지 않도록 하여야 한다. 적절한 용량을 복용하지 않으면 기대하는 효과를 얻을 수 없으며, 약을 자주 복용하게 되고 과다 복용하게 되어 약물과용두통이 되기 쉽다.

소아청소년에서 삽화긴장형두통의 급성기 약물치료로 흔히 ibuprofen 혹은 아세트아미노펜 같은 단순 진통제가 사용되고 있으며, 안전하고 효과적인 약물이다. 아스피린은 15세 이하의 소아에서 라이증후군과 관련성 때문에 권하지 않는다. 아세트아미노펜은 두통 발생 시 15 mg/kg/dose을 복용하고, ibuprofen은 7.5~10 mg/kg/dose을 복용한다. 아세트아미노펜, 아스피린, ibuprofen 등의 진통제, 카페인, 진정제, 혹은 항구토제 등 두 가지 이상 성분의 복합제제는 소아와 청소년에게는 가능한 투여하지 않는 것이 좋다. 소아청소년에서 복합제를 복용하면 약물과용두통을 일으키기 쉽고, 삽화성 두통이 만성으로 전환되는 위험이 높으며 복합성분에 대한 의존이 발생되기 쉽다. 특히 긴장형두통 환자는 약물을 과다 복용하기 쉽기 때문에 사용을 제한해야 하며, 만약 사용 시에는 처방에 의해 복용하게 해서 사용횟수를 제한해야 한다.

Naproxen sodium은 강력한 진통, 항염, 해열작용이 있으며, 흡수가 빨라서 1시간 이내에 최고 혈중농도에 도달하여 신속한 진통효과를 나타낸다. Naproxen sodium 550 mg을 투여한 군은 아세트아미노펜 650 mg 투여군과 위약군보다 더 효과적이고, naproxen 375 mg을 투여한 군은 위약군보다 더 효과적이었

으나 아세트아미노펜 1,000 mg 투여군과는 비슷한 효과를 보였다. 주사용 ketorolac은 60 mg을 삽화긴장형두통 환자에게 근주하였을 때 30분에서 1시간 뒤 진통효과가 위약군보다 더 좋았다. 소아청소년에서 ketorolac은 0.5 mg/kg(최대량 30 mg)을 근육이나 정맥으로 주사한다. 근이완제muscle relaxant도 도움이 되지만 아직은 증거가 부족하고 습관성이 될 수 있으므로 급성기 약물치료로는 고려되지 않는다. 긴장형두통의 치료로 트립탄의 역할은 명확하지가 않지만, 편두통이 있는 환자가 긴장형두통이 있는 경우에는 트립탄이 유용하다. 선택적 COX-2 억제제는 고전적 비스테로이드소염제의 혈소판 기능부전이나 위장관 부작용이 없는 약물로 편두통 환자에서 사용되고 있으며, 긴장형두통에도 시도할 수 있다.

2) 예방적 약물치료

고빈도삽화긴장형두통과 만성긴장형두통은 학교, 집, 사회 활동에 많은 지장을 초래한다. 학생을 대상으로 한 연구나 두통전문 클리닉에 방문한 소아청소년을 대상으로 한 연구에서 긴장형두통에 의한 장애 정도는 편두통보다 낮았다. 학생들을 대상으로 한 연구에서는 7% 정도에서 등급 2 이상의 장애를 보였고, 환자를 대상으로 한 연구에서는 32% 정도에서 등급 2 이상의 장애를 보였다. 긴장형두통의 예방적 약물치료는 편두통에서 사용되는 일반적인 원칙과 치료 약물이 적용되어 사용되고 있다. 만성긴장형두통 치료에 흔히 사용되는 약물은 항우울제, 항뇌전증약, 근이완제 등이 있다. 아미트리프틸린은 긴장형두통에서 가장 흔히 사용되는 효과적인 약물이다. 아미트리

프틸린은 적은 용량(0.25 mg/kg/일)으로 시작하여 2주 간격으로 0.25 mg/kg/일 씩 서서히 증량하고, 용량을 올리는 동안에 효과가 있으면 그 용량으로 유지하고, 부작용이 나타나면 용량을 줄이거나 다른 약물로 대치한다. 유지 용량은 일반적으로 1 mg/kg/일을 투여하고, 잠자기 2~3시간 전에 복용하는 것이 좋다. 아미트리프틸린의 효과는 치료 용량의 첫 주에 보이기 때문에, 유지 용량 투여 후 3~4주 후에도 효과가 없다면 다른 예방약물로 바꾸는 것을 고려해야 한다. 다른 약물로는 칼슘통로차단제인 flunarizine (5~10 mg/일), 항뇌전증약인 토피라메이트 (1~3 mg/kg/일)와 divalproate sodium (15~20 mg/kg/일), 항히스타민제인 사이프로헵타딘(0.2~0.4 mg/kg/일)이 사용된다. 이러한 예방적 약물치료는 긴장 완화 같은 스트레스 완화 요법과 같이 하면 더 효과적이다. 중추신경계에 작용하는 근이완제(tizanidine 등)는 항우울제에 효과가 없는 환자에게 사용해 볼 수 있다. Flupintine은 비마약성진통제로 최근 유럽에서 6세 이상에서 두통 치료제로 허가된 약물이며, 미국에서는 허가되지 않았다.

긴장형두통에서 예방적 약물은 편두통에서와 마찬가지로 치료 6개월 후에 서서히 용량을 줄여서 중단한다. 그러나 만성긴장형두통 환자들은 약물을 중단한 후 많은 환자에서 다시 재발하기 때문에 장기간 약물을 복용하는 경우가 많다.

3) 비약물적 예방치료

소아청소년의 긴장형두통을 위한 비약물적 예방치료는 두통 치료와 약물 요법 효과를 증대시키기 위해서 중요하다. 환자와 부모에게 교육을 통하여 질병을 잘 이해하도록 한다. 환자의 생활 방식을 평가하여 두통을 유발하는 스트레스 요인을 찾는 것도 중요하다. 소아청소년의 긴장형두통은 정신적 스트레스를 가지고 있는 경우가 많으며 부모에 의해서 의심된다고 해도 소아에서는 알아내기도 어렵고 확진 하기는 더욱 어렵다. 만성긴장형두통인 경우 환자의 25% 정도에서 임상적으로 정신과적 평가와 치료가 필요하며, 정신과적 문제가 동반된 경우에는 전문가의 상담 치료가 필요하다. 환자의 생활방식 개선이 두통 치료에 도움이 되며, 충분한 수분 섭취, 적절한 시간의 규칙적인 수면, 일주일에 3회 이상 약 30분 정도의 규칙적인 운동과 균형잡힌 규칙적인 식사를 함으로써 생활방식 개선을 할 수 있다.

생체행동요법은 이완훈련relaxation training, 생체되먹이기 훈련biofeedback training, 인지행동요법cognitive behavioral therapy이 있으며, 이들을 복합적으로 적용하면 더 효과적이다. 소아청소년 긴장형두통의 장기적 치료요법에는 근전도생체되먹임EMG biofeedback과 이완요법을 병합하면 더 효과적이다. 삽화긴장형두통은 소아신경 전문의에 의한 단기 행동요법도 효과적인 방법이다. 학교에서 학업수행능력의 저하, 학원의 부담, 교사나 동료와의 관계 문제, 집에서 형제나 부모와의 관계 문제를 잘 파악하여 해결함으로써 치료가 쉽게 될 수 있기 때문에 소아신경 전문의는 꼭 병력 청취할 때 환자의 스트레스를 알아내도록 노력해야 한다.

7. 동반질환

긴장형두통에 동반이환된 질환이나 동반된 상태는 뇌전증이나 정서 및 심리적 문제, 학대, 저혈압 등이 있다. 신체적, 정서적, 정신적 학대, 부모의 이혼 등의 학대를 받은 소아는 빈번한 두통을 가질 확률이 2배가 된다. 만성매일두통chronic daily headache이 있는 10~17세 122명의 소아를 대상으로 한 연구에서 만성매일두통이 있는 소아청소년은 6.5%에서 학대가 있었고 이는 성인(>20%)보다는 낮았지만 일반(0.012%)에 비해서는 매우 높았다. 학대를 받은 소아는 쉽게 우울증에 빠지고 심리적 상태가 불안하고, 더 심하게 자주 아프다. 우울증상이 있거나 두통에 의한 장애가 심한 소아청소년 두통 환자를 평가할 때는 학대에 대한 평가를 꼭 염두에 두어야 한다. 성인에서 혈압과 두통은 역상관 관계가 증명되어 있으며, 청소년에서도 성인에서와 동일하다. 수축기 혈압은 반복적인 두통과 긴장형두통과는 의미있게 역상관 관계가 있지만 편두통은 관계가 없다. 이는 두통 환자의 치료로 예방적 약물을 선택할 때 고려되어야 할 사항이다. 성인에서 편두통과 뇌전증과의 관계는 잘 알려져 있다. 소아청소년에서는 소수의 연구에서 비슷한 결과의 관계가 보고되었다. 두통이 있는 18세 이하의 1,795명을 대상으로 한 연구에서 두통과 뇌전증 둘 다 있는 경우가 3.1%이었고 편두통이 긴장형두통보다 3.2배 높았다. 반대로 뇌전증이 있는 소아는 편두통이 있을 확률이 4.5배 높았으며, 청소년근간대뇌전증은 편두통이 있을 확률이 4.4배(무조짐편두통 3.6배, 조짐편두통 7.3배)이고 긴장형두통은 3.4배 높다. 소아 뇌전증 환자 229명을 대상으로 한 연구에서 두통이 동반된 경우는 37.6%로 매우 높았으며, 편두통이 27.9%이었고 긴장형두통은 4.8%이었다. 소아청소년에서 긴장형두통을 치료할 때도 뇌전증 동반여부를 확인하고 치료를 계획해야겠다. 두통이 있는 6~11세 소아 1,308명을 대상으로 한 연구에서 10.9%의 소아에서 부모와 관련된 정서적 문제와 불안을 보고하였다. 이러한 정서적 요인들이 소아청소년 두통의 시작에 중요함을 인식하고 이에 대한 병력청취와 함께 치료에 있어서 반드시 고려해야겠다.

8. 예후

소아청소년에서 긴장형두통에 대한 장기간에 걸친 연구 보고가 없기 때문에 예후에 대한 정보는 부족하다. 저빈도삽화긴장형두통은 누구나 한번쯤은 경험할 수 있는 형태이고, 대개 환자 개인에게 별다른 영향을 주지 않고 전문적인 의학적 접근도 필요하지 않으나, 고빈도삽화긴장형두통은 상당한 장애를 초래할 수도 있고 고가의 약물치료가 필요하기도 하다. 만성긴장형두통은 심한 삶의 질 저하와 높은 장애 정도를 유발하는 심각한 질환이다.

삽화성에서 만성으로 진행할 수 있는 위험인자는 보고된 적이 없다. 만성긴장형두통은 때때로 우울증 같은 동반질환질환을 가지고 있는 경우가 있어 치료도 어렵고, 환자를 다루기도 어렵다. 두통은 학교, 집 생활, 놀이 및 레저 활동에 지장을 초래하고, 나이가 많을수록 심하다. 편두통인 경우와 잦은 두통이 있는 경우, 병력기간이 긴 경우가 두통에 의한 장애가 심할 수 있는 예측인자이므로 이들을 염두에 두고 두통을 조기에 진단하여 적절한 예방치료를 한다면, 두통에 대한 장애를 줄이고, 소아 청소년의 삶의 질을 높일 수 있을 것이다.

참고문헌

1. Abu-Arafeh I. Chronic tension-type headache in children and adolescents. *Cephalalgia* 2001;21:830-836.

2. Ahn JY, Rho YI. Headache-related disability and predictor of disability in children and adolescents. *J Korean Child Neurol Soc* 2015;23:85-90.

3. Anttila P, Metsahonkala L, Aromaa M, et al. Determinants of tension-type headache in children. *Cephalalgia* 2002;22:401-408.

4. Anttila P, Metsahonkala L, Mikkelsson M, et al. Muscle tenderness in pericranial and neck-shoulder region in children with headache. A controlled study. *Cephalalgia* 2002;22:340-344.

5. Anttila P. Tension-type headache in childhood and adolescence. *Lancet Neurol* 2006;5:268-274.

6. Bendtsen L. Central sensitization in tension-type headachepossible pathophysiological mechanisms. *Cephalalgia* 2000;20:486-508.

7. Fuh JL, Wang SJ, Lu SR, Liao YC, Chen SP, Yang CY. Headache disability among adolescents: a student population-based study. *Headache* 2010;50:210-218.

8. Gallai V, Sarchielli P, Carboni F, et al. Applicability of the 1988 IHS criteria to headache patients under age of 18 years attending 21 Italian headache clinics. *Headache* 1995;35:146-153.

9. Hershey A, Kabbouche M, Powers S. Tension-type headache in the young. *Curr Pain Headache Rep* 2006;10:467-470.

10. Hershey AD, Powers SW, Bentti AL, Degrauw TJ. Effectiviness of amitriptyline in the prophylactic management of childhood headaches. *Headache* 2000;40:539-549.

11. Holroyd KA, O'Donnell FJ, Stensland M, Lipchik GL, Cordingley GE, Carlson BW. Management of chronic tension-type headache with tricyclic antidepressant medication, stress management therapy, and their combination: a randomized controlled trial. *JAMA* 2001;285:2208-2215.

12. Jensen R: Pathophysiological mechanisms of tension-type headache: a review of epidemiological and experimental studies. *Cephalalgia* 1999;19:602-621.

13. Lampl C, Marecek S, May A, Bendtsen L. A prospective, open-label, long-term study of the efficacy and tolerability of topiramate in the prophylaxis of chronic tension-type headache. *Cephalalgia* 2006;26:1203-1208.

14. Larsson B, Carlsson J, Fichtel A, Melin L. Relaxation treatment of adolescent headache sufferers: results from a school-based replication series. *Headache* 2005;45:692-704.

15. Rho YI, Chung HJ, Lee KH, Eun BL, Eun SH, Nam SO, et al. Prevalence and clinical characteristics of primary headaches among school children in South Korea : a nationwide survey. *Headache* 2012;52:592-599.

16. Seshia SS, Abu-afrafeh I, Hershey AD. Tension-type headache in adolescence and childhood: The Cinderella of headache disorders! *Can J Neurol Sci* 2009;36:687-695.

23

소아 이차두통

이윤진

두통은 소아 및 청소년기에 흔한 질환이다. 대략 우리나라 초등학생의 21%, 중학생 32%, 고등학생 38%가 두통을 호소하며, 학교·일상생활에 지장을 주는 가장 흔한 질환 중의 하나이다. 두통 발생의 급성 여부 및 심한 정도에 따라 일차 진료 기관을 비롯한 응급실 방문도 상당히 많은 편이다. 소아 두통은 기저 질환에 따라 편두통migraine이나 긴장형두통tension-type headache과 같은 원발두통primary headache과 어떤 원인 질환에 의한 이차두통secondary headache으로 분류할 수 있다. 소아 이차두통의 원인으로는 상기도 감염, 독감, 부비동염, 가벼운 두부 외상과 같이 생명에 위협되지 않는 질환들이 대부분을 차지한다. 하지만 위험한 두개내 질환intracranial disease의 증상으로서, 급성 혹은 만성 두통을 호소하는 경우도 (0.4~4%) 발생한다. 소아 이차두통에 연관된 두개내 질환은 표 23-1과 같다. 소아 이차두통을 조기에 진단

표 23-1 **소아 두통을 유발시키는 병적인 두개내질환**

- 감염
- 종양
- 낭종 혹은 낭종의 파열
- 출혈
- 뇌졸중
- 뇌정맥혈전증
- 경막하삼출
- 동맥 박리
- 두개내압상승

하는 것은 매우 어렵지만, 두통과 연관된 증상에 대해 자세한 병력과 신경학적 진찰을 통해 이차두통 원인의 진단적 접근을 진행할 수 있다. 아울러 소아 두통 환자들에서 즉각적인 뇌영상검사가 필요한 적응증을 숙지하고 있어야 한다.

1. 병력에 대한 문진

일반적으로 편두통 및 긴장형두통과 같은 원발두통 뿐만 아니라, 소아 이차두통의 원인 진단을 위해서는 두통에 중점을 둔 병력청취headache-specific history과정이 진단의 첫 번째 단계이자 핵심이다(표 23-2). 병력청취 과정에서 몇 가지 적신호red flag sign이 있다(표 23-3). 이들 중, 한 가지 이상 소견을 보이는 환자들은 두개내 기저 질환에 대한 고위험군일 가능성이 있다.

2. 신체 및 신경학적 진찰

두통을 호소하는 소아들에서 전반적인 신경학적 진찰은 필수적이며 혈압, 체중, 머리둘레도 측정해야 한다. 어린 소아나 협조가 안 되는 소아에서 검사하기는 어려울 수 있지만, 다음에 기술된 영역의 주의 깊은 검사가 시행되어야 한다. ① 혈압 및 맥박, ② 신장, 체중, 두위 측정, ③ 두부, 경부, 척추 부위의 진찰 및 촉진, ④ 안저검사(유두부종 여부), ⑤ 뇌신경 검사, ⑥ 소뇌기능 검사, ⑦ 운동, 감각, 반사 검사.

두개내압 상승이 의심되는 상황에서는 진단적 접근이 지연되지 않아야 하므로, 진찰 과정에서 경고 징후들red flags을 놓치지 않도록 유념해야 한다. 두개내 병변을 의심할 수 있는 사항들로는 의식상태 변화, 유두부종, 운동실조 같은 국소 신경학적 이상소견들이다(표 23-4). 진찰 과정에서 주의할 점은 첫째, 개개인의 진찰 소견의 다양성이 있고 둘째, 두개내 질환의 초기에는 증상의 기복이 있음을 고려해야 한다.

표 23-2 두통 관련 병력 청취의 핵심사항

- 통증 발생 시기
- 통증 지속 시간
- 통증의 부위, 특성 및 강도
- 선행하는 증상
- 조짐의 여부
- 동반 증상
- 일상 생활의 지장 여부
- 악화 및 완화 요인
- 유발 요인
- 치료에 대한 반응
- 가족력
- 최근 외상 여부
- 학교 및 가정 환경의 변화, 생활 습관의 변화
- 전반적인 건강 상태

표 23-3 소아두통 환자의 병력청취에서 경고사항들

- 갑작스런 극심한 두통(이전에 경험하지 못한 심한 두통)
- 통증의 급격한 변화 혹은 점진적으로 악화되는 두통
- 이른아침두통
- 후두부두통
- 야간 수면 중 두통으로 깨는 경우, 수면으로 경감되지 않는 두통
- 기침, 쪼그려 앉기, 발살바 수기, 운동 등으로 악화되거나 유발되는 두통
- 신경학적 이상 소견이 동반되는 경우
  - 안면통증, 경부통증 혹은 강직, 구토
  - 의식변화 혹은 경련
  - 운동 혹은 감각 이상, 뇌신경 이상, 소뇌기능 이상
  - 다뇨증, 다음증
- 5세 이하의 두통
- 이전에 진단된 원발두통에서 두통 양상이 달라진 새로운 두통
- 면역체계이상, 암환자 및 뇌실복강단락을 실시한 환자의 두통
- 두통의 가족력이 없는 두통
- 한 곳에서만 지속적으로 반복되는 편측성 두통

따라서 어느 한 시점에 결론을 내리기 보다는, 정기적인 추적검사 및 재평가를 하는 것이 진단에 오류를 피할 수 있다.

3. 신경영상검사

병력 청취 및 신경학적 진찰 과정에서 두개내 병변의 징후와 증상을 보이는 소아는 신경영상검사neuroimaging를 신속히 시행하여야 한다. 대부분 소아뇌종양은 급격하게 새로 생긴 두통이거나 만성 진행 두통 형태를 나타낸다. 통증 부위는 후두부인 경우가 많고, 대개 3~4개월 이내에 두통 외에 다른 신경 증상이 발생한다. 종양으로 인한 뇌압 상승(유두부종, 머리 둘레 증가), 뇌신경 및 운동신경 이상(시야, 안구운동 검사, 복시, 구역질 반사, 연하 장애, 보행 장애 등), 뇌실질 이상(경련, 성격변화 등), 뇌막 자극 증상(경부강직 등)을 관찰하여 이상이 있으면 영상학적 검사를 시행해야 한다(표 23-5).

뇌 MRI가 소아 두통에서 가장 진단적인 가치가 있는 검사방법이다. CT에 비해 뇌의 백질-회백질 구분 및 연부조직 조영증강 소견이 훨씬 우월하다. 또한 CT 촬영의 방사선 조사량도 소아 환자들에서 고려해야 할 점이다. 하지만 응급실에서 뇌출혈이나 뇌공간점유성 병변의 신속한 진단이 필요할 때, 그리고 심장박동기 삽입된 환자들의 경우에는 CT 촬영을 우선적으로 시행하게 된다.

표 23-4 **소아두통 환자의 신경학적 진찰에서 경고사항들**

- 의식상태 변화 및 지남력 장애
- 뇌신경 이상 소견
- 비정상적인 안구 운동
- 유두부종, 동공반사 이상
- 운동실조, 보행 장애, 손발협조기능 저하
- 고혈압 혹은 심계항진, 두근거림
- 국소 신경학적 이상소견(운동실조, 복시, 유두부종, 국소위약감 혹은 마비)
- 머리둘레 증가
- 두개 잡음
- 성장 이상
- 조대 및 미세 운동발달의 변화 및 악화
- 사춘기 변화에 이상(성조숙증, 사춘기 지연)

표 23-5 **소아두통 환자에서 신경계 영상 검사의 적응증**

1. 비정상적 또는 국소 신경학적 징후가 동반될 때
- 복시, 시야 및 안구운동 이상, 보행장애, 연하장애

2. 소아기 원발두통과 다른 양상
- 최근에 발생한 극심한 두통
- 자는 도중 또는 깨어나자마자 발생하는 두통
- 만성 진행 두통(빈도, 지속시간 및 강도의 악화)
- 비전형적인 조짐 증상(기저 편두통, 편마비 편두통)

3. 뇌막 자극 증상: 기침에 유발되는 두통

4. 뇌실질 이상 증상: 경련, 의식 저하가 동반되는 두통

5. 두개내압 증가 소견: 구토, 기상 시 두통

6. 심각한 두부 외상에 동반된 두통

7. 기타
- 편두통 가족력이 없는 소아 편두통
- 6세 미만의 두통을 잘 표현 못하는 아동
- 뇌실복강단락을 가지고 있는 소아

4. 소아 이차두통의 다양한 원인들

국제두통학회의 국제두통질환분류 제 3판 베타판 ICHD-3β에서는 이차두통을 총 8개의 질환군으로 분류하고 있다(표 23-6). 이들 중 흔한 원인 질환 혹은 상태에 대해 살펴보고자 한다.

1) 감염에 기인한 두통

소아 및 청소년에서 두통으로 응급실에 방문하는

표 23-6 이차두통의 분류(ICHD-3β)

- 머리와 목의 외상 또는 손상에 기인한 두통
- 두개 또는 경부의 혈관질환에 기인한 두통: 동정맥기형, 뇌경색증, 비외상성 뇌출혈 등
- 비혈관성 두개내질환에 기인한 두통: 고뇌척수액압, 저뇌척수액압, 비감염성 염증병, 두개내 신생물, 뇌전증발작, 1형키아리기형 등
- 물질 또는 물질금단에 기인한 두통: 음식알레르기, 독극물, 약물(일산화탄소, 중금속)
- 감염에 기인한 두통: 수막염, 뇌염, 뇌농양, 기생충질환 등
- 항상성 질환에 기인한 두통: 동맥고혈압, 수면무호흡증후군, 저산소증/고이산화탄소혈증, 갑상샘저하증, 공복, 심장두통
- 두개골, 목, 귀, 코, 부비동, 치아, 입 또는 기타 얼굴 및 경부 구조물의 질환에 기인한 두통 또는 얼굴 통증: 부비동염, 눈 굴절 이상, 측두하악골 접합 부전
- 정신과질환에 기인한 두통: 신체화장애, 정신증장애 등

경우, 호흡기 감염, 부비동염, 바이러스감염 등 감염 원인이 가장 흔하게 알려져 있다. 무균수막염aseptic meningitis은 감염성 혹은 비감염성 원인에 의해 유발되는데, 바이러스가 가장 흔한 원인이라고 할 수 있다. 두통은 대개 중등도 이상이고 이마부위와 안구 뒤쪽으로 나타나는데, 주로 어린 소아에서 여름과 초가을 사이에 많이 발생한다. 원인은 대부분 장바이러스이고, 그 외에 단순헤르페스바이러스, 아르보바이러스, 홍역바이러스, 아데노바이러스, 볼거리바이러스 등이다. 엡스타인-바바이러스EBV는 이상한 나라의 엘리스 증후군같은 증상을 일으킬 수 있다. 두통을 동반하는 전신감염질환으로는 인플루엔자나 아데노바이러스 감염 등이 있다.

2) 두개골, 목, 귀, 코, 부비동, 치아, 입 또는 경부 구조물 질환에 기인한 두통

급성세균부비동염은 일차의료기관에서 소아 상기도 감염의 약 6~18%를 차지하고, 접형동염(그림 23-1)은 전체의 약 3%지만, 소아청소년기에 임상적으로 중요하다. 급성 혹은 만성 부비동염은 거의 화농성 비루와 기침 등의 증상을 동반하지만 발열은 일정하지 않다. 부비동 자체는 통증에 덜 민감하며, 부비동과 관련한 통증은 충혈이나 염증의 비구조물에 기인한다. 두통은 보통 깊고, 묵직한 둔통이고, 차있는 느낌이 동반되지만 구역, 구토는 거의 동반하지 않는다. 기전은 대기압의 변화와 통증에 민감한 부비동벽의 자극 때문이다. 머리를 숙이거나 몸을 앞으로 구부리거나, 코를 푸는 것은 부비동의 배액을 방해하고 부비동의 울혈을 일으켜 두통을 악화시킨다. 두통이

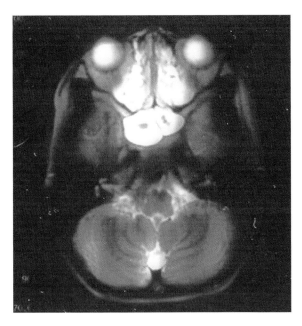

그림 23-1   MRI T2강조영상에서 보이는 양측 접형동염

비폐색, 비분비물의 증가 등의 특징적인 코 질환과 동반되어 있을 때 추정과 확진은 쉬워진다.

눈이나 눈 주위 통증은 흔한 증상이지만, 대부분의 안과적인 치료가 필요한 질환은 각막 혼탁, 충혈, 돌출, 복시 및 시력소실 등의 안구증상을 동반한다. 그러나 예외적으로 급성폐쇄각녹내장의 초기, 시력 소실이 있기 전 시기의 급성 시신경염optic neuritis, 자각 증상이 없는 후부 공막염, 아급성폐쇄각녹내장 등의 경우는 특징적인 눈의 증상이 없이 비특이적인 두통만을 호소할 수 있다. 두통을 주소로 내원하는 환자에서 통증의 양상에 대한 자세한 병력 청취로 직접검안경을 포함한 기본적인 안과검사를 시행해야 한다. 난시, 굴절이상 및 사시와 같은 시력의 이상은 흔히 재발성 두통의 원인으로 생각되지만 실제로는 드물다.

귀의 질환이 이통의 동반 없이 두통을 일으키는 경우는 드물고 이개, 외이도, 고막 또는 중이의 구조적 병변에 의해 두통을 동반한 원발 이통이 발생한다. 전체 이통의 약 50%만이 외이나 중이의 구조적인 병소에 의한 것이며, 그 외는 방사통으로 이통이 나타날 수 있다. 치주질환은 소아에서 드물지만 진찰 시 치아에 농양이 있는지를 살펴보아야 한다. 치아의 교합장애malocclusion와 턱관절이상은 소아에서 드물게 본다. 류마티스관절염에 기인한 측두 하악골 관절의 통증은 대개 양측성이며, X선 검사에서 이상을 보일 경우 진단이 가능하다.

3) 항상성 질환에 기인한 두통

수면관련 상기도폐쇄는 단순코골이primary snoring, 상기도저항증후군upper airway resistance syndrome, 폐쇄수면무호흡증후군obstructive sleep apnea syndrome 의 세 가지로 나눈다. 상기도저항증후군은 코골이 환자 중 상기도의 부분적인 폐쇄로 수면장애나 주간의 증상을 야기하는 군으로 가스교환의 이상은 없으면서 수면다원검사상 수면의 단절을 보인다. 소아폐쇄수면무호흡증후군은 상기도폐쇄가 반복적으로 일어나고 산소포화도가 감소하며, 고이산화탄소혈증을 동반하는 경우이다. 소아코골이와 수면무호흡증의 가장 흔한 원인은 편도와 아데노이드 비대증으로 임파선의 과도한 증식 때문이다. 대개 4세에서 6세에 걸쳐 비대가 심하게 나타나서 폐색으로 인해 편도-아데노이드 절제술을 시행받는 환자의 평균연령은 4.8~8세라고 한다. 수면무호흡두통은 만성긴장형두통chronic ten-sion-type headache과 유사한 매일두통의 양상이고 아침에 더 심하고, 기상 후 30분 정도 경과하면 점차로 호전된다. 그 외에, 저산소증, 동맥고혈압, 갑상샘저하증, 공복, 심장두통 및 기타 항상성 장애에 의한 두통으로 세분하였다.

4) 물질 또는 물질금단에 기인한 두통

산화질소제공자 유발두통은 일부 사람들에서 소시지, 베이컨, 햄처럼 가공 처리된 육류나 어육을 섭취한 후, 수 분내지 수 시간 후에 두통을 호소한다. 이를 핫도그두통이라고 하며, 식품에 첨가된 아질산염 및 질산염nitrates이 원인이다. 질산염은 아질산으로 환원되어야만 독성을 띠며, 혈색소와 작용하여 메트혈색소를 형성하기 때문이다. 두통은 전형적으로 양측성이며, 박동성으로 전두와 측두부에 위치한다. 음식 성분과 첨가제에 의해 유발된 두통이 있을 수 있는데 몇몇 음식물이나 식품에 포함된 첨가물이 편두통 환자나 일반인에서 두통을 유발할 수 있다. 치료 목적으로 사용하는 약제의 부작용으로 두통 발생이 가능한데 흔한 물질로서 아트로핀, 디기탈리스, disulfiram, 하이드랄라진, 이미프라민, 니코틴, 니페디핀, nimodipine 등이 있다. 두통의 특징이나 양상은 보통 둔하고, 지속적, 미만성 두통으로 중등도 이상의 통증을 보인다.

5) 뇌종양

소아두통 환자에서 보호자나 의사가 가장 염려하는 것이 뇌종양으로 성인과 차이점이 있다. 90% 이상의 학동기 소아들이 두통을 호소하지만, 그들 중 드물게 뇌종양이 발생한다. 10세 이하에서 표현을 잘

못하거나 가족이 잘 모르면 두통일기를 쓰는 것이 좋으며, 자세한 신경학적검사가 매우 중요하다. 두통 기간, 횟수, 심한 정도, 하루 중 발생시간 및 양상, 부위, 두통형태, 가족력, 두통 완화 혹은 악화 요인, 심리적 요인 등을 물어봐야 한다. 동반증상으로 체중감소, 시야 혹은 다른 신경학적 변화와 두통에 연관된 구토 등도 중요하다. 특정 증후군에서는 뇌종양 발생 빈도가 높기 때문에 관찰이 필요한데, 1형신경섬유종증 neurofibromatosis type 1은 저등급교종이나 다른 뇌종양과 관계가 있고, 결절경화증tuberous sclerosis은 거대세포별아교세포종giant-cell astrocytoma과 관계가 있다. 두통 증상은 소아뇌종양 환자의 62%가 입원 전에 만성 혹은 반복적인 두통이 있었고, 천막상종양의 58%, 천막하종양의 70%가 두통이 있었다고 한다. 소아뇌종양 환자의 이상 신경증상은 88%에서 동반되었는데 유두부종 38%, 뇌신경 이상 49%, 소뇌증상 48%, 긴신경로징후long tract signs 27%, 몸감각계 이상 11%였다. 진단 전에 가장 흔한 증상은 두통(41%), 구토(12%), 실조(11%), 시각변화(10%), 학습 혹은 행동장애(10%) 및 경련(9%)이었다.

뇌종양 진단을 위한 영상의학적 검사가 매우 유용하다. 3단계로 나누어서 접근하는 것이 유용하다는 보고가 있다. 3단계 위험수위는 (1) 저위험low risk: 6개월 이상의 비편두통성 두통(뇌종양 유병률은 0.01%), (2) 중간위험intermediate risk: 편두통성 두통과 정상 신경학 검사(뇌종양 유병률은 4%), (3) 고위험 high risk: 6개월 이상이 두통과 적어도 하나 이상의 예측변수(수면관련두통, 구토, 혼돈, 시각조짐 없음, 편두통 가족력 없음, 이상 신경학검사)(뇌종양 유병률 4%)이다. 가장 효율적인 영상의학 검사 지침으로 저위험 단계는 영상의학 검사를 하지 않고, 중간위험은 CT

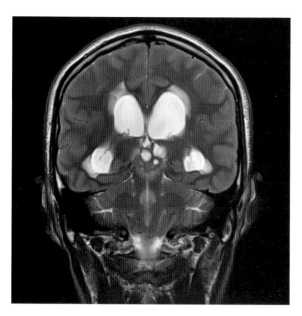

그림 23-2 T2강조 MRI의 관상영상. 정중앙의 2.5 cm 크기의 종괴가 관찰되며 다수의 낭종이 관찰되어 털모양 별아교세포종이나 생식세포종에 합당한 소견을 보인다.

를 하고 가능하면 MRI를 시행한다. 고위험 단계는 처음부터 MRI를 시행한다. 모든 소아뇌종양의 약 반 이상이 후두개와posterior fossa에서 발생한다. 속질모세포종medulloblastoma 35~40%, 별아교세포종astrocytoma 35~40%, 뇌간교종brainstem glioma 10~15%, 뇌실막세포종ependymoma 10~15% 등이다(그림 23-2). 속질모세포종은 뒤머리우묵에서 발생하며, 소아뇌종양 중에서 가장 악성이다. 보통 15세 전에 진단되며, 3~4세와 8~9세의 분포로 많이 발생한다. 신경교종gliomas에서 고등급교종high-grade gliomas은 5~10세 사이에 자주 발생한다. 뇌간교종은 모든 소아뇌종양의 10~15%를 차지하고, 5~9세에 많이 발생하지만 소아의 전 연령에서 나타난다. 소뇌 신경교종은 4~9세 사이에 많이 발생하고, 두통, 구토, 유두

부종과 보행장애 등의 증상이 나타난다. 뇌실막세포종은 모든 소아뇌종양의 5~10%이다.

종합해보면 유치원생부터 초등학교 특히 저학년 연령대에서 주의 깊게 진료해야 하며, 안저검사를 포함한 이상 신경학적 검사 소견을 파악하는 것이 매우 중요하다. 신경영상의학 검사를 시행 안한 상태라면 2~3개월 간격의 주기적인 진찰이 반드시 필요하고, 뇌신경 이상, 보행장애, 안저검사 등 신경학적 검사 실시한다.

6) 경추성두통

최근 컴퓨터나 비디오 게임을 많이 하면서 두통 환자 중 경부통증도 호소하는 경우가 있다. 그러나 소아 청소년에서 경추성두통cervicogenic headache에 대한 연구는 매우 제한적이고, 어른에서와 같은 진단 기준을 적용하기도 어렵다. 해부학적으로 삼차신경핵의 척수로핵은 꼬리쪽으로 경부척수의 C3-C4부위까지 내려간다. 상부 3~4개의 경부신경뿌리의 들신경흥분afferent impulse은 삼차신경의 들신경흥분과 수렴convergence을 이루므로 경부에서 온 통증이 두부로 전달된다고 하지만 원발두통과 명확한 구분이 되지 않는다. 병력만으로 진단하기도 매우 어려운데, 진찰상 머리를 옆으로 돌려서 밑으로 압박하는 검사cervical grinding test가 유용하다. 긴장형두통에서처럼 자주 편두통을 가진 청소년에서 경부통증이 동반된다. 특히 근육통이지만 반복적이거나, 심한 경부통이 있으면 치료에 반응을 잘 안 하므로 경부에 대한 자세한 검사가 필요하다.

7) 두개 또는 경부의 혈관질환에 기인한 두통

허혈뇌졸중 또는 일과성허혈발작, 비외상성 두개 내출혈, 미파열뇌혈관기형, 동맥염, 경동맥 또는 척추 동맥질환 등의 혈관질환에 의한 두통으로, 급성 두통 이 급성 국소 신경학적 증상과 함께 나타나고 대부분 빠르게 회복하는 양상을 보인다. 3개월을 기준으로 급성과 만성으로 구분한다. 거미막하출혈의 경우, 동 맥류, 고혈압성 두개내 혈종이나 혈액 질환, 동정맥 기형 등이 원인으로, 갑작스럽게 시작하여 매우 심한 박동성 두통이 전반적으로 특히 후두부에서 가장 심 하게 발생한 다음 목주위로 퍼지며 경부 강직이 심하 며, 출혈성 뇌척수액 소견을 보인다.

8) 정신과질환에 기인한 두통

새로운 양상의 두통이 정신과질환과 밀접한 시간 적 연관성을 가지고 나타나는 것으로 이 분류에서는 신체화장애somatization disorder와 정신증장애psy- chotic disorder에 기인한 두통으로 세분되어 있다. 한 편, 우울증, 기분저하, 공황장애, 불안장애, 신체형장 애, 적응장애 등의 많은 정신 질환들이 편두통이나 긴장형두통의 동반 이환 증상으로 나타나며, 이런 경 우에는 원발두통의 진단에 덧붙여 동반 이환하는 정 신과적 진단을 한다.

참고문헌

1. 박신혜, 박찬기. 안과적 질환과 관련된 두통. 두통 2003;4:81-88.
2. Abu-Arafeh I, Macleod S. Serious neurological disorders in children with chronic headache. *Arch Dis Child* 2005; 90:937-940.
3. Alperin N, Ranganathan S, Bagci AM, Adams DJ, Ertl-Wagner B, Saraf-Lavi E, et al. MRI evidence of impaired CSF homeostasis in obesity-associated idiopathic intracranial hypertension. *AJNR* 2013;34:29-34.
4. Conicella E, Raucci U, Vanacore N, Vigevano F, Reale A, Pirozzi N, et al. The child with headache in a pediatric emergency department. *Headache* 2008;48:1005-1011.
5. Muehlmann M, Steffinger D, Peraud A, Lehner M, Heinen F, Alperin N, et al. Non-invasive estimation of intracranial pressure : MR-based evaluation in children with hydro-cephalus. *Radiologe* 2012;52:827-832.
6. Packer RJ, Macdonald T, Vezina G. Central nervous system tumors. *Hematol Oncol Clin North Am* 2010;24:87-108.
7. Parisi P, Papetti L, Spalice A, Nicita F, Ursitti F, Villa MP. Tension-type headache in paediatric age. *Acta Paediatr* 2011;100:491-495.
8. Raab CP, Gartner JC,Jr. Diagnosis of childhood cancer. *Prim Care* 2009;36:671-684.
9. Rho YI, Chung HJ, Suh ES, Lee KH, Eun BL, Nam SO, et al. The role of neuroimaging in children and adolescents with recurrent headaches—multicenter study. *Headache* 2011;51:403-408.
10. Sandrini G, Friberg L, Coppola G, Jänig W, Jensen R, Kruit M, et al. Neurophysiological tests and neuroimaging proce-dures in non-acute headache, 2nd ed. *Eur J Neurol* 2011;18:373-381.
11. Silberstein SD, Olesen J, Bousser MG, Diener HC, Dodick D, First M, et al. The international classification of headache disorders, 2nd edition (ICHD-2)—revision of criteria for 8.2 medication-overuse headache. *Cephalalgia* 2005;25:460-465.
12. Tain RW, Bagci AM, Lam BL, Sklar EM, Ertl-Wagner B, Al-perin N. Determination of cranio-spinal canal compliance distribution by MRI: methodology and early application in idiopathic intracranial hypertension. *J Magn Reson Imaging* 2011;34:1397-1404.
13. Wilne S, Koller K, Collier J, Kennedy C, Grundy R, Walker D. The diagnosis of brain tumours in children: a guideline to assist healthcare professionals in the assessment of children who may have a brain tumour. *Arch Dis Child* 2010;95: 534-539.
14. Wilne SH, Ferris RC, Nathwani A, Kennedy CR. The pre-senting features of brain tumours: A review of 200 cases. *Arch Dis Child* 2006;91:502-506.

PART 10

특수상황에서의 두통

여성 두통

김수경

대부분 원발두통의 유병률은 남성에 비해 여성이 높으며, 그동안 여러 임상 연구들을 통해 편두통mi-graine 등 대표적인 여성의 원발두통들이 여성 호르몬과 밀접하게 관련되어 있음이 밝혀졌다. 따라서 여성 두통의 경우 월경, 임신, 출산, 폐경 등 여성호르몬 변화와 관련한 특수한 상황을 고려하여 진단과 치료가 적절하게 이루어져야 한다.

1. 월경과 두통

8세 이전 편두통의 유병률은 남아에서 오히려 약간 높게 나타나지만, 초경을 시작하면서 여성의 편두통 유병률은 점차 증가한다. 전체 편두통 환자의 70%가 가임기 여성으로, 남성에 비해 3배 이상을 차지한다. 이후 폐경이 되면서 다시 남성과 비슷한 정도로 유병률이 감소한다. 여성 편두통 환자의 10%는 초경

시기에 편두통이 시작되었다고 하며, 7~14%의 여성은 월경 중에만 편두통이 발생한다. 월경 주기 동안 기존 두통의 호전과 악화는 여성 호르몬의 변화와 밀접하게 연관되어 있다. 긴장형두통과 군발두통을 앓고 있는 여성들의 일부에서 월경과 같은 호르몬 변화가 두통의 호전과 악화와 관련이 있다고 하나 여성호르몬과 편두통 이외 다른 원발두통primary headache과의 연관성은 현재까지 명확하지 않다. 그러나 전반적인 여성 두통의 임상적 경과를 살펴보고, 이를 치료에 적용하기 위해 여성호르몬 주기를 고려하는 것이 필요하다.

가임기 여성의 난소에서는 뇌하수체 전엽에서 분비되는 난포자극호르몬follicle-stimulating hormone, FSH의 자극으로 난자주머니인 난포가 발달하며 이곳에서 에스트로겐이 생산된다. 난자가 거의 성숙되면 체내 에스트로겐의 생산이 많아지고 혈중 농도가 높아지면 뇌하수체 전엽에서 황체형성호르몬luteinizing hormone, LH이 폭발적으로 분비된다. 이 현상은 대개

생리 시작 12일경 일어나며 48시간 정도 지속된다. 이러한 폭발적인 황체형성호르몬 분비는 난자를 성숙시키고 난소 내 난포벽을 약하게 만들어 난포가 터지면서 난자가 방출되는데 이를 배란이라고 한다. 난자가 방출되고 남은 난포껍데기인 황체에서 또 하나의 여성호르몬인 프로게스테론이 생산된다. 따라서 배란 전에는 에스트로겐의 혈중농도가 높아지고, 배란 이후에는 프로게스테론의 혈중농도가 상승한다. 에스트로겐 중 에스트라디올estradiol, E2은 월경주기 1주째에는 30~80 pg/ml 내에서 유지되다가 이후 점차적으로 증가하여 배란직전인 2주째에는 80~300 pg/ml까지 이른다. 배란이 끝나면서 100~150 pg/ml에서 변동하다가 월경이 시작되기 직전에 30 pg/ml까지 급격히 떨어진다(그림 24-1). 임신하면 E2는 높은 농도로 안정적인 상태를 유지하고 임신 3기에는 1,500 pg/ml 이상까지 유지된다. 폐경 후에는 E2 수치가 30 pg/ml 이하로 월경 요구농도인 60 pg/ml보다 낮은 상태를 유지한다.

이전 연구에서 월경기편두통이 있는 여성에게 월경 전 에스트로겐을 투여하여 일정 농도 수준을 유지시키면 편두통 발생이 지연되었으며, 에스트로겐의 농도가 감소된 이후에는 편두통이 유발되었다. 반면, 월경 시작 전에 프로게스테론을 투여하면 월경은 지연시킬 수는 있었지만 편두통 발생을 막지는 못하였다. 따라서 월경 시작 직전 에스트로겐 농도의 급격한 감소가 월경기편두통 유발에 밀접한 관련이 있을 것으로 추정된다. 그러나 편두통의 유발과 관련한 에스트로겐 농도의 감소는 절대적이라기보다는 상대적인 호르몬 감소로 인한 것으로 따라서 예방적인 에스트로겐 호르몬 요법은 편두통 치료에 만족스럽지 못하였다. 또한 월경기에만 국한되어 편두통을 경험하는 순수월경기무조짐편두통pure menstrual migraine

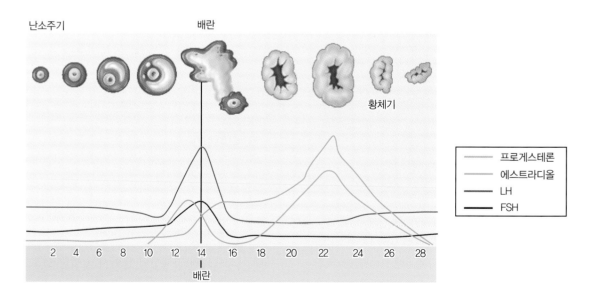

그림 24-1 생리주기에 따른 여성 호르몬의 변화

without aura 환자보다 다른 시기에도 편두통이 발생하면서 월경기에 특히 편두통이 심해지는 월경관련 무조짐편두통menstrually related migraine without aura 환자가 대부분이기 때문이며, 여성호르몬 이외에도 다양한 유발인자가 여성 편두통 발생에 영향을 주기 때문으로 생각된다.

에스트로겐이 편두통을 일으키는 기전으로는 통증 조절에 중요한 역할을 하는 세로토닌serotonin 수용체와 밀접한 관련이 있을 것으로 추정된다. 월경 직전 에스트로겐이 고갈되면 세로토닌 수용체의 활성도가 감소하면서 삼차신경수용체영역의 두통을 비롯한 통증의 역치가 낮아지게 되고, 중추성 아편유사체의 농도가 감소된다.

2. 월경주기와 관련된 편두통

여성 편두통 환자의 60~70% 이상이 월경과 관련된 편두통을 호소한다. 월경과 관련된 편두통은 월경 시작 하루 전부터 월경 시작 후 4일 동안 가장 많이 발생한다. 대부분의 여성들은 월경시기 편두통이 월경전불쾌장애premenstrual dystrophic syndrome의 일부로 생각하고 이를 간과하기 쉽다. 물론 월경관련편두통이 월경전불쾌장애과 동시에 발생할 수 있으나 현재까지는 둘다 독립된 질환군으로 추정되므로 이를 분리하여 각각의 치료가 필요하다.

월경기편두통 발작은 대부분 무조짐편두통migraine without aura이다. 무조짐편두통과 조짐편두통을 다 가지고 있는 환자에서 조짐편두통은 월경기에는 발생하지 않았다. 따라서 조짐편두통 보다는 무조

짐편두통이 배란, 월경, 임신, 경구피임제 복용 등 여성호르몬 변화와 밀접한 연관성을 가지므로 무조짐편두통과 월경주기의 관계에 대한 병력 청취는 매우 중요하다. 대개 월경기간 동안 발생하는 편두통은 다른 시기에 발생하는 편두통보다 통증을 심하게 호소하며 약물에 대한 반응이 좋지 않아 이를 과장해서 기억하거나 편두통과 바로 연관하여 기억하기 어렵다. 따라서 적어도 3번 이상의 월경 주기와 관련된 편두통 여부를 두통 일기 등을 통하여 확인한 이후 진단하고 치료를 시작해야 한다. 월경기편두통평가도구 Menstrual Migraine Assessment Tool, MMAT 등의 도구를 사용하면 간단한 세 가지 문항으로 월경관련편두통을 의심할 수 있다. MMAT 문항 중 질문 1에 대한 대답이 '예'이고 나머지 질문 중 하나라도 '예'라고 대답한 경우 월경관련편두통 진단의 민감도는 0.94, 특이도는 0.74로 진료에 적용이 가능하다(표 24-1).

최근 개정된 국제두통질환분류 제 3판 베타판 ICHD-3β의 부록에서 월경과 관련된 편두통은 순수월경기무조짐편두통과 월경기관련무조짐편두통men-

---

표 24-1 월경기편두통평가도구

1. 대부분의 경우 월경주기와 관련해서 두통이 있습니까?(특히, 생리시작 2일 전부터 시작 후 3일 사이에 두통이 있습니까?

예/아니오

2. 월경주기에 두통이 발생하는 경우 평소 두통보다 통증이 더 심합니까?

예/아니오

3. 월경주기에 두통이 발생하는 경우 두통이 없을 때 보다 빛에 민감해집니까?

예/아니오

표 24-2	순수월경기무조짐편두통의 진단기준(ICHD-3β)

A. 월경가능 여성에서 1.1 무조짐편두통의 진단기준과 아래 진단기준 B를 총족하는 발작

B. 3번의 생리주기 중 최소한 2번에서 월경기의 1±2(즉, -2에서 +3일) 2일에만 두통발작이 있고, 그 외의 날에는 두통이 없는 것이 최소한 세 번의 연속적인 주기 동안에 전향적으로 기록된 증거가 있음

1. 국제두통질환분류 제 3판 베타판(ICHD-3β)을 위해 월경의 정의는 정상적 월경주기에 의한 또는 복합경구피임제 또는 주기적 호르몬대체요법에서 외인성 프로게스테론의 금단에 의한 자궁내막 출혈로 간주한다.
2. 월경의 첫날이 1일이고, 그 전날을 -1일이라 한다. 0일은 없다.

표 24-3	월경관련무조짐편두통의 진단기준(ICHD-3β)

A. 월경가능 여성에서 1.1 무조짐편두통의 진단기준과 아래 진단기준 B를 총족하는 발작

B. 3번의 생리주기 중 최소한 2번에서 월경기의 1±2(즉, -2에서 +3일) 2일에만 두통발작이 있고, 그 외의 날에도 두통이 있는 것이 최소한 세 번의 연속적인 주기 동안에 전향적으로 기록된 증거가 있음

1. 국제두통질환분류 제 3판 베타판(ICHD-3β)을 위해 월경의 정의는 정상적 월경 주기에 의한 또는 복합경구피임제 또는 주기적 호르몬대체요법에서 외인성 프로게스테론의 금단에 의한 자궁내막 출혈로 간주한다.
2. 월경의 첫날이 1일이고, 그 전날을 -1일이라 한다. 0일은 없다.

struallly related migraine without aura으로 분류하였다.

순수월경기무조짐편두통은 월경 가능한 여성에서 적어도 3번의 월경주기 중 최소한 2번 이상에서 월경기의 1±2일(즉, -2에서 +3일)에만 무조짐편두통 발작이 있고, 비월경기에서는 두통이 전혀 없을 경우 진단한다(그림 24-2, 표 24-2). 월경기관련무조짐편두통

은 적어도 3번의 월경 주기 중 최소한 2번 이상에서 월경기의 1±2일(즉, -2에서 +3일)에 편두통 발작이 있으면서 그 외의 날에도 두통이 있는 것이 최소한 세 번의 연속적인 주기 동안에 전향적으로 기록된 증거가 있는 경우이다(표 24-3).

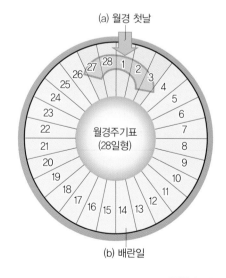

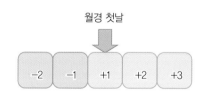

그림 24-2 월경 주기표

3. 월경기편두통의 치료

월경기편두통의 전반적인 치료는 다른 편두통의 치료와 유사하게 급성기 치료와 예방치료로 이루어진다. 하지만 대부분의 월경기편두통 환자가 가임기 여성임을 고려하여, 치료 당시 임신가능성에 대해 반드시 확인하는 것이 중요하다.

1) 월경기편두통의 급성기치료

편두통이 자주 발생하지 않는다면 대부분은 급성기치료만 적용한다. 월경기편두통의 급성기치료는 일반적인 편두통의 급성기 치료에 준한다. 초기에는 아세트아미노펜, 아스피린, 비스테로이드소염제 등을 단독으로 선택할 수 있으나 중등도나 심도의 월경기편두통에는 금기사항만 없다면 처음부터 트립탄을 고려한다. 이때 비스테로이드소염제를 트립탄과 같이 복용하면 편두통과 월경통menstrual cramp 치료에 효과적이므로 환자의 기능적 회복을 돕는데 도움이 된다.

2) 월경기편두통의 예방치료

심한 월경기편두통이 자주 발생하고, 오래 지속되어 이로 인해 일상생활에 장애가 있으면서, 급성기치료에 반응하지 않으면 예방치료를 고려한다. 월경기편두통의 예방치료로는 단기예방요법, 일반적인 예방치료 혹은 장기예방치료, 호르몬 보충요법 등이 있다.

월경기편두통 치료는 치료시점을 결정하는 것이 가장 중요하다. 월경주기가 불규칙할 때에는 배란예측검사ovulation prediction kit를 이용하여 배란일을 예측할 수 있다. 황체기는 14일로 일정하기 때문에 배란일을 알 수 있다면, 배란 후 정확히 14일 후가 월경 시작일이 된다. 따라서 월경기편두통 단기예방요법의 치료시점을 결정하는데 도움이 된다.

(1) 단기예방요법

순수월경기무조짐편두통이나 월경 두통 발생이 예상 가능한 경우 월경주기가 규칙적이라면 월경기편두통 예상 발생일 2~3일 전부터 예방약물을 시작하여 5~7일간 유지하는 단기예방요법을 고려할 수 있다. 대표적인 단기예방요법은 약물으로는 비스테로이드소염제와 트립탄이 있다. Naproxen sodium (500 mg bid)을 월경 7일 전부터 월경기간 동안 500 mg씩 하루 2번 복용하는 것이 월경기두통의 강도와 기간을 줄이는데 도움이 되었다. 트립탄의 단기예방은 그 부작용 등을 고려하여 대개 한 달에 10일 이내로 사용한다. Frovatriptan은 월경기편두통 시작이 예상되는 이틀 전 하루에 2번씩 5 mg를 투여하고, 이후 다음날부터 2.5 mg으로 감량하여 하루 2회 총 5일을 지속한다. Naratriptan은 월경기편두통이 시작될 것으로 예상되는 이틀 전 하루에 2회 1 mg 또는 2.5 mg을 복용을 시작하여 이후 5일 동안 지속한다. 그 외 Zolmi-triptan은 월경예정일 이틀 전부터 하루에 2회 2.5 mg을 복용하여 7일 간 지속하고, sumatriptan은 월경예정일 이틀 전부터 25 mg 하루 3회 복용하여 5일 간 지속하는 것이 월경기편두통예방에 효과적이었다(표 24-4).

표 24-4 **월경기편두통의 단기예방**

약물	용량	복용법
Magnesium pyrrolidone carboxylic acid	360~500 mg/day	Day 15 to start of menses
Naproxen	500 mg bid	Day −7 to day +6
Triptans		
Sumatriptan	25 mg bid	5 days
Naratriptan	1 mg bid	Day −2 to continue for 5 days
Frovatriptan	2.5 mg bid	Start 2 days before anticipated headache, continue for a total 5 days
Zolmitriptan	2.5 mg bid or tid	Start day −2, continue for 6 days

(2) 장기예방요법

월경주기가 불규칙하거나, 순수월경기편두통이 아니거나, 단기예방요법의 효과가 만족스럽지 못할 경우 장기예방치료를 고려한다. 대개 월경기편두통의 장기예방치료는 일반적인 편두통 환자의 예방치료와 크게 다르지 않다. 일부 연구에서 월경 시작 5일 전과 월경 기간 중 기존 발프로산이나 삼환계항우울제tricyclic antidepressant와 같은 특정 예방약을 증량하는 시도를 하였으나 효과는 제한적이다. 배란이 시작되거나 월경이 시작되고 15일 후부터, 마그네슘 500 mg를 추가로 처방하고 월경기간 동안 지속하는 것도 심각한 편두통을 예방하고 감소시킬 수 있었다.

(3) 호르몬 보충요법

월경기편두통 예방치료를 위해 호르몬 보충요법을 고려해 볼 수 있다. 호르몬 보충요법으로 동일 용량 경구피임약의 지속적인 복용은 월경 주기뿐만 아니라 편두통 예방과 급성기 치료에 효과가 있었다. 프로게스테론 보충요법은 효과가 없었으나, 편두통 발작이 예측되기 48시간 전에 피하 경피에스트로겐젤을 부착하고 7일간 유지했을 때 좋은 결과를 얻었다. 그러나 경구피임약을 복용하지 않은 여성의 경우 편두통 예방을 위해 낮은 용량의 에스트로겐 패치 사용은 5일 정도 두통을 미루는데 효과적이었으나 이후 발생한 두통은 통증이 더욱 심하고 치료가 잘 되지 않았다. E2 이식물implant은 편두통 발작을 억제할 수는 있으나 배란과 난소활성을 주기적으로 억제하기 때문에 신중히 사용하여야 한다. 조짐편두통 환자 및 에르고트제를 편두통 급성기치료 약물로 사용하고 있는 경우 에스트로겐제 사용은 금기이다.

4. 경구피임약과 편두통

경구피임제를 복용하는 편두통 환자의 1/3은 편두통의 변화가 없고, 1/3은 편두통의 빈도나 강도가 나빠지며, 1/3에서는 두통이 호전된다. 경구피임제를 복용하면서 편두통이 처음으로 시작되기도 하는데 이때 드문 경우 지속조짐이 나타나기도 한다. 이런 경우 약을 즉시 중단하거나 약에 대한 재평가가 필요하다. 특히 경구피임제 사용 전 월경기편두통이 심했거나, 초경 후 무조짐편두통이 발생한 경우, 임신 중 편두통이 현저히 호전되었던 경험이 있던 환자라면 경구피임제 복용 후 기존 편두통이 심해질 수 있으므로 주의해야 한다. 호르몬 대체요법 혹은 경구피임약 복용 시작 후 두통이 발생하였다면 외인성호르몬에 기인한 두통을 고려한다(표 24-5). 경구피임제를 복용하면서 편두통이 심해졌다면 예방치료를 시작하는 것이 아니라 경구피임제를 먼저 중단하여야 한다. 경구피임제를 중단하게 되면 두통이 바로 없어지는 경우도 있지만 3개월 이상 지속되는 수도 있으므로 면밀한 관찰이 필요하다.

이와는 반대로 호르몬 치료 중단 이후 에스트로겐금단으로 인한 두통도 발생할 수 있다. 국제두통질환분류 제 3판 베타판ICHD-3β에 따르면 에스트로겐금단두통은 외인성 에스트로겐을 3주 이상 매일 사용하는 환자에서, 복용 중단 후 5일 이내 두통이 발생하여, 3일 이내 호전되는 경우로 정의한다(표 24-6).

경구 피임약의 종류는 크게 고정용량, 삼상tripha-sic용량, 프로게스테론 단일제의 세 가지 종류가 있다. 삼상경구피임약의 사용은 반복되는 호르몬용량의 변화로 편두통을 오히려 악화시킬 수 있으므로 가능한 두통 환자에게 사용을 피한다. 대신 15 μg 이하의

표 24-5   외인성호르몬에 기인한 두통(ICHD-3β)

A. 진단기준 C를 충족하는 모든 두통

B. 단독 또는 복합적으로 외인성호르몬을 정기적으로 섭취함

C. 다음 중 두 가지 인과관계가 입증됨:
　1. 두통이 호르몬 사용의 시작과 시간연관성을 가지고 발생함
　2. 다음 중 한 가지 이상:
　　a) 호르몬 용량이 증가된 후 두통이 현저히 악화됨
　　b) 호르몬 용량이 감소된 후 두통이 현저히 호전되거나 사라짐
　　c) 호르몬 사용이 중단된 후 두통이 사라짐

D. 다른 ICHD-3 진단으로 더 잘 설명되지 않음

표 24-6   에스트로겐금단두통(ICHD-3β)

A. 진단기준 C를 충족하는 두통 또는 편두통

B. 3주 이상 매일 사용하던 외인성 에스트로겐이 중단됨

C. 다음 두 가지 인과관계가 입증됨:
　1. 두통 또는 편두통이 마지막 에스트로겐 사용 후 5일 이내에 발생함
　2. 두통 또는 편두통이 발생 후 3일 이내에 사라짐

D. 다른 ICHD-3 진단으로 더 잘 설명되지 않음

단상 용량의 저용량 경구 에스트로겐을 사용하면 고용량 보다 편두통이나 다른 부작용 발생이 낮다. 경구 프로게스테론 피임약은 출혈, 체중 감소 등의 부작용이 많고, 월경기편두통에서 사용하는 경우는 드물지만 에스트로겐 복용 후 두통이 악화된 환자라면 단독요법으로 시도해 볼 수 있다.

편두통 환자에서 경구 피임약 복용 후 편두통의 빈도나 통증의 정도가 악화되거나, 조짐편두통이 새롭게 나타나는 경우, 조짐이 비전형적이거나 오래 지속되는 경우 복용을 중단하고 다른 피임방법을 고려한다.

경구피임제를 복용하면 허혈뇌졸중stroke의 위험이 증가한다. 45세 이하 여성은 편두통이 있는 경우 뇌졸중 발생 위험률이 4배까지 증가한다는 보고가 있다. 대규모 인구집단연구에서 무조짐편두통 환자는 뇌졸중 발생 위험률이 대조군에 비해 3배였고, 조짐편두통 환자는 6배였다. 특히 조짐편두통 환자가 경구피임제를 복용하고, 흡연을 한다면 대조군에 비해 10배 가까운 뇌졸중 발생 위험률을 보였다. 따라서 편두통 환자에게 경구피임제를 처방할 때에는 환자의 나이, 편두통의 종류, 발작의 빈도와 강도, 다른 혈관질환의 위험인자의 유무, 흡연 여부 등을 고려하고 뇌졸중 발생의 위험성에 대해 설명하여야 한다.

5. 임신과 두통

대부분의 편두통 환자(50~80%)에서는 임신 중에 특히 임신중기와 말기에 두통이 많이 좋아지고, 임신 중에 편두통이 전혀 나타나지 않는 경우도 있다. 특히 편두통이 초경에 시작된 경우, 월경기편두통이 있었던 경우, 무조짐편두통일 경우에 기존 두통의 더 뚜렷한 호전을 보인다. 그러나 일부 여성들은 임신초기에 편두통이 새로 발생하기도 하고 오히려 더 심해지기도 한다. 임신기간 동안 대부분의 편두통이 좋아지는 기전으로는 임신기간 내 높고 안정되게 유지되는 에스트로겐, 내인성 아편유사제의 증가, 여러 가지 요인에 의한 통증에 대한 역치 상승 등을 들 수 있다. 그러나, 편두통 환자가 긴장형두통 및 다른 두통 환자들에 비해 임신 때 훨씬 두드러진 호전을 보이기 때문에 임신에 의한 비특이적인 통증 역치와 진통경로의 변화 외에 안정된 에스트로겐 환경이 편두통 완화에 더 특이적으로 기여하고 있음을 알 수 있다.

임신과 관련하여 두통이 새롭게 발생하였거나 임신 전부터 있었던 원발두통의 임상양상이 변한 경우에는 허혈성/출혈성 뇌병변, 뇌정맥혈전증, 자간ec-lampsia, 뇌하수체졸중pituitary apoplexy, 두개내압저하 등의 이차두통secondary headache을 감별해야 한다.

뇌 CT를 시행할 때 태아에 미치는 방사선은 0.1 mGy 미만으로 태아기형을 유발시키는 10~50 mGy 보다 훨씬 적은 용량이다. 자기공명영상과 MRI, MRA는 임신과 관련한 부작용이 거의 없다고 알려져 있다. 저분자량조영제는 태반을 통과하지만 일회 용량인 0.1~0.3 mmol/kg는 태아에 영향을 미치지 않는 미미한 용량이다. 하지만 조영제는 꼭 필요한 경우를 제외하고는 사용하지 않는 것을 권장하고 있다.

임신 중 편두통 치료는 약물이 태아에 미치는 영향을 고려하여야 한다. 일반적으로 지지치료, 바이오피드백, 휴식 등 비약물치료를 먼저 시도한다. 하지만 심한 두통 및 구토로 인하여 임신을 유지하기 힘든 경우 산부인과 의사와 협진하여 약물을 선택한다.

1) 임신 중 급성기 편두통 치료

임신 중 비교적 안전하다고 알려진 편두통 급성기 치료 약물로는 acetaminophen, diphenhydramine, cyproheptadine, metoclopramide 등이 있다. 아스피린과 비스테로이드소염제는 태아의 저체중과 분만지연 등을 초래할 수 있으므로 권장하지 않는다. 이 때문에 임신 초기와 중기 6개월까지는 FDA_{Food and Drug Administration, United States} 등급 C로 분류되고, 이후 임신 말기 3개월 동안은 태아의 동맥관의 조기폐색 등을 유발할 수 있으므로 FDA 등급 D로 분류된다.

트립탄 사용은 기존 연구에서 선천성 기형아 출산율을 높이지 않았으나 현재까지는 유해성과 안정성이 확립되어 있지 않았으므로, 임신초기에 사용하였더라도 임신유지가 권고된다. 현재 에르고타민은 자궁수축으로 인한 조산 및 저산소성 태아손상의 위험성이 있으므로 사용이 금기이다.

스테로이드는 등급 C로 분류되어 있으며, 임신 중 편두통 치료를 위한 반복적인 사용을 제한한다. 황산마그네슘의 정맥주사는 5일 이상 사용할 경우 태아의 골격이 가늘어지고 골절이 발생할 위험이 있어 현재 등급 D로 사용이 금기 시 되었다.

임신 중 극심한 편두통이 지속되는 경우 구토와 탈수가 동반되어 태아와 임산부 모두에게 위험할 수 있으므로 적극적인 치료가 이루어져야 한다. 일반적으로 우선 5% 포도당 또는 0.45% 생리식염수 1 L를 처방하고 수분 보충을 우선 시도한다. 수분을 보충하는 것 만으로도 임신 중 구토를 완화시킬 수 있으나 구역감이 지속되면 등급 B 약물인 metoclopramide 또는 ondansetron 8 mg 정맥 주사를 시도한다(표 24-7).

2) 임신 중 편두통의 예방치료

임산부의 편두통 예방치료는 급성기치료에 반응하

표 24-7 **임신 중 급성기 편두통 치료 약물의 FDA 등급**

FDA 등급 B

- Acetaminophen
- Diclofenac   3rd trimester: 등급 D
- Ibuprofen   3rd trimester: 등급 D
- Naproxen   3rd trimester: 등급 D
- Meperidine   등급 D if prolonged use/ high doses at term
- Metoclopramide

FDA 등급 C

- Aspirin   3rd trimester: 등급 D
- Indomethacin   3rd trimester: 등급 D
- Mefenamic acid   3rd trimester: 등급 D
- Codeine
- Morphine
- Tramadol
- Prochlorperazine
- Promethazine
- Almotriptan
- Eletriptan
- Frovatriptan
- Naratriptan
- Rizatriptan
- Sumatriptan
- Zolmitriptan
- Prednisolone

FDA 등급 X

- Ergotamine
- Dihydroergotamine

FDA (Food and Drug Adminstration, the United States)

지 않는 심한 편두통 발작이 빈번하게 나타나 두통과 구토로 인해 탈수와 태아위험이 우려되는 경우에만 고려해 볼 수 있으며 베타차단제_{beta blocker}가 가장 선호되는 일차 약제이다. 발프로산 및 칼슘통로차단

표 24-8 **임신 중 편두통 예방약물의 FDA 등급**

등급	약물
B	• cyroheptadine
C	• atenolol, nadolol, timolol • gabapentin, lamotrigine, zonisamide, bupropion • fluoxetine, sertraline, citalopram, escitalopram, venlafaxine, desvenlafaxine, duloxetine, milacipran • doxepine, proptiptyline, amitriptyline • tizanidine • baclofen • onabotulinum toxin A
D	• nortriptyline, imipramine, despipramine • magnesium sulfate • paroxetine • lithium • divalproex sodium, topiramate

FDA (Food and Drug Adminstration, the United States)

제의 사용은 금기이다. 황산마그네슘은 일부 연구에서 태아의 칼슘수치에 영향을 주어 뼈를 가늘게 하거나 골연화증 등 태아의 골격 형성에 부정적인 영향을 줄 수 있다고 알려졌다. 따라서 산화마그네슘의 경우 비슷한 영향을 줄 수 있으므로 임신 중 처방을 피한다. 예방치료는 태아의 내장기관이 형성되는 임신초기에는 되도록 피하고 임신중기 이후에 시작하도록 한다. 반드시 환자와 보호자에게 약물이 임신과 태아에 미치는 영향에 대하여 언급하여야 하며 대부분의 경우 임신 중 약물의 안정성에 대한 정보가 충분하지 않음을 이해시킨 후 투약한다(표 24-8).

6. 수유와 두통

임신기간 중에는 에스트로겐이 고농도로 유지되어 두통이 호전되다가 출산 후 빠르게 감소되어 다시 임신 이전의 편두통 상태로 되돌아 가게 되는 경우가 많은데 산욕기 3일에서 6일 사이에 두통빈도가 가장 많다. 산후편두통은 모유 수유를 하게 되면 어느 정도 호전되는데 이는 모유수유 시 바소프레신과 옥시토신 등 항통증 호르몬의 증가와 관련될 것으로 생각된다. 그러나 수유 중 복용한 대부분의 약물이 어느 정도 모유에서 검출될 수 있으므로 수유부 두통의 치료 약물 선택에 주의하여야 한다.

일반적으로 임신 중 사용 가능한 두통 치료 약물은 모유 수유 중에도 사용이 가능한 경우가 많으나 임신 시 투여되는 약물이 태아에게 미치는 영향과 모유 수유 시 투여되는 약물이 신생아에게 미치는 영향은 매우 다를 수 있으므로 약물 선택에 주의를 요한다. 모유 수유 중 사용되는 약물의 안정성에 대한 분류 체계로 대표적인 Hale 분류에서는 수유 중 약물의 안정성에 따라 L1-가장 안전하다safest, L2-안전하다safe, L3-비교적 안전하다moderately safe, L4-위험할 수 있다possibly hazardous, L5-금기contraindicated로 분류한다. 수유 중 사용할 수 있는 대표적인 급성기 치료 약물은 아세트아미노펜, ibuprofen, naproxen sodium, 소량의 카페인, 트립탄 등이며, 에르고트ergots제와 바비튜르산염의 약제는 아기에게 구토, 설사, 진정 효과가 나타날 수 있으므로 피한다(표 24-9). 트립탄 계열 약물은 복용 시 모유에서 일부 배출되므로, 일부 임상에서는 수마트립탄은 복용 12시간 후, 그 외 다른 트립탄은 복용 24시간 후 모유를 한번 짜낸 후 수유를 권장하기도 한다. 수유 중 예방치료 약물로는 베타차단제를 우선 고려할 수 있다. 다만 벤조다이아제핀계열이나 항불안제, 아미트리프틸린 등은 아기에게 진정효과가 나타날 수 있으므로 주의를 요한다(표 24-10).

수유 중 사용 가능한 약물은 http://toxnet.nlm.nih.gov의 LactMed 데이터베이스를 통해 손쉽게 확인이 가능하다.

7. 폐경과 편두통

폐경 전후기는 폐경 전 약 10여년간 호르몬 불균형이 시작되는 기간으로, 이후 1년 이상 월경이 없으면 폐경으로 진단한다. 평균적으로 폐경은 개인차가 있으나 대개 53세경 전후로 알려져 있다. 편두통의 유병률은 폐경 이후 감소하면서 이후에는 남자의 유병률과 비슷해진다. 폐경 이후에는 대부분의 편두통 환자에서 두통의 강도 및 빈도가 호전되는 것을 관찰할 수 있는데, 이는 배란과 월경으로 인한 에스트로겐의 급격한 변화가 없어지고 낮은 상태로 일정하게 유지되기 때문이다. 그러나 자연적으로 폐경을 맞은 여성의 60~70%은 기존 편두통이 호전되었으나, 수술로 유도된 인위적 폐경 환자의 약 40~70%에서는 갑작스러운 여성호르몬 중단으로 오히려 기존 두통의 악화를 경험하기도 한다.

폐경기 여성은 여성 호르몬 감소로 인하여 다양한 폐경기증후군을 경험하게 된다. 폐경기증후군의 치료를 위해 여성호르몬을 투여하는 경우 편두통과 관련한 효과는 다양한 결과를 보였다. 폐경 후 여성 17,107명을 대상으로 조사한 이전 연구에 따르면, 폐경 후 호르몬대체요법을 시행한 여성의 경우 그렇지 않은 여성보다 편두통을 1.42배 더 많이 호소하였다. 하지만 이후 다른 연구에서는 호르몬대체요법 이후 절반의 여성들은 편두통의 변화가 없었고, 1/4의 여성은 두통이 악화되었으며, 1/4의 여성은 두통이 호전되었다. 현재까지는 호르몬대체요법이 폐경 후 두통에 어떤 영향을 미치는지는 불명확하다. 그러나 임신 중에 편두통이 좋아졌거나, 경구피임제에 의해 편두통이 심해졌던 환자들은 폐경 후 호르몬치료에 따라 편두통이 다소 심해지는 경향이 많으므로 유의해야 한다.

만약 호르몬대체요법을 고려한다면 경구투여보다는 흡수력이 뛰어나며 비교적 지속적인 유지가 가능한 피부를 통한 경피투여 요법을 추천한다.

표 24-9　수유 중 급성기 치료 약물의 안정성 분류

Drug	Hale lactation rating	Drugs in pregnancy and lactation briggs 등급
Simple analgesics and nonsteroidal antiinflammatory drugs		
Acetaminophen	L1	Compatible
Aspirin	L3	Potential toxicity
Diclofenac	L2	Probably compatible
Ibuprofen	L1	Compatible
Indomethacin	L3	Probably compatible
Ketorolac	L2	Probably compatible
Naproxen	L3 or L4	Probably compatible
Migraine-specific medications		
Almontriptan	L3	Probably compatible
Eletriptan	L2	Compatible
Frovatriptan	L3	Probably compatible
Naratriptan	L3	Probably compatible
Rizatriptan	L3	Probably compatible
Sumatriptan	L3	Probably compatible
Zolmitriptan	L3	Probably compatible
Dihydroergotamine	L4	Contraindicated
Ergotamine	L4	Contraindicated
Antiemetics and neuroleptics		
Metoclopramide	L2	Potential toxicity
Ondansetron	L2	Probably compatible
Prochlorperazine	L3	Potential toxicity
Promethazine	L2	Probably compatible
Chlorpromazine	L3	Potential toxicity
Haloperidol	L2	Potential toxicity
Olanzapine	L2	Potential toxicity
Opioids		
Butorphanol	L2	Probably compatible
Codeine	L3	Potential toxicity
Hydrocodone	L3	Potential toxicity
Hydromorphone	L3	Probably compatible
Meperidine	L2	Compatible
Oxycodone	L3	Probably compatible
Others		
Butalbital	L3	Potential toxicity
Caffeine	L2	Compatible
Isometheptene	L3	Probably compatible
Lidocaine	L2	Probably compatible
Dexamethasone	L3	Probably compatible
Prednisone	L2	Compatible
Diphenhydramine	L2	Probably compatible

표 24-10 **수유 중 예방치료 약물의 안정성 분류**

Drug	Hale lactation rating	Drugs in pregnancy and lactation briggs 등급
Antidepressants		
Amitriptyline	L2	Potential toxicity
Nortriptyline	L2	Potential toxicity
Doxepin	L5	Potential toxicity
Imipramine	L2	Potential toxicity
Protriptyline	–	Potential toxicity
Bupropion	L3	Potential toxicity
Citalopram	L2	Potential toxicity
Duloxetine	L3	Potential toxicity
Escitalopram	L2	Potential toxicity
Fluoxetine	L2	Potential toxicity
Paroxetine	L2	Potential toxicity
Sertraline	L2	Potential toxicity
Venlafaxine	L3	Potential toxicity
Antiepileptics		
Topiramate	L3	Potential toxicity
Valproic acid	L2	Potential toxicity
Gabapentin	L2	Probably compatible
Lamotrigine	L3	Potential toxicity
Zonisamide	L5	Potential toxicity
Antihypertensives		
Propranolol	L2	Potential toxicity
Timolol	L2	Probably compatible
Atenolol	L3	Potential toxicity
Candesartan	L3	Probably compatible
Labetalol	L2	Probably compatible
Lisinopril	L3	Probably compatible
Metoprolol	L3	Potential toxicity
Nadolol	L4	Potential toxicity
Verapamil	L2	Probably compatible
Other		
Onabotulinum toxin A	L3	Probably compatible
Magnesium	L1	Compatible
Riboflavin	L1	Compatible
Cyproheptadine	L3	Probably compatible

참고문헌

1. Alhazzani A, Goddeau RP. Migraine and Stroke: A Continuum of Association in Adults. *Headache* 2013;53:1023–1027.

2. Brandes JL. The influence of estrogen on migraine: A systematic review. *JAMA* 2006;295:1824–1830.

3. Cahill CA. Beta-endorphin levels during pregnancy and labor: A role in pain modulation? *Nurs Res* 1989;38:200–203.

4. Cogan R, Spinnato JA. Pain and discomfort thresholds in late pregnancy. *Pain* 1986;27:63–68.

5. Dawson-Basoa MB, Gintzler AR. 17-β-estradiol and progesterone modulate an intrinsic opioid analgesic system. *Brain Res* 1993;601:241–245.

6. Dennerstein L, Morse C, Burrows G, Oats J, Brown J, Smith M. Menstrual migraine: A double-blind trial of percutaneous estradiol. *Gynecol Endocrinol* 1988;2:113–120.

7. Digre KB. Headaches during Pregnancy. *Clinical Obstectics and Gynecology* 2013;56,2:317–329.

8. Dzoljic E, Sipetic S, Vlajinac H, Marinkovic J, Brzakovic B, et al. Prevalence of menstrually Related migraine and monmigraine primary headache in female students of Belgrade University. *Headache* 2002;42:185–193.

9. Edlow AG and Bartz D. Hormonal contraceptive options for women with headache: a review of the evidence. *Rev Obstet Gynecol* 2010;2:55–65.

10. Elizabeth WL. Menstrual Migraine: Pathophysiology, diagnosis, and impact. *Headache* 2006;46(suppl 2):S55–S60.

11. Granella, F, Sances G, Allias G, Nappi RE, Tirelli A, Benedetto C, Brundu B, Facconetti F, et al. Characteristics of menstural and nonmenstural attacks in women with menstrually related migraine referred to headache centres. *Cephalagia* 2004;24:707–716.

12. Hale T. *Medication and Mothers Milk*, 15th Edition. Hale Publishing 2012.

13. Headache Classification Subcommittee of the International Headache Society. The international classification of headache disorders; 3rd edition (beta version). *Cephalalgia* 2013;33;629–808.

14. Hutchinson S, Marmura MJ, Calhoun A, Lucas S, Silberstein S, and Peterlin BL. Use of Common Migraine Treatments in Breast Feeding Women. A summary of Recommendation. *Headache* 2013;53:614–627.

15. Kornstein SG, Parker AJ. Menstrual migraines: Etiology, treatment, and relationship to premenstrual syndrome. *Curr Opin Obstet Gynecol* 1997;9:154–159.

16. Kurth T and Diener Hans C. Migraine and Stroke: Perspectives for Stroke Physicians. *Stroke* 2012;43:3421–3426.

17. Lipton RB, Stewart WF. Migraine in the United States: A review of epidemiology and health care use. *Neurology* 1993;43:S6–S10.

18. Loder E, Rizzoli P, Golub J. Hormonal management of migraine associated with menses and the menopause: a clinical review. *Headache* 2007;47:329–340.

19. MacGregor EA, Hackshaw A. Prevalence of migraine on each day of the natural menstrual cycle. *Neurology* 2004;63:351–353.

20. Martin V. Menstrual migraine: A review of prophylactic therapies. *Curr Pain Headache Rep* 2004;8:229–237.

21. Martin VT, Behbehani M. Ovarian hormones and migraine headache: Understanding mechanisms and pathogenesis-Part I. *Headache* 2006;46:3–23.

22. Massiou H, MacGregor EA. Evolution and treatment of migraine with oral contraceptives. *Cephalalgia* 2000;20:170–174.

23. Newman L, Mannix LK, Landy S, Neto W. Naratriptan as short-term prophylaxis of menstrually associated migraine: A randomized, double-blind, placebo-controlled study. *Headache* 2001;41:248–256.

24. Sances G, Granella F, Nappi RE, Fignon A, Ghiotto N, Polatti F, Nappi G. Course of migraine during pregnancy and postpartum: A prospective study. *Cephalalgia* 2003;23:197–205.

25. Sances G, Martignoni E, Fioroni L, Blandini F, Facchinetti F, Nappi G. Naproxen sodium in menstrual migraine prophylaxis: A double-blind placebo controlled study. *Headache* 1990;30:705–709.

26. Silberstein SD, Elkind AH, Schreiber C, Keywood C. A randomized trial of frovatriptan for the intermittent prevention of menstrual migraine. *Neurology* 2004;63:261–269.

27. Somerville BW Estrogen-withdrawal migraine. I. Duration of exposure required and attempted prophylaxis by premenstrual estrogen administration. *Neurology* 1975;25:239–244.

28. Somerville BW. A study of migraine in pregnancy. *Neurology* 1972;22:824–828.

29. Somerville BW. The role of estradiol withdrawal in the etiology of menstrual migraine. *Neurology* 1972;22:355–365.

30. Stewart J, Deborah E. *The Cleveland Clinic manual of headache therapy*. 2nd edition. Springer Publishing 2014.

31. Stewart WF, Lipton RB, Chee E, Sawyer J, Silberstein SD. Menstrual cycle and headache in a population sample of migraineurs. *Neurology* 2000;55:1517–1523.

32. Tzourio C, Iglesias S, Hubert JB, Visy JM, Alperovitch A, Tehindrazanarivelo A, et al. Migraine and risk of ischaemic stroke: a case-control study. *BMJ* 1993;307:289–292.

25

노인 두통

정필욱

노인에서의 두통Headaches in the elderly은 일반적인 청장년기의 두통과 다른 특징이 있다. 두통 분야에서 연령에 따라서 두통을 구분할 때에는 일반적으로 50~55세 이상인 경우를 노인 두통의 범주에 포함시킨다. 일반적으로 두통의 유병률은 나이가 증가함에 따라서 감소되는 것으로 대부분의 연구에서 보고되고 있다. 노인에서도 젊은 성인과 마찬가지로 원발두통primary headahes이 이차두통secondary headache에 비해서 유병률이 높은 편이며 편두통migraine의 경우 연령의 증가에 따른 유병률의 감소가 뚜렷한 것에 비하여 긴장형두통은 나이가 들더라도 유병률이 별로 감소되지 않기 때문에 노인에서 가장 흔한 원발두통은 긴장형두통으로 1년 유병률이 18~40% 정도까지 보고되어 있다. 대표적인 원발두통인 편두통, 긴장형두통, 군발두통 등은 50세 이전에 발생되는 경우가 많지만 노인에서도 새로 발생될 수 있다. 그러나 노인에서의 원발두통은 청장년기에 있던 두통이 지속되는 경우가 더 흔하다. 수면두통 등의 특수한 원발

두통 증후군은 50세 이후에만 특징적으로 발생된다. 또한 노인 원발두통 치료에서의 일반적인 특징으로는 편두통, 긴장형두통 등의 흔한 원발두통으로 내원하는 환자의 경우에도 골관절염, 당뇨, 고혈압 등의 다른 동반 질환이 병발되어 있는 경우가 매우 흔하고 다른 질환으로 인한 약제를 복용하고 있는 경우가 많이 있으므로 두통 치료시에 주의를 요하며 어려움이 있을 수 있다는 점이다. 원발두통은 일반적으로 연령의 증가에 따라서 감소되나 이차두통은 연령에 따라 증가되어 노인에서 새로 발생되는 두통의 약 15~20%는 다른 질환에 의한 이차두통이므로 진단에 주의해야 하며 다른 내과적 질환, 신체적, 혹은 정신 질환과 동반되어 있는 경우도 많이 있다. 그러므로 50세 이상에서 새로 발생되는 두통이나 기존의 두통 양상이 변화되었을 때에는 반드시 이차적인 원인이 있는지 혹은 두통을 악화시키는 정신신체적인 혹은 외부적인 요인이 있는지 검사해야 한다. 두통 증후군 중 일부는 거의 항상 노령에서만 발생되는 특징이 있

는데 대표적인 것으로는 거대세포동맥염, 수면두통 hypnic headache 등이 있다. 그 외에도 만성경막하출혈에 의한 두통, 삼차신경통trigeminal neuralgia, 대상포진에 의한 통증, 악성종양과 연관된 두통 등은 주로 노령층에서 두통의 원인으로 나타날 수 있다.

1. 노인 원발두통

1) 편두통

편두통의 유병률은 40세 경부터 감소하기 시작하여 약 40%의 환자에서는 40~50대 이후에는 편두통 발작이 사라진다. 특히 60세 이상의 노인인구에서는 편두통의 유병률 및 발병률이 감소하여서 60세 이상에서는 편두통 1년 유병률이 2~8% 정도로 보고되고 있다. 60세 이후에 편두통이 새로 발생되는 경우는 드문데 미국 편두통유병률 및 예방연구American Migraine Prevalence and Prevention Study에 의하면 여성의 경우 5년발병률이 20~24세에서는 8.2/1,000 person-year에서 65~69세에서는 0.9/1,000 person-year으로 감소되고 80세 이상의 경우에는 0.3/1,000 person-year까지 감소되는 것으로 보고되었으며 남자의 경우에는 65~69세는 0.1/1000, 80세 이상에서는 0.0/ 1,000으로 보고되었다. 그러므로 노인에서 편두통 양상의 두통이 새로 발생되는 경우, 특히 남성의 경우에는 이차두통에 대한 고려를 반드시 하여야 한다.

편두통의 임상양상도 연령 증가에 따라서 변하는데 노인에서는 전형적인 편두통 양상보다는 개연편두통에 준하는 비전형적인 양상으로 변하는 경우가

흔하며 편측성두통, 박동성두통, 소리과민성, 구역, 구토 등의 특징적인 편두통 증상이 감소되는 특징이 있으므로 진단에 어려움을 줄 수 있다. 이와 반대로 조짐aura을 동반한 편두통은 노인에서 상대적으로 증가되며 특히 기존에 편두통의 병력이 있던 환자에서 두통이 없이 조짐만 발생되는 경우가 노인에서 좀더 빈번한 것으로 알려져 있으므로 일과성허혈발작과의 감별이 중요하다. 편두통에 의한 시각 조짐 증상의 경우에는 대개 수십분(5~60분) 정도 지속되며 증상이 서서히 진행되는 양상으로 나타나는데 시야에서 보이지 않는 부분이 나타나는 암점, 눈앞에 형태가 없는 불빛이 나타나는 광시증, 뾰족뾰족한 빛이 움직이는 잔상이 지나가는 것, 다양한 무늬가 퍼지는 양상과 이에 뒤이어 나타나는 암점 등으로 나타나며 특징적으로 시야의 한쪽에서만 나타난다. 일과성허혈발작에 의한 시야 장애의 경우는 일측 시야 혹은 단안이 안 보이는 증상이 갑자기 발생되었다가 갑자기 호전되는 양상으로 나타나며 대개 수분 이내에 호전되는 경우가 많으며 불빛 등의 양성 증상은 드문 것이 일반적이다. 월경 편두통인 경우에는 대부분 폐경 이후에는 호전된다. 노인 편두통의 치료시에도 주의를 요한다. 트립탄이나 에르고타민 등의 편두통 급성기 치료약제는 혈관수축효과가 있으므로 조절되지 않은 고혈압이나 심혈관, 뇌혈관, 말초혈관 질환 환자에서는 사용을 금기해야 한다. 그러나 이러한 병력이 없는 건강한 노인에서의 트립탄 투여는 안전한 것으로 보고되어 있다. 비스테로이드소염제는 편두통의 급성기 치료로 비교적 안전하고 효과적으로 사용될 수 있으나 위장관출혈, 신기능장애 등의 발생 가능성에 주의해야 하며 항혈전제를 복용하는 노인 환자에서도 사용에 주의해야 한다. 노인 편두통 예방치료시에도 일

표 25-1 **편두통 예방치료의 원칙**

- 저용량에서 시작하여 서서히 증량한다.
- 2~3개월 이상의 충분한 치료 이후 효과 여부를 판정한다.
- 약물 상호작용 및 약물 투여 금기 사항에 주의한다.
- 약물 남용을 모니터링한다.
- 동반 질환을 고려하여 약제를 선택한다.
- 예방 약제에 반응이 없는 경우에는 약제의 병용 투여를 고려한다.
- 두통이 조절되면 서서히 감량한다.

반적인 예방치료 원칙이 적용되지만 청장년기 환자보다 좀더 주의를 요한다(표 25-1). 특히 다른 동반질환과 병용 약제에 대한 고려를 하여야 하는데 다른 동반질환이 있는 경우에는 가능하면 두 가지 질환을 모두 치료할 수 있는 예방약을 선택하는 것을 고려해야 한다. 예를 들어 고혈압과 편두통이 있는 환자에서는 베타차단제beta blocker의 선택을 고려할 수 있다. 반대로 천식 등의 만성폐쇄성 폐질환이 있는 경우에는 베타차단제의 사용을 피해야 한다. 노인 편두통 예방치료 약제로는 일반적인 편두통 예방치료제인 베타차단제, 항우울제, 항경련제 등을 모두 사용할 수 있으나 일반적으로 노인에서는 비교적 저용량에서도 효과가 있는 경우가 많으므로 저용량에서부터 시작하여 서서히 용량을 조절하는 것이 필요하며 삼환계항우울제tricyclic antidepressant에 의한 섬망, 급성 요폐, 기립저혈압 등의 항콜린성 부작용, 베타차단제에 의한 기립저혈압과 서맥, 항경련제에 의한 인지기능저하, 졸림 등의 부작용 발생에 주의해야 한다(표 25-2). 두통이 동반되지 않는 편두통 조짐의 경우에는 대개 드물게 반복되므로 일반적으로는 특별한 치료가 필요하지 않은 경우가 많으나 증상이 반복되면 편두통

예방치료를 고려해야 한다.

2) 긴장형두통

긴장형두통도 나이가 들면서 유병률이 다소 감소하는 경향을 보인다. 그러나 우울증이나 스트레스, 경부척추증cervical spondylosis, 턱관절장애temporomandibular joint articular disorders 및 기타 근골격계의 퇴행성 질환 등이 나이가 들면서 증가함에 따라 이와 연관된 긴장형두통이 노인에서 새로 발생될 수 있다. 긴장형두통은 40대에서 가장 유병률이 높고 연령이 증가함에 따라 감소하는 경향이 있으나 60대에서도 삽화긴장형두통episodic tension-type headache의 유병률은 25% 이상으로 보고되고 있어서 긴장형두통은 노인에서 가장 흔한 두통이며 여자가 남자보다 유병률이 높다. 긴장형두통의 대표적인 유발인자는 수면부족, 정신적/신체적 스트레스, 경부척추증 등이다. 대부분의 환자가 젊을 때부터 두통을 앓아 왔지만, 적어도 10%의 환자는 50대 이후에 처음으로 긴장형두통이 시작된다. 중년 이후에 긴장형두통이 새로 발생하는 경우는 내재된 우울증, 수면무호흡증후군, 경부척추증, 섬유근통, 및 기타 뇌의 기질적 이상에 의한 이차두통의 여부를 신중히 관찰해야 한다. 약물로는 아세트아미노펜과 비스테로이드소염제가 가장 좋은 선택이다. 삼환계항우울제는 긴장형두통의 효과적 치료 약물로 특히 우울증과 수면장애가 동반되어 있는 경우 사용하기 좋은 약물이지만, 노인에서는 부작용이 많으므로 주의해서 사용해야 한다. 삼환계항우울제와 근이완제muscle relaxant의 병용 투여도 비교적 효과적인 치료법이다. 대체로 조이거나 누르는 통

표 25-2 **편두통 약제의 부작용 및 노인에서의 상대적 투여 금기 사항**

편두통 급성기 치료 약물	부작용	상대적 금기
일반진통제		
Acetaminophen	간기능, 신기능이상	
Aspirin	위궤양, 위장관 출혈	항혈전제 복용 환자
NSAIDs	위장관 출혈,	항혈전제 복용 환자, 신질환
항구토제		
Metoclopramide	추체외로증후군	파킨슨증후군
아편유사제		
Tramadol	진전, 초조, 환각, 변비	치매
편두통특이약물		
Ergotamine	구역, 구토, 말초혈관수축	심혈관질환, 조절되지 않는 고혈압, 레이노증후군
Triptans	흉부압박감, 저림, 홍조, 어지러움	심혈관질환, 조절되지 않는 고혈압
편두통 예방치료 약물	**부작용**	**상대적 금기**
삼환계항우울제		
Amitriptyline	졸림, 인지기능장애, 착란, 항콜린작용 (기립저혈압, 요잔류, 입마름), 체중증가	
Nortriptyline	위와 동일하나 비교적 부작용이 적은 것으로 보고됨	녹내장, 전립선비대, 뇌전증, 치매
베타차단제		
Proporanolol	서맥, 전도장애, 어지러움, 피로	천식, 우울증, 심부전, 당뇨
Atenolol		
항경련제		
Valproic acid	진전, 간기능장애, 섬망, 실조, 탈모, 체중증가	간질환, 췌장염
Topiramate	언어장애, 신결석, 손발저림, 체중감소, 진정, 초조, 녹내장	녹내장, 신결석
칼슘통로차단제		
Verapamil	서맥, 기립저혈압, 어지러움, 변비	심장전도장애
Flunarizine	우울증, 파킨슨증후군,체중증가	우울증, 파킨슨병
Diltiazem	서맥, 기립저혈압, 어지러움, 변비	심장전도장애

증이 만성적으로 지속되므로 마약류는 피하도록 한다. 약을 사용하기 어려운 경우나 약물치료의 보조로 스트레스 관리 등의 비약물요법을 추천하기도 한다.

3) 군발두통

군발두통은 대개 청장년기의 남성에서 발생되고 60대 이후에는 소실되지만 매우 드물게 65세 이후에 발생되었다는 보고도 있다. 그러나 노인에서 군발두통 양상의 두통이 발생되는 경우에는 이차성 원인에 의한 군발두통양 두통의 가능성을 먼저 고려하고 적절한 영상검사를 시행해야 한다. 녹내장, 포도막염 uveitis, 비부비동염, 경동맥박리carotid artery dissection 혹은 해면정맥동의 동맥류 등의 혈관 질환, 수막종, 뇌하수체종양, 두개저종양skull base tumor, 삼차신경통 등의 다양한 질환이 군발두통양 두통을 발생시킬 수 있으므로 주의해야 한다. 원발군발두통이 진단되면 노인에서도 일반적인 군발두통의 치료 원칙에 의거하여 약물 치료를 시행해야 한다. 약물 치료가 어려운 경우나 약물 치료에 반응이 없는 경우에는 후두신경차단occipital nerve block을 고려할 수 있다.

4) 수면두통

수면두통은 원발두통 중 유일하게 노령층에서 발생되는 것을 특징으로 하는 두통이다. 수면두통은 매우 드문 원발두통으로 유병률에 대해서는 정확히 연구되어 있지 않지만 단일 삼차기관에 내원한 두통 환자 중 약 0.07%에서 0.35%에 이른다는 보고가 있다. 여성에서 약간 많이 보고되고 있으며(1.5~2.5 :1) 대부분 50세 이상에서 발생되며 평균 61세에 발병된다. 두통의 양상은 다양하다고 알려져 있으나 수면두통의 가장 중요한 특징은 항상 수면 중에 발생되고 잠에서 깨게 한다는 점이다. 특히 새벽 1시에서 4시 사이에 가장 빈번하게 발생되며 1~2시간 정도 지속된다. 두통은 주로 전두부에 국한되며 두통으로 수면에서 깨어나는 경우에는 대부분의 환자들이 자리에 누워있지 않고 일상활동(독서, TV시청 등)을 한다는 점이 편두통이나 군발두통과 다른 특징이다. 수면두통의 발병기전에 대해서는 정확히 알려져 있지 않으나 하루주기 리듬circardian rhythm과 관련된 뇌하수체의 이상이 수면두통의 발병에 기여하는 것으로 추측되고 있다. 최근 연구에서도 수면두통 환자에서 후뇌하수체의 피질부피감소가 보고되었다. 수면두통의 치료에 대해서는 아직까지 확실한 연구결과가 없으나 Lithium과 카페인이 비교적 효과적인 치료로 알려져 있다. lithium은 150 mg에서 600 mg/일 정도의 용량을 혈중농도에 맞추어서 조절할 수 있는데 약 2/3의 환자에서 효과가 있는 것으로 보고되고 있으나 특히 노인에서 착란, 진전, 부정맥, 변비, 입마름 등의 다양한 부작용이 나타날 수 있으므로 이에 주의해야 한다. 카페인도 비교적 효과적인 치료인데 특히 카페인이 포함된 음료(커피)를 취침 전에 복용하는 것도 효과적인 치료로 알려져 있으며 그 외에도 indomethacin, 토피라메이트 등도 치료 효과가 있는 것으로 보고되고 있다.

5) 기타 두통

만성매일두통chronic daily headache은 한 달에 15일 이상의 두통이 지속적으로 반복되는 두통을 총칭하는 진단명으로 만성편두통chronic migraine, 만성긴장형두통chronic tension-type headache, 신생매일지속두통, 지속반두통hemicrania continua, 약물과용두통 등이 이에 속한다. 노인에서 만성매일두통의 유병률은 4% 내외 정도로 청중년기 환자의 유병률과 유사하며 만성편두통과 만성긴장형두통이 가장 많다. 편두통과 삽화긴장형두통이 만성매일두통으로 진행되는 요인으로 고령, 동반된 통증질환, 우울증, 약물과용 등이 작용하며 노인에서 이러한 위험인자가 동반되어 있는 경우가 많으므로 간헐적인 원발두통에서 만성매일두통으로 진행되지 않도록 주의해야 한다. 노인에서 지속반두통과 신생매일지속두통new daily persistent headache, NDPH이 새로 발생되는 경우 이차성 원인이 있을 가능성이 있으므로 신경영상검사와 ESR 검사를 시행해야 한다. 결막충혈과 눈물을 동반한 단기지속편측신경통형두통발작Short-lasting unilateral neuralgiform headache attacks with conjunctival injection and tearing, SUNCT도 50세 이후에 발생될 수 있으며 삼차신경통과의 감별이 어려운 경우가 있는데 삼차신경통은 삼차신경의 상악,하악신경분지에 주로 통증이 발생되나 SUNCT는 안신경분지에 주로 통증이 나타난다. SUNCT가 의심되는 노인 두통의 경우에는 뇌하수체의 이상을 확인하기 위하여 신경영상검사를 시행해야 한다.

2. 노인 이차두통

노인에서 새로 발생된 두통은 청장년기에서 발생된 두통보다 이차두통의 가능성이 높다. 갑자기 발생된 두통이나 다른 신경학적 이상이 동반된 경우, 두통이 서서히 진행되는 경우, 발살바수기에 의해서 악화되거나 기상 시에 악화되는 경우에는 신경영상검사를 고려해야 하며 기존에 원발두통이 있는 환자에서도 두통의 양상이 변하거나 진행되는 경우에는 이차두통의 가능성을 항상 의심해야 한다. 노인에서 흔하게 볼 수 있는 이차두통의 목록은 표 25-3과 같다.

1) 뇌졸중에 의한 두통

연령이 증가함에 따라서 출혈성뇌졸중과 허혈뇌졸중의 유병률이 급속히 증가되므로 이와 동반된 두통의 빈도도 증가된다. 뇌졸중stroke 발생 시에 다양한 기전에 의한 두통이 발생될 수 있는데 출혈에 의한 뇌조직의 압박, 뇌압상승, 혈관에 분포한 통증민감신경의 자극, 혈관박리, 염증물질의 분비 등에 의하여 통증이 발생될 수 있으며 주로 후순환계 특히 후대뇌동맥 영역 경색, 소뇌출혈, 동맥박리arterial dissection 시 두통이 흔하다고 알려져 있으나 다른 부위의 뇌졸중에서도 두통은 항상 동반될 수 있다. 거미막하출혈subarachnoid hemorrhage, SAH, 혈관박리 등에 의한 뇌졸중에서는 벼락두통thunderclap headache 양상의 급성 두통이 나타날 수 있으며 특히 두통 이외의 다른 증상이 없거나 경미할 수 있으므로 주의해야 한다.

표 25-3 **노인에서 나타날 수 있는 이차두통의 원인**

안과 질환
급성 폐쇄각녹내장
시신경염
안근마비

외상성
급성/만성 경막밑혈종
두개내출혈

혈관성
급성 뇌경색
출혈성 뇌졸중
거대세포동맥염
뇌정맥혈전증
동맥박리

두개내 병소
원발 및 전이성 뇌종양
안장 병변(sella turcica lesion)

항상성 질환
갑상선기능저하증
수면무호흡증
혈액투석
급성고혈압

감염
대상포진후 통증
라임병
수막염
뇌염
뇌농양

물질 관련 두통
약물
카페인 금단
알코올

두개압 이상
특발두개내압상승
자발저뇌척수액
경막천자후두통

2) 수면무호흡두통

수면무호흡증은 노령, 비만, 남성, 음주, 흡연, 진정제를 사용하는 경우 증가되는 것으로 알려져 있다. 수면 후 기상 시 발생되는 아침두통을 특징으로 하며 기상 후에는 서서히 호전되는 것이 일반적인 양상이지만 기상 후 30분 이내에 소실되는 경우는 40%에 불과한 것으로 보고되어 있으며 국제두통질환분류 ICHD 기준에서도 기상 후 4시간 이내에 소실되는 경우에는 수면무호흡두통에 합당한 것으로 제시되어 있다. 그러나 기상 시 두통이나 아침두통은 다양한 원발두통이나 이차두통, 폐쇄성폐질환 등의 내과적 질환에서도 나타날 수 있는 비특이적 증상이므로 진단적 가치는 떨어진다. 수면무호흡두통의 위치는 일반적으로 양측성으로 나타나지만 특징적인 위치는 없다. 수면무호흡두통의 확진을 위해서는 하룻밤 동안의 수면다원검사를 시행하여야 한다.

3) 거대세포동맥염에 의한 두통

거대세포동맥염은 60세 이상에서 새로 발생되는 두통의 중요한 원인으로 알려져 있지만 백인에 비해서 아시아 인종에서는 극히 드문 것으로 보고되고 있고 특히 백인종 중에서도 스칸디나비아 등의 북구계에서 더 흔하게 발생된다. 일반적으로 여성에서 남성에 비해 3배 정도 호발되며 평균 발생 연령은 70세이며 50세 미만에서는 극히 드물다. 두통은 약 70%에서 주증상으로 호소하지만 두통이 초기 증상으로 나타나는 경우는 약 30% 정도이며 나머지는 턱과 혀의 파행, 시력소실, 류마티스다발근육통증polymyalgia rheu-

327

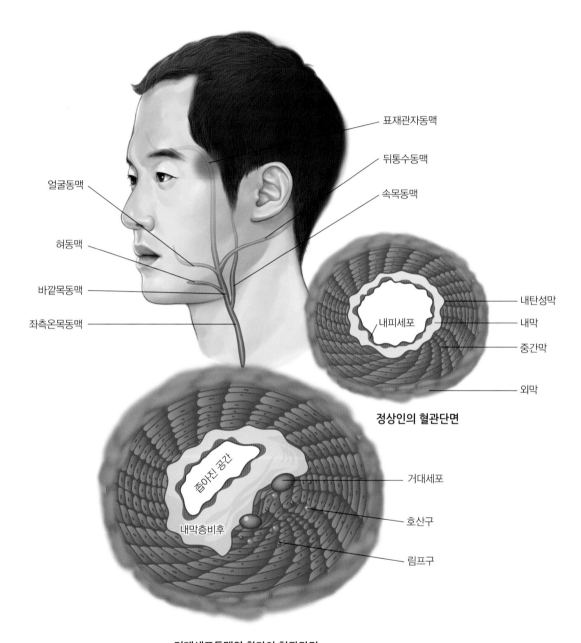

표재관자동맥

뒤통수동맥

속목동맥

얼굴동맥

혀동맥

바깥목동맥

좌측온목동맥

내피세포

내탄성막

내막

중간막

외막

정상인의 혈관단면

좁아진 공간

거대세포

내막층비후

호산구

림프구

거대세포동맥염 환자의 혈관단면

그림 25-1   거대세포동맥염의 병리 소견. tunica media(혈관중간막)가 비후되며 tunica interna(혈관내막)의 섬유화가 발생되고 이에 따라 이차적으로 혈관협착이 발생된다. 임파구, 호산구 등의 염증세포의 침윤이 tunica media에서 관찰되며 internal elastic membrane(내탄성막) 주위에 거대세포의 침윤이 나타난다.

matica 등의 전신동통 증상, 발열 등의 전신 증상으로 발현될 수 있으므로 주의를 요한다. 두통은 측두관자 부위 외에도 전반적, 혹은 기타 부위에 국소적으로 발생될 수 있으며 두통의 양상도 박동성 외에도 다양하게 나타날 수 있으므로 노인에서 기존에 있던 두통과 다른 양상, 위치의 두통이 발생되면 항상 감별진단으로 고려해야 한다. 신체검사상 측두동맥이 두꺼워져 있고 맥박이 느껴지지 않거나, 압통이 있을 수 있으나 이러한 이상 소견이 관찰되지 않을 수도 있으므로 주의해야 한다. 거대세포동맥염이 의심되는 환자에서는 바로 적혈구침강속도를 검사해야 한다. 적혈구침강속도는 스테로이드를 투여하지 않은 거대세포동맥염 환자의 90% 이상에서 증가되며 연령과 성별에 따라 다르지만 평균 80 mm/hour 정도로 증가된다. 다른 급성반응물질acute phase reactant인 C-반응단백질도 증가되며 ESR과 C-반응단백질을 같이 검사하면 진단의 특이도를 높일 수 있다. 그 외에도 정상색소빈

혈, 반응성 혈소판증가증도 혈액검사에서 나타날 수 있다. 확진을 위해서는 측두동맥 생검이 필요하지만 치료를 늦추면 시력 소실의 위험성이 있기 때문에 스테로이드 투여를 생검 때문에 늦추어서는 안 된다. 치료는 신속한 스테로이드 투여이다. 일반적으로 경구용 스테로이드를 40~60 mg을 개시 용량으로 투여하는데 시력소실이 진행되거나 일과성흑암시의 병력이 있는 경우에는 초기 수일간 고용량 스테로이드 주사 투여(메틸프레드니솔론 1 g/일)를 투여하는 것이 권고된다. 스테로이드는 6개월 이상에 걸쳐서 아주 서서히 감량해야 한다. 류마티스다발근육통증이 거대세포동맥염과 동반되는 경우가 드물게 있는데 주로 근위부 근육에 호발되는 근육통 및 강직 증상이 주된 증상이다. 거대세포동맥염 치료를 위하여 고용량 스테로이드 투여 시에 증상이 동반되어 호전되는데 류마티스다발근육통증만 단독으로 있는 경우에는 저용량의 스테로이드 투여에도 반응을 잘한다.

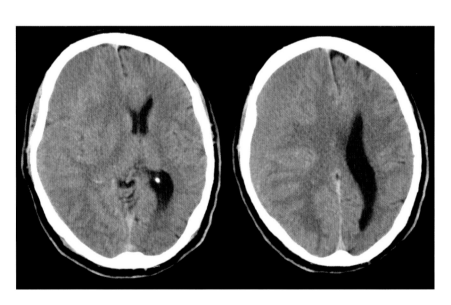

그림 25-2 만성경막밑혈종의 CT 소견. 경막밑혈종은 급성기에는 고음영으로 관찰되어 진단이 용이하지만 아급성기를 거치면서 음영이 감소되어 등음영(isodense) 혹은 저음영으로 보이므로 진단에 유의해야 한다.

4) 만성경막밑혈종에 의한 두통

나이가 증가함에 따라 뇌의 위축에 따른 뇌의 빈 공간이 증가되고 이에 따라서 경막하의 연결정맥이 손상에 취약해지기 때문에 만성경막밑혈종은 50~60대에서 가장 흔하게 발생된다. 특히 경미한 외상에 의해서도 발생될 수 있으며 약 30~50%의 경우에는 외상의 병력이 없다. 노인에서 항혈전제를 복용하는 경우가 많이 있고 근력의 저하로 낙상하는 경우가 많이 있으므로 두부외상의 병력이 없더라도 진행성 두통에서 감별진단이 필요하다. 두통은 일반적으로 둔한 양상이며 국소적 통증보다는 전반적인 통증인 경우가 많으며 동반 증상으로 의식변화, 혼미, 인지 기능 변화 등이 나타날 수 있으나 편마비 등의 국소신경학적 증상이 나타나는 경우는 드물다. 또한 증상이 나타나기까지 수주에서 수개월 정도 걸릴 수 있으므로 노인에서 경미한 두통이더라도 수 주 이상 진행되는 경우에는 반드시 의심해야 한다.

5) 전이성암, 종양

뇌종양이나 전이성암은 나이가 들면서 증가하므로 노인 두통의 감별진단에 반드시 포함시켜야 한다. 노령층에서는 두개내 종양 중 약 60% 정도가 전이성암에 의하여 발생된다. 종양에 의한 두통은 특징적으로 뇌압의 상승으로 인하여 아침에 두통이 심하고 자세에 따라 악화되며 발살바수기에 의하여 악화되거나 구역과 구토가 동반된다고 알려져 있으므로 이러한 동반증상이나 악화요인에 대한 자세한 병력 청취가 필요하다. 그러나 이러한 전형적인 증상이 뚜렷하지 않은 경우도 많이 있으므로 주의해야 한다. 뇌종양 환자의 약 30%에서 두통이 주된 증상으로 나타나지만 두통만 단독으로 나타나는 경우는 비교적 드문 것으로 알려져 있다. 노인에서 두통이 새로 발생된 경우에는 반드시 신경학적 진찰을 하여 국소증상이 있는지 확인해야 한다. 그러나, 두통이 매우 느리게 진행되며 증상도 비전형적이며 신경학적 검사가 정상인 경우가 많다. 노인은 두개내 병변에 의한 이차두통이 발생할 가능성이 높기 때문에 두통이 노년에서 새로 시작된 경우는 뇌 영상검사 등의 정밀한 검사를 하는 것이 바람직하다.

6) 대사성 두통

만성폐쇄성폐질환, 심부전, 빈혈, 수면무호흡증 등은 고이산화탄소증과 저산소증을 유발함으로써 뇌혈류를 증가시켜 전반적인 박동 두통을 야기할 수 있다. 밤에는 환기가 더 감소되므로 새벽이나 아침에 두통이 발생되고 기립후에는 호전되기도 한다. 만성 신부전 환자에서는 원인 미상의 둔한 두통이 발생할 수 있으며 투석 치료가 삼투압 기전에 의해 두통을 유발하기도 한다.

7) 눈 질환

노인에서는 녹내장, 시력저하, 시신경염optic neuritis, 안구운동마비, 홍채염, 포도막염 등의 안구염증질환이 증가되므로 이에 의한 두통도 발생될 수 있다. 대부분의 경우에는 시각 증상이 동반되므로 안과질환에 의한 두통을 의심할 수 있으나 녹내장의 경우에는 초기에 안과적 자각 증상이 없이 두통, 메스꺼움이 있다가 녹내장이 진행됨에 따라서 시야가 좁아지는 시각 증상이 나중에 발현될 수 있으므로 주의해야 한다. 특히 급성폐쇄각녹내장은 안과적 응급질환으로 나이가 들면서 증가하고 노인 여성에서 흔하다. 방수 aqueous homor는 렌즈와 홍채 사이로 배출되는데 이 통로가 갑자기 막히면 안압이 올라가게 되고 갑자기 안압이 올라가면 심한 안구통증과 함께 한쪽머리에 두통을 호소하게 되고 시야가 흐려지며 구역과 구토가 동반되기도 한다. 진찰에서 각막이 흐리고 대광반사가 소실되며 눈의 충혈이 관찰될 수 있다. 급성발작 시 안압이 조절되지 않은 채 24~48시간이 지나면 시신경에 영구적인 손상이 발생될 수 있으므로 신속한 치료가 필요하다. 그러므로 노인에서 한쪽 편에 국한된 두통과 안구통이 새로 발생하였다면 반드시 안과검진이 필요하다.

8) 비부비동염에 의한 두통

비부비동염도 주로 전두부, 안면의 상부에 국한되는 두통을 유발할 수 있다. 편측 부비동의 염증인 경우에는 두통이 동측에만 국한될 수 있다. 수면 중에는 부비동의 염증과 점액의 배액이 안되므로 아침에 두통이 악화되고 기립 후에 호전되는 양상의 두통이 일반적이지만 지속적인 두통으로 나타날 수도 있다. 대개는 편두통이나 긴장형두통을 비부비동염에 의한 두통으로 진단하는 경우가 더 많지만 급성비부비동염에 의한 두통이 발생된 경우에는 다른 두통증후군으로 오인되어 진단이 지체되는 경우도 있을 수 있다.

노인에서는 비부비동염의 일반적인 증상이 감소되어 나타날 수 있으므로 주의해야 한다. 급성비부비동염과 달리 만성비부비동염도 두통을 유발하는지에 대해서는 아직까지 논란이 있다.

9) 정신-심리적 문제에 의한 두통

우울증, 불안장애, 외상후 스트레스 장애 등의 정신질환에서 두통이 발생될 수 있다. 노인에서 우울증의 빈도가 증가되므로 이에 의한 두통이 발생될 수 있다. 또한 편두통 등의 원발두통에서 정신과적 질환이 동반되는 경우도 흔한 것으로 알려져 있는데 편두통 환자에서 연구에 따라서는 우울증이 40% 내외 정도에서까지 동반되며 특히 산발적으로 발생되는 편두통보다는 만성편두통에서 우울증 등의 정신질환이 동반되는 경우가 더 많다고 알려져 있으며 정신과적 질환이 동반된 경우에는 만성편두통으로 진행될 확률이 높아지는 것으로 보고되고 있다. 한 연구에서는 편두통 환자에서 불안이 44%, 우울증이 39%, 수면장애가 41% 있었으며 특히 노인에서 두통과 정신과적 질환이 함께 나타나는 빈도가 높다고 하였다. 그러므로 노인 두통 환자에서는 진찰 시 기본적인 심리검사가 요구된다. 두통과 우울증이 동반된 환자에서는 항우울제 투여가 좋은 선택 약물이 된다.

10) 두통을 유발할 수 있는 기타 내과적 질환

특히 노인에서는 다양한 내과적 질환과 연관된 두

통이 발생될 수 있다. 수축기 혈압 >180 mmHg 혹은 이완기혈압 >120 mmHg인 경우 박동성의 두통이 발생될 수 있다. 수면무호흡증에 의한 두통은 기상시에 심하며 활동시에 호전되는 특징이 있다. 갑상선항진증, 갑상선저하증, 저혈당 등에서도 두통이 동반될 수 있다. 급성녹내장에서 심한 안와부의 동통이 시각 증상과 함께 발생될 수 있다. 귀의 감염이나 부비동염, 치아 등의 감염성 질환에 의한 두통도 노인에서 비교적 흔하게 발생될 수 있으며 기타 전신성 감염성 질환에서도 동반 증상으로 두통을 호소할 수 있으므로 주의를 요한다.

3. 약물에 의한 두통과 약물과용두통

노인에서는 다양한 동반질환으로 인한 약물 복용을 하고 있는 경우가 많으며 여러 가지 약제를 동시에 복용하는 경우도 흔하다. 다양한 약제가 두통을 유발시키거나 악화시킬 수 있는데 대표적으로 칼슘통로차단제, 질산염, 테오필린, 베타작용제 등이 있다 (표 25-4). 그러므로 노인에서 새로운 두통이 발생되거나 악화되는 경우에는 약물 복용력에 대한 철저한 조사가 필요하며 특히 최근 약제의 변경이나 용량의 변화가 있었던 경우에는 약물에 의하여 유발된 두통의 가능성을 염두에 두어야 한다. 또한 노인에서는 진통제를 지속적으로 복용하거나 동반 질환으로 인하여 혹은 의료정보의 부족으로 인하여 적절한 예방치료를 받지 못하여 약물과용두통이 발생될 가능성이 청장년기에 비해서 높아진다. 그러므로 만성두통으로 내원한 노인 환자에서는 약물과용두통의 가능

표 25-4 두통 유발 가능성이 있는 약물

- Amantadine
- Amiodarone
- Calcium-channel blocker
- Caffeine
- Cilostazol
- Corticosteroid
- Cyclophosphamide
- Dipyridamole
- Estrogen
- Histamine2-receptor antagonist
- Hydralazine
- Indomethacin
- Levodopa
- Monoamine oxidase inhibitor
- NSAIDs
- Nitrates
- Phenothiazines
- Phosphodiesterase inhibitors
- Sympathomimetic agents
- Tamoxifen
- Theophylline
- Tetracycline
- Trimethoprim

성이 타 연령보다 높음을 염두에 두어야 한다. 약물과용두통의 유병률은 인구대상 역학 조사상 1~2% 정도 된다. 약물과용두통은 만성매일두통 중에서도 예후가 불량한 유형이며, 두통을 유발하는 약제를 중단하지 않는 한 치료가 어렵다. 그러나, 노인에서 복용약물을 중단시킬 때에는 신중해야 한다. 급성 금단에 의한 신체변화에 대해 노인의 심폐계가 적절히 잘 대처하지 못하기 때문이다. 특히, barbiturates, 아편유사제, 벤조다이아제핀을 중단할 때에는 서서히 감량해야 한다.

4. 기타 두통 및 안면통

1) 삼차신경통

삼차신경통은 50대 이상에서 가장 흔하게 발생되며 약 2:1의 비율로 여성에서 더 흔한 것으로 보고되어 있다. 노령에서 발생되는 경우에는 고전적(일차성) 삼차신경통의 가능성이 높으며 젊은 연령에서 발생되는 경우에는 다발성경화증, 두개내 종양, 감염 등의 이차성 원인이 있는 경우가 흔하다. 고전적삼차신경통의 경우에는 일반적으로 삼차신경의 상악신경V2과 하악신경V3 분지 영역을 침범하는데 약 70~80% 이상의 고전적삼차신경통 환자에서 상소뇌동맥 혹은 전하소뇌동맥 등의 두개내 동맥이나 정맥에 의한 삼차신경기시부의 신경혈관압박 소견이 관찰될 수 있다. Carbamazepine이나 oxcarbazepine이 삼차신경통 치료의 일차 선택 약제인데 carbamazepine, oxcarbazepine 투여 시에는 호중구저하증이나 저나트륨혈증 등의 부작용이 발생될 수 있으므로 이에 대한 혈액 검사가 필요하며 특히 투여 초기에는 어지러움증, 보행실조 등의 증상이 심하게 나타날 수 있으므로 서서히 증량하는 것이 필요하다. 그 외에도 gabapentin, pregabalin 등의 항경련제나 baclofen 등이 비교적 효과적인데 치료 시 염두에 둘 점은 6개월 후 약 50%의 환자에서 자연 회복될 수 있다는 점이므로 약 2~3개월 약물 치료 후 증상이 효과적으로 조절되면 서서히 약물을 감량하는 것이 바람직하다. 약물 치료에 반응이 없는 경우에는 미세혈관감압술microvascular decompression 등의 수술적 치료를 고려해야 한다.

2) 대상포진후신경통

대상포진 급성 감염기의 피부 발진이 소실된 이후에도 3개월 이상 통증이 지속되는 경우에 진단이 가능하다. 대상포진후신경통post-herpetic neuralgia, PHN은 노령에서 주로 발생되는데 특히 60대 이후에 대상포진 급성 감염증이 발생되는 경우에는 약 50% 정도에서 대상포진후신경통으로 진행될 수 있다. 주로 상악·하악분지를 침범하는 삼차신경통과는 달리 삼차신경의 안구분지V1 영역을 주로 침범한다. 급성 감염기에는 항바이러스 약제(valacyclovir 1,000 mg tid, famiciclovir 500 mg tid, acyclovir 800 mg 5회/일)를 7일 간 투여하면서 스테로이드를 함께 투여하는 것이 회복 속도를 빠르게 하고 대상포진후신경통의 기간을 감소시킬 수 있다. 대상포진후신경통은 아미트리프틸린, 노르트리프틸린 등의 삼환계항우울제나 gabapentin, pregabalin, 아편유사제 등을 투여하는데 노인에서는 삼환제 항우울제 투여 시 다양한 항콜린성 부작용이 나타날 수 있으므로 주의해야 한다.

3) 지속특발안면통증(비정형안면통)

만성적인 안면통증이 이차적인 원인이 없이 지속적으로 안면과 입주위 부위에 발생되는데 흔하게는 둔하거나 성가시게 아프지만 예리한 통증으로 나타나기도 한다. 얼굴, 치아, 잇몸의 사소한 수술 또는 외상 등에 의해 시작될 수 있지만, 처음의 손상이 좋아진 후에도 특별한 국소 원인이 없이 지속된다. 삼차신경통과의 차이점은 증상이 말초신경분포를 잘 따르지 않으며 둔한 양상이며 지속적인 통증이라는 특징으로 감별될 수 있다.

4) 구강작열감증후군

구강작열감증후군burning mouth syndrome이란 구강 점막에 기질적 이상이 없으면서 혀나 입술, 구강에 국한되어 타는 듯한 작열통이 나타나는 경우를 말한다. 통증 부위가 확산되어 구강 전체에 통증이 나타나기도 한다. 대개 폐경기 후 중년 혹은 노령기 여성에서 자주 발생된다. 원인이 밝혀지지 않는 경우도 있지만, 불안이나 우울증, 인격장애, 당뇨병, 조혈 결핍(철분, 엽산, 비타민 B_{12}), 침샘기능이상, 구강 움직임 습관(혀를 내미는 동작, 이갈이 등) 등이 원인이 되기도 한다. 치료는 clonazepam, 삼환계항우울제amitriptyline, gabapentin, 조혈 영양제, 알파리포산, 캡사이신 국소도포, 구강 움직임 습관 교정, 인지행동요법cognitive behavioral therapy 등이 효과적인 것으로 보고되어 있다.

5) 턱무감각증후군

한쪽의 아래 입술과 턱의 저린감이나 무감각 등의 이상감각으로 나타나는 드문 증후군numb chin syndrome으로서 임상적으로는 기저에 악성종양이 있을 가능성을 시사하므로 주의해야 한다. 외상이니 치괴 시술, 감염 등의 여러 원인에 의하여 발생될 수 있으나 악성종양에 의하여 발생되는 경우가 가장 흔하다. 악성종양이 하악에 전이되거나 뇌기저부에 전이되거나 혹은 뇌연수막 전이에 의하여 턱무감각증후군이 발생될 수 있다. 그러므로 외상과 같은 뚜렷한 원인 질환 없이 턱무감각증후군이 발생된 경우에는 악성종양의 여부를 철저히 규명해야 하며 기존에 악성종양이 있는 환자에서는 암전이를 시사하는 소견이므로 주의해야 한다.

참고문헌

1. Aravindhan R, Vidyalakshmi S, Kumar MS, Satheesh C, Balasubramanium AM, Prasad VS. Burning mouth syndrome: A review on its diagnostic and therapeutic approach. *J Pharm Bioallied Sci* 2014;6:S21-5.
2. Buse DC, Silberstein SD, Manack AN, Papapetropoulos S, Lipton RB. Psychiatric comorbidities of episodic and chronic migraine. *J Neurology* 2013;260:1960-1969.
3. Evans RW, Kirby S, Purdy A. Numb chin syndrome. *Headache* 2008;48:1520-1524.
4. Ferrari A, Spaccapelo L, Gallesi D, Sternieri E. Focus on headache as an adverse reaction to drugs. *J Headache Pain* 2009;10:235-239.
5. Kaniecki RG. Tension-type headache. *Continuum* 2012;18:823-834.
6. Kunkel RS. Headache in older patients: Special problems and concerns. *Cleve Clin J Med* 2006;73:922-928.
7. Pascual J, Berciano J. Experience in the diagnosis of headaches that start in elderly people. *J Neurol Neurosurg Psychiatr* 1994;57:1255-1257.
8. Prencipe M, Casini AR, Ferretti C, Santini M, Pezzella F, Scaldaferri N, et al. Prevalence of headache in an elderly population: attack frequency, disability, and use of medication. *J Neurol Neurosurg Psychiatr* 2001;70:377-381.
9. Rains JC, Poceta JS. Sleep-related headaches. *Neurol Clin* 30 2012;30:1285-1298.
10. Rizzoli PB. Acute and preventive treatment of migraine. *Continuum* 2012;18:764-782.
11. Robbins MS, Lipton RB. Management of headache in the elderly. *Drug Aging* 2010;27:377-398.
12. Stewart WF, Wood C, Reed ML, Roy J, Lipton RB. AMPP advisory group. Cumulative lifetime migraine incidence in women and men. *Cephalalgia* 2008;28.1170-1178.
13. Tanganelli P. Secondary headaches in the elderly. *Neurol Sci* 2010;31:S73-S76.
14. Walker RA, Wadman MC. Headache in the elderly. *Clin Geriatr Med* 2007;23:291-305.

T·H·E H·E·A·D·A·C·H·E

26

응급두통

황성희

1. 응급두통이란?

두통증상으로 응급실을 찾는 환자는 응급실을 방문하는 전체환자 중 대략 2%에서 많게는 4.5%에 이를 정도로 비교적 적지 않은 수라고 할 수 있다. 또한 두통은 의료기관을 찾는 증상 중 4~5번째를 차지할 정도로 비교적 흔한 증상 중 하나이며, 이들 두통 환자를 원인별로 볼 때 응급실을 찾는 환자 중 양성의 원발두통primary headache(편두통, 긴장형두통, 군발두통 등) 환자가 약 2/3 정도를 차지한다. 심한 두통이나 갑작스런 두통을 주소로 내원한 환자들 중 환자의 생명을 위협할 수 있는 이차두통secondary headache 환자는 많지는 않겠으나 이들 환자를 가능한 신속하게 그리고 정확하게 감별 진단하는 것이 응급실이나 외래진료에서 매우 중요한 문제이다. 심각한 두통상황

을 염두에 두고 있지 않으면 치명적인 결과를 초래할 수도 있기 때문이다. 한 통계를 보면 응급실로 내원한 급성두통 환자 중 약 14% 정도가 신경영상검사를 받았으며 그 중 약 6%에서 이상소견이 발견되었다는 것에서도 알 수 있듯이 분명한 것은 모든 이차두통이 위험한 상황은 아니겠으나 응급을 요하는 이차두통 현상이 많은 수는 아니지만 있을 수 있다는 점은 항상 명심해야 한다.

따라서 어떤 환자에서도 마찬가지겠지만 주의 깊은 문진을 통한 병력청취와 신체진찰 및 신경학적 진찰은 특히 두통 환자평가에서 가장 중요한 부분이라 할 수 있는데, 이들 정보를 바탕으로 환자증상에 대한 위험 원인 파악과 추가적인 정밀 검사가 필요할지 여부를 판단해야 하기 때문이다.

2. 응급두통 환자의 진료

1) 정확한 문진

두통 환자 진단에서 우선 제일 먼저 해야 할 것은 정확한 병력을 밝혀내는 것이다. 응급두통에서 위험한 원인으로 인해 유발된 이차두통증상은 수분, 수초 만에 나타나는 급성 또는 초급성 양상의 두통이거나 수일에서 수주 간에 걸쳐서 점차 진행하는 아급성인 경우가 대부분이다. 심한 두통을 호소하는 환자로부터 상세한 병력을 청취하는 것이 어려울 수도 있겠으나 환자가 의료진이 원하는 병력을 자발적으로 정확히 제공하기는 어려우므로 핵심을 캐는 중요한 질문을 통해 감별진단과 향후 진료방향을 결정해야 한다. 일례로 두통이 어떤 형태로 시작되었는지는 매우 중요한 요소로서 두통이 최고조에 이른 시점이라던가 벼락두통양상이었는지 등등 환자에게 물어서 정확한 양상을 파악해야 하는 부분이다. 그리고 환자가 심한 두통으로 인해 환자로부터 직접적인 병력청취가 어려운 경우 우선 환자의 가족이나 지인으로부터 먼저 간접적 병력청취를 통해 도움이 될 만한 병력을 파악

표 26-1 위험한 이차두통을 의심할 수 있는 요소

- 발열, 야간발한, 오한, 갑작스런 체중감소와 같은 전신 증상
- 신생물, HIV감염, 면역저하나 면역억제제 사용
- 신경학적 이상동반(시야장애, 목경축, 경련, 의식변화)
- 전에 경험하지 못한 두통
- 초급성으로 심한 두통발생(최고조까지 수초~수분소요)
- 연령이 50대 이상으로 과거 심한 두통병력이 없음
- 발살바수기 또는 자세변화 시 악화, 점진적인 두통진행
- 임신 중이거나 분만 직후

하도록 한다. 심각한 두통을 의심할 수 있는 병력(표 26-1)이 있다면 추가적인 진단검사나 영상검사를 실시할 것을 고려해야 한다. 비교적 흔한 이차두통의

표 26-2 다양한 이차두통 원인과 증상/징후 및 병력

거미막하출혈	벼락두통양상
수막염	발열, 경부경직
측두동맥염	측두동맥의 동통/맥박감소, 시야장애, 턱파행
급성녹내장	안통과 안충혈, 편측성시야장애
뇌정맥동혈전증	임신, 분만 직후, 피임약 복용
경동맥박리	경부통증, 외상, 호너증후군 뇌졸중증상
뇌종양	시신경유두부종, 진행양상의 두통, 신생물병력
소뇌경색	보행장애, 어지럼, 구토, 겨냥이상
뇌내출혈	고혈압, 뇌동맥류, 뇌동정맥기형
자간전증	임신, 부종, 고혈압, 단백뇨
경막하출혈	외상, 의식변화, 신경진찰이상
고혈압뇌병	고혈압, 의식장애
뇌하수체졸중	저혈압, 저혈당, 시야장애, 뇌하수체종양
일산화탄소 중독, 약물	연탄/가스난방, 약물복용병력
가역적뇌혈관 수축증후군	임신, 분만 후, 약물

원인과 주요한 증상이나 징후, 관련가능 병력을 표
26-2에 요약하였다.

2) 두통의 처음 시작시점, 시작양상과 시간이 경과함에 따른 변화양상

두통을 호소하는 환자에게 처음 문진해야 할 두
가지 중요한 질문으로 두통이 언제부터 시작되었는
지에 대한 것과 이전에도 이런 정도/양상의 두통경험
이 있었는지에 대한 것이다. 환자의 대답에 따라서
몇 가지 감별진단에 대한 방향을 정할 수가 있을 것이
다. 첫째로 환자가 이전에도 동일한 양상의 두통을
과거 수개월 혹은 수년간 여러 차례 반복 경험한 적
이 있다고 한다면 우선 원발두통에 대한 가능성을 더
높게 고려할 수 있을 것이다. 그러나 과거 이런 양상
의 두통경험이 없었다거나 처음이라고 한다면 이차
두통 가능성을 염두에 두고 추가적인 진료와 영상검
사를 고려해 볼 필요가 있다. 만일 환자가 종종 두통
의 병력이 있었으나 이번 두통은 전과는 양상이 다르
다고 한다면 어찌 할 것인지 하는 문제가 있는데 이
경우 또한 일단은 이차두통 가능성을 배제할 수 없으
므로 추가적인 검사를 고려해야 할 것이다. 이차두통
의 가능성이 있는 경우 환자에게 추가로 두통의 처음
양상이 갑작스런 것이었는지 점진적인 것이었는지
여부와 이후 통증 정도가 더 심한지, 동일한지, 아니
면 좀 완화되었는가를 더 자세하게 문진하여 감별진
단과 진료방향결정에 참고하도록 한다. 특히 갑작스
런 심한 벼락두통thunderclap headache은 거미막하출
혈subarachnoid hemorrhage을 포함 다양한 형태의 뇌
혈관질환 가능성이 높으므로 유의하여 문진하고 신

속히 신경영상검사를 진행할 것을 권유한다. 점진적
인 시작과 진행 양상의 두통은 이차두통 중 수막염,
두개내압상승intracranial hypertension을 유발하는 뇌
병변, 측두동맥염temporal arteritis, 두개내 국소병변일
가능성이 있으므로 역시 신경영상검사, 척수액검사등
적절한 검사를 진행해야 할 것이다.

물론 갑작스런 격심한 벼락두통인 경우 이차두통
가능성이 있고 신속한 검사진행을 필요로 한다는 것
은 맞지만 한 가지 유의해야 할 점은 단순히 두통의
강도 정도가 원발두통과 이차두통을 감별하는 결정
적 요소는 아니라는 것이다. 더불어 환자가 호소하는
주관적인 통증의 정도와 실제로 환자가 보이는 반응
이나 태도가 적절하게 일치하는지에 대해 평가하여
볼 필요가 있으며, 통증양상이나 위치는 감별진단에
그리 도움이 되지 않는다는 것도 염두에 두어야 한다.

3) 과거병력

환자의 과거병력을 참고하면 현재 환자에게 발생
한 두통에 대한 감별진단과 진료방향결정에 도움이
될 수 있다. 일례로 직전에 두부외상이 있었다면 뇌
내출혈이나 경막하출혈가능성이 있으며, 요추천자
lumbar puncture를 한 적이 있다면 두개내압저하로
인한 두통을 고려할 수 있다. 또한 두통을 유발할 수
있는 약물들도 다수 있으므로 환자가 투약중인 약물
에 관해서도 자세히 파악해 볼 필요가 있다. 고혈압
이나 심혈관질환이 있는 환자라면 뇌졸중stroke과 고
혈압뇌병을 유발할 수 있다. 암 환자라면 뇌로 전이
가능성을 고려해야 하며 HIV 감염자, 면역력이 저하
되거나 면역억제제를 사용 중에 있다면 박테리아, 진

균, 바이러스에 쉽게 감염될 수 있으므로 뇌를 포함 신경계와 기타 장기에 감염질환 발생가능성을 고려해야 한다. 분만 직후나 피임약복용, 감염증, 암과 관련해서는 뇌정맥동혈전증의 원인이 될 수 있으므로 유의해야 한다. 경동맥박리carotid artery dissection나 거미막하출혈은 두경부에 외상으로 인해서도 발생이 가능한 질환이므로 외상의 기왕력이 있는 두통 환자에서 감별진단으로서 염두에 두고 있어야 할 질환들이다.

4) 동반증상

경련, 목경축, 시야장애, 의식장애, 의식변화, 감각장애, 운동장애와 같이 국소신경증상은 물론 기타 신경증상이나 징후를 동반한 두통인 경우는 신경계를 침범하는 이차두통의 기능성이 높으므로 원인질환을 감별하기 위한 신경영상검사, 척수액검사등 필요한 검사를 신속히 진행해야 한다. 특히 60대 이상 연령대에서 발병 할 수 있는 측두동맥염은 그리 흔한 질환은 아니나 진단이 늦어질 경우 실명에 이를 수 있으므로 이 연령대에서 피로감, 턱파행을 동반한 두통인 경우 의심해봐야 할 질환 중 하나이다. 구토와 구역은 두통과 종종 동반되는 증상으로 원발두통에서도 동반할 수 있는 비특이적 증상이므로 이차두통에 특이성을 갖는 신경증상이라고 할 수 없다. 또한 동반된 신경증상이 전혀 없는 경우라고 하여 이차두통 가능성을 배제할 수도 없으므로 환자의 병력이나 문진등 주어진 여러 가지 상황과 자료를 분석해서 추가적인 검사의 필요여부를 결정하여야 한다.

3. 신체진찰과 신경학적진찰

급성두통 환자에서도 대부분 응급환자의 경우와 마찬가지로 우선 혈압, 맥박, 체온 등 신체활증을 측정해야 한다. 많은 환자에서 혈압이 상승되어 있을 수가 있는데 이는 혈압이 높아서 두통이 발생할 수도 있겠으나 심한 두통에 대한 반응으로서 혈압이 일시적으로 상승되어 있을 수도 있으므로 신중히 판단해야 할 부분이다. 만일 발열이 있다면 이는 중추신경계를 비롯해서 신체부위 어딘가 염증이나 감염이 진행되고 있음을 의미하는 것일 수 있으므로 발열의 원인이 무엇인지 정확하게 밝혀보아야 한다. 열은 보통의 경우 급성두통을 유발하는 흔한 원인으로 두통은 단지 이차적인 증상일 뿐이므로, 수막염 등 어딘가 숨어있는 원인질환을 찾아내려는 노력이 필요하다.

이들 응급두통 환자의 신경학적진찰 시 우선 살펴볼 부분은 환자의 의식상태와 수막자극징후이다. 그다음으로 국소적신경이상 여부를 살펴보도록 한다. 특히 안검하수 여부나 동공상태에 대해서 자세히 살펴보아야 한다. 통증을 수반한 호너증후군은 동측의 내경동맥박리를 의심할 수 있으며, 편측성 동공확대나 동안신경마비를 수반하는 두통은 후교통동맥에 발생한 뇌동맥류가 원인일 수 있다. 더불어 환자의 시야에 대한 신경학적진찰이 필요하다. 안저도 살펴보아야 할 주요한 부위 중 하나로서, 고혈압뇌병이나 뇌압증가가 있는 경우 유두부종이 관찰될 수 있다. 두경부에 대한 진찰은 안구충혈, 안구돌출이나 눈꺼풀의 부종여부를 살펴보고, 측두동맥을 촉지하여 맥박과 동통여부를 확인해 보아야 하며, 안면부와 경부의 동통여부와 이상여부도 확인하도록 한다.

1) 고위험 의심소견

(1) 신경학적 이상

새로 나타난 신경학적 이상을 수반한 두통 환자인 경우 심각한 질환일 가능성이 높으므로 신중을 기해 진료하도록 한다. 신경학적진찰에서 이상소견은 다른 어떤 소견보다 두개내 병인일 가능성을 시사하는 주요한 소견이라고 할 수 있다. 이러한 신경학적 이상은 아주 미세한 소견일 수도 있으므로 주의 깊게 살펴보아야 한다. 신경학적 이상 중 시야장애와 같이 일부 증상은 편두통의 조짐으로도 나타날 수 있으므로 혼돈될 수도 있겠으나 확실한 편두통병력이나 편두통으로 진단이 되지 않은 환자에서 편두통 조짐이라고 확신해서는 안되며 의심이 드는 경우 검사를 통해 정확한 감별진단을 하도록 한다. 대표적인 신경학적 진찰소견을 표 26-3에 요약하였다.

(2) 의식변화

의식저하나 혼돈 역시 응급두통 환자에서 병리적 원인질환의 가능성이 높은 소견 중 하나로서 뇌염, 수막염, 거미막하출혈이나 공간점유병터를 의심할 수 있는 소견이다.

(3) 수막증

수막증meningismus은 특히 수막염이나 거미막하출혈에서 주로 동반되는 소견이나 60대 이상에서는 비특이적일 수 있다.

(4) 이상 활증

특히 발열을 동반한 응급두통은 중추신경계감염을 의심할 수 있는 소견으로서 원발두통에서 보통 나타나지 않는 소견이라 할 수 있다. 거미막하출혈 후 일부에서도 발열이 있을 수 있다. 흔하지는 않으나 심한 고혈압인 경우 두통을 동반할 수 있다.

표 26-3 **응급두통 환자에서 유의해야 할 신경학적진찰 소견**

뇌신경/진찰소견	신경학적진찰 소견	가능한 원인 질환
시신경(CN II)	시야장애	편측성: 허혈, 측두동맥염, 녹내장, 시신경염 양측성: 시신경교차점이후 두개내 병변
동안신경(CN III)	대광반사이상, 안검하수, 안구운동이상	후방교통동맥의 뇌동맥류, 구상회탈출, 거미막하출혈, 종양, 해면정맥동혈전증
외전신경(CN VI)	안구의 외전운동장애	뇌압변동, 뇌탈출
실조, 협조장애	보행장애	소뇌뇌졸중
의식장애		종양, 뇌혈관질환, 고혈압뇌병, 뇌염, 수막염, 뇌정맥동혈전증, 일산화탄소중독, 동맥박리

(5) 안과적 이상소견

유두부종은 두개내압증가를 의미하는 주요 소견으로서 두개내 신생물이나 공간점유병터를 의심할 수 있다. 망막출혈이나 유리체밑출혈subhyaloid hemorrhage은 거미막하출혈로 인해 나타날 수 있으며, 편측성 시야장애는 특히 측두동맥염, 경동맥박리, 급성좁은앞방각녹내장acute narrow angle glaucoma 발생 시 나타날 수 있는 소견이다. 급성녹내장 시 모양체충혈ciliary flush과 동공반사완서sluggish pupillary light reflex도 동반될 수 있다.

(6) 외상소견

두부외상이나 두피, 피부에 상처가 관찰된다면 뇌내출혈이나 뇌진탕을 응급두통의 원인으로 의심할 수 있다. 그러나 경막하출혈의 경우는 수주이상 아급성으로 진행한 경우 이러한 외상소견을 확인할 수 없는 경우도 있으므로 주의를 요한다.

(7) 기타

응급두통 환자에서 종종 구역과 구토가 심한 경우 두개내압증가, 두개내출혈, 급성좁은앞방각녹내장을 의심할 수 있는 소견이며 경동맥잡음은 경동맥박리를 의심할 수 있는 소견이다. 측두동맥의 맥박감소, 부기, 촉지 시 동통은 측두동맥염을 시사하는 소견이다.

2) 저위험군

이전에 유사한 두통으로 내원한 병력이 있다거나, 이전 두통양상과 별반 차이가 없다거나, 다른 이상증상이나 징후를 동반하지 않으며, 국소신경이상이나

신경학적진찰에서 이상이 발견되지 않고 기타 다른 고위험요소를 찾아볼 수 없다면 이들 환자에서는 보통 추가적인 신경영상검사는 필요로 하지 않는다고 할 수 있다.

4. 응급두통 환자에서 검사

앞서 문진, 신체진찰과 신경학적진찰을 통해 고위험군 환자라고 판단한 경우 다음과 같은 검사를 고려하도록 한다. 일단 새로이 발생하거나 이전과 다른 양상의 급성두통은 이차두통의 가능성을 열어두고 진단에 필요한 검사를 충분히 실시하도록 한다. 응급두통상황에서 우선 고려할 수 있는 유용한 검사는 비조영 뇌CT와 요추천자이다(표 26-4).

표 26-4 **응급두통 환자에서 이차두통을 감별하기 위한 검사**

검사	진단가능한 이차두통원인
뇌CT	외상, 거미막하출혈, 뇌종양
요추천자	수막염/뇌염, 뇌압상승
뇌MRI/MRV	뇌정맥동혈전증, 뇌하수체졸중, 고혈압뇌병
안압측정	급성녹내장
적혈구침강속도	측두동맥염
CO 혈색소	일산화탄소중독

1) 일반혈액검사

흔히 응급실에서 실시하는 혈액검사는 검사항목에 제약이 따르며 혈액검사결과에서 두통원인을 확실하게 진단할 수 있는 경우는 흔치 않다. 다만 측두동맥염의 경우는 특징적으로 적혈구침강속도가 증가하므로 진단을 내릴 수 있기도 하다. 일반적으로 전체혈구계산CBC, 전해질, 혈당, 혈액요소질소/크레아티닌, 적혈구침강속도erythrocyte sedimentation rate, ESR, 혈액응고검사, 동맥혈가스분석, 일산화탄소헤모글로빈 등을 검사하게 된다.

2) 신경영상검사

적어도 하나 이상의 위험요소를 동반한 응급두통 환자인 경우 신속한 신경영상검사를 필요로 하는 경우에 해당되나 위험요소가 전혀 없다거나 저위험군에 해당되는 환자에서 신경영상검사 결과는 특별한 이상소견을 발견하지 못하는 경우가 대부분이라고 할 수 있다. 한 메타연구결과에 따르면 특별히 두통과 관련된 신경학적 이상소견을 보이지 않았던 두통 환자에서 실시한 뇌CT나 뇌MRI를 분석한 결과, 이상소견을 발견한 경우는 단 2.4%에 불과하였다.

(1) 뇌CT

앞서도 언급했듯이 응급두통 환자에서 우선 고려할 검사는 비조영 뇌CT검사이다. 고음영소견으로 보이는 뇌내출혈이나 거미막하출혈이 있는지 살펴보고, 뇌실확장소견, 종양이나 농양과 같은 공간점유병터가 있는지 여부를 확인해야 하며, 저음영소견으로 보이는 뇌경색 발생여부를 유의해서 살펴보도록 한다. 만일 이상소견이 의심되거나 확인되는 경우 추가로 조영제를 투여한 뇌CT를 고려하거나 뇌MRI를 추가로 실시하도록 한다. 유의할 점은 뇌CT가 정상 소견이어도 실제로 거미막하출혈인 경우가 5~10% 정도 존재하며, 뇌정맥동혈전증은 30~50% 정도가 진단에서 누락될 수 있다. 대부분의 경동맥박리나 수막염은 뇌CT로 진단하기가 쉽지 않다.

(2) 뇌MRI, MRA, MRV

많은 경우, 특히 중추신경계는 MRI 검사가 CT검사보다 더 다양하고 정확한 정보를 제공하므로 진단적 가치가 더 크다고 할 수 있다. 고위험군 두통 환자에서는 CT검사나 요추천자소견이 이상이 없는 경우라 하더라도 추가적으로 MRI검사를 고려할 것을 권고한다. 여러 가지 다양한 MRI sequence 를 이용하면 진단에 더 가까이 접근할 수가 있다. 허혈뇌졸중, 급성뇌경색인 경우 CT에서 진단이 어려운 경우가 있으므로 확산강조영상이 진단에 도움이 되며, 소량의 거미막하출혈, 뇌하수체괴사, 백색질뇌병증과 같은 질환은 액체감쇄역전회복FLAIR 영상을 실시하여 진단을 할 수 있다. 지방포화fat-saturation, 축면영상을 이용한 뇌/경부영상으로 동맥박리진단이 가능하며, T1, T2 강조영상과 MRVMR venogram를 실시하여 뇌정맥동혈전증 진단이 가능하다. T1 강조영상과 가돌리늄 조영영상을 이용하면 뇌압저하진단에 도움이 된다. MRA검사는 뇌동맥류, 동맥박리arterial dissection, 뇌혈관수축을 진단하는데 유용하다.

(3) 뇌혈관조영술

응급두통상황에서 뇌혈관조영술conventional cerebral angiography이 필요한 경우는 선행된 검사에서 거미막하출혈이 진단되었거나 의심되는 경우에 뇌동맥류를 진단하기 위한 목적으로 실시를 고려하거나 벼락두통 환자에서 모든 선행된 검사에서 특이한 소견은 없었으나 이후로도 두통이 지속되거나 악화되는 경우에 추가검사로서 시행을 고려할 수 있다. 또한 MRA나 CTA에서 동맥박리나 뇌정맥동혈전증의 확진이 어려운 경우에도 추가로 실시를 고려할 수 있다.

(4) 경동맥초음파검사, 두개경유도플러(TCD)검사

경동맥박리나 척추동맥박리verterbral artery dissection가 의심되는 경우에 실시해야 할 검사이다. 초음파검사는 동맥손상을 직접 확인 할 수 있는 검사이며 TCD는 혈류상태를 평가할 수 있는 검사로서 유용하다. 그러나 동맥박리부분이 두개내에 위치해 있거나 혈관협착이 미미한 경우에는 도움이 되지 않을 수 있어, 이런 경우라면 추가로 MRI, MRA 검사를 고려하도록 한다.

(5) 요추천자

이전과 다른 양상의 두통이나 지속적인 두통을 호소하는 경우, 특히 열을 동반했다면 척추천자검사가 필수적이다. 수막염/뇌염진단은 척수액분석을 통한 진단만이 유일하고 확실한 진단수단이기 때문이다. 그리고 CT에서 성상소견을 보인 거미막하출혈환자에서 5%정도는 요추천자를 통해 추가진단이 가능하다. 따라서 임상적으로 거미막하출혈을 의심하나 CT가 정상소견인 경우 추가로 요추천자를 실시할 것을 강력히 권고한다. 요추천자 시 뇌압을 측정하고, 척수

액은 보통 적혈구, 백혈구, 단백수치, 당수치를 분석하게 된다. 또한 척수액에서 황색변색증xanthochromia 여부를 검사하지만 위양성률이 절반에 이를 정도로 높아 신뢰도가 낮으므로 가능하면 분광분석을 하도록 한다. 거미막하출혈 발생 후 12시간에서 2주 이내에 요추천자를 하여 분광검사로 척수액을 검사하면, 거의 100%에 가까운 예민도로 빌리루빈의 분석이 가능하다.

응급두통상황에서 요추천자 시 한 가지 유의할 점은 검사 전 신경영상검사CT, MRI를 실시하여 요추천자가 금기가 될 만한 두개내 병변이 있는지 확인한 후 검사를 할 것을 권고한다. 만일 종양이나, 기타 공간점유병터가 존재할 경우 자칫 요추천자로 인해 뇌탈출을 유발할 수 있는 위험이 있기 때문이다. 한 연구에 따르면, 요추천자를 고려한 환자 중 약 3%에서 이러한 금기가 될 만한 질환이 신경영상소견에서 발견되었다고 한다. 따라서 적은 수이긴 하나 치명적인 상황이 발생할 수도 있으므로 항상 유념하도록 한다.

5. 응급두통 환자의 치료

응급두통 환자의 치료원칙은 우선 환자의 증상을 완화시켜주는 것이 첫째로 중요하다. 이들 응급두통 환자 중 대부분은 편두통과 일부에서 군발두통cluster headache과 같은 원발두통으로 진단될 가능성이 높다. 이차두통 환자로 진단된 환자의 경우는 원인질환에 따라 적절한 치료를 하도록 한다. 따라서 이차두통 환자를 제외하고, 원발두통이나 특별한 원인질환이 발견되지 않는 경우 증상완화를 위한 치료에 중점

표 26-5 **응급실로 내원한 비외상성 두통 환자 137명의 원인별 분석**

분류	환자수(%)
원발두통	80(58.4%)
편두통	20(14.6%)
긴장형두통	29(21.2%)
군발두통	1(0.7%)
삼차신경통	2(1.5%)
비분류	28(20.4%)
이차두통	57(41.6%)
거미막하출혈, 뇌동맥류	3(2.2%)
뇌출혈	6(4.4%)
뇌경색	4(2.9%)
뇌종양	1(0.7%)
두개내감염증	20(14.6%)
고혈압	1(0.7%)
전신감염증	22(16.1%)

을 두어야 하겠다. 국내에서 보고된 응급실로 내원한 비외상성 두통 환자를 분석한 자료를 살펴보면, 원발두통 환자는 비외상 응급두통 환자 중 약 60% 정도로, 여성 비율이 높고 평균연령은 40세이었다. 비외상 응급두통 환자는 원발두통이 더 흔하고, 대부분 중년 여성이라는 기존보고와 일치하였다(표 26-5).

6. 급성원발두통의 진단과 치료

흔한 원발두통인 편두통, 긴장형두통tension-type headache, 군발두통은 국제두통학회에서 정한 국제두통질환분류 제 3판 베타판ICHD-3β을 근거로 진단할 수 있다. 국제두통질환분류 진단기준은 두통빈도, 지속시간, 두통양상과 동반증상을 만족해야 진단을 할 수 있다. 응급두통 환자의 경우, 두통의 과거력이 없거나 증상 초기에 내원하여 치료하지 않았을 때의 두통 지속시간을 알 수 없고, 증상이 비전형적이거나 동반증상이 없을 수도 있어, 응급두통 환자의 일부만이 국제두통질환분류ICHD 기준으로 진단이 가능하다는 문제가 있다. 동일한 양상의 두통이 이전에도 반복하여 있었던 환자이고, 원발두통 진단기준에 해당된다고 하면, 원칙에 따라 치료를 하여 증상이 호전된다면 퇴원하여 추적관찰할 수 있다. 이렇게 원발두통으로 진단할 수 있는 일부 환자 외에 응급두통 환자를 전적으로 임상소견만으로 감별진단 하는 것은 권고하지 않는다. 보통 원발두통은 증상이 재발, 반복하므로 응급실에서 퇴원하는 원발두통 환자는 이후 신경과 외래로 추적 관찰할 것을 권장하며, 두통의 최종 감별진단은 충분한 추적검사와 추적관찰을 하여 결정하여야 한다.

심한 두통으로 내원한 환자는 정확한 진단과 신속한 통증 조절을 필요로 한다. 그러나 응급실에서 뇌 CT, 요추천자 등 진단목적으로 다양한 검사를 시행하고 결과를 기다리다 보면 증상완화를 위한 치료는 뒷전으로 미뤄지거나 지체되기 일수이며 특별한 이상이 없다고 확인한 후 증상은 그다지 관해되지 않은 채로 귀가하게 되는 경우도 있다. 편두통의 경우 증상시작부터 가능한 빠른 시간 내에 치료를 하여야 빠른 관해를 기대할 수 있으므로 초기에 치료를 시작하여야 한다.

비스테로이드소염제는 편두통을 포함 대부분 두통에서 증상완화에 도움이 되므로 흔히 사용할 수 있는 치료약제로서 아스피린 650~1,000 mg, naproxen 750~1,250 mg, ibuprofen 400~1,200 mg, diclofenac

50~100 mg을 경구로 투여할 수 있다. indomethacin 투여도 효과적이라는 보고가 있는데 좌약suppository 형태로도 투여할 수 있다. 일부 환자에서는 아세타아미노펜(1,000 mg)이 효과가 있기도 하다. 구역, 구토가 심해 경구투여가 어려운 경우 sumatriptan 6 mg을 피하주사로 투여할 수 있다(아직 국내에서는 시판되지 않음). 두통완화에 ketorolac 30 mg을 정주하거나, 60 mg 근주 투여가 효과적일 수 있다.

구역, 구토를 진정시키기 위해서 진토제, 도파민수용체차단제인 metoclopramide 10 mg 정주, 클로프로마진chlorpromazine 0.1~1 mg/kg 정주, prochlorperazine 10 mg을 정주/근주로 투여할 수 있다.

심한 편두통과 함께 구역, 구토증상을 호소하는 경우 sumatriptan 피하주사와 진통제를 병용 투여할 수 있으며, 다른 조합으로는 다이하이드로에르고타민dihydroergotamine 1 mg과 메토클로프로마이드 10 mg을 정주로 병용투여를 고려할 수 있다. 흔히 편두통은 급성기치료 후 재발이 있을 수 있다. 급성기치료 후 덱사메타손dexamathasone 10~25 mg을 정주나 근주로 투여하는 보조요법을 실시할 것을 권고한다. 이 보조치료가 추후 편두통 재발을 감소시키는데 도움이 될 수 있으므로 편두통 재발억제를 위해 고려해 볼 수 있다.

7. 벼락두통이란?

벼락두통은 말 그대로 벼락치듯이 일순간(보통 일분 이내)에 통증이 최고조에 이르는, 이제까지 환자가 경험해 보지 못한 강도로 발생한 심한 두통현상을 말

한다. 머리가 깨질듯하다던가 머리를 망치로 내려치듯이 아프다고 말하기도 한다. 거미막하출혈이나 뇌동맥류가 있을 때 나타나는 전초두통sentinel headache의 증상으로 나타나기도 하며, 뇌경색, 뇌내출혈, 경막하출혈, 뇌정맥동혈전증, 자발두개내압저하spontaneous intracranial hypotension, 뇌하수체졸중, 뇌동맥박리cerebral artery dissection, 가역적뇌혈관수축증후군reversible cerebral vasoconstriction syndrome, RCVS 등 여러 뇌혈관질환이나 두개내 이상이 원인일 수 있다. 벼락두통은 환자의 생명을 위협할 수도 있는 이차두통의 발현증상으로 나타날 수 있으므로 감별진단이 아주 중요하다. 원발두통에서는 운동이나 성행

표 26-6 **벼락두통의 원인**

이차원인

혈관성
거미막하출혈
가역적뇌혈관수축증후군
비파열뇌동맥류
뇌정맥동혈전증
경동맥박리
급성고혈압위기
허혈뇌졸중
뇌출혈(경막하출혈, 뇌내출혈)
뇌하수체졸중

기타
이차기침두통, 이차성교두통, 이차운동두통, 제1형 키아리기형
자발두개내압저하
제3뇌실 콜로이드낭종

원발원인

원발기침두통, 원발성교두통, 원발운동두통, 원발벼락두통

위, 기침과 관련해서 발생하기도 하고, 이렇다 할 유발요인이나 원인 없이 발생하기도 한다(표 26-6).

모든 벼락두통 환자는 일단 이차두통일 가능성을 염두에 두고 진료할 것을 권고한다. 벼락두통을 보인 환자 중 약 30~80%에서 원인질환이 발견되는데 혈관성질환인 경우가 흔하다. 두통의 위치나 양상은 원인질환을 감별하는데 별 도움이 되지 못한다. 증상은 자발적으로 발생할 수도 있고 발살바수기, 운동, 성행위로 인해 유발되기도 한다. 벼락두통은 처음 뇌동맥류와 관련하여 사용하기 시작한 용어였으나 이후 여러 다른 질환에서도 동일하거나 비슷한 양상의 두통이 발생할 수 있다는 것이 알려져 있다.

1) 거미막하출혈

벼락두통을 보인 환자의 11~25%에서 거미막하출혈이 두통발생의 원인일 수 있으며 거미막하출혈의 제일 흔한 증상이 두통이며 약 70% 환자에서는 두통이 의식변화나 다른 국소신경이상 동반 없이 나타나는 유일한 증상이기도 하다. 따라서 벼락두통을 보인 환자에서 제일 먼저 의심하고 살펴보아야 원인질환은 거미막하출혈이라고 할 수 있으며 우선 실시해야 할 검사는 비조영 뇌CT이다. CT검사를 거미막하출혈이후 12시간 이내에 실시하면 거의 대부분 놓치지 않고 진단이 가능하다. 그러나 일주일을 경과하면 진단가능성은 절반 정도로 감소하게 되므로 의심할 경우 가능한 빨리 뇌CT검사를 실시해야 한다. CT검사에서 이상소견이 발견되지 않은 벼락두통 환자에서 추가로 척수액검사를 실시할 것을 권고한다. 거미막하출혈의 85%는 뇌동맥류 파열이 원인이다. 최근의

신경영상진단이나 치료의 발전에도 불구하고 거미막하출혈의 예후는 그리 좋지 않다. 약 10% 환자가 병원에 도착하기 전 사망하며, 전체적인 사망률은 약 50%에 이른다.

2) 뇌내출혈, 경막하출혈

뇌내출혈 발생 시 약 절반 정도 환자에서 두통을 호소한다. 특히 소뇌출혈과 엽출혈의 경우 더 자주 두통증상을 동반한다. 약 2~6% 환자에서 갑작스런 두통을 호소하며, 소뇌출혈의 임상양상은 심한 두통과 다른 신경학적 이상을 잘 보이지 않는다는 점에서 거미막하출혈에서 나타나는 임상양상과 비슷하다고 할 수 있다. 경막하출혈 환자에서도 갑작스런 두통을 호소하는 경우를 볼 수 있다. 경막하출혈은 보통 선행한 두부외상과 관련이 있는 경우가 대부분으로 특히 항응고제를 복용중인 경우 가벼운 외상으로도 출혈이 발생할 수 있으므로 주의를 요한다. 급성두통이 발생하고 빠르게 의식이 저하되는 경막하출혈 환자의 경우 불량한 예후를 보인다.

3) 허혈뇌졸중

허혈뇌졸중 발생시에도 벼락두통이 나타날 수 있다. 뇌졸중 발생 시 약 25% 환자에서 두통이 동반되며, 이중 절반에서는 다른 뇌졸중증상이 나타나기 전에 두통증상이 먼저 시작되었다고 한다. 과거 특별히 원발두통의 병력이 없었던 환자는 대개 병변측으로 박동성 두통이 발생하였다. 뇌졸중 발생부위가 클수

록, 후순환부에 발생한 경우, 과거 편두통이 있었던 경우와 연령이 낮은 경우에 두통이 더 자주 발생하였다. 그러나 대부분 뇌졸중의 경우 동반한 두통의 양상은 벼락두통은 아니었다.

4) 뇌정맥동혈전증

뇌정맥동혈전증이 발생한 환자 대부분에서 두통은 주된 증상이다. 뇌정맥동혈전인 경우 경련, 유두부종, 의식변화, 국소신경이상과 같이 다른 신경학적 이상을 동반하는 것이 보통이나 많게는 30% 정도에서 두통이 유일한 증상으로 나타나는 경우도 있다. 두통은 점진적인 양상으로 진행하는 형태가 대다수이나 주된 증상이 벼락두통 형태로 발현하는 경우도 소수 있다. 두통은 발살바수기 시 악화되며 지속적이다. 특히 산후에 잘 발생할 수 있으며 벼락두통의 형태로 나타나는 경우가 종종 있다. 초기 비조영 뇌CT와 요추천자로 진단을 못 내리는 경우도 있을 수 있다. 뇌정맥동혈전증을 의심한다면 뇌MRI, MRV를 실시하는 것이 좀 더 정확히 빠르게 진단에 접근하는 방법이다. 뇌정맥동혈전증은 신속한 진단과 치료가 필요한 질환으로 치료가 늦어질 경우 뇌탈출로 인해 사망에 이를 수도 있기 때문이다. 치료는 헤파린이나 저분자량 헤파린과 같은 항응고제를 투여한다.

5) 경동맥박리

경동맥박리 시 제일 흔한 증상은 두통이다. 두통과 경부통은 대다수 경동맥박리환자와 척추동맥박리환자에서 나타나며 하루 정도에 걸쳐서 점진적으로 진행하는 양상을 보인다. 약 20% 환자에서는 벼락두통 양상으로 나타나기도 한다. 경동맥박리시에 나타나는 두통은 병변측으로 항상 나타나게 되며 통증이 목, 턱, 얼굴, 안와, 전두부위와 측두부위까지 침범하기도 한다. 척추동맥박리 시 나타나는 두통은 주로 후두부와 뒷목에 걸쳐 나타나게 된다. 두통이나 경부통증과 더불어 신경학적 이상을 보통 동반하지만 신경학적 이상이 나타나기 전 일시적으로 통증만 나타나는 시기가 반나절에서 수일 정도 있을 수 있다. 동반되는 신경학적 이상으로 일과성흑암시amaurosis fugax, 호너증후군, 박동성이명, 이상미각, 복시와 같은 증상이 나타날 수 있다. 다른 증상 없이 두통만이 유일한 증상인 경우에 있어서, 다른 가능성이 배제되었으나 아직 벼락두통의 원인이 불명확한 경우에는 경부혈관박리 가능성에 대해 살펴볼 필요가 있다. 진단은 초음파검사, CTA, MRA, 뇌혈관조영술, 지방포화프로토콜을 이용한 MRI가 도움이 된다.

6) 가역적뇌혈관수축증후군

가역적뇌혈관수축증후군은 벼락두통으로 특징지어지는 질환으로서 종종 신경이상과 뇌동맥의 가역적 수축을 동반하기도 한다, 정확한 병태생리가 밝혀지지 않았고 혈관조영검사에서 보이는 유사소견으로 인해서 뇌혈관염cerebral vasculitis과 혼돈되기도 한다. 이 질환은 다양한 임상상황에서 발생할 수 있다(표 26-7). 뇌혈관에 부분적이고 다발적인 수축과 확장이 발생하고 수주에서 수개월내에 호전되는 특징적인 증후군이라고 할 수 있다. 건강하고 젊은 연령층, 주

표 26-7 가역적뇌혈관수축증후군과 관련 있는 요소

임신, 산욕기

약물, 혈액제제

cocaine, amphetamine, cannabis, phenylopropanol-amine, methergine,
lisuride, isometheptine, cyclophosphamide, erythro-poietin, pseudoephedrine
SSRI, ergotamine, bromocriptine, triptans,
면역글로블린정주, 적혈구수혈

기타

급성고혈압, 과칼슘혈증, 포르피린증, 크롬친화세포종,
두부외상, 척수경막하혈종, 경동맥내막절제술, 신경외과적수술

운동, 성행위

로 여성에서 잘 발생한다. 처음에는 두통, 전신성 경련, 뇌출혈이 나타날 수 있는데 이시기에 혈관검사소견이 정상일 수 있다. 이후 뇌경색, 일과성허혈발작이 발생하며 이 시기에 굵은 혈관에 부분적인 수축이 관찰된다. 두통은 소혈관 침범에 따른 자극소견이고, 시간경과에 따라 혈관조절이상이 중간에서 굵은 혈관으로 진행된다고 추정한다. 뇌혈관조영술이 진단에 가장 유효하다고 할 수 있는데 특징적인 염주모양 beading appearance을 보이게 된다. 뇌MRI가 종종 정상소견일 수도 있으나 분수계경색증watershed infarct 이나 경계구역경색증borderzone infarcrt 소견을 보이는 경우가 있다. 대부분 혈관이상 소견이 관찰되며, 반복적인 혈관촬영이 진단에 도움이 된다. 가장 뚜렷한 확진소견은 3개월 이내에 침범되었던 혈관이 정상으로 회복되었음을 확인하는 것이다. 벼락두통이 발생한 환자에서 거미막하출혈, 뇌정맥동혈전증이 배제

된 경우나, 원인불명의 뇌졸중이 발생한 경우 원인으로 고려해 봐야 할 질환이다. 가역뇌혈관수축증후군은 산욕기, 임신중독, 대마초, 암페타민, 사이클로스포린, 혈관수축제, 선택적세로토닌재흡수억제제selective serotonin reuptake inhibitor, 포르피린증 등 여러 원인에 의해 발생가능하므로 발병원인에 대한 자세한 조사가 필요하다. 뇌혈관염은 보통 아급성 경과로 진행하고, 뇌척수액검사 및 신경영상검사에서 이상소견이 흔히 관찰된다. 뇌혈관염은 적절한 치료를 하지 않을 경우 지속악화될 수 있으므로 감별진단을 요한다. 가역뇌혈관수축증후군은 대체로 예후가 양호한 편이나 일부 환자에서 뇌출혈이나, 뇌경색이 발생한 경우 후유증상이 남을 수도 있다. 치료에 있어서는 아직 뚜렷하게 정립되지 않은 상태로 개별적인 상황에 따라 대처해야 한다고 할 수 있다. 재발성 두통이나 신경학적 결손을 동반하는 환자에서 칼슘통로차단제가 효과가 있다고도 하며 신경학적 증상이 아직 없더라도 뇌혈관수축이 있는 경우 칼슘채널차단제를 투여할 것을 권고하고 있다.

8. 뇌하수체졸중

뇌하수체졸중pituitary apoplexy은 대개 뇌하수체선종이 있는 환자에서 뇌하수체에 출혈이나 경색이 생긴 경우를 말한다. 임상에서는 흔히 볼 수 없는 상황이며 부검에서 간혹 발견되곤 한다. 간혹 임신, 전신마취, 브로모크립틴 투여, 뇌하수체의 방사선조사와 관련되어 발생하기도 하나 주로 뇌하수체종양 환자에서 발생한다. 뇌하수체종양이 있는 환자에서 급격

한 두통과 구토, 복시, 시력감퇴, 안근마비, 시야장애에 이어 의식혼탁이 빠르게 진행될 때 의심할 수 있는 질환이다. 급격한 두통이 제일 흔하고도 주요한 임상증상으로서 진단은 뇌CT보다는 뇌MRI가 더 유용하다. 치료는 스테로이드제제 투여와 수액공급, 심한 경우에는 괴사된 뇌하수체조직을 제거하는 응급수술을 시행해야 할 경우도 있다.

9. 원발벼락두통, 원발기침두통, 원발성교두통, 원발운동두통

기침이나 성행위, 운동시에 반복적으로 유발되는 갑작스럽고 심한 두통현상이 발생할 수 있는데, 다른 특별한 이차두통의 원인이 없을 경우 원발기침두통 primary cough headache, 원발성교두통, 원발운동두통 primary exertional headache이라고 한다.

기침할 때 두통이 심해지면 Chiari type 1기형이나 공간점유병터를 의심할 수 있다. 과도한 운동이나 성행위도 이차두통의 중요한 유발인자로서, 운동이나 성행위 후에 갑작스런 두통이 발생했다면 신경영상검사, 뇌척수액 검사가 필요하다. 원발기침두통과 원발운동두통은 다른 이차두통원인이 없고 특정 상황

에서만 두통이 발생할 때 진단할 수 있다. 원발기침두통은 수초 내지 반시간 정도 지속되고, 원발운동두통은 수분 내지 이틀 정도 지속된다.

원발벼락두통primary thunderclap headache은 갑자기 발생한 심한 두통으로, 아래 진단기준에 만족하면 진단할 수 있다(표 26-8). 벼락두통 환자의 절반 이상은 여러 가지 검사를 실시해도 특별한 이상소견이 발견되지 않으며, 보통 일회성이지만 특정한 상황에서 반복적으로 재발하기도 한다.

표 26-8 원발벼락두통 진단기준(ICHD-3β)

A. 진단기준 B와 C를 만족하는 심한 두통
B. 갑자기 발생하여, 1분 미만에 최대 강도에 도달함
C. 5분 이상 지속됨
D. 다른 ICHD-3 진단으로 더 잘 설명되지 않음

참고문헌

1. 김봉남, 김지애, 박민근, 구경모, 유기철, 최기훈, 민양기, 권기한, 조수진. 응급실에 방문한 일차 두통 환자의 현황. *대한두통학회지* 2009;10:156-159.
2. 김지연, 김병건, 오건세, 정재면, 오경미, 박정욱, 조수진. 원발벼락두통의 임상양상. *대한두통학회지* 2011;12:85-90.
3. 대한두통학회. 한글판 국제두통질환분류: 제 3판 베타판. 서울: 의학출판사, 2013.
4. 조수진. 벼락두통을 포함한 응급두통. *대한두통학회지* 2009; 10:66-71.
5. Benjamin W. Friedman & Richard B. Lipton. Headache in the emergency department. *Current Pain and Headache Reports* 2011;15:302-307.
6. Cutrer FM. Evaluation of the adult with headache in the emergency department. In: *UpToDate*, Hockberger RS, Swanson JW (Ed), UpToDate, Waltham, MA. (Accessed on Mar 16, 2016.)
7. Ducros A, Bousser MG, Clinical review: thunderclap headache. *BMJ* 2013;346:e8557.
8. Edlow J, Bounes V. Current guidelines for management of headache in the emergency department. *Emergency Medicine Practice* 2010;2:1-11.
9. Edlow JA, Panagos PD, Godwin SA, Thomas TL, Decker WW. Clinical policy: critical issues in the evaluation and management of adult patients presenting to the emergency department with acute headache. *Ann Emerg Med* 2008;52:407-436.
10. Eller M, Goadsby PJ. MRI in headache. *Expert Review of Neurotherapeutics* 2013;13:263-273.
11. Robertson CE, Black DF, Swanson JW. Management of migraine headache in the emergency department. *Semin Neurol* 2010;30:201-211.
12. Silberstein SD, Lipton RB, Dodick DW. *Wolff's headache and other head pain*. 8th ed. New York: Oxford University Press, 2008;747-765.

13. Singh A, Soares WE. Management strategies for acute headache in the emergency department. *Emergency Medicine Practice* 2012;14:1–23.

14. Young WB, Silberstein SD, Nahas SJ, Marmura MJ. *Jefferson Headache Manual*. New York: Demos Medical, 2011:117–123.

27

수면과 두통

김지영

수면 장애와 두통은 진료실에서 흔하게 접하는 문제로 이 둘 사이의 연관성은 중요한 관심사다. 이미 1873년 Liveling은 편두통migraine과 수면과의 관련성을 설명하며 "단연코 편두통의 소실은 수면 중 발생한다."라고 언급하였다. 그러나 이와는 반대로 원발두통의 일부는 수면 중 발생하거나 악화되어 수면을 방해 한다고 알려져 있다. 시상하부hypothalamus의 기능과 멜라토닌melatonin의 대사 과정에서 수면과 두통의 관련성을 설명하려고 하는 노력이 진행 되고 있으나, 이에 대한 연구는 아직 초기 단계에 머물러 있다. 일반 인구 집단을 대상으로 한 역학 연구에서 편두통 환자군은 두통을 경험하지 않는 군에 비하여 주간 졸림을 3배 이상 보였고, 수면 장애 역시 만성 두통을 보인 군에서 두통을 경험하지 않는 군에 비하여 17배 정도 높게 조사되었으며, 이러한 경향은 긴장형두통tension-type headache보다는 편두통에서 보다 높게 나타났다. 수면 장애는 두통의 만성화를 일으키는 주요한 요인이며, 이를 확인하고 교정하는 것은 두통

의 빈도와 강도를 줄여주는 중요한 방법이다. 본 장에서는 두통의 발생과 악화에 수면 장애가 미치는 영향 및 수면과 밀접하게 연관된 특수한 두통에 대해 알아보겠으며, 수면과 관련된 두통을 호소하는 환자의 평가 방법에 대해 살펴보겠다.

1. 두통의 유발과 관련된 수면 장애

폐쇄성수면무호흡증후군obstructive sleep apnea syndrome은 두통의 발생과 악화에 관련된 대표적 수면 장애이다. 수면 중 발생하는 코골이와 반복적인 무호흡 및 저호흡은 수면의 질을 저하시킨다. 일반적으로 폐쇄성수면무호흡과 관련된 두통은 오전에 발생하며 만성화되는 경향이 있다. 만성매일두통chronic daily headache의 위험 요인을 조사한 연구에 따르면 삽화성 두통을 가진 군에 비하여 만성 두통을 가진

군에서 코골이 유병률이 유의하게 증가했었다. 불면증도 두통의 유발과 만성화에 관여하는 요인으로 알려져 있다. 불면증은 수면을 취하지 못하는 증상을 말하기도 하고, 단일 질환을 말하기도 한다. 불면증과 긴장형두통과의 연구에서 불면증은 긴장형두통의 유발 요인뿐만 아니라 만성화의 요인이었다. 또한 편두통에 대한 불면증의 영향도 이와 유사하며 편두통의 만성화를 유발하는 요인이다. 편두통과 긴장형두통 환자가 두통의 완화를 위해 실시하는 대처행동coping behavior도 두통의 만성화를 유발할 수 있다. 두통 시 취하는 반복적인 낮잠, 카페인의 복용, 벤조디아제핀 계열의 약물 사용은 야간 수면의 질적 저하를 초래하고 이 점이 다시 두통의 발생을 악화시키는 요인이 될 수 있다. 수면을 취하기 위하여 누워 있는 경우 악화되는 하지불안증후군restless leg syndrome도 수면의 질을 저하시키는 수면 장애의 하나이다. 특히 하지불안증후군과 편두통과의 관련성이 지속적으로 연구되고 있다. 역학 연구에서 일반 인구 집단에 비하여 편두통을 가진 집단에서 하지불안증후군의 유병률은 유의하게 증가하였고, 이는 다른 원발두통과 비교하여도 편두통 환자에서 하지불안증후군의 유병률은 유의하게 증가하였다. 하지불안증후군과 편두통의 연관성에 대해 완전하게 규명되지는 않았으나 도파민 기능이상dopaminergic dysfunction, 철 대사 장애abnormalities of iron metabolism, 내인아편유사계endogenous pioid system의 관련성이 거론되고 있다. 한편 pramipexole, ropinirole과 같은 도파민작용제dopamine agonists와 레보도파levodopa는 하지불안증후군의 치료와 더불어 수면의 질을 향상시키나, 아직 하지불안증후군의 치료가 동반 이환된 편두통을 개선시켰다는 근거는 부족하다.

2. 수면과 관련된 특수 두통

1) 수면무호흡두통

수면무호흡두통sleep apnea headache은 국제두통질환분류 제 3판 베타판ICHD-3β에서는 항상성질환에 기인한 두통headache attributed to disorder of homeostasis 항목에 속한다. 진단기준은 표 27-1에 제시하였다. 수면무호흡에 의해 유발되며 주로 양측으로 발생하며 4시간 미만으로 지속되는 아침 두통이며, 수면무호흡이 성공적으로 치료된 이후 사라지는 특징이 있다. 또한 진단을 위해서는 수면다원검사가 필요하

표 27-1 **수면무호흡두통의 진단기준(ICHD-3β)**

A. 진단기준 C를 충족하며, 수면 후 일어날 때 발생하는 두통

B. 수면무호흡(무호흡-저호흡지수 ≥5)이 진단됨

C. 다음 중 최소한 두 가지로 인과관계가 입증됨
  1. 두통이 수면무호흡과 시간연성을 가지고 발생함
  2. 다음 중 한 가지 또는 두 가지 모두:
    a) 수면무호흡의 악화와 동시에 두통이 악화됨
    b) 수면무호흡의 호전 또는 사라짐과 동시에 두통이 현저히 호전되거나 사라짐
  3. 두통이 다음 세 가지 특성 중 최소한 한 가지:
    a) 한 달에 15일을 초과하여 발생함
    b) 다음의 모두:
      (i) 양측위치
      (ii) 압박성
      (iii) 구역, 빛공포증 또는 소리공포증을 동반하지 않음
    c) 4시간 이내에 사라짐

D. 다른 ICHD-3 진단으로 더 잘 설명되지 않음

다. 폐쇄성수면무호흡을 동반한 환자는 15~60%까지 다양한 두통의 유병률을 보인다고 알려져 있다. 그러나 수면무호흡두통은 기존에 알려진 것보다 흔하지 않고 지속 시간이 긴 것으로 판단된다. 국제두통질환분류 제 2판ICHD-2에서는 수면무호흡두통이 30분 안에 소실 된다는 기준을 사용하였으나 국제두통질환분류 제 3판 베타판ICHD-3β에서는 4시간 이내에 사라진다는 기준을 사용한다. 아침 두통이 수면무호흡 환자에서 정상인에 비하여 더 흔하기는 하지만, 기상 시의 두통은 다른 원발두통primary headache이나 이차두통secondary headache 혹은 수면무호흡 이외의 수면과 관련된 만성폐쇄성호흡질환 및 주기적사지운동장애와 같은 다른 수면질환에서도 나타날 수 있는 비특이적 증상이다.

2) 수면두통

수면두통hypnic headache은 국제두통질환분류 제 3판 베타판ICHD-3β에서는 기타 원발두통other primary headache disorders 항목에 속한다. 진단기준은 표 27-2에 제시하였다. 수면 중에만 반복적으로 발생하여 잠에서 깨게 하는 두통으로 4시간 미만 지속되는 드문 두통이다. 통증은 보통 경도에서 중등도이지만 약 20% 환자에서 심도의 두통을 보이기도 한다. 수면두통의 시작은 수면 단계와 연관성은 없어 보이며, 뇌자기 공명영상을 이용한 연구에서 수면두통 환자는 시상 하부 회색질 부피의 감소를 보였다. 치료는 카페인, 리튬, indomethacin 사용이 효과적이라는 보고가 있다. 취침 전의 커피 한잔을 통한 카페인의 복용, 취침 전 indomethacin (25~75 mg)의 사용 혹은 취침 전 탄산염리튬lithium carbonate (300~600 mg)을 사용할 수 있다. 그러나 탄산염리튬은 떨림tremor, 실조ataxia 및 전해질의 이상을 일으킬 수 있다.

3) 군발두통

군발두통cluster headache은 국제두통질환분류 제 3판 베타판ICHD-3β에서는 삼차자율신경두통trigeminal autonomic cephalalgias, TACs 항목에 속한다. 발작은 보통 수 주 또는 수개월간 연이어 발생하며, 수개월에서 수년에 걸친 관해기로 나누어진다. 흥미롭게도 군발두통의 발작은 하루주기 리듬circardian rhythm, 혹은 연주기 리듬circannual rhythm을 갖는다. 한 연구에 따르면 군발두통의 발작은 오후 9시에서 오전 10시 사이에 75%가 발생한다는 연구가 있다. 따라서 환자는 야간 중 극심한 군발두통 발작을 겪으며 안절부절 못하게 된다. 군발두통에 대한 치료는 군발두통을 소개한 장을 참조하기 바란다.

표 27-2 수면두통의 진단기준(ICHD-3β)

A. 진단기준 B~E를 만족하는 반복되는 두통 발작
B. 잠자는 동안에만 발생하여 잠에서 깨게 함
C. 3개월 넘게 한 달에 10일 이상 발생
D. 잠에서 깬 후 15분 이상, 4시간까지 지속
E. 두개자율신경 증상이나 안절부절함이 없음
F. 다른 ICHD-3 진단으로 더 잘 설명되지 않음

---

3. 외래 진료 환경에서의 수면 질환과
관련된 두통의 평가

바쁜 외래 진료 환경을 고려 할 때 두통 환자의 수면 질환 동반 여부와 수면 질환이 두통의 빈도 및 악화와 관련이 되는가의 여부를 평가하는 것은 쉬운 일이 아니다. 그러나 앞에서 설명하였듯 수면 질환은 원발두통의 빈도와 만성화를 유발하는 요인중의 하나이며, 특정 두통의 경우는 수면과 밀접하게 연관되어 있다. 따라서 일반적인 두통 치료에 반응을 하지 않는 환자이거나 두통의 유발 혹은 촉발 인자가 수면 장애와 밀접한 연관이 있는 환자에 대해서는 수면 위

생교육과 수면 질환 관련 설문지를 이용하여 선별 검사를 해볼 필요가 있다. PSQIPittsburgh Sleep Quality Index를 이용하여 지난 한 달간의 수면의 질을 평가하고, 주간 졸림의 정도에 대해서는 SSSStanford Sleepiness Scale, ESSEpworth Sleepiness Scale를 이용할 수 있다. 또한 불면증의 정도는 불면증척도insomnia severity index, ISI를 이용하고, 폐쇄성수면무호흡의 선별 검사를 위해서는 베를린설문지를 이용하고 비만, 고령 등 폐쇄성수면무호흡의 위험인자는 없는지, 환자에게 주간 졸림의 여부와 함께 자는 이를 통하여 코골이 혹은 무호흡 증상이 목격되지 않았는지 등을 확인해야 한다. 수면과 관련되거나 수면에 의해 악화

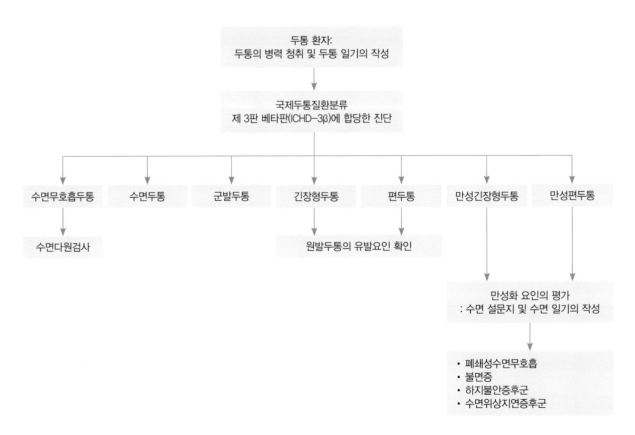

그림 27-1   수면 관련 두통 환자의 평가

되는 두통을 가진 환자 평가 요령에 대해서는 그림 27-1에 정리하였다. 두통과 수면의 관련성은 지속적으로 관심을 두고 연구되는 분야이다. 특히 기존의 여러 연구에서 두통 환자의 수면 장애 치료는 원발두통의 만성화를 감소하고 두통의 강도를 약화시키는 중요한 점임을 기억해야 한다.

참고문헌

1. Evers S. Sleep and headache: the biological basis. *Headache* 2010;50:1246-1251.
2. Mitsikostas DD, Viskos A, Papadopoulos D. Sleep and headache: the clinical relationship. *Headache* 2010;50:1233-1245.
3. Ong JC, Park M. Chronic headaches and insomnia: working toward a biobehavioral model. *Cephalalgia* 2012;32:1059-1070.
4. Rains JC, Poceta JS. Sleep-related headaches. *Neurol Clin* 2012;30:1285-1298.
5. Sancisi E, Cevoli S, Vignatelli L, Nicodemo M, Pierangeli G, Zanigni S, et al. Increased prevalence of sleep disorders in chronic headache: a case-control study. *Headache* 2010;50:1464-1472.
6. Society HCCotIH. The international classification of headache disorders, 3rd edition (beta version). *Cephalalgia* 2013;33:629-808.
7. Tepper SJ, Tepper DE. *The Cleveland Clinic manual of headache therapy.* Springer, 2011;190-192.
8. Ødegård SS, Engstrøm M, Sand T, Stovner LJ, Zwart J-A, Hagen K. Associations between sleep disturbance and primary headaches: the third Nord-Trøndelag Health Study. *J Headache Pain* 2010;11:197-206.

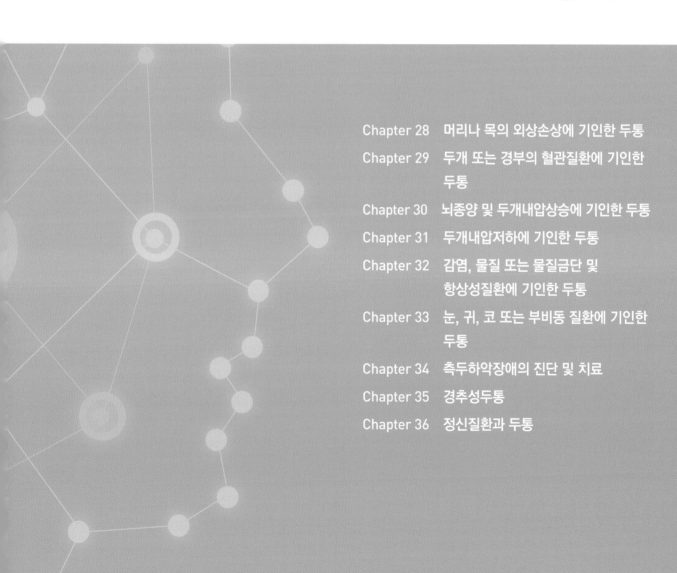

T·H·E H·E·A·D·A·C·H·E

PART 11

이차두통 질환

28

머리나 목의 외상손상에 기인한 두통

기병수

1. 머리나 목의 외상손상에 기인한 두통의 정의 및 분류

머리나 목의 외상손상에 기인한 두통headache at-tributed to trauma or injury to the head and/or neck은 외상뇌손상traumatic brain injury, TBI 후 가장 흔한 증상으로, 흔히 편두통과 긴장형두통의 양상을 보인다. 외상뇌손상은 두개부 외상 이후 유발되는 다양한 증상 및 징후의 포괄적인 개념으로 적극적인 치료적 접근이 필요하다.

머리나 목의 외상손상에 기인한 두통의 종류에 대한 국제두통질환분류ICHD는 표 28-1에 기술하였다.

이들은 큰 의미에서 머리와 목의 외상 또는 손상과 시간적으로 밀접하게 처음으로 발생한 두통의 경우와 기존에 있던 원발두통이 외상 및 손상과 시간적으로 밀접하게 만성화되거나 악화된 경우(일반적으로 빈도나 강도가 2배 이상 증가되는 것을 의미함)의 두가지를 모두 포함한다(표 28-2).

표 28-1 **머리나 목의 외상손상에 기인한 두통의 분류 (ICHD-3β)**

1. 머리의 외상손상에 기인한 급성두통
   1) 머리의 중등도 또는 심도 외상손상에 기인한 급성두통
   2) 머리의 경도 외상손상에 기인한 급성두통
2. 머리의 외상손상에 기인한 지속두통
   1) 머리의 중등도 또는 심도 외상손상에 기인한 지속두통
   2) 머리의 경도 외상손상에 기인한 지속두통
3. 채찍질손상에 기인한 급성두통
4. 채찍질손상에 기인한 지속두통
5. 개두술에 기인한 급성두통
6. 개두술에 기인한 지속두통

머리나 목의 외상 또는 손상에 기인한 두통에서 "시간적 밀접성"의 의미는, 의식소실이 없는 경우는 외상 후 7일 이내를 의미하며, 의식소실이 동반된 경우에는 의식이 회복된 후 7일 이내에 두통이 발생되는 경우를 말한다.

표 28-2 머리의 외상손상에 기인한 급성두통의 진단기준 (ICHD-3β)

A. 진단기준 C와 D를 충족하는 두통

B. 머리에 외상손상이 있음

C. 다음과 같은 조건중 하나가 일어난 후 7일 이내에 두통이 보고됨
 1. 머리의 손상
 2. 머리 외상후 의식 회복
 3. 머리 외상후두통을 느끼고 표현하는 능력을 저하시키는 약물의 중단

D. 다음 중 하나의 조건에 해당
 1. 머리 외상후 3개월 이내에 소실된 두통
 2. 두통이 지속되나 머리 외상 이후 아직 3개월이 지나지 않았음

E. 다른 ICHD-3 진단으로 더 잘 설명되지 않음

표 28-3 머리의 중등도 또는 심도 외상손상에 기인한 급성두통의 진단기준(ICHD-3β)

A. 5.1 머리의 외상손상에 기인한 급성두통의 진단기준을 충족하는 두통

B. 다음 중 최소한 하나의 특징을 갖는 머리손상
 1. 30분을 초과하여 의식소실
 2. 글라스고우혼수척도(GCS) 13점 미만
 3. 24시간을 초과하는 외상후 기억장애
 4. 24시간을 초과하는 인지수준의 장애
 5. 두개강내 뇌혈종 그리고/또는 뇌좌상과 같은 외상 뇌병변의 영상 증거

표 28-4 머리의 경도 외상손상에 기인한 급성두통의 진단기준(ICHD-3β)

A. 5.1 머리의 외상손상에 기인한 급성두통의 진단기준을 충족하는 두통

B. 다음 두 가지 조건을 모두 충족하는 머리손상
 1. 다음의 조건에 해당되지 않음
  a. 30분을 초과하여 의식소실
  b. 글라스고우혼수척도(GCS) 13점 미만
  c. 24시간을 초과하는 외상후 기억장애
  d. 24시간을 초과하는 인지수준의 장애
  e. 두개강내 뇌혈종 그리고/또는 뇌좌상과 같은 외상성 뇌병변의 영상 증거
 2. 머리손상 직후에 다음의 조건에 하나이상 해당됨
  a. 일시적인 혼돈, 지남력장애, 또는 의식장애
  b. 머리손상 전후로 사건에 대한 기억 상실
  c. 머리의 경도 외상손상을 시사하는 두 가지 이상의 기타 증상: 구역, 구토, 시각장애, 어지럼증 그리고/또는 현훈, 기억력 그리고/또는 집중력 저하

머리나 목의 외상 또는 손상에 기인한 두통 중 일부는 3개월 이상 호전 없이 지속되는 만성외상두통 chronic post-traumatic headache이 있는데 이를 국제두통질환분류 제 3판 베타판ICHD-3β에서는 머리나 목의 외상 또는 손상에 기인한 지속두통(persistent headache attributed to trauma or injury to the head and/or neck)으로 명명하였다. 이들에서는 어지럼증, 피로, 초조, 집중력저하, 불면증, 스트레스에 대한 내성저하, 감정적 흥분, 우울증 등의 증세가 동반될 수 있다(그림 28-1). 머리나 목의 외상 또는 손상에 기인한 지속두통의 위험인자로는 두통의 과거력, 여성, 편두통 가족력 등이 있으며 뇌손상의 중증도가 두통의 지속성과 반드시 비례하지는 않는다.

머리의 외상손상의 정도는 국제두통질환분류 제

3판 베타판ICHD-3β에 따라 의식소실의 기간, 글라스고우 혼수척도Glascow coma scale, GCS, 외상후 기억장애 지속시간, 인지수준장애의 지속시간, 외상성 뇌

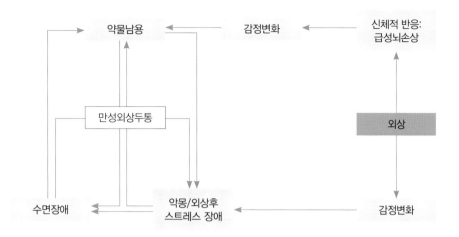

그림 28-1 만성 외상후두통 발생기전

병변의 영상근거 등에 따라 구분된다(표 28-3, 28-4).

2. 외상뇌손상의 분류

외상뇌손상에서는 글라스고우 혼수척도에 따라 경도(GCS 13~15점), 중등도(GCS 9~12점), 심도(GCS 3~8점) 외상뇌손상으로 분류할 수 있다. 의식수준의 평가는 가급적 여러 번 반복하여 시행하며 가장 좋은 반응을 기준으로 점수를 매겨 평가한다.

외상성뇌손상은 손상강도에 따라 뇌진탕brain concussion과 뇌타박상brain contusion으로 분류할 수 있다. 뇌진탕은 경도뇌손상으로 외상에 의해 발생한 일시적 의식 소실상태 등이고 뇌타박상은 외상에 의해 미세 뇌출혈이 동반된 상태를 의미한다. 두개골 골절 유무에 따라 외상성뇌손상은 폐쇄성 또는 개방성손상으로 나눈다. 폐쇄성뇌손상closed brain injury은 외상에 의한 뇌의 다발성 미만성 손상인 상태로 다양한 신체적, 신경학적 행동장애가 동반되며, 두개골 골절은 없다. 개방성뇌손상open brain injury은 외상에 의한 뇌의 다발성, 미만성 손상인 상태로 다양한 신체적, 신경학적 행동장애가 동반되고, 두개골 골절이 있는 상태이다.

외상뇌손상의 물리적 발생기전은 절단손상 및 견인손상 등으로 추정하고 있다. 경추의 골절이 없더라도 목 주변의 인대, 근육 등의 조직이 손상을 입은 후 두통이나 기억력 감퇴 또는 어지럼증 등을 호소하는 경우를 뇌진탕후증후군이라 한다.

외상후스트레스장애는 외상으로 인한 극심한 스트레스를 경험하고 나서 발생하는 심리적 반응 및 신체적 반응을 의미한다.

만성외상뇌병증은 장기간에 걸친 반복적인 외상뇌손상으로 인한 퇴행성 뇌질환을 의미한다. 외상(특히 추돌사고)후 시행한 이학적 검사 소견을 통해 양측 목, 어깨에 불균형이 상지교차증후군으로 진단될 수

361

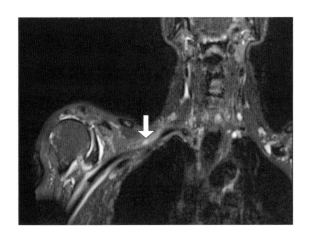
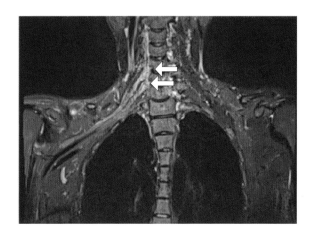

그림 28-2 상완신경총 압박의 자기공명영상소견

있고, 목과 어깨의 통증 및 손의 부종감이나 저림, 통증이 팔과 손으로 내려가는 증상을 상완신경총압박증후군으로 진단될 수 있다(그림 28-2). 어깨 힘줄에 회전근개의 염증성변화로 어깨 앞뒤 혹은 바깥쪽 통증을 유발하여, 팔의 관절운동 이상을 호소하는 상태를 견관절 불완전 증후군으로 표현할 수 있다.

하여 뇌 MRI나 CT를 시행하는 것이 도움이 될 수 있다. 그 외에 환자들의 개별 증상과 신경학적 소견에 근거하여 확산텐서영상 MRIdiffusion tensor image MRI, 신경전도검사nerve conduction velocity, 유발전위검사evoked potentials, 전정기능검사 등을 통해 다양한 영역의 손상유무를 확인할 수 있다.

3. 머리와 목의 외상손상에 기인한 두통의 진단

머리와 목의 외상손상에 기인한 두통을 위한 진단적 접근으로는 우선 이학적 검사를 통해 상완신경총압박을 의심할 수 있는 상지의 위약 및 감각저하가 있는지 살펴보고 어깨관절 등의 안정성을 확인하는 것이 중요하다. 외상으로 인한 급성 뇌출혈이나 뇌부종, 뇌진탕 또는 뇌타박상과 연관된 미만성 축삭손상과 같은 백질 부위의 영상변화가 있는지 확인하기 위

4. 머리나 목의 외상손상에 기인한 두통의 치료

뇌손상환자는 일상생활능력이 감소하여, 사회적부적응 상태인 경우가 빈발하며 환자증세에 따른 모든 방향의 치료적 접근이 필요하다. 또한 약물과용두통이 생기지 않도록 약물오남용을 주의하고 두통의 만성화에 대한 환자교육이 중요하다.

머리나 목의 외상손상에 기인한 두통의 급성기 치료로는 ketorolac 근육주사와 같은 비스테로이드소염

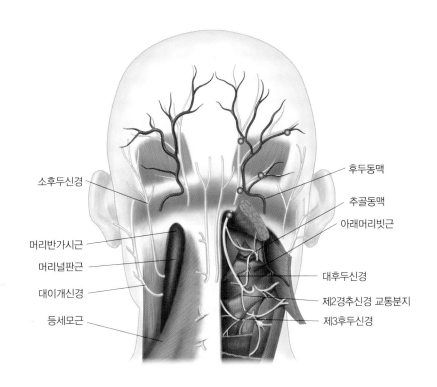

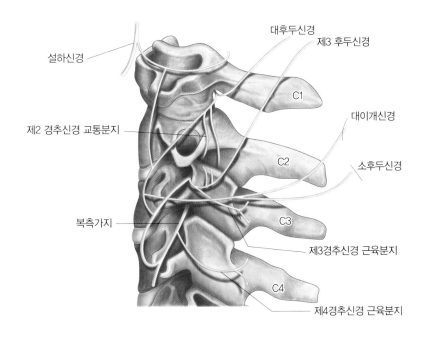

그림 28-3   대후두신경의 분지 및 처치 위치

진통제를 사용할 수 있으며 필요에 따라 항구토제를 추가한다. 일부에서는 트립탄제를 시도하였으나 효과는 명확하지 않다. 그외에 리도카인이나 스테로이드를 사용한 대후두신경차단술이 시도되고 있다. 예방적 치료로서는 삼환항우울제나 발프로익산과 같은 항경련제를 시도해 볼 수 있다. 이에 대한 치료적 효과는 아직까지 명확하게 입증된 것은 아니다. 머리나 목의 외상손상에 대한 급성기 또는 예방적인 약물치료는 단독 또는 병용하여 치료를 진행할 수 있으며, 그외 이완훈련, 바이오피드백, 인지행동요법 등의 행동요법치료도 고려할 수 있다.

그 외 국소적 치료 방법으로 후두부신경자극술occipital nerve stimulaion, 대후두신경차단술greater occipital nerve block 등이 시도되기도 한다.

5. 결론

협의로 외상후두통이라는 병명의 치료적 접근과 광의로 외상성 뇌손상이라는 병명의 치료적 접근이 동시에 필요하다. 또한 다른 두통과 비교해서 법률적 조언이 필요할 수도 있으며, 다른 부위의 외상과 비교해서 머리의 외상손상에 기인한 지속두통인 경우에는 가정적, 사회적 생활에 심한 불편을 초래 할 수 있어 정확한 진단과 치료가 필요하다.

참고문헌

1. 김태곤, 정상섭, 허 륭, 최중언. 외상성 두부 손상. 포천중문의과대학 분당차병원 신경외과학교실 2008;1;S56–S62.
2. 이상훈, 이상헌, 김형일, 이상철, 오순탁, 김광해. 초음파를 이용한 통증치료. 한솔의학. 2010:1–284.
3. Aoki Y, Inokuchi R, Gunshin M, Yahagi N, Suwa H. Diffusion tensor imaging studies of mild traumatic brain injury: a meta-analysis. *J Neurol Neurosurg Psychiat* 2012;83:870-876.
4. Lenaerts ME. Post-traumatic headache: from classification challenges to biological underpinnings. *Cephalalgia* 2008;28:S12-S15.
5. Lucas S, Hoffman JM, Bell KR, Walker W, Dikmen S. Characterization of headache after traumatic brain injury. *Cephalalgia* 2012;32:600-606.
6. Nampiaparampil DE. Prevalence of chronic pain after traumatic brain injury: A systematic review. *JAMA* 2008;300:711-719.
7. Obermann M, Nebel K, Riegel A, Thiemann D, Yoon MS, Keidel M, et al. Incidence and predictors of chronic headache attributed to whiplash injury. *Cephalalgia* 2010;30:528-534.
8. Packard RC. Chronic post-traumatic headache: associations with mild traumatic brain injury, concussion, and post-concussive disorder. *Curr Pain Headache Rep* 2008;12:67-73.
9. Schaible HG. *Peripheral and Central Mechanisms of Pain Generation*. Handb Exp Pharmacol 2006;177:3–28.
10. Sheftell FD, Tepper SJ, Lay CL, Bigal ME. Post-traumatic headache: emphasis on chronic types following mild closed head injury. *Neurol Sci* 2007;28:S203-S207.
11. Solomon S. Chronic post-traumatic neck and head pain. *Headache* 2005;45:53-67.

29

두개 또는 경부의
혈관질환에 기인한 두통

김용재

1. 서론

두통이 두개 또는 경부의 혈관질환과 밀접한 시간 연관성을 가지고 처음으로 발생할 때 그 두통을 혈관질환에 기인한 이차두통으로 분류한다. 혈관질환에 기인한 두통은 이차두통의 가장 중요한 원인이다.

뇌졸중에 기인한 두통은 일반적으로 큰 문제는 아니나, 뇌출혈, 동맥 박리나 혈관염의 경우 주의를 기울여야 할 증상이다. 뇌정맥혈전증cerebral venous thrombosis의 두통은 벼락두통으로 나타나기도 하지만 별다른 특징이 없는 두통 증상으로만 나타나 진단을 못할 수도 있다. 가역적뇌혈관수축증후군reversible cerebral vasoconstriction syndrome, RCVS은 벼락두통과 함께 신경계 증상을 동반하는 증후군으로서 새로운 국제두통질환분류ICHD에 좀 더 잘 규정되어 있다. 경동맥 내막절제술이나 혈관 성형 후에 나타나는 두통은 뇌출혈이나 다른 합병증을 시사하는 중요한 증상으로, 혈관질환에 기인한 이차두통으로 분류되어 있다. 카다실cerebral autosomal dominant arteriopathy, CADASIL과 멜라스mitochondrial encephalomyopathy lactic Acidosis and Stroke-like episodes syndrome, MELAS와 연관된 두통도 유전성 혈관 질환에 의한 것으로 이 범주에서 다루고 있다.

혈관질환을 시사하는 중요한 단서는 환자가 기존에 경험하지 못한 새로운 두통이 급성으로 발현되는 것이다. 원인 혈관질환을 정확하게 진단하고 가능한 빨리 적절한 치료를 시작하기 위하여 두통과 원인 질환의 연관성을 인식하는 것이 중요하며, 이로써 심한 신경학적 후유증을 방지할 수 있다.

2. 허혈뇌졸중 또는 일과성허혈발작에 기인한 두통

뇌졸중에 의해서 두통이 발생하는 것은 잘 알려져

있으나, 의식저하와 언어장애 등의 신경학적 결손으로 인해서 문진이 어려운 경우가 많아서 두통의 빈도와 양상에 대해서 정확한 통계를 얻기 어렵고 연구마다 그 결과가 다르다. 그러나 뇌졸중의 아형에 따른 두통 발생의 상대적 차이에 대해서는 연구들이 대체로 일치한다. 뇌졸중 후 발생하는 두통은 열공뇌경색에서 가장 드물어서 평균 10% 정도이며, 뇌출혈에서는 50% 정도이다.

경동맥이나 중대뇌동맥 근위부의 폐색이 있는 경우 두통은 주로 동측의 이마, 눈 주변 등 앞머리에 통증을 유발하는 것으로 알려져 있다. 일부에서는 측두에서 통증이 발생할 수도 있으며, 폐색된 혈관의 위치와 두통의 발생 부위는 연관성이 없다는 결과를 보고하지만, 전반적으로 전방부 영역 뇌경색에서는 동측의 눈과 이마주변 부위의 통증이나 앞쪽 머리에 통증을 유발하는 것이 일반적이다. 후방부 영역 뇌경색에서는 손상된 혈관의 위치에 따라서 뒷머리가 아프거나 앞머리가 아플수도 있다.

뇌경색에서 발생하는 두통에서는 뇌출혈 같이 심한 통증은 흔하지 않으며, 박동성 통증이나 비박동성의 누르는 듯한 통증, 압박하는 통증 등 다양한 형태의 두통이 발생한다.

3. 비외상성 두개내출혈에 기인한 두통

뇌출혈에서의 두통은 편측이나 양측에서 모두 발생할 수 있으며, 통증의 정도나 양상은 매우 다양하다. 심한 두통뿐 아니라 경미한 두통도 발생할 수 있으며, 뇌압상승에 의한 구역, 구토 등의 증상이 흔히 동반된다. 소뇌출혈이나 후두엽출혈인 경우에는 주로 뒷머리가 아프다. 기저핵출혈보다는 엽출혈lobar hemorrhage에서 두통이 더 흔한 것으로 알려져 있다. 뇌출혈에서 두통의 발생기전은 정확히 알려져 있지 않으나, 혈관이나 뇌막처럼 통증을 감지할 수 있는 구조물들이 혈종에 의해서 팽창이나 압박, 뒤틀어지면서 발생하는 것으로 생각된다. 특히 출혈된 혈액이 뇌막이나 뇌실 내로 유입되면서 뇌압을 상승시키거나 화학적인 염증 반응을 일으켜 두통을 유발할 가능성이 크게 증가한다.

허혈뇌졸중과는 달리 두개내출혈에서는 뇌졸중 증상이 발생하면서 두통이 함께 발생하는 경우가 흔하며, 초기부터 구역, 구토가 흔하며 뒷머리가 주로 아픈 것이 특징이다.

4. 거미막하출혈에 기인한 두통의 임상적 특징

갑자기 발생한 심한 두통은 거미막하출혈의 대표적인 특징이다. 거미막하출혈 환자의 85~95%에서 출혈과 함께 두통이 발생하는 것으로 알려져 있다. 출혈량이 많을수록 심한 두통이 지속되는 시간이 길어진다. 절반 정도의 환자들은 한 시간 이상 지속되는 의식변화, 그리고 1/3 정도에서 신경학적 증상이 동반된다. 경부경직도 거미막하출혈의 대표적 증상이나, 두통이 발생한 후 수 시간에 걸쳐서 서서히 발생하는 경우가 흔하며, 깊은 혼수 상태에서는 관찰되지 않을 수 있다. 거미막하출혈 환자들이 호소하는 두통의 특징은 벼락두통형의 갑작스런 발생과 매우 심한 강도의 통증이다. 그러므로, 경부경직, 의식저하, 신경학적 손상의 유무와 상관없이 여태 경험하지 못했던 심한 두통이 갑작스럽게 발생한 경우에는 거미막하출혈을 의심하여야 한다. 경미한 출혈의 경우에는 통증의 정도도 상대적으로 경미할 수 있으며, 2~3일 정도면 두통이 사라진다. 출혈량이 많을수록 심한 두통이 지속되는 시간이 길어진다. 빛과민성photophobia도 흔하게 보고되고 있는데 이는 뇌막자극의 한 현상으로 이해되고 있다. 또한 시야장애, 유두부종, 유리체밑subhyaloid, 유리체vitreous, 망막밑subretinal area에 국한되는 안구내 출혈도 동반된다. 초기에 진단이 틀리는 경우가 25~50%에서 발생되는데, 편두통으로 오인되는 경우가 가장 많다. 오진의 가장 큰 원인은 적절한 신경영상검사를 시행하지 않거나, 검사 결과판독의 오류, 또는 척수검사가 필요함에도 시행하지 않은 경우이다. 조영제를 사용하지 않은 CT만으로 거미막하출혈을 진단할 수 있겠으나, 거미막하출혈이 발생하고 얼마만에 촬영하는가에 따라 진단율에 차이가 난다(첫 12시간 이내에 98~100%, 24시간에 93%, 6일 이후에는 57~85%로 알려져 있다). 따라서 거미막하출혈이 의심되지만 CT가 정상으로 보일 때에는 반드시 요추천자를 시행하여 적혈구/백혈구 수, 황색변조증xanthochromia 유무, 빌리루빈 유무를 반드시 확인하여야 한다. 진단이 늦어지는 경우 치명적인 결과를 초래할 수 있다.

1) 경고두통

거미막하출혈 환자들의 약 20~50% 정도에서 심한 두통이 거미막하출혈이 발생하기 수 일에서 수 주 전에 발생한다. 동맥류aneurysm가 팽창하거나, 동맥류내의 혈액의 일부가 조금 새어 거미막밑 공간으로 스며들어가면서 발생하는 두통이며, 이를 경고두통sentinel headache이라고 한다. 이 두통은 본격적 출혈에 비해서 두통의 강도가 강하지 않으나, 두통이 발생하는 부위 등은 유사하다. 그러므로 이런 경고두통이 발생하였을 때 적극적인 검사를 시행하여 동맥류를 치료하면 심각한 거미막하출혈을 예방할 수 있다.

두통과 함께 구역과 구토, 경부경직 등 거미막하출혈에서 관찰되는 증상들이 동반될 수 있다. 그러나, 이런 증상들이 동반되지 않는 경우에는 두통의 양상만으로 다른 원인의 원발 및 이차두통과 감별하기는 어렵다.

2) 벼락두통

거미막하출혈의 대표적인 특성인 '갑자기 발생한 심한 두통'을 벼락두통thunderclap headache이라고 한다. 동맥박리artery dissection나 뇌정맥동혈전증cerebral venous sinus thrombosis 등에서도 유사한 두통이 발생할 수 있으나 벼락두통만으로 발현되는 경우는 매우 드물다. 다른 신경학적 이상증상 없이 벼락두통이 발생하였을 때, 거미막하출혈을 비롯한 특정질환에 의해서 발생할 가능성은 약 10% 정도이다. 거미막하출혈의 예후가 매우 나쁘기 때문에 두통만 있고 신경학적 이상이 없는 상태에서 거미막하출혈을 확인하여 치료를 시작할 수 있다면 환자의 예후를 크게 개선시킬수 있다. 그러므로, 벼락두통을 호소하는 환자들에 대해서는 거미막하출혈의 가능성을 배제하는 것이 중요하다. 최근에는 CT나 MRI를 이용한 비침

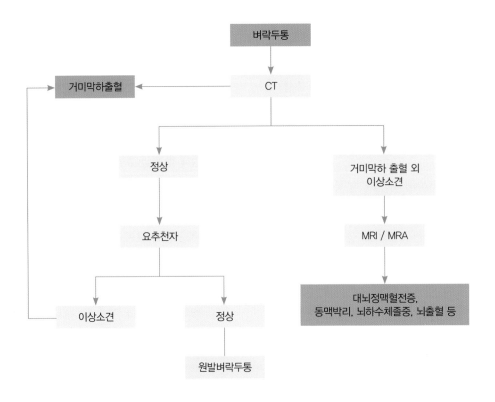

그림 29-1 벼락두통환자의 진단적 접근

습적 혈관조영술이 발달하였으므로, 이를 이용하여 감별하는 것이 필요하다(그림 29-1).

5. 비외상성 급성경막하출혈에 기인한 두통

대부분의 급성경막하출혈은 두부외상에 의하여 발생되며, 다른 부위의 두개내출혈이 동반되지 않은 비외상성 급성경막하출혈은 드물다. 급성경막하출혈은 때로는 생명을 위협할 수 있는 정도로 위험할 수 있으므로 주의깊게 살펴보아야 한다. 자발피질동맥파

열, 동맥류파열, 동정맥기형, 경막동 정맥루, 종양 또는 전이, 혈액응고장애, 모야모야병, 뇌정맥혈전증 및 두개내압저하 등이 비외상성 급성경막하출혈의 원인으로 보고되어 있다. 두통이 단독으로 발현되기도 하지만, 대부분은 급격한 신경학적 악화가 동반되거나 뒤이어서 발생된다.

6. 미파열 혈관기형에 기인한 두통

출혈을 유발하지 않는 동정맥기형arteriovenous malformation이나 동맥류가 두통을 유발하는 기전에

대해서는 명확하지 않으나, 많은 임상연구에서 이들 질환이 두통의 발생과 연관성이 있음을 보여주고 있다. 미파열 동맥류 환자의 18% 정도에서 두통을 호소하는 것으로 보고한 연구도 있으나, 미파열 동맥류와 관련이 되었을 것 같은 두통의 특징적인 임상적 특성은 없었다.

편두통이나 군발두통과 유사한 두통이 발생하여 시행한 검사에서 미파열 동정맥기형이 발견되는 경우들이 보고되고 있다. 이런 두통이 동정맥기형에 의해서 직접 유발되었는지 우연히 함께 존재하는 것인지에 대해서는 논란이 있으나 동정맥기형으로 인한 혈류장애, 주변조직의 허혈로 인해 두통 발생에 어느 정도 기여를 하고 있을 것으로 판단된다.

7. 동맥염에 기인한 두통

동맥염arteritis은 염증에 의해서 혈관이 손상되는 질환이다. 동맥염은 통증을 감지할 수 있는 혈관과 경막을 흔히 침범하므로 두통이 매우 중요하고 흔한 소견이다. 그러므로 뇌졸중과 유사한 신경학적 소견과 함께 두통이 발생한 경우에 동맥염을 감별하여야 한다.

1) 거대세포동맥염

측두동맥염temporal arteritis이라고도 알려져 있는 거대세포동맥염giant cell arteritis은 50세 이후 발생률이 급격히 증가해, 50대 보다 80대의 발생률이 9배

정도 높다. 혈관과 그 주변조직에 림프구lymphocyte와 조직구histiocyte 등으로 구성된 국소염증성 육아종granuloma이 거대세포동맥염의 가장 중요한 병리소견이다. 혈관의 중간막을 주로 침범하여 혈관의 국소협착을 일으킨다. 혈관은 혈전과 혈관내막의 부종 등에 의해서 폐색이 될 수도 있다.

거대세포동맥염은 동맥염과 교원혈관병 중에서 두통과 가장 특징적으로 관련이 있는 질환이며, 두개혈관, 특히 외경동맥 분지의 염증에 의하여 발생된다. 주로 측두동맥이 침범되므로 한쪽 이마관자부위에 심한 통증이 발생한다. 통증은 지속적일 수도 있으며 간헐적일 수도 있다. 경우에 따라서는 양측 모두 통증이 발생한다. 통증 부위의 측두동맥이 부풀어져 있고 만질 때 통증이 발생하는 경우에는 거대세포동맥염일 가능성이 높다. 염증으로 인해서 체중감소, 몸살, 식은 땀과 같은 전신 증상이 동반되며, 적혈구침강속도erythrocyte sedimentation rate, ESR와 C반응단백질 수치CRP가 크게 증가되어 있다. 거대세포동맥염에 기인한 두통은 임상양상이 다양하므로(류마티스 다발성근통, 턱파행) 60세 이상의 환자에서 최근 발생된 지속적인 두통이 있는 경우 거대세포동맥염을 고려하여, 이에 따른 적절한 검사의 시행이 필요하다. 조직학적 검사상 주의할 점은 측두동맥이 부분적으로 침범되어 일부분은 정상일 수 있으므로 조직학적 진단에 어려움이 있을 수 있으며, 조직 검사 시 연속절편이 필요하다.

거대세포동맥염으로 인해서 혈관이 좁아지거나 폐색이 되면 허혈 증상이 발생하게 된다. 씹거나 턱을 많이 움직일 때 통증이 발생하는 턱파행jaw claudication은 동맥경화에 의해서 발생하는 경우가 드물며 거대세포동맥염의 특징적인 현상이다. 이외에도 안구나

시신경에 혈액을 공급하는 혈관들이 침범되면 시력소실이 발생할 수 있다. 특히 후섬모체동맥posterior ciliary arteries의 폐색에 의한 전방허혈 시신경병증anterior ischemic optic neuropathy은 치명적이다. 두통을 동반한 일과성 흑암시의 반복적인 발작은 거대세포동맥염을 강하게 시사하므로 적절한 검사를 신속히 시행해야 한다. 전방허혈 시신경병증으로 인해서 시력소실되면 회복되는 경우가 드물기 때문에 이런 위험이 있는 환자는 신속하게 고용량의 스테로이드를 투여하는 것이 바람직하다. 한쪽의 실명과 반대쪽 실명 사이의 시간 간격은 보통 1주일 미만이다. 거대세포동맥염 환자는 허혈뇌졸중과 치매의 위험성도 증가된다. 두통만 있는 경우에도 일반적으로 고용량의 스테로이드를 경구로 신속히 투여하는 것이 좋다.

일반적으로 거대세포동맥염은 만성질환이므로 장기간 치료가 필요하다. 드물게 수년 후 증상이 재발하는 경우도 보고되고 있다. 치료를 하지 않는 경우에는 시력소실과 같은 신경학적 손상이 발생하는 경우가 드물지 않기 때문에 적극적인 치료가 필요하다. 하지만 고용량의 스테로이드 사용은 다양한 부작용이 발생할 수 있으므로 스테로이드 투여 후 환자의 증상이 호전되고 혈액에서 ESR이나 C-반응단백질이 정상화되기 시작하면 일주일 이내에 스테로이드의 용량을 감량하여야 한다. 고령의 환자들이 대부분이므로 고혈압, 당뇨, 골다공증 등의 만성질환이 동반되어 있는 경우가 많다. 그러므로 이런 질환이 스테로이드의 사용에 의해서 악화될 위험성과 거대세포동맥염의 재발이나 악화에 대한 위험성을 고려하여 환자에 따라서 감량하는 속도도 신중히 결정하는 것이 좋다. 특히 장기간 스테로이드 사용에 따른 부작용을 설명하여야 한다.

2) 중추신경계혈관염

중추신경계혈관염angiitis of central nervous system에서 두통은 주된 증상이다. 혈관조영술이나 조직 검사 등의 진단 방법에 따라 다르지만 환자의 약 50~80%에서 두통을 호소한다. 두통 양상이 특이하지 않기 때문에 국소신경장애, 경련, 의식 또는 인지장애와 같은 증상이 나타나기 전까지는 진단하기 힘들다. 하지만 두통과 뇌척수액 백혈구증가증이 없다면 중추신경계혈관염의 가능성은 떨어진다.

8. 경부 경동맥 또는 척추동맥질환에 기인한 두통

두경부 동맥의 박리는 흔하지는 않지만, 젊은 연령층에서 중요한 뇌졸중의 원인이다. 척추동맥박리verterbral artery dissection보다는 내경동맥의 박리가 더 많이 보고되고 있으며, 두개강내 보다는 두개강외 혈관에서 더 많이 발생한다.

1) 경동맥 및 중대뇌동맥박리

경동맥박리carotid artery dissection의 약 70%의 환자에서 두통이 발생하는 것으로 알려져 있으며 10% 정도에서는 눈주변이나 안면부의 통증만을 호소하기도 한다. 박리가 발생한 부위에서만 통증이 발생하는 것이 아니라, 경동맥에 분리되어 있는 신경이 담당하는 피부의 영역에서 통증이 발생한다(연관통). 두통이나 안면부 통증은 약 반수의 환자에서는 첫 증상으로 발현되나 일부 환자들에서는 하루에서 몇 달 정도 뒤늦게 통증이 나타나기도 한다.

경동맥박리에 의한 두통은 벼락두통처럼 갑자기 심한 통증으로 시작하기도 하지만 대부분의 환자에서는 점진적으로 악화되는 형태를 보인다.

경동맥박리의 경우에는 안구 주변과 전두엽 부위의 심한 두통과 함께 내경동맥을 따라 주행하는 교감신경의 손상으로 인해서 두통이 발생한 동측에서 Horner증후군이 발생할 수도 있다. 이로 인해서 경동맥박리 환자가 마치 군발두통으로 오진될 수도 있으므로 주의를 요한다.

중대뇌동맥박리middle cerebral artery dissection에 의해서도 경동맥박리와 유사한 두통이 발생할 수 있다. 두통의 정확한 빈도나 양상은 밝혀져 있지는 않지만, 경동맥박리에 비해서 두통의 빈도가 낮은 것으로 판단된다. 목통증을 동반 또는 동반하지 않는 두통이 경동맥박리의 유일한 소견이 될 수 있다. 두통이 가장 흔한 증상이고(55~100%), 또한 가장 흔한 초기 증상(33~86%)이다.

경동맥 박리에는 뇌허혈, 망막허혈 등 동반징후가 흔하며, 통증을 동반한 Honer증후군, 이명, 또는 12번 뇌신경마비가 일어날 수 있다. 지방억제fat suppression를 포함한 경부 MRI, MRA 또는 CTA, 그리고 의심스러운 경우에서는 고식적 혈관조영술 등으로 진단한다. 치료에 대해서는 헤파린을 사용 후 동맥혈관의 회복 양상에 따라서 3~6개월간 와파린으로 유지하는 것이 일반적인 경향이다.

2) 척추동맥박리

척추동맥vertebral artery dissection 박리 시에도 약 70% 정도가 두통을 호소하며 45% 정도에서는 목부위의 통증을 호소한다. 60% 정도의 환자들에서는 척추동맥박리와 두통이 동시에 발생하지만, 일부 환자들에서는 두통이 뒤늦게 발생하기도 한다. 척추동맥이 박리되는 위치는 척추강 내부보다는 척추강에서 빠져 나와 두개강 내로 들어가는 부위에서 가장 흔하게 발생한다. 이로 인해서 목이나 후두부의 통증과 함께 연수경색이나 소뇌경색이 흔하게 발생한다.

9. 동맥내막절제술후 두통

경동맥내막절제술carotid endarterectomy에 기인한 두통은 세 가지 아형이 있다. 가장 흔한 형태는 수술 후 수 일 이내에 발생되는 경도의 미만성 단독 두통으로 60%가 이에 속한다. 이것은 양성경과를 취하며 자연적으로 호전되는 두통이다. 두 번째 아형은 하루에 한두 번씩, 두세 시간 지속되는 일측 군발두통 양상의 통증으로 약 38%가 이에 속한다. 이 형태는 약 2주 이내에 소실된다. 세 번째 아형은 보통 수술 후 3일이 지나서 발생하는 심도의 편측 박동성 두통으로 과관류증후군hyperperfusion syndrome의 일종이다. 이러한 두통은 혈압상승 및 수술 후 7일 내외에 발생되는 신경학적 결손, 또는 경련을 선행하여 발생하기도 한다. 이러한 증상들은 뇌내출혈의 위험성을 알리는 신호이므로 즉각적인 치료를 요한다.

10. 혈관조영술두통

조영제의 경동맥내 또는 척추동맥내 주입은 심한 미만성의 작열감을 동반한 두통을 유발할 수 있으며, 두통은 혈관조영술 시행 중에 발생되고 혈관조영술 종료 후 72시간 이내에 자연적으로 소실된다. 또한 편두통 병력이 있는 환자에서는 편두통 발작을 유발할 수도 있다.

반신마비편두통hemiplegic migraine 환자에서는 반신마비 지속상태와 혼수를 일으킬 수 있기 때문에 혈관조영술이 금기이다.

11. 뇌정맥혈전증에 기인한 두통

뇌정맥혈전증에서 두통은 가장 흔한 증상이며(환자의 80~90%에서 관찰되는) 또한 가장 흔한 첫 번째 증상이기도 하다. 특징적인 양상은 없으나, 대부분 미만성, 진행성의 심도의 두통이며 두개내압항진의 다른 징후와 동반되어 나타난다. 하지만 편측성이고 급성으로 발현할 수도 있으며, 편두통, 원발벼락두통primary thunderclap headache, 저뇌척수액압 또는 비외상 거미막하출혈(뇌정맥혈전증이 거미막하출혈을 유발할 수도 있음)과 유사하여 오인되기도 한다. 두통이 뇌정맥혈전증의 유일한 증상일수도 있으나, 90% 이상에서 국소징후(신경학 결손 또는 경련과 같은)나 아급성 뇌병증 또는 해면정맥동증후군, 두개내압항진의 징후가 같이 나타난다. 특별한 양상이 없기 때문에 최근에 발생된 지속되는 두통이라면 반드시 의심해야 하

고, 특히 기존에 혈전을 유발하는 상황이 있다면 더 주의해야 한다. 진단은 뇌영상(MRI와 MRA 또는 CT와 CTA, 또는 혈관조영술)으로 한다. 헤파린 투여와 대증적 치료를 가능한 한 빨리 시작해야 하고, 적어도 6개월간 경구용 항응고제를 사용하며 원인질환에 대한 치료도 필요하다.

12. 기타 급성 두개내 동맥질환에 기인한 두통

가역적뇌혈관수축증후군reversible cerebral vaso-constriction syndrome은 벼락두통과 함께 신경계 증상을 동반하는 증후군으로서 여러 뇌혈관에 다발성 협착을 보였다가 1~3개월 내에 저절로 회복되는 것이 특징이다. 가역적뇌혈관수축증후군은 특정 상황(분만 전후, 힘든 활동, 목욕, 성행위, 음주 등)이나 환각제, 알파교감신경자극제, 세로토닌작용제 등의 교감신경에 작용하는 혈관 작용 물질로 인해 유발이 된다고 알려져 있다. 남성보다는 여성에게 더 흔하며 발병 평균 나이는 45세로, 대략 60% 정도에서 선행원인이 있다. 가역적뇌혈관수축증후군은 뇌혈관의 비정상 소견을 보이는데, 동맥의 협착과 확장이 교대로 나타나는 소견(염주모양 소견)을 보인다. 그러나, 임상 증상 발현 후 1주 이내에는 MRA, CTA, 혈관조영술에서 모두 정상으로 보일 수 있다. 빈복직인 벼락두통이 있으며, 가역적뇌혈관수축증후군의 다른 기준은 충족하지만, 정상 혈관조영술 소견을 보이는 경우는 개연가역적뇌혈관수축증후군을 반드시 고려하여야 한다. 가

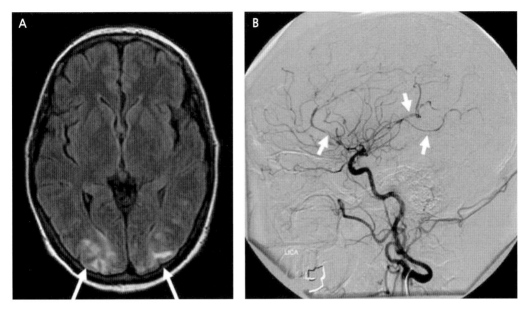

그림 29-2 가역적뇌혈관수축증후군으로 진단된 환자의 영상소견. **A.** MRI FLAIR영상에서 양측 두정후두부의 고강도신호소견이 보임. **B.** 뇌혈관조영술에서 다발성뇌혈관 수축 소견이 보임(화살표)

역적뇌혈관수축증후군의 일부에서는 뇌졸중으로 인하여 영구적 장애가 남을 수 있다. MRI는 30~80%에서 두개내출혈(피질부위의 거미막하출혈, 뇌내출혈, 경막하출혈), 뇌경색, 가역적후뇌병증posterior reversible encephalopathy syndrome, PRES에 의한 이상 소견이 나타날 수 있다(그림 29-2). 가역적후뇌병증은 두통, 시각장애, 의식 변화, 발작, 국소적인 신경학적 증상을 동반할 수 있으며, 뇌영상에서 후두부의 가역적인 뇌부종을 특징으로 한다. 대부분 급작스럽고 심한 혈압상승과 관련이 있으나, 일부에서는 경한 혈압상승이나 정상혈압에서도 보고되고 있다.

13. 유전성혈관병증에 기인한 두통

1) 카다실

카다실은 반복적인 피질하뇌경색, 피질하치매, 기분장애의 임상양상을 나타내며, 그리고 약 삼분의 일에서는 조짐편두통 등이 동반된다. 조짐편두통은 대부분 가장 먼저 나타나는 증상인데, 평균 30세 경에 발현되며, 편두통 발생 이후 약 15년 후에 허혈뇌졸중이 발생되고 약 20~30년 후에 사망한다. 상염색체우성의 유전질환으로 염색체 19번의 NOTCH3 유전자의 다양한 돌연변이에 의해 나타나고 주로 미세한 혈관벽의 손상으로 혈류 장애를 초래하여 반복적인 피질하뇌경색과 혈관성 치매를 유발한다.

카다실은 드문 병이지만, 고혈압, 당뇨, 흡연 등 뇌졸중의 위험인자가 없는 젊은 환자에서 뇌경색 증상이 나타날 때 이를 의심하는 것이 중요하다. 진단을 위해 뇌 영상의 역할이 매우 중요한데 MRI에서 기저핵, 백질, 및 뇌교 부위에 다양한 크기와 모양의 다발성 뇌경색이 보이는 것이 특징이다.

2) 멜라스

사립체근병증, 사립체뇌병증, 젖산산증, 그리고 뇌졸중 양상 등이 나타나는 멜라스는 다양한 임상 표현형을 가지는 사립체의 유전적 다양성에 의한 질환이다. 이 질환은 발작, 편마비, 반맹, 피질성 시각상실, 감각신경성난청, 그리고 간헐적 구토 등의 중추신경계 침범 증상이 동반된다. 멜라스에서는 두통이 빈번하게 나타나는데 반복적인 편두통 양상 발작으로 나타나거나 뇌졸중 양상이 주증상으로 나타난다.

반복적인 뇌졸중 증상이 가장 기본 증상으로 소아나 젊은 성인에서 뇌졸중 증상이 반복적으로 발생하면서 인지저하와 반복적인 두통, 경련과 함께 다양한 장기에 이상을 동반한다면 멜라스증후군을 의심해야 한다.

14. 뇌하수체졸중에 기인한 두통

뇌하수체졸중pctuitary apoplexy은 드물게 발생되는 급성 질환으로서 벼락두통의 원인 중 하나이다. 대부분의 경우 비기능성 뇌하수체거대선종의 급격한 확장에 따른 출혈 또는 경색에 의한 첫 번째 증상으로 나타난다.

뇌하수체졸중의 임상발현은 매우 다양하고 뇌하수체선종의 출혈이 모두 증상을 유발하지는 않는다. 가장 흔한 증상은 갑작스런 심한 두통이고 이는 뇌경막의 견인이나 거미막하로의 출혈로 인해 발생하는 것으로 추측된다. 다음으로 시력저하 및 동안신경마비 소견이 흔하게 관찰되는데, 이는 출혈이나 경색으로 인한 뇌하수체나 주변조직에 위치하여 뇌신경의 압박으로 생각된다. 거미막하출혈이나 뇌압상승으로 인한 뇌수막증 증상으로 구역 및 구토가 유발될 수 있고, 기타 의식저하, 반신마비, 발열, 뇌척수액콧물, 내분비장애 증상 등이 유발될 수 있다. 안구운동장애 및 시력감소는 수술적 감압으로 좋은 치료효과를 나타내며 시력저하는 조기 수술이 중요하다. 수술 전 저하되었던 호르몬중 갑상선호르몬과 스테로이드 호르몬은 수술 후 대체복용이 필요한 경우가 있어 주의 깊은 추적 검사가 필요하다. 이에 대한 진단에는 CT보다 MRI가 더 민감하다.

참고문헌

1. Bousser MG, Ferro JM. Cerebral venous thrombosis: An update. *Lancet Neurol* 2007;6;162-170.
2. Calabrese LH, Dodick DW, Schwedt TJ, Singhal AB. Narrative review: Reversible cerebral vasoconstriction syndromes. *Ann Intern Med* 2007;146:34-44.
3. Carral F. Pituitary apoplexy. *Arch Neurol* 2001;58:1143-1144.
4. Chabriat H, Vahedi K, Iba-Zizen MT, Joutel A, Nibbio A, Nagy TG, et al. Clinical spectrum of CADASIL: A study of 7 families. *Lancet* 1995;346:934-939.
5. Debette S, Leys D. Cervical-artery dissections: Predisposing factors, diagnosis, and outcome. *Lancet Neurol* 2009;8:668-678.
6. Ducros A, Bousser MG. Thunderclap headache. *BMJ* 2013;346:e8557.

7. Edlow JA, Caplan LR. Avoiding pitfalls in the diagnosis of subarachnoid hemorrhage. *New Engl J Med* 2000;342:29–36.

8. Gonzalez–Gay MA, Barros S, Lopez–Diaz MJ, Garcia–Porrua C, Sanchez–Andrade A, Llorca J. Giant cell arteritis: Disease patterns of clinical presentation in a series of 240 patients. *Medicine* (Baltimore) 2005;84:272–290.

9. Gorelick PB, Hier DB, Caplan LR, Langenberg P. Headache in acute cerebrovascular disease. *Neurology* 1986;36:1445–1450.

10. Jensen TS, Gorrelick PB. Headache associated with stroke and intracranial hematoma. In: *The Headaches*. 2nd edition. J Olesen, P Telt–Hansen and KMA Welch eds. Philadelphia: Lippincott Williams and Wilkins 2000, 781–787.

11. Lee AG, Brazis PW. Temporal arteritis: a clinical approach. *J Am Geriatr Soc* 1999;47:1364–1370.

12. Miller TR, Shivashankar R, Mossa–Basha M, Gandhi D. Reversible cerebral vasoconstriction syndrome, part 1: epidemiology, pathogenesis, and clinical course. *AJNR Am J Neuroradiology* 2015;36.8:1392–1399.

13. Tehindrazanarivelo A, Lutz G, Petitjean C, Bousser MG. Headache following carotid endarterectomy: A prospective study. *Cephalalgia* 1992;12:380–382.

뇌종양 및 두개내압상승에 기인한 두통

안진영

두개내 압력이 변화하면 나타나는 흔한 증상이 바로 두통일 것이다. 압력이 올라가든 내려가든 모두 두통을 유발한다. 특히 압력이 높아지는 여러 상황에서는 두통이 대표적으로 나타난다(표 30-1). 뇌출혈, 뇌외상 그리고 뇌감염 등은 그 질환과 두통과의 인과관계를 쉽게 설명할 수 있다. 하지만 뇌압을 높이는 질환이라 할지라도 모두 두통이 있는 것은 아니고 더욱이 이런 환자라 할지라도 다른 원발두통primary headache이 같이 있을 수 있다. 예를 들어 수두증hydrocephalus이 있는 환자도 편두통 등 다른 일차 두통을 가지고 있을 수 있다. 그러므로 본 장에서 언급하는 두통은 다른 질환으로는 설명하지 못하고 그 두통이 각 질환의 발생과 확연히 인과관계를 가지는 경우를 의미한다. 국제두통질환분류 제 3판 베타판ICHD-3β을 보면 7장에서 비혈관성 두개내질환에 기인한 두통들 중 두개내압상승intracranial hypertension에 의한 두통과 두개내 신생물에 의한 두통이 분류되어 있으며 이들 질환의 공통적인 진단기준은 다른 두통분류

로는 설명할 수 없으며 질환과 인과관계가 분명한 경우로 일관되게 정의하고 있다(표 30-2). 따라서 본 장에서는 각 질환 별로 따로 진단기준을 설명하지는 않고 추가되는 부분만 소개하겠다.

두개내압상승은 특발성이거나 다른 원인 질환에 의해 이차적으로 발생한다. 이러한 원인들은 정맥동 폐색, 종양성 병변, 수막염, 외상, 근치적 경부 박리, 부갑상선 기능저하증, 비타민A 중독, 신장질환, 약물

표 30-1 두개내 압력이 상승하는 경우

- 외상성 뇌질환
- 뇌출혈 – 뇌실질, 경막하, 거미막하출혈
- 감염 – 뇌염, 뇌막염, 뇌농양
- 뇌경색
- 뇌종양
- 혈관염
- 수두증
- 특발두개내압상승

표 30-2 **비혈관성 두개내질환에 기인한 두통의 진단기준 (ICHD-3β)**

A. 진단기준 C를 충족하는 두통

B. 두통을 유발할 수 있다고 알려진 비혈관성 두개내질환이 진단됨

C. 다음 중 최소한 두 가지로 인과관계가 입증됨:
 – 두통은 비혈관성 두개내질환의 발병과 시간연관성을 가지고 발생함
 – 다음 중 한 가지 또는 두 가지 모두:
  a) 두통은 비혈관성 두개내질환의 악화에 따라 현저히 악화됨
  b) 두통은 비혈관성 두개내질환의 호전에 따라 현저히 호전됨
 – 두통은 비혈관성 두개내질환에 전형적인 특징을 보임
 – 원인을 증명하는 다른 증거가 존재함

D. 다른 ICHD-3 진단으로 더 잘 설명되지 않음

부작용(테트라사이클린, 성장호르몬, 코티코스테로이드 금단) 등이 있다. 이러한 원인 질환들이 두개 내 압력을 높이는 기전은 뇌척수액cerebrospinal fluid의 흐름이 잘 안되는 경우, 뇌척수액 흡수가 잘 안되는 경우 그리고 드물지만 뇌척수액이 많이 만들어지는 경우이다(표 30-3).

표 30-3 **두개내압상승의 기전**

- 뇌척수액의 생산 증가
- 뇌척수액의 흡수 감소
- 뇌정맥압 증가
- 뇌적수액 통로 폐색
- 뇌부종
- 뇌종양성병변
- 뇌척수림프액 통로 폐색
- 경막내 압력증가

1. 특발두개내압상승

특발두개내압상승idiopathic intracrahial hypectension은 과거 뇌거짓종양pseudotumor cerebri이라 불리던 질환으로 뇌척수액의 생리적 성상이 정상이면서 뇌압을 상승시킬만한 다른 원인이 없는 경우를 의미한다. 주로 과체중인 가임기의 젊은 여성에게서 잘 나타난다. 환자의 대부분은 여성이고 평균 나이는 30세 전후로 과체중이 많다. 뇌압상승에 의하여 두통, 시신경유두부종papilledema 및 시력저하가 올 수 있다. 질환명에서도 알 수 있듯이 원인이 없는 병이지만 간혹 다른 약물에 의하여 유사한 증상을 보일 수 있어 이와 같은 경우에는 더욱 조심스럽게 연관성을 생각해 볼 수 있다(표 30-4).

1) 역학

연간 발생률은 인구 10만명에 1명 정도이다. 하지만 가임기 여성에서는 약 4배 정도 발생이 증가한다. 게다가 과체중이 있는 여성이라면 발생률은 10만명

표 30-4 **특발두개내압상승과 관련 있는 약물**

- 성장호르몬
- 테트라사이클린
- 비타민 A 과다
- 갑상선치료제
- 코티코스테로이드 금단
- 리튬

에 19명까지 높아진다. 특히 발병 12개월 전부터 체중이 증가한 여성에게서 더욱 빈번히 나타난다. 평균 발생연령은 30세 전후이다. 임신이 질환의 위험을 더 가중시키지는 않는다고 한다. 남성에서도 여성과 마찬가지로 젊은 경우에 호발하며 어린이도 질환의 양상은 어른과 비슷하다.

2) 증상

특발두개내압상승에서 흔하게 관찰되는 증상으로는 두통, 박동성이명pulsatile tinnitus, 복시diplopia 등이 있고, 흔하지는 않지만 경부통, 요통, 어깨통, 방사통 등이 나타날 수 있으며, 뇌수막 자극증상, 눈부심, 구역, 구토 등도 발생할 수 있다(표 30-5). 국소 신경학적 결손, 경련, 의식저하, 뇌병증이 동반되거나 증상이 급속하게 발생하였거나 점차 진행하는 경과를 밟을 때에는 이차성 원인을 생각해야 한다. 시신경유두부종의 증상은 시력저하인데, 일반적으로 시신경유두부종이 상당히 진행된 이후에 나타난다. 초기에 시력저하가 나타나는 경우 시신경염optic neuritis이나 허혈

표 30-5 특발두개내압상승의 주요 증상

- 두통
- 일시적인 시야흐림
- 박동성이명
- 광시증
- 요통
- 안구 뒤쪽 통증
- 복시
- 지속적인 시력 소실

성 시신경병증 등을 감별해야 한다.

(1) 두통

이 질환에서 가장 흔한 증상은 두통이며 거의 모든 환자에서 나타난다. 두통의 특징적인 양상은 없으나 과거에 느끼지 못한 두통이 비교적 심하게 박동성으로 매일 나타나며 주로 아침에 나타나 수 시간 지속하는 경향이 있다. 하지만 두통은 양상이 매우 다양하여 긴장형두통tension-type headache, 편두통과도 유사한 형태로 나타날 수 있으며 구역은 자주 보이나 구토는 흔하지 않다. 경부 경직 및 요통은 자주 동반된다. 일반진통제에 잘 듣는 경우도 있어 약물과용두통과 혼동되기도 하며 자세변화에 따라서 심해지는 경향도 보일 수 있다.

두통은 질환의 진단 후에 치료를 하여도 잘 호전되지 않는다. 치료 후 1년 후에도 약 2/3에서는 두통을 호소한다. 특히 과거에 두통의 병력이 없던 경우에는 더욱 치료가 어렵다고 한다. 션트shunt는 두통의 치료에 거의 효과가 없고 오히려 두개내압저하에 의한 두통을 야기할 수 있다. 체중감소는 두통의 감소에 도움이 많이 된다고 한다.

(2) 시각 증상

일과성시야흐림transient visual obscuration은 30초 미만으로 짧게 사물이 선명하게 보이지 않다가 회복되는 증상으로 특발두개내압상승 환자의 약 2/3에서 발생한다. 한쪽 눈에 나타나거나 양쪽 눈에 동시에 나타날 수 있다. 시신경유두부종이나 뇌압상승의 정도와 비례하지는 않는다. 압력상승에 의한 시신경의 일과성 허혈현상이 그 기전으로 생각되나 일과성시야흐림은 시력의 예후와는 관련이 없다.

광시증photopsia은 아주 짧은 순간 불이 뻔적이거나 반짝이는 것이 보이는 증상으로 시야흐림과 마찬가지로 자세의 위치변화나 발살바수기 시에 잘 유발된다. 그러나 특발두개내압상승의 특징적인 증상이라고 간주하기는 어렵다.

일부 환자에서 빠르게 진행하는 시력소실이 몇 주 이내에서 진행할 수 있으며 실명을 초래할 수 있으므로 적극적인 치료가 빨리 요구된다.

(3) 박동성이명

박동성이명은 특발두개내압상승 환자에서 특징적으로 보이는 증상으로, 주로 물이 쏟아지거나 바람이 몰아치는 듯한 소음이 들린다고 한다. 주로 한쪽이 더 크게 들리며 한쪽 경정맥을 압박하거나 목을 한쪽으로 돌리면 사라지는 경우가 있다.

(4) 복시

이 질환에서 특징적으로 6번 뇌신경의 마비가 보일 수 있는데 두통을 보이는 환자에서 시신경유두부종과 6번 뇌신경의 마비를 보이면 반드시 이 질환을 생각하여야 한다.

(5) 기타

감각이상, 관절통, 요통, 실조증 등이 나타날 수 있으며, 어린이의 경우 과민성, 사시, 목강직, 편측성 안면마비, 사경 등을 보일 수 있다. 어린이는 드물지 않게 무증상의 시신경유두부종이 우연히 발견되는 경우가 있고 자연관해되는 경향을 보이므로 시력저하 등의 증상이 없다면 특별한 치료 없이 경과를 관찰하는 것이 좋다(그림 30-1).

3) 병태생리

특발두개내압상승의 병태생리는 아직도 확실히 알려진 바가 없다. 제시된 여러 가지 가설이 공통적으로 보이는 내용은 과체중의 젊은 여성에서 보이는 뇌정맥압의 상승이다. 이로 인하여 뇌척수액의 흡수가 감소되어 뇌척수액 항상성이 깨져서 발생한다는 것이다. 이 밖에 과체중이 복압을 높이고 순차적으로 흉강 및 심장의 압력을 상승시켜 뇌정맥압을 상승시킨다는 이론, 뇌척수액의 생산이 과도해서 발생한다는 가설과 수면무호흡증에 의하여 뇌정맥압을 상승시킨다는 가설 등이 있다.

4) 진단 및 검사

(1) 진단 및 감별진단

특발두개내압상승의 진단은 Modified Dandy criteria가 사용되었고, ICHD-3β에 진단기준을 정하였으나 임상적으로 알기 쉽게 구체적으로 잘 제시된 Friedman 등이 제시한 진단기준을 소개하겠다(표 30-6).

감별진단으로 뇌종양, 폐색성 수두증을 생각할 수 있으며, 거미막과립을 통한 뇌척수액의 흡수 저하를 초래하는 수막염, 거미막하출혈subarachnoid hemorrhage 혹은 정맥 통로의 폐색도 뇌척수액의 압력을 높일 수 있다. 동정맥기형이나 경막루dural fistula도 정맥의 흐름을 증가시켜서 뇌척수액의 압력을 높일 수 있다. 이 밖에 약물에 의한 경우로 코티코스테로이드 금단, 성장호르몬 보충, 갑상샘호르몬 이상, 애디슨병, 부갑상샘기능저하증도 뇌압을 높일 수 있다. 임신이

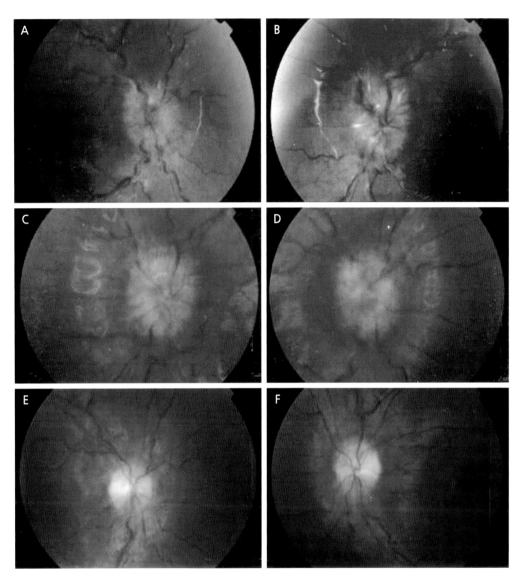

그림 30-1 **A, B.** 소아 두개내압상승 환자의 안저 사진으로 양안의 유두부종, 유두 주변 망막 출혈, 혈관 꼬임이 관찰된다. **C, D.** 30일 뒤의 사진으로 혈관꼬임과 망막 출혈은 감소하였으나 유두부종은 변화가 없다. **E, F.** 4개월 뒤의 사진으로 유두부종을 포함하여 모든 병변이 거의 사라졌다.

나 월경, 피임약 복용, 복합비타민, 항생제 등은 뇌압 상승과는 관련성이 없는 것으로 보고되고 있으나 테트라사이클린, 비타민A, 합성대사스테로이드anabolic steroid 등은 관련성이 있는 것으로 보고되었다.

(2) 임상검사

신경학적인 검사에서 가장 흔하게 보이는 증상은 시신경유두부종, 시각장애 그리고 6번 뇌신경 마비이다.

표 30-6 특발두개내압상승의 진단기준(Friedman 등)

다음을 모두 만족한다.
1. 시신경유두부종
2. 정상 신경학적 검사(예외-6번 뇌신경 마비)
3. 정상 뇌영상 검사(MRI, 조영증강 CT 등)
4. 정상 뇌척수액 조성
5. 요추천자에서 250 mmCSF 이상의 개방압력

1~4를 모두 만족하지만 요추천자 개방압력이 250 mmCSF 이하인 경우는 개연진단으로 한다.

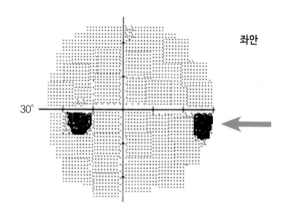

그림 30-2 두개내압상승 환자의 시야검사. 좌안의 시야검사이며 화살표가 아래코쪽이 안 보이는 부분이다.

① 시신경유두부종

시신경유두부종은 특발두개내압상승의 가장 특징적인 징후이다. 보통 양안에서 비슷한 정도로 발생하나 10% 정도에서 양안의 차이가 나타날 수 있으며 이 경우에 당연히 나쁜 쪽이 시력 소실도 크다고 한다. 병의 경과 중에 시신경유두부종이 나타나는 시기는 개인에 따라 다양하므로 반복적인 검사가 필요하다. 시신경유두부종이 심할수록 영구적인 시력소실의 가능성도 높아진다. 시신경유두부종 초기에는 주위 신경섬유층이 흐릿해지고 불규칙해지면서 정맥의 박동이 소실되고 맥락막 주름choroid fold이 관찰된다. 이후 유두삼출물이 관찰되고 시신경유두부종이 보이게 된다.

특발두개내압상승 환자에서 드물지만 시신경유두부종이 동반되지 않는 경우도 있다. 이들은 시신경유두부종이 동반된 환자와 임상적 특징은 크게 다르지 않지만, 이전에 머리에 충격을 받거나 수막염을 앓은 병력과 관련성이 있고 진단이 지체되는 경우가 많다. 시신경유두부종이 없으므로 진단에 요추천자검사를 필요로 한다. 시신경유두부종을 동반한 특발두개내압상승 환자에서 관찰되는 시력저하는 없으나 시야장애는 더 흔하다.

② 시각장애

시력저하는 가장 주의하여야 할 증상이다. 주로 천천히 나타나서 점차로 진행하며, 완전히 시력이 소실되는 경우는 약 5% 정도이지만 갑작스럽게 빨리 진행하는 경우도 있다. 만약 시력저하가 초기에 나타났다면 좋지 않은 경과를 밟을 가능성이 높으므로 적극적인 치료를 시행하여야 한다.

시야장애는 시신경유두부종이 있는 환자의 대부분에서 검사상 관찰된다. 이런 환자의 25~50%는 증상이 경미하거나 시야장애를 호소하지 않지만, 적극적인 치료가 필요한 지표가 된다는 점에서 주의를 기울여야 한다. 시야장애는 주로 주변시야 특히, 아래 코쪽부터 좁아지며 차츰 시야가 전체적으로 좁아지는 양상으로 나타난다(그림 30-2). 시야장애는 천천히 진행하지만 경우에 따라서는 갑자기 심해질 수도 있다. 중심시야장애는 흔하지 않으므로 만약 발생하였다면 다른 원인 질환들을 찾아보아야 한다. 시야장애를 가지고 있는 환자의 50% 정도는 치료에 의해 호전된다.

③ 6번 뇌신경 마비

수평복시가 특발두개내압상승 환자의 1/3에서 관찰되며, 신경의 주행경로가 긴 외전신경마비가 가장 흔하다. 양측으로 오는 경우도 흔히 있으며 외전신경 마비 이외의 안구운동 장애인 경우에는 다른 원인질환을 감별진단해야 하며, 안구운동의 완전마비가 있을 때에는 정맥동혈전증의 가능성을 염두에 두어야 한다.

(3) 검사

특발두개내압상승인 경우 자기공명영상 및 정맥조영 영상에서 이상소견은 관찰되지 않는다.

뇌척수액 검사는 특발두개내압상승을 진단 하는 데 필수이며, 이완된 상태에서 옆누움자세로 시행한 뇌척수액 검사상 개방압력이 250 mmCSF 이상이어야 한다. 세포수, 단백질, 포도당 농도 등은 정상 범위가 일반적이다.

5) 예후

대규모 연구가 없어 잘 알려져 있지는 않지만 전체적으로 환자는 수개월 또는 수년에 걸쳐서 점차로 나빠지는 경과를 보인다. 적절한 치료가 이루어지면 점차로 호전을 보이는 경우도 있으나 많은 수에서 변화가 없거나 더 나빠지는 경과를 보이기도 한다. 증상 중에서 가장 막아야 하는 것이 시력소실인데 심각한 시력소실은 5~14%에서 보인다고 한다. 갑작스럽게 전격적으로 시력소실이 발생하면 보다 적극적인 치료로서 반복적인 요추천자, 뇌척수액 배출 및 스테로이드 치료를 한다. 질환으로부터 호전된 환자 중에

서 다시 재발하는 경우는 8~38%로 보고되었으며 체중 증가가 많은 수에서 관찰되었으나 반드시 있는 것은 아니라고 한다. 보통 수년 후에 재발한다고 한다.

6) 치료

치료의 목적은 두통의 감소와 시력소실의 예방에 있다. 정기적인 검진과 검사를 통하여 뇌압의 저하 및 증상의 안정의 꾀하여야 한다. 위에서 언급한 뇌척수액압을 상승시킬 수 있는 약물 특히, 비타민A와 테트라사이클린에 노출된 경우에는 끊어야 한다. 특히 수면무호흡증에 의하여 뇌정맥압이 상승하므로 수면다원검사를 통하여 수면무호흡증을 검진, 치료하는 것이 도움된다.

(1) 체중 감소

저염식을 동반한 체중감량 식단이 필요하다. 하지만 체중감량을 한다고 하여 증상이 모두 좋아지는 것은 아니다. 체중을 감량함에 따라서 뇌척수액압이 낮아지는 것은 여러 연구에서 나타났으며 시신경유두부종도 호전되었다고 하였다. 하지만 시력이 회복되었다는 언급은 없었다.

(2) 두통의 치료

두통을 완화하기 위하여 진통제를 남용하는 경우가 많고 이에 따른 약물과용두통이 잘 나타나기도 하므로 주의가 필요하다. 또한 만성 두통을 예방하기 위하여 편두통 치료에 사용하는 valproate나 삼환계항우울제를 사용할 수 있으나 체중 증가를 초래할 수 있으므로 저용량에서 제한적으로 사용하여야 한다.

(3) 약물

① 탄산탈수효소억제제

Acetazolamide가 주로 처음으로 사용되는 약물이다. Acetazolamide는 뇌척수액의 생산을 6~57% 정도 낮출 수 있는 것으로 알려져 있다. 기형아 발생 가능성으로 인해 임산부에게 사용하는 것은 피해야 한다. 그 효과는 명확하게 밝혀지지는 않았다. 보통 500 mg 하루 두 번을 사용하며 하루에 2 g에서 4 g까지는 증량해 볼 수 있다.

② 토피라메이트

토피라메이트는 acetazolamide와 유사한 탄산탈수효소억제 효과가 있으며 거의 같은 효과를 보인다고 한다. 더욱이 체중 감소 효과가 같이 있어 acetazolamide를 사용한 그룹보다 체중이 많이 감소하였다고 한다. 동시에 편두통의 예방효과도 노릴 수 있어 두통의 치료에도 도움이 된다고 하겠다. 하지만 인지장애를 일으키는 부작용이 있고 심한 우울증 환자에서는 사용하지 않는다.

③ 이뇨제

Acetazolamide를 사용할 수 없는 경우에는 furosemide와 같은 이뇨제가 사용되기도 한다. 이뇨효과와 더불어 나트륨이 뇌로 이동하는 것을 줄이는 효과가 있다. 두 가지 약물을 동시에 투여하였을 때 더 효과적으로 두개내압을 낮추었다는 보고도 있다.

④ 코티코스테로이드

과거에는 사용하였으나 체중증가를 초래하고, 코티코스테로이드 급단 현상으로 뇌압을 높일 수 있으며 그리고 심각한 전신 부작용으로 최근에는 잘 사용하지 않고 있다. 하지만 심한 시신경유두부종으로 인한 급격한 시력저하에서는 고농도로 사용해 볼 수 있고 션트 수술 전에 일시적인 효과를 보기 위하여 사용해 볼 수 있다.

⑤ 이밖에 Indomethacin과 철을 사용하였다는 보고가 있다.

(4) 반복 요추천자

반복적인 요추천자는 환자가 불편해하며, 뇌척수액 누출 등에 의한 부작용이 나타날 수 있고 과체중 환자에서 하기 힘든 점이 있어 잘 시행하지는 않지만 임신 등 특수한 상황에서 약물 치료가 불가능할 경우에는 일시적인 치료로서 할 수 있다.

(5) 수술적 치료

내과적인 치료를 최대한 하였으나 호전이 없는 경우에 생각해 볼 수 있으며 시신경집감압술optic nerve sheath decompression과 뇌척수액 션트CSF shunt 두 가지를 주로 시행한다(표 30-7). 전체 환자 중에서 약 10% 미만에서 시행한다고 한다.

표 30-7 **특발두개내압상승의 수술적 치료가 필요한 경우**

- 약물치료에도 시야장애가 나빠지는 경우
- 시신경유두부종에 의한 시력소실
- 난치성 두통
- 저혈압이 나타나는 경우(시신경유두부종에서 허혈성 시신경 질환 초래)

① 뇌척수액션트

30명의 환자를 대상으로 한 연구에서는 82%의 환자에서 고두개내압에 의한 증상이 호전되었으며 71%에서 시력호전이 있었고 시력이 악화된 경우는 1명에게서만 관찰되었다. Goldmann시야검사에서 이상이 발견되었던 경우 64%에서 증상이 호전되거나 유지되었다. 뇌척수액션트는 특발두개내압상승에 있어서 매우 효과적인 수술법이지만 많은 환자들에 있어서 한 차례 이상의 재수술이 필요할 수 있다는 점을 염두에 두어야 한다.

② 시신경집감압술

뇌척수액션트의 실패율이 높자 시신경집감압술에 대한 관심이 높아졌다. 시신경집감압술은 시력저하를 회복시키고 시신경의 추가적인 손상을 막는 효과적인 방법으로써, 지금까지 여러 연구들에서 보고된 바로는 이 시술을 시행 받은 환자의 약 90%에서 수술 전에 비해 시력이나 시야가 완치 또는 거의 호전되었다. 수술 후에 5% 미만에서 여러 부작용으로 인해 시력손실이 발생할 수 있다.

③ 정맥동 스텐트 삽입술

비교적 최근에 소개된 수술로서 정맥동의 압력 증가가 특발두개내압상승의 원인이라는 주장에 따라서 가로정맥굴transverse sinus에 스텐트를 삽입한 결과 일부 환자에서 증상이 개선되었다는 보고가 있지만 공인된 치료법이 되려면 더욱 연구가 필요하다.

2. 수두증 및 대사성, 독성 또는 호르몬 원인에 기인한 두개내압상승

수두증hydrocephalus은 뇌실내 뇌척수액이 많이 고여 있는 상태로 그 원인은 뇌척수액의 흐름이 잘 안 되는 경우, 뇌척수액 흡수가 잘 안 되는 경우 그리고 드물지만 뇌척수액이 많이 만들어지는 경우이다. 수두증의 증상은 원인에 따라서 다양하게 나타나지만 두통이 가장 일반적이고 흔한 증상이다. 두통은 뇌막 및 혈관이 높아진 뇌압으로 인하여 자극을 받아 나타난다. 정상압 수두증에서는 두통은 잘 나타나지 않는다. 치료는 원인에 맞게 수두증을 감소시키고 뇌압을 낮추면 되고 이에 따라서 두통은 자연스럽게 사라지게 된다.

호르몬 및 약물에 의하여도 두개내압이 상승할 수 있다(표 30-4). 또한 다른 대사성 및 독성 질환으로는 급성간부전, 고이산화탄소혈증, 급성 고혈압위기, 라이간뇌증후군Reye hepatocerebral syndrome 및 심부전 등이 있다. 이들 질환들은 자체로 위중하기 때문에 즉시 치료를 하게 마련이나 뇌압이 쉽게 정상화 되지 않는 경우도 있으므로 두통의 치료와 시력 소실을 예방하기 위한 조치가 필요할 수 있다.

3. 두개내 신생물에 의한 두통

뇌종양의 흔한 증상은 두통으로 종양 자체 또는 높아진 뇌압에 의해 통증에 민감한 구조물을 자극하게 되면 나타난다. 뇌실질 자체는 통증을 못 느끼므

표 30-8 통증에 민감한 뇌구조물

- 기저뇌의 큰 동맥
- 수막의 동맥
- 5, 7, 9, 10번 뇌신경
- 경막 구조물
- 경막의 큰 정맥
- 기타 근육, 작은 혈관, 피부 등

로 주변 구조물의 자극에 나타난다(표 30-8).

두개내 신생물에 의한 두통은 약 20%에서 나타나며 종양이 진단되는 경우 50% 이상에서 두통이 나타난다고 한다. 비록 두통이 흔한 증상이지만 두통만을 유일한 증상으로 나타나는 경우는 드물다. 두통의 양상도 매우 다양하고 광범위하기 때문에 한 마디로 설명하기 곤란하다. 따라서 두개내 신생물에 의한 두통의 진단은 앞의 표 30-2에서 언급한 일반적인 진단기준 이외에 최소 다음의 한 가지를 가지고 있어야 한다.

- 진행성
- 아침이나 낮잠을 잔 뒤에 악화됨
- 발살바수기 및 유사수기에 의해 악화됨

1) 두통의 임상 양상

뇌종양 환자가 급성으로 심한 두통을 호소하는 경우는 뇌압이 급격히 상승하였거나. 뇌종양이 자란 경우 그리고 뇌출혈 등의 합병증이 동반된 경우를 생각할 수 있다. 이런 두통은 꼭 종양의 발생 부위에만 나타나지 않고 다른 부위의 연관통referred pain으로 나타나는 경우도 흔하다. '원위부 당김'에 의하여 나타나는 두통은 뇌압의 상승과 관련이 있다.

두통은 일반적으로 종양의 위치, 크기 및 자라는 정도에 따라서 다양하게 나타난다. 대개는 양측으로 나타나지만 일측으로도 나타난다. 일반적으로 한쪽의 뇌종양은 같은 쪽으로 두통이 나타나는 경우가 있어서 천막상부supratentorial region의 뇌종양은 전두부로 그리고 후두개와posterior fossa의 뇌종양은 목 뒤편으로 나타날 수 있다. 하지만 이것이 진단적인 가치를 갖는 것은 아니다. 구역과 구토는 약 반 수에서 관찰되며 두통은 발살바수기, 자세의 변화에 따라서 악화되며 흔하지는 않지만 운동 후에도 나타나기도 한다.

뇌종양 두통의 형태는 매우 다양하며 대개는 다른 원발두통에서 보이는 양상과 매우 유사하게 나타난다. 주로 긴장형두통, 편두통과 유사한 두통이 많은 수에서 보이며 이 밖에 전구증상을 동반한 편두통, 기침두통, 원발찌름두통primary stabbing headache 그리고 군발두통cluster headache 양상까지 매우 다양하다. 전통적으로 징후로 알려진 뇌종양에 의한 두통의 특징인 구역과 구토를 동반 그리고 극심한 두통은 이제는 꼭 유효하다고 볼 수는 없다.

2) 종양의 종류와 위치에 따른 임상 양상

종양의 위치와 종류에 따라서 두통의 양상이 영향을 받을 수 있다. 원발성 뇌종양과 전이성 뇌종양 모두에서 두통은 나타날 수 있다.

(1) 천막상부 종양

천막상부에서 보이는 종양은 주로 안구쪽 신경에 영향을 미쳐 전두부 두통이 발생할 수 있다. 천천히 자라는 교종glioma의 경우에는 두통 보다는 뇌전증으

로 많이 나타나기도 한다. 수막종meningioma은 일반
적으로 천천히 자라므로 교종보다 더 두통의 빈도가
낮아 약 1/3에서 보인다. 하지만 수막종으로 관찰하
고 있는 환자가 급격히 두통을 호소한다면 종양의 변
화를 반드시 생각하여야 한다.

(2) 후두개와 종양

후두개와에는 속질모세포종medulloblastoma과 뇌
실막세포종ependymomas이 대표적인 종양으로 약
60~83%에서 두통을 보이고 천막상부 종양보다 좀
더 일찍 두통을 호소한다. 이는 뇌척수액의 흐름을
막아 뇌압을 상승시켜 두통을 흔히 일으키기 때문으
로 생각한다. 따라서 두통이 종양의 첫 증상으로 나
타나는 것이 흔하다. 소뇌뇌교각종양cerebellopontine
angle tumor에서는 두통 이전에 청력장애가 먼저 나타
나는 것이 흔하다. 하지만 비교적 천천히 자라는 뇌
간의 교종에서는 두통의 발생은 반 수가 채 안되며
종양 진단 후에 두통이 나타나는 경우도 많다.

(3) 뇌하수체 및 인접 부위 종양

주로 뇌하수체선종pituitary adenoma과 머리인두종
craniopharyngioma에 의하며 2/3에서 두통을 호소한
다. 두통은 주로 크기와 관련이 있어 큰 선종에서 잘
나타나고 두통의 과거력이 있는 젊은 여자에서 두통
이 더욱 잘 나타난다고 한다. 뇌하수체 선종의 경우
에는 종양의 크기뿐만 아니라 그곳에서 분비되는 호
르몬의 과소 및 과다분비에 의하여도 두통이 나타나
므로 이를 입증하는 것이 진단에 필요하다. 즉 뇌하
수체에 의한 두통은 표 30-2에서 언급한 기준 이외에
도 다음 중 최소 한 가지를 동반하여야 한다.

- 체온조절장애

- 감정장애
- 구갈 그리고/또는 식욕의 변화

(4) 제3뇌실 종양

콜로이드낭colloid cysts은 대개가 증상이 없지만 몬
로공에 인접한 해부학적인 특성으로 인하여 벼락두통
thunderclap headache의 한 원인으로 알려져 있다. 두통
은 갑작스럽게 벼락치듯이 나타나고 자세의 변화에
따라서 악화되거나 호전되는 양상을 보인다. 콜로이
드낭 환자가 벼락두통을 보인다면 응급상황으로 빠른
치료가 필요하다. 이런 특징적인 증상 때문에 콜로이
드낭에 의한 두통의 진단에서는 다음의 두 가지를 만
족하여야 한다.

- 두통은 벼락두통이 반복하여 보이며 의식의 저
  하 또는 소실을 동반한다.
- 두통은 콜로이드낭의 성공적인 치료에 서서히
  사라진다.

(5) 연수막암종증

수막을 따라서 번지는 연수막암종증leptomeningeal
carcinomatosis의 경우에는 머리 전체에 걸쳐 통증을
보인다. 그리고 흔히 뇌신경을 침범하여 증상을 일으
킨다. 따라서 진단에 다음이 보여야 한다.

- 두통은 뇌신경마비 그리고/또는 뇌병증을 동반함

3) 뇌종양에 기인한 두통의 진단

뇌종양은 뇌영상을 시행하면 알 수 있다. 신경학적
인 이상 소견이 뚜렷이 동반된 경우라면 뇌영상의 촬
영을 쉽게 생각할 수 있으나 막연한 두통만 있는 경

우는 뇌촬영을 먼저 생각하지는 않는다. 따라서 두통의 양상이 다음과 같을 경우에는 뇌종양에 의한 두통의 생각하는 것이 좋다.

- 새로운 두통이 갑자기 나타났으며 이전의 두통과는 양상이 다를 때
- 50세 이상에서 발생한 새로운 두통
- 노인과 아동의 두통
- 운동 시, 밤이나 이른 아침에 나타나는 두통
- 점차로 진행하는 두통
- 복압이 높아지는 상황에서 나타나는 두통(발살바수기, 기침, 재채기)
- 뇌막 자극 증상이 있는 경우의 두통
- 치료에도 잘 호전되지 않는 두통
- 구토를 동반하는 두통

4) 치료

두개내 종양에 의한 두통의 치료는 종양의 종류, 병기, 환자의 상태 등을 고려해야 함은 물론이다. 뇌종양 이전에 두통을 가지고 있던 환자들은 이전 두통과 뇌종양으로 인한 두통을 감별하기가 쉽지 않고 전이성 뇌종양을 가진 환자와 같이 기대여명이 길지 않은 경우 고식적 치료가 중심이 된다. 종양의 초기에는 코티코스테로이드나 일반 진통제를 사용하여 좋은 반응을 기대할 수 있다. 하지만 종양이 진행하고 치료가 시행되면 종양에 의한 두통도 나타나지만 방사선치료, 항암제 투여 및 뇌수술 등 종양 치료에 의한 이차두통secondary headache도 나타나므로 전체적인 접근으로 다양한 방법을 강구하여야 한다.

참고문헌

1. Andrews LE, Liu GT, Ko MW. Idiopathic intracranial hypertension and obesity. *Horm Res Paediatr* 2014;81:217-225.
2. Binder DK, Horton JC, Lawton MT, McDermott MW. Idiopathic intracranial hypertension. *Neurosurgery* 2004;54:538-551.
3. Boiardi A, Salmaggi A, Eoli M, Lamperti E, Silvani A. Headache in brain tumors: a symptom to reappraise critically. *Neurol Sci* 2004;25:S143-S147.
4. Digre KB, Bruce BB, McDermott MP, Galetta KM, Balcer LJ, Wall M, et al. Quality of life in idiopathic intracranial hypertension at diagnosis: IIH Treatment Trial results. *Neurology* 2015;84:2449-2456.
5. D Amico D, Curone M, Ciasca P, Cammarata G, Melzi L, Bussone G, et al. Headache prevalence and clinical features in patients with idiopathic intracranial hypertension (IIH). *Neurol Sci* 2013;34:S147-149.
6. Forsyth PA, Posner JB. Headaches in patients with brain tumors: a study of 111 patients. *Neurology* 1993;43:1678-1683.
7. Friedman DI, Liu GT, Digre KB. Revised diagnostic criteria for the pseudotumor cerebri syndrome in adults and children. *Neurology* 2013;81:1159-1165.
8. Loghin M, Levin VA. Headache related to brain tumors. *Curr Treat Options Neurol* 2006;8:21-32.
9. Mollan SP, Ali F, Hassan-Smith G. Evolving evidence in adult idiopathic intracranial hypertension: pathophysiology and management. *J Neurol Neurosurg Psychiatry* 2016;87:982-992.
10. Pfund Z, Szapáry L, Jászberényi O, Nagy F, Czopf J. Headache in intracranial tumors. *Cephalalgia* 1999;19:787-790.
11. Purdy RA, Kirby. Headaches and brain tumors. *Neurol Clin N Am* 2004;22:39-53.
12. Wall M. The headache profile of idiopathic intracranial hypertension. *Cephalalgia* 1990;10:331-335.
13. Wall M, George D. Idiopathic intracranial hypertension. A prospective study of 50 patients. *Brain* 1991;114:155-180.

31

두개내압저하에 기인한 두통

한시령

두개내 압력 변화는 증가하거나 감소하거나 흔히 두통을 유발할 수 있다. 특히 두개내압저하두통은 기립성 두통, 낮은 뇌척수액압력과 MRI에서 뇌막 조영 증가 소견이 특징이다. 두개내압저하두통은 요추천자나 외상 등과 같은 다양한 원인에 의해 이차적으로 발생하기도 하지만, 원인 없이도 발생하는 경우도 있어 이런 경우 자발두개내압저하두통spontaneous low CSF pressure headache이라고 한다.

독일 신경과 의사인 George Schaltenbrand가 별다른 이유 없이 기립성 두통이 생긴 환자에서 뇌척수액압력이 떨어져 있는 것을 보고한 이후 1990년대 이후이에 대해 자발두개내압저하spontaneous intracranial hypotension, SIH라 불려졌지만, 이러한 질환의 주요소인 기립성 두통, 낮은 뇌척수액압력, MRI 이상소견은 다양하게 나타나 두통이 없기도 하고, 뇌척수액압력이 정상인 경우도 있으며, MRI 이상소견을 보이지 않는 경우도 있다.

1. 자발두개내압저하에 기인한 두통

1) 원인

자발두개내압저하에 기인한 두통은 특별한 원인 없이 발생하는 경우이다. 이차적으로 다양한 원인에 의해 뇌척수액 용량이 감소되기도 한다(표 31-1).

초기 이론에서는 뇌척수액 생산 감소를 입증하지는 못했으나 뇌척수액이 덜만들어지거나 흡수가 증가되어 발생한다고 하였다. 그러나 대부분 두개내압저하에 기인한 두통은 뇌척수액 소실이 주된 원인으로 알려져 있다.

일부 Marfan 증후군이나 선천적인 elastin, fibrillin을 포함한 결합조직 이상이 있는 환자나 가족성 관절과운동증을 가진 가족 내에서 자발적인 뇌척수액 유출에 대한 보고도 있다.

일부에서는 기침이나 잡아당기고 미는 정도의 미약한 외상이 연관된다고도 하는데 아마도 이미 존재

표 31-1 **뇌척수액 누출, 용량 감소, 혹은 뇌척수액양 저하의 원인**

- 진성 저용량증 상태(총 체액 감소)

- 외상성 뇌척수액 유출
  a. 확정적 외상(교통사고, 운동 손상 등)
  b. 요추천자, 경막바깥 카테터 삽입으로 인한 경막 파열
  c. 척추 및 두개 수술(두개저 수술 및 일부 부비동 수술)
  d. 근위상완신경총 박리 손상, 신경뿌리 박리

- 뇌척수액 션트 과배출

- 자발성 뇌척수액 누출
  a. 미확인된 원인
  b. 이미 존재하던 경막낭의 약화
    i. 뇌막게실
    ii. 결합조직 질환
      Marfan 증후군
      관절과운동증
      젊은 나이에 발생한 망막박리
      엘라스틴, 피브릴린 이상
  c. 이미 존재하는 경막낭 약화에 가해진 미약한 외상
  d. 척수성돌기, 탈출된 추간판

하는 수막의 약한 부분에 가해진 외상이 원인이 되는 것으로 추정한다.

드물게 척수성 돌기나 탈출된 추간판으로 경막이 찢어지는 것도 원인이 될 수 있다.

2) 역학

자발두개내압저하에 기인한 두통의 발생빈도는 연간 10만명 당 5명이고 40세 근처에서 가장 많은 발생을 보이며 남자보다 여자가 두배 가량 더 발생한다고 알려져 있다.

3) 임상양상

뇌척수액 압력이 감소될 때 나타나는 가장 흔한 증상은 두통이다. 두통은 일반적으로 일어서면 나타나고 누우면 호전된다. 주로 양측으로 전두부, 후두부, 혹은 머리 전체에 통증이 있다. 드물게 한쪽 머리나 국소부위에서 두통이 시작해도 점차 전체머리가 아파지는 것이 일반적이다. 통증의 양상은 박동성이거나 압박감으로 호소하고 둔통이라 하기도 하고, 두통의 강도도 다양하다. 두통은 앉거나 서면 악화되고 발살바수기 조작, 기침, 재채기, 머리 움직임, 높은 고도, 경정맥 압박으로 유발되기도 한다.

기립성 두통이 뇌척수액 유출의 가장 대표적인 증상이지만, 뇌척수액이 유출된다고 모두 두통을 호소하지도 않을 뿐 아니라, 기립성 두통이 모두 뇌척수액 유출 때문은 아니다.

체위성 기립성 빈맥 증후군postural orthostatic tachycardia syndrome, POTS, 키아리기형 수술 후 일부, 감압 두개절제술 시행 후syndrome of the trephined, 경막낭 순응도 증가, 제3뇌실내 콜로이드 낭 등이 기립성 두통의 원인이 될 수 있다.

두개내압저하(자발 또는 이차), 또는 뇌척수액 누수로 인한 기립두통으로 보통 목통증, 이명, 청력의 변화, 빛공포증 그리고/또는 구역을 동반한다. 뇌척수액압이 정상화되거나 뇌척수액누수가 성공적으로 막힌 후에 완화된다.

두통 이외의 다른 다양한 임상 양상이 밝혀지지는 않았어도 신경구조물의 견인과 압박으로 생길것이라

표 31-2 **뇌척수액 감소에 따른 두통 이외의 증상**

- 구역
- 복시(편측 혹은 양측성 제3, 4, 6번 뇌신경 마비)
- 속귀 증상(이면, 청력이상, 어지럼)
- 광과민증, 시야흔들림
- 상지 감각이상
- 불안정한 보행
- 안면 감각 이상
- 의식수준의 이상(처짐, 혼미, 혼수)
- 성격변화, 기억력 감소, 무감동증
- 운동질환; 무도증, 파킨슨양상, 사경, 떨림
- 양쪽상완마비
- 젖분비과다
- 메니에르 유사 증상
- 상지 신경근증
- 대소변 조절 이상

는 가설이 제기된다. 제8번 뇌신경의 견인과 압박이 생기거나 외림프관 압력이 감소하여 속귀 증상이 나타날 수 있고, 유사하게 뇌, 뇌간, 외하수체줄기, 신경근이 당겨지거나 눌려 여러 증상이 발생할 수 있다. 척수에 울혈이 발생하여 보행이나 대소변 조절에 이상이 생길 수 있다(표 31-2).

4) 진단

자발두개내압저하 두통에 기인한 환자의 대부분에서는 정상 신경학적 소견을 보이지만 편측성 혹은 양측성 안구운동신경마비, 시야 장애, 서동증이 보고되기도 한다.

MRI에서 경수막 조영증강이 나타나기도 하며 염증, 감염, 악성의 원인을 감별하기 위해 뇌척수액검사

를 하게 된다. 대부분이 개방 압력이 낮아 70 mmCSF 이하이지만, 일부에서는 개방압력이 정상범위로 나타난다. 드물게 뇌척수액압력은 음압인 경우도 있다. 경막상정맥이 확장되어 혈액 흔적 뇌척수액을 보이기도 한다. 뇌척수액 단백은 정상이지만, 100 mg/dL 정도까지지도 상승하는 경우도 있다. 적혈구나 백혈구가 발견될 수 있으나, 당, 세포학적소견 미생물 검사는 정상이어야 한다.

MRI에서 이상소견을 보이는 것이 일반적이나 20%에서는 정상소견을 보인다. 뇌척수액 유출에 따른 가장 흔한 이상은 광범위한 경수막 조영증가이고, 뇌가 내려오는 소견으로 소뇌 편도의 하강으로 간혹 대공 이하로 내려오기도 한다. 소뇌 편도가 내려가지 않고 뇌간만 내려오는 수도 있고 뇌간의 전후 직경이 길어지기도 한다. 시신경교차 둔마와 전뇌교 둔마로 후두개와가 과밀해지고, 뇌척수액 압력이 떨어지며 연결정맥이 터지며 경막하수종이나 간혹 혈종도 동반하기도 한다. 시신경교차가 둔마되거나 뇌교 전후 직경이 길어지며 뇌하수체도 커지게 되고, 정맥동이 충혈되며, 뇌실의 크기도 작아지게 된다. 이러한 MRI의 소견은 종합적으로 경막하 수액집적subdural fluid collection, 경막하 조영증가enhancement of the pachymeninges, 정맥구조 충혈engorgement of the venous structures, 뇌하수체 비대pituitary enlargement, 뇌하강sagging of the brain이라고 하여 SEEPS라고 불리기도 한다(그림 31-1, 표 31-3).

척수 MRI에서 특징적인 소견으로는 거미막 외 체액 집적, 체액의 경막외부구조로 유출, 다양한 크기와 위치에 하나이상의 뇌막게실, 경막조영증강, 척수경막외정맥총 충혈 등이 있다(표 31-4).

이외에 방사선동위원소 뇌수조조영은 저뇌척수액

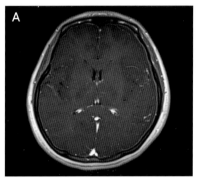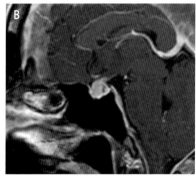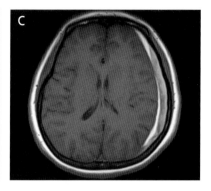

그림 31-1　자발두개내압저하에 기인한 두통의 MRI 소견. **A.** 광범위한 수막조영증가. **B.** 뇌하수체 비대. **C.** 경막하 혈종

표 31-3　**자발두개내압저하에 기인한 두통의 두부 MRI 소견**

- 광범위한 경수막 조영증가

- 뇌의 하강
  a. 소뇌 편도의 대공 혹은 그아래로 하강
  b. 뇌간과 중뇌의 하강
  c. 뇌간 전후 직경 증가
  d. 절치선(incisural line) 아래로 하강
  e. 전뇌교, 시교차로 주위 수조의 폐색
  f. 후두개와의 과밀
  g. 시교차로의 둔마
  h. 전뇌교의 둔마

- 경막하 체액 집적(주로 수종 간혹 혈종)

- 뇌하수체 비대

- 대뇌정맥동의 울혈

- 뇌실 크기 감소

압력두통이 상력히 의심되지만 MRI가 정상인 경우 다음으로 선택하는 검사다. 간접적인 소견으로 24시간이내 기저 수조에 방사능이 도달하지 않거나, 직접

표 31-4　**자발두개내압저하에 기인한 두통의 척수 MRI 소견**

1. 거미막외 체액 집적
2. 경막외 체액 유출
3. 뇌막게실
4. 척수경막 조영증강
5. 척수경막상 정맥총의 울혈

소견으로 특정부위에서 뇌척수액 유출이 관찰되기도 한다. 뇌막게실은 크기가 크지 않으면 뇌척수액 유출과 구별하기 어렵기도 하다. 또한 방사능이 신장, 방광에 빠른 시간에(일반적으로 4시간 이내) 보이기도 하는데 이 또한 뇌척수액유출의 간접소견으로 생각할 수 있다(그림 31-2).

CT 척수조영술은 뇌척수액유출의 특정부위를 정확히 알아낼 수 있는 방법이다. 경막외자가혈액첩포술이 실패하고 수술적 치료나 섬유소 아교 주사가 필요한 경우 흔히 이용된다.

국제두통질환분류 제 3판 베타판ICHD-3β에 따른 기준은 **표 31-5**와 같다.

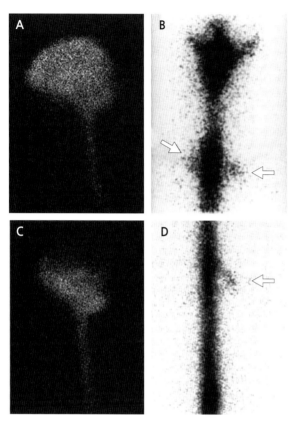

그림 31-2   자발두개내압저하에 기인한 두통 환자에서 방사성동위원소 뇌수조 조영술 소견. **A.** 24시간 정상 영상. 뇌척수액 유출이 있는 환자에서 24시간에 뇌 구릉부에 방사능이 적게 관찰되고(**B**) 경추(**C**)와 흉추(**D**)옆으로 방사능이 관찰된다.

표 31-5   **자발두개내압저하에 기인한 두통의 진단기준 (ICHD-3β)**

A. 진단기준 C를 충족하는 두통

B. 저뇌척수액압(<60 mmCSF) 그리고/또는 뇌척수액누수의 영상 증거

C. 두통이 저뇌척수액압 또는 뇌척수액누수와 시간연관성을 가지고 발생하거나, 두통으로 인하여 질환이 발견됨

D. 다른 ICHD-3 진단으로 더 잘 설명되지 않음

5) 치료

자발두개내압저하에 기인한 두통의 치료는 우선 보존치료로 시작하는 것이 일반적이다. 침상안정과 수액주사 등과 통증 감소를 위해 진통제, 카페인, 테오필린 정맥주사, 코티코스테로이드 등에 대한 연구들이 있으나 반응은 예측할 수 없다. 코티코스테로이드는 일부에서 일시적인 호전을 보인다.

경막외자가혈액첩포epidural autologous blood patch는 보존치료에 반응하지 않는 환자에서 최적요법이다. 그 기전으로는 즉각적으로 경막낭을 압박하여 용적을 대신하게 되는 것이고, 경막의 결손부위를 막는 것으로 알려져 있다. 경막외자가혈액첩포를 성급히 다시 결정할 필요는 없지만 일부에서는 반복적인 처치를 요한다. 첫 경막외자가혈액첩포술 한 번으로 호전되는 경우는 자발두개내압저하에 기인한 두통에서는 약 30%, 요추천자 후 두통에서는 90% 가량이다.

이러한 차이는 시술의 목표지점과 실제 누출의 근접한 정도의 차이가 원인이 되고, 경막천자후두통post-dural puncture headache은 유출 부위가 후방경막이고 자발두개내압저하에 기인한 두통에서는 신경근 수상과 신경근 액와에 위치한다는 차이가 있다. 또한 자발두개내압저하에 기인한 두통에서는 하나 이상의 부위에서 뇌척수액유출이 발생할 수 있는 부위를 거미막이 헐거워져 잘 받치고 있지 못하다는 가설도 있다. 섬유소 아교를 사용하기도 하며 뇌척수액 유출 부위를 알게 되고 난치적인 경우 수술도 고려할 수 있다.

이외에도 그리 잘 받아들여지지 않지만 수막공간내 수액 주사, 경막외 생리식염주 정주, 생리 식염수 정맥주사. 덱스트란 경막상 정주, 복대 사용 등이 있다.

자발뇌척수액 유출에서 5가지 주된 합병증으로는 ① 경막하혈종, ② 대뇌정맥혈전증, ③ 반동 두개내압 증가, ④ 양쪽상완근 위축, ⑤ 표재성 철침착증 등이 있다.

6) 예후

모든 치료가 실패해서 증상이 계속되고 일을 할 수 없을 정도가 되는 예는 매우 극소수이지만, 드물지 않은 수에서 다양한 기간동안, 심지어는 수년에 걸쳐 일상생활을 유지하면서도 만성매일두통chronic daily headache이나, 발살바수기 유도에 의한 두통 같은 임상 양상을 보일 수 있다.

또한 수주나 수년 간격을 두고 같은 부위 혹은 다른 위치에서 재발을 할 수 있다. 결합조직 질환이 있는 환자에서 재발의 위험이 높다고 알려져 있다.

2. 경막천자후두통

1) 임상양상

경막천자후두통은 자발두개내압저하에 기인한 두통과 같이 기립성 두통이 특징이다. 요추천자를 통한 뇌척수액 유출로 발생한다. 기립성 두통외에도 구역, 구토, 현훈, 이명 등의 칭각증상을 호소한다. 요추천자 후 시간에 발생하는데 수시간에서부터 5일 이내 발생하며, 대부분 2주 이내 자연적으로 호전되거나

경막외자가혈액첩포술로 뇌척수액 유출이 막히면 호전된다.

경막천자후두통의 위험인자로 굵은 직경의 바늘로 요추천자를 하였거나, 천자 시 바늘의 경사면이 척수장축에 평행이 되지 않고 수직이었던 경우, 여성, 31세에서 50세 사이의 연령 등으로 알려져있다. 요추천자후 얻은 뇌척수액 양이나 시술 후 수액 섭취, 침상안정시간과의 중요한 연관성은 없다고 알려져 있다.

2) 진단

경막천자후두통 진단에는 요추천자와 두통 발생간의 시간적 연관성이 필수이다. 선행하는 다른 원인이 없으며 요추천자이전 뇌영상이 정상이고 뇌척수액소견이 요추천자후 발생한 기립성 두통은 경막천자후두통으로 진단할 수 있다.

국제두통질환분류 제 3판 베타판ICHD-3β에 따른 기준은 표 31-6과 같다.

표 31-6 경막천자후두통의 진단기준(ICHD-3β)

A. 진단기준 C를 충족하는 두통
B. 경막천자의 이력
C. 경막천자후 5일 이내 발생하는 두통
D. 다른 ICHD-3 진단으로 더 잘 설명되지 않음

3) 치료

자발두개내압저하에 기인한 두통과 같이 초기 치료는 보존적 치료이다. 침상안정과 수액치료로 많은 환자가 5~7일 경과 후 완치되고 2주 이내에는 거의 대부분 2주 이내 호전된다. 증상호전이 없는 경우 경막외자가혈액첩포술로 보다 적극적으로 뇌척수액 유출을 막아 증상이 호전될 수 있다.

참고문헌

1. Chung SJ, Kim JS, Lee MC. Syndrome of cerebral spinal fluid hypoveolemia: clinical and imaging features and outcome. *Neurology* 2000;55:1321-1337.
2. Headache Classification Committee of the International Headache society. The International Classification of Headache Disorders, 3rd edition (beta version). *Cephalalgia* 2013;33:629-808.
3. Mokri B. Low cerebrospinal fluid pressure syndromes. *Neurol Clin* 2004;22:55-74.
4. Mokri B. Spontaneous low pressure, low CSF volume headache: spontaneone CSF leak. *Headache* 2013;53:1034-1053.
5. Schievink WI, Meyer FB, Atkinson JL, Mokri B. Spontaneous spinal cerebrospinal fluid leaks and intracranial hypotension. *J Neurosurg* 1996;84:598-605.
6. Schievink WI. Spontaneous spinal cerebrospinal fluid leaks and intracranial hypotension. *JAMA* 2006;295:2286-2296.

32

감염, 물질 또는 물질금단 및 항상성질환에 기인한 두통

도진국

1. 감염에 기인한 두통

전신감염이나 두개내 감염은 두통을 일으키고 기존의 원발두통primary headache을 악화시킬 수 있다. 전신감염에 기인한 두통은 일반적으로 발열, 전신병감과 근육통을 수반한다. 두개내 감염은 세균 또는 바이러스에 의한 것이지만 특히 면역저하된 환자에게서 다양한 기회감염이 발생한다. 전신감염에 기인한 두통의 원인은 잘 밝혀져 있지 않지만, 발열의 정도와 관련되기도 하며 발열이 없어도 발생할 수 있다. 미생물 자체에 의한 통증발생과 발열에 의한 이차적이거나 두 원인 모두일 수 있다. 감염된 세포는 다양한 면역염증 매개물질들을 활성화시켜 두통을 일으키는 것으로 알려져 있다.

국제두통질환분류 제 3판 베타판ICHD-3β의 분류에서는 감염과 밀접한 연관성을 가지고 두통이 처음으로 발생한 경우 감염에 기인한 두통으로 분류한다.

원발두통이 감염과 밀접한 연관성을 가지고 만성화, 악화되거나 감염이 두통을 유발할 수 있다는 증거가 제시되면 원발두통과 감염에 기인한 두통은 함께 진단한다. 감염에 기인한 두통은 감염이 치료된 후 3개월 이내에 회복되지만, 병원균에 따라 효과적으로 치료되지 못하고 계속 활성상태로 남을 수 있다. 이런 경우 원인이 지속되고, 두통이 3개월 이후에도 지속되므로 만성이라고 한다. 드물게 치료는 되었으나 두통이 남을 경우는 지속성이라고 한다.

감염질환에 기인한 두통의 일반적인 진단기준은 표 32-1과 같다.

1) 두개내 감염에 기인한 두통

두개내 감염에 기인한 두통은 다음과 같이 분류한다(표 32-2).

397

표 32-1 감염에 기인한 두통 진단기준(ICHD-3β)

A. 진단기준 C를 충족하는 두통

B. 두통이 발생하는 감염, 또는 감염의 후유증이 진단됨

C. 다음 중 최소한 두 가지의 인과관계
   1. 두통이 감염과 밀접한 시간연관성이 있음
   2. 다음 중 최소한 한 가지:
      a. 두통이 감염의 악화와 동시에 현저히 악화됨
      b. 두통이 감염의 호전과 동시에 현저히 호전됨
   3. 두통이 감염에 전형적인 특성을 가짐

D. 다른 ICHD-3 진단으로 더 잘 설명되지 않음

표 32-2 두개내 감염에 기인한 두통의 분류(ICHD-3β)

- 세균수막염이나 수막뇌염에 기인한 두통
- 바이러스수막염이나 뇌염에 기인한 두통
- 두개내 진균이나 기타 기생충감염에 기인한 두통
- 뇌농양에 기인한 두통
- 경막하축농에 기인한 두통

(1) 세균수막염이나 수막뇌염에 기인한 두통

세균수막염bacterial meningitis의 27% 이상에서 두통을 보이며, 첫 증상으로 발현할 수 있다. 발열, 두통, 경부강직이 전형적인 증상이며, 원인균과 환자의 상태에 따라 증상이 다양하여 의식의 변화와 피부병변과 패혈증 쇼크 상태가 나타날 수 있다. 두통의 양상은 머리 전체에 두통이 있거나 뒷목 부분에 위치하며 경부강직을 동반한다. 대부분 수막염균neisseria meningitidis, 폐렴연쇄구균streptococcus pneumoniae, 해모필루스 인플루엔자haemophilus influenza가 대부분을 차지하고, 그룹 B연쇄구균, 대장균escherichia coli, 살모넬라non-typhoideal Salmonella, 클레브시엘라 klebsiella, 포도상구균staphylococcus aureus의 원인균이 있다. 순수한 뇌막 감염과 뇌실질감염을 구분하기 힘들기 때문에 분류를 같이한다. 세균이 세포외단백과 결합하여 뇌막 감각신경 말단의 직접적인 자극하거나, 배출되는 여러 가지 염증매개물질들에 의하거나, 또한 신경단백물질 분비 등을 일으켜서 두통이 발생한다. 뇌염에서는 뇌압 상승으로 두통이 발생하

기도 한다.

진단은 위에서 제시한 일반적인 기준에 따라 진단하고, 3개월을 기준으로 급성 또는 만성으로 진단하며, 감염이 사라진 후에도 3개월을 초과할 경우는 과거 세균수막염이나 수막뇌염에 기인한 지속두통으로 진단한다. 예후는 대부분의 경우에 감염이 호전되면서 두통은 사라진다. 감염이 완전히 치료되었는지 또는 아직 활성상태인지를 파악하는 것이 중요하다.

(2) 바이러스수막염이나 뇌염에 기인한 두통

과거에는 뇌척수액cerebrospinal fluid의 림프구 증가가 보여 림프구수막염 또는 무균수막염aseptic meningitis이라고 하였다. 대부분 장바이러스와 헤르페스 바이러스가 원인이다. 최적표준검사는 뇌척수액 PCR 검사이다. 검사에 대한 시간경과가 다르므로 1주가 지나면 PCR은 민감도가 떨어지므로 항체역가를 바탕으로 진단한다(그림 32-1). 발열과 머리 전체의 두통이거나 뒷목 부분에 경부강직을 동반한다. 바이러스수막염은 예후가 좋으나 뇌염에 의한 실질 손상은 예후가 좋지 않으므로 아형으로 따로 분류한다. 두통과 경부강직이 주된 증상인 바이러스수막염에 비해, 바이러스뇌염은 병원체도 다를뿐 아니라 행동의 변화, 혼동과 혼수 등의 증상이 다르다. 치료도 다르고 예후 또한 달라 진단에 주의가 필요하다. 감염

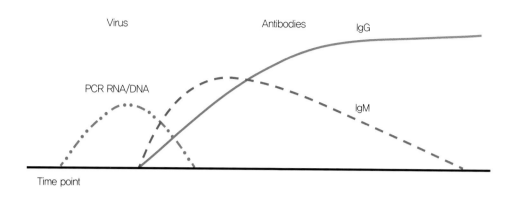

그림 32-1 바이러스성수막염에서 항체 및 DNA PCR 발현의 시간적 추이. DNA deoxyribonucleic acid, IgG immunoglobulin G, IgM immunoglobulin M, PCR polymerase chain reaction

의 일반적인 전체기준을 적용해서 진단하고 바이러스수막염이나 뇌염이 진단되어야 한다.

(3) 두개내 진균이나 기타 기생충감염에 기인한 두통

두개내 진균이나 기타 기생충감염에 기인한 두통은 면역저하나 고령 환자에게서 잘 발생한다. 감염과 밀접한 연관성을 가진 중성구감소증, 줄기세포 이식, 만성 스테로이드 치료, 면역억제제 치료 및 유전성 면역결핍이 있는 경우 기회감염의 위험도가 높다. 발열, 진행성 의식장애나 점점 심해지는 다발성 국소신경결손, 신경영상에서의 연수막의 조영제증강이나 뇌부종이 전체적으로 심할 경우 의심을 해야한다. 크립토코쿠스Cryptococcus 감염은 가장 흔한 진균감염이며, 특히 병원감염으로 가장 흔한 것은 칸디다증candida이다. 털곰팡이증Mucormycosis과 아스페르길루스증aspergillosis은 혈관침범이 특징적이며, 면역저하 환자에서 이환율과 치사율이 높다. 신경영상으로 특징적인 양상을 보이면 조기진단할 수 있으며, 뇌척수액 배양과 PCR 검사, 뇌척수액과 혈액의 검사로도

진단 가능하다. 병원체의 직접, 간접 검출(항원동정)로도 진단한다. 크립토코쿠스는 India ink 검사로 캡슐의 염색이 되는 경우 진단한다. 비교적 흔한 기생충감염은 낭미충증cysticercosis, 포충증echinococcosis과 톡소플라즈마증toxoplasmosis 등이 있다. 진단기준은 각각의 감염이 있으며, 지속기간에 따라 급성과 만성으로 분류한다.

(4) 뇌농양에 기인한 두통

뇌농양에 기인한 두통은 발열, 국소신경결손이나 의식장애가 동반될 때 진단한다. 두통은 농양이 커지거나, 파열된 증거와 함께 발생한 다른 증상 또는 임상징후의 악화 중 하나가 있을 경우 진단하며, 두통의 강도가 수 시간이나 수 일에 걸쳐 점차 증가되고, 힘주기나 발살바수기에 악화되거나 구역 증상 등이 흔하게 동반된다. 뇌농양은 사람면역결핍바이러스human immunodeficiency virus, HIV 같은 선행질환이 있거나, 면역저하제 치료, 뇌를 싸고 있는 보호장벽의 파괴(수술, 외상, 유돌염, 부비동염 또는 치과감염) 또는 전신적 감염원(심내막염 또는 세균혈증)의 선행요인에 의

해 발생한다. 감염의 전파경로는 반수가 근접 전파이며, 1/3에서 혈행 전파이다. 원인균은 환자의 상황에 따라 다르지만, HIV의 경우 톡소플라즈마증toxoplas-mosis, 결핵균이 흔하다. 장기이식의 경우에는 진균에 의한 경우가 90% 이상이다. 수술이나 외상의 경우에는 피부에 분포하는 세균인 포도상구균, 감염의 근접 전파의 경우에는 연쇄구균이 원인인 경우가 대부분이다. 혈행 전파의 경우에는 포도상구균과 연쇄구균인 경우가 많다. 수막이나 동맥구조물의 직접적인 압박, 자극과 두개내압의 증가가 두통을 유발한다.

(5) 경막하축농에 기인한 두통

발열, 뇌수막 자극과 두개내압상승intracranial hy-pertension으로 두통이 발생한다. 경막하축농subdural empyema이 확인되고, 축농자체가 커지거나, 파열된 증거와 함께 발생한 다른 증상 또는 임상징후의 악화 중 하나가 있을 경우 두통이 편측성이거나 한 쪽에서 더 심하거나 두개골 압통이 있을 때 진단한다. 경막하축농은 경막과 거미막 사이에 화농감염으로 인해 발생한다. 전통적으로는 발열, 뇌수막 자극으로 인한 두통, 두개내압상승으로 인한 구토가 특징적이다. 주로 부비동염, 중이염, 신경외과수술과 외상의 병력을 가진다. 빠르게 진단하고 적절한 항생제 치료와 외과적 배농술이 중요하다.

2) 전신감염에 기인한 두통

전신감염에 기인한 두통에서는 상대적으로 뚜렷한 증상 없고, 발열이나 전신무력 같은 전신증상이 더 뚜렷하다. 하지만 인플루엔자와 같은 경우 두통이 두드러진 경우도 있다. 전신감염에 수막염이나 뇌염이 동반되는 경우에는 두개내 감염에 기인한 두통으로 분류한다. 두통은 발열과 잘 동반하지만, 발열이 없는 경우에도 두통은 발생한다. 두통의 양상이 다양한 점으로 미루어보면, 단순한 발열과 내인성, 외인성 발열 물질에만 기인하지는 않는다는 것을 짐작할 수 있다. 두통을 유발하는 기전으로는 미생물 자체의 직접효과와 여러 가지 세포들과 면역염증 매개물질들이 관여하는 것으로 알려져 있다. 전신감염에 기인한 두통은 크게 전신세균감염, 전신바이러스감염과 기타 전신감염에 기인한 것으로 진단하며, 각각의 진단이 선행되어야 한다. 전신감염과의 시간연관성, 악화나 호전과 동시에 두통이 발생하며, 통증의 강도는 미만성, 중등도 또는 심도의 양상을 보인다. 세균, 바이러스 및 기타 전신감염은 3개월 지속여부에 따라 급성과 만성으로 분류한다. 기타 전신감염은 수막염이나 뇌염이 없이 전신진균, 원충이나 다른 기생충 감염의 임상증상을 동반하는 두통으로 진단한다. 치료는 원인되는 감염을 치료하고 해열제와 비스테로이드소염제를 투여한다.

2. 물질 또는 물질금단에 기인한 두통

국제두통질환분류 제 3판 베타판ICHD-3β에서는 물질에 기인한 두통은 물질의 노출과 밀접한 시간연관성을 가지고 새롭게 발생하는 경우로 정의하고 있다. 원발두통이 특정물질의 노출 또는 금단과 밀접한 시간연관성을 갖고 만성화하거나 악화되면 원발두통을 함께 진단한다. 크게 물질의 사용 또는 노출에 기인한 두통, 약물과용두통과 물질금단에 기인한 두통으로 분류한다.

물질 또는 물질금단에 기인한 두통의 일반적인 진단기준은 표 32-3과 같다.

1) 물질의 사용 또는 노출에 기인한 두통

물질의 사용 또는 노출에 기인한 두통은 다음과 같이 분류한다(표 32-4).

(1) 산화질소제공자유발두통

산화질소제공자Nitric oxide doner들(amyl nitrate, erythrityl tetranitrate, pentaerythrityl tetranitrate, glyceryl trinitrate, isosorbide mono- 또는 dinitrate, sodium nitroprusside, mannitol hexanitrate)과 같은 물질에 노출된 후 두통이 생길 때 진단한다. 산화질소제공자의 흡수 후 1시간 이내에 발생하고 배출이 끝난 후 1시간 이내에 두통이 사라지는 경우는 즉시 산화질소제공자유발두통으로 진단한다. 즉시산화질소제공자유발두통의 양상은 양측성, 경도 또는 중등도의 강도, 박동성과 신체활동에 의해 악화됨 중에 두 가지가 있으면 진단한다. 지연산화질소제공자유발두통의 경우는 산화질소제공자가 제거된 후 2~12시간 이내에 발생하고 3일 이내에 사라질 경우 진단한다. 산화질소의 경우 편두통, 긴장형두통과 군발두통에서 병태생리에 관여하는 경우가 밝혀지고 있어 주목할만 하다.

(2) 포스포다이에스터라아제억제제제유발두통

포스포다이에스터라아제억제제제phosphodiesterase

표 32-3 **물질 또는 물질금단에 기인한 두통의 진단기준 (ICHD-3β)**

A. 진단기준 C를 충족하는 두통

B. 두통을 유발할 수 있는 특정 물질의 노출 또는 사용

C. 다음 중 두 가지의 인과관계
　1. 두통이 물질의 사용 또는 노출과 시간연관성이 있음
　2. 물질을 제거한 후 두통이 호전되거나 사라짐
　3. 물질의 사용 또는 노출에 의한 전형적인 두통 양상
　4. 다른 원인의 증거가 존재함

D. 다른 ICHD-3 진단으로 더 잘 설명되지 않음

표 32-4 **물질의 사용 또는 노출에 기인한 두통의 분류 (ICHD-3β)**

- 산화질소제공자유발두통
- 포스포다이에스터라아제억제제제유발두통
- 일산화탄소유발두통
- 알코올유발두통
- 음식물과 첨가제에 의해 유발된 두통
- 코카인유발두통
- 히스타민유발두통
- 칼시토닌유전과관련펩티드유발두통
- 외인성급성혈압상승제에 기인한 두통
- 두통 외의 목적으로 간헐적으로 사용된 약물에 기인한 두통
- 두통 외의 목적으로 장기간 사용된 약물에 기인한 두통
- 외인성호르몬에 기인한 두통
- 기타 물질의 사용 및 노출에 기인한 두통

inhibitor, PDE유발두통은 PDE억제제를 사용한 병력이 있으며, 대개 5시간 이내에 발생하고 3일 이내에 사라진다. 두통의 양상은 산화질소의 경우와 같으나이들 중 한 가지만 만족해도 진단이 가능하다. PDE는 cGMP와 cAMP를 분해하는 효소군 중에 하나이며,

PDE-5 억제제(sildenafil 등)나 항혈소판제로 사용되는 dipyridamole과 cilostazol은 cGMP 또는 cAMP를 증가시킨다. 자세한 기전은 밝혀져 있지 않으나 뇌혈관의 내피세포와 평활근에 작용해서 두통이 발생한다고 제시한다.

(3) 일산화탄소유발두통

일산화탄소CO 노출에 의해 12시간 이내에 양측성 두통이 발생하며, CO 중독 정도에 따라 강도는 다양하고 CO가 제거된 후 3일 이내에 사라질 때 진단한다. 일산화탄소혈색소의 수치가 10~20%일 때는 경미한 두통만 있고, 20~30%에서는 중등도의 박동성 두통을, 30~40%일 때는 구토, 구역, 시력 장애를 동반한 심한 두통을 보이며, 40% 이상에서는 의식의 변화로 인해 두통을 호소하지 않는다.

(4) 알코올유발두통

알코올의 섭취후 3~12시간 이내에 발생하며 3일 이내에 사라지며, 양측성, 박동성, 신체 활동에 의해 악화됨 중에 최소한 한 가지의 특성을 가질 때 진단한다. 3시간 이내에 발생하면 즉시, 5~12시간 이내에 발생하면 지연 두통으로 분류한다. 지연알코올유발두통은 이차두통secondary headache 중 가장 흔하다. 알코올 외에 알코올성 음료의 다른 성분이 두통에 어떤 역할을 하는지는 아직까지 확실하지 않다. 알코올유발두통은 이차두통으로 분류하며, 알코올 섭취가 편두통과 군발두통 같은 원발두통의 유발요인이 될 수 있다.

(5) 음식물과 첨가제에 의해 유발된 두통

음식두통으로 알려져 왔으며, 특정 음식 또는 첨가제를 섭취 후 12시간 이내에 발생하여 섭취가 끝난 후 3일 이내에 사라질 때 진단한다. 두통의 양상은 양측성, 경도 또는 중등도의 강도, 박동성, 신체 활동에 의해 악화됨 중에 최소한 한 가지는 있어야 한다. 그 물질에 민감한 환자에게 유발되는 두통으로 정확한 성분이 확인되지 않을 수 있다. 모노소디움글루타메이트MSG유발두통은 중국음식두통으로 불리웠으며, MSG 섭취에 의해 1시간 이내에 발생하여 섭취가 끝난 후 3일 이내에 사라지는 두통으로 위의 두통양상에 얼굴의 홍조, 얼굴과 가슴의 압박감, 목, 어깨, 가슴의 화끈거림, 어지럼증, 복부의 불편감 등의 양상이 추가되어서 최소 한 가지가 해당하면 진단한다. MSG에 전형적인 두통 양상은 압박/조이는 형태이지만, 편두통 환자에서는 박동성일 수 있다. 두통의 기전은 MSG 섭취로 인한 교근masseter muscle의 기계적 민감화로 설명되기도 한다.

(6) 코카인유발두통

코카인의 투여 경로에 상관없이 1시간 이내에 발생하고, 3일 이내에 사라지고, 위에서 제시한 일반적인 두통기준에서 최소 한 가지가 해당할 경우 진단한다. 만성 코카인 사용자의 90%에서 두통이 발생하며, 도파민과 세로토닌계의 이상으로 편두통 또는 편두통과 비슷한 양상의 두통이 발생한다.

(7) 히스타민유발두통

히스타민은 편두통의 병태생리에도 관여하며, 혈관확장 작용이 있다. 또한 혈액뇌장벽을 통과할수 없으므로, 투여된 히스타민은 혈액뇌장벽이 부족한 시상하부에 영향을 주는 것으로 알려져 있다. 히스타민은 투여 경로에 상관없이 유사한 효과를 가지며, 급성 노출 후 즉시 또는 지연두통이 발생한다. 즉시두통은 히스타민 투여 후 1시간 이내에 발생하고 중단 후 1시간 이내 사라지며, 일반적인 두통의 특성 네 가지 중 한 가지를 가질 때 진단한다. 지연두통은 투여후 2~12시간 이내에 발생하고 투여 중단 후 3일 이내에 사라질 때 진단한다.

(8) 칼시토닌유전자관련펩티드유발두통

칼시토닌유전자관련펩티드Calcitonin gene related peptides, CGRP는 편두통의 발생기전 중에서 삼차신경혈관복합체trigeminovascular complex에 작용하는 중요 물질이다. 칼시토닌유전자관련펩티드길항제는 편두통의 치료제로 쓰이기도 한다. 칼시토닌유전자관련펩티드는 정맥주사 시 두통을 유발할 수 있다. 즉시 또는 지연두통의 진단기준은 히스타민유발두통histamine-induced headache과 동일하다.

(9) 외인성급성혈압상승제에 기인한 두통

외인성급성혈압상승제 투여한 후 1시간 이내에 발생하며, 투여가 중단된 후 3일 이내에 사라지면 진단한다.

(10) 두통 외의 목적으로 간헐적으로 사용된 약물에 기인한 두통

두통 치료 이외의 목적으로 간헐적인 약물 사용 후 부작용으로 발생한다. 섭취 후 수 분에서 수 시간 이내에 발생하며, 섭취 중단 후 3일 이내에 사라지면 진단한다. 여러 종류의 약물에서 발생하며, 아트로핀atropine, 디기탈리스digitalis, 다이설피람disulfiram, 하이드랄라진hydralazine, 이미프라민imipramine, 니페디핀nifedipin, 니모디핀nimodipine 등이 원인이 될 수 있

다. 두통의 양상은 대개 둔하고 지속적이며, 미만성으로 중등도 이상의 강도를 보인다.

(11) 두통 외의 목적으로 장기간 사용된 약물에 기인한 두통

두통 이외의 치료 목적으로 장기간의 약물 사용 후 발생하는 두통으로 반드시 비가역적이지 않다. 기전은 악성고혈압을 유발하는 혈관수축, 직접적인 약물의 작용으로 인한 뇌압상승이 원인이다. 뇌압상승을 일으키는 약물은 합성대사스테로이드anabolic steroid, amiodarone, lithium carbonate, nalidixic acid, 갑상선호르몬대체 치료, tetracycline 및 minocycline 등이 있다.

진단기준으로는 한 달에 15일 이상의 두통이 있고, 다음 최소한 두 가지가 해당해야 한다. 첫째로 두통이 약물의 사용과 시간연관성이 있거나, 둘째로 약물용량의 증가 후 현저히 악화, 감소 후 현저히 감소하거나 사라지거나, 약물 중단 후 사라지는 세 경우 중 한 가지 이상 해당하며, 마지막으로 약물을 장기간 사용 시 일부 사람에게 두통을 유발한다고 알려져 있어야 한다.

(12) 외인성호르몬에 기인한 두통

호르몬 대체요법, 피임 등을 목적으로 외인성호르몬을 규칙적으로 사용하는 경우, 두통의 빈도가 증가하거나 편두통 또는 다른 두통이 새로 발생할 수 있다. 진단은 바로 위의 약물로 인한 두통에서와 같은 방법으로 진단한다. 외인성호르몬으로 인해 기존의 원발두통이 시간연관성을 가지고 만성화 또는 악화될 경우에는 원발두통도 같이 진단하고, 에스트로겐금단두통도 함께 경험한다면 역시 두 가지 모두 진단

한다.

(13) 기타 물질의 사용 및 노출에 기인한 두통

기타 물질의 사용 및 노출에 의해 둔하고, 미만성이며 지속적인 중등도에서 심도의 강도로 12시간 이내에 두통이 발생하며, 노출이 중단된 후 3일 이내에 사라진다. 흔하게 두통이 발생할 수 있는 물질은 다음과 같다. 유기 화합물은 알코올, 아닐린aniline, 발삼balsam, 장뇌, 이황화탄소carbon disyfide, 사염화탄소carbon tetrachloride, 클로데콘, EDTA, 헵타클로르heptachlor, 황화수소hydrogen sulfide, 등유kerosene, 메칠알콜, 메칠브롬산methylbromic acid, 메칠염삼methyl acid, 메칠요오드methyl iodide, 나프탈렌, 유기염소복합체들(파라치온parathone, 피레트룸pyrethirum) 등이 있다. 비유기 화합물은 비소arsenic, 붕산boric acid, 브롬산bromic acid, 염소산chloric acid, 구리, 요오드, 납, 리튬, 수은, 톨라졸린하이드로클로라이드tolazoline hydrochloride 등이 있다.

2) 약물과용두통

두통의 급성 또는 대증 치료 약물을 규칙적으로 10일 또는 15일 이상 그리고 3개월을 초과하여 과용하여 새로운 두통이 발생하거나 기존의 원발두통이 악화된 경우 진단한다. 약물의 종류에 따라 다음과 같은 아형으로 분류한다(표 32-5).

약물과용두통medication overuse headache과 기존의 원발두통이 모두 진단기준에 부합한다면 두 가지의 진단을 함께 부여한다. 과용된 약물의 종류에 따라 각각 진단을 하고, 여러 진통제를 혼합하여 과용

표 32-5 **약물과용두통의 분류(ICHD-3β)**

- 에르고타민과용두통
- 트립탄과용두통
- 진통제과용두통
- 아편유사제과용두통
- 혼합진통제과용두통
- 개별적으로는 과용되지 않은 복합약물에 기인한 약물과용두통
- 증명되지 않은 복수 약물군에 기인한 약물과용두통
- 기타 약물에 기인한 약물과용두통

한 경우는 혼합진통제과용두통으로 분류한다. 단순진통제의 경우에는 파라세타몰(아세트아미노펜)과 아세틸살리실산으로 인한 아형을 따로 진단한다. 또한 여러 진통제를 함께 복용하지만 과용의 범위에 해당하지 않으면 개별적으로는 과용되지 않은 복합약물에 기인한 약물과용두통으로 진단한다. 약물과용은 하고 있지만 각각의 이름과 용량이 명확하게 확인될 때까지 증명되지 않은 복수 약물군에 기인한 약물과용두통으로 진단하고, 앞서 언급되지 않은 약물은 기타 약물에 기인한 약물과용두통으로 진단한다. 단순 또는 복합진통제와 기타 비스테로이드소염제는 한 달에 15일 이상, 에르고타민, 트립탄과 아편유사제는 10일 이상 복용할 경우 약물과용으로 진단한다.

약물과용두통은 전체 인구의 1~2%로 알려져 있고 여성에서 3배 정도 잘 발생한다. 중년에 흔하며 낮은 사회경제상태와 높은 신체질량지수에서 흔히 발생한다. 우울과 불안 같은 정신과적 동반질환 및 수면장애와 연관이 있다. 병태생리학적 측면에서 약물과용이 원인인지 결과인지는 논란이 많다. 과용된 약물 사용의 갑작스런 중단도 두통의 원인이 될 수 있다고 보기도 한다. 두통이 약물과용을 초래하고 과용

된 약물이 더 심한 두통과 약물의 용량을 증가시킨다는 양성되먹임고리positive feedback loop의 악순환을 가진다는 가설도 있다. 기존의 원발두통은 편두통과 긴장형두통이 거의 대부분을 차지하며, 소수에서 군발두통과 신생매일지속두통new daily persistent headache, NDPH이 있다. 두통은 만성이며 대개 난치성의 성향을 가지기도 한다.

약물과용두통에서는 과용을 예방하는 것이 최선이다. 중단치료를 부분적으로 하면 치료의 실패로 이어지므로 철저한 치료가 필요하다. 과용약물의 중단의 영향이 완전히 될 때까지 예방약물이 충분히 효과가 나오지 않는다는 걸 명심해야 한다. 환자를 교육하는 잦은 방문이 필요하고 필요한 급성기 약물을 제한해야 한다. 급성기 약물은 주당 2일을 초과해서 복용하지 않도록 교육해야 한다.

3) 물질금단에 기인한 두통

약물 또는 기타 물질에 노출된 후 금단에 의해 금단 기간 중에 두통이 발생할 때 진단한다. 카페인, 아편유사제, 에스트로겐과 기타 물질의 만성 사용후 금단에 기인한 두통으로 분류한다.

(1) 카페인금단두통

카페인을 2주를 초과하는 기간 동안 하루 200 mg 이상 정기적으로 섭취한 환자에서 중단된 후 1일 이내에 발생하고, 100 mg 카페인 섭취 후 1시간 이내에 두통이 사라지거나 완전 금단 후 7일 이내에 두통이 사라지면 진단한다.

(2) 아편유사제금단두통

아편유사제를 3개월을 초과하여 매일 섭취하다가 중단 후 1일 이내에 발생하거나 완전 금단 후 7일 이내에 두통이 사라지면 진단한다.

(3) 에스트로겐금단두통

에스트로겐을 3주 이상 매일 사용하다가 중단 후 5일 이내에 두통 또는 편두통이 발생하고 두통 발생 후 에스트로겐을 사용하지 않고 3일 이내에 사라지면 진단한다.

(4) 기타 물질의 만성 사용후 금단에 기인한 두통

위에 기술된 물질 이외에 3개월 이상 매일 섭취 하던 중 중단되고 두통의 발생이 밀접한 시간연관성을 가지며 물질의 완전한 금단 후 3개월 이내에 두통이 사라지면 진단한다. 대표적인 유발물질은 코티코스테로이드, 삼환계항우울제, 선택적세로토닌흡수억제제, 비스테로이드소염제 등이 있다.

3. 항상성질환에 기인한 두통

대사성 두통으로 알려져 있던 두통이 국제두통질환분류 제 2판ICHD-2에서부터는 '항상성질환에 기인한 두통'이라고 분류되었다. 국제두통질환분류 제 3판 베타판ICHD-3β에서는 2판에서의 골격은 그대로 유지하면서 항공여행에 기인한 두통과 자율신경반사 이상에 기인한 두통이 새로 추가되었다. 항상성질환과 밀접한 시간연관성을 가지고 처음 발생하는 경우 그 질환에 기인한 이차두통으로 분류한다. 기존의 원

표 32-6	항상성질환에 기인한 두통의 진단기준(ICHD-3β)

A. 진단기준 C를 충족하는 두통

B. 두통을 유발할 수 있는 항상성 질환이 진단됨

C. 다음 중 최소한 두 가지로 인과 관계가 입증됨:
1. 두통이 항상성질환과 시간연관성을 가지고 발생함
2. 다음 중 한 가지 또는 두 가지 모두
   a. 두통이 항성성질환의 악화와 동시에 현저히 악화됨
   b. 두통이 항상성질환이 사라짐과 동시에 현저히 호전됨
3. 두통 양상이 항성성질환에 특징적임

D. 다른 ICHD-3 진단으로 더 잘 설명되지 않음

표 32-7	항상성질환에 기인한 두통의 분류(ICHD-3β)

1. 저산소증 그리고/또는 고이산화탄소혈증에 기인한 두통
   1) 고산두통
   2) 항공여행에 기인한 두통
   3) 잠수두통
   4) 수면무호흡두통

2. 투석두통

3. 동맥고혈압에 기인한 두통
   1) 크롬친화세포종에 기인한 두통
   2) 고혈압뇌병증이 없는 고혈압위기에 기인한 두통
   3) 고혈압뇌병증에 기인한 두통
   4) 자간전증 또는 자간에 기인한 두통
   5) 자율신경반사이상에 기인한 두통

4. 갑상샘저하증에 기인한 두통

5. 공복에 기인한 두통

6. 심장두통

7. 기타 항상성질환에 기인한 두통

발두통이 밀접한 시간연관성을 가지고 만성이 되거나 확연하게 악화를 보이면 원발두통과 함께 진단한다. 항상성질환에 기인한 두통은 여러 가지 아형에 따라 그 원인도 다양하다. 일반적인 진단기준은 다음과 같다(표 32-6).

크게 7개의 아형으로 분류한다(표 32-7).

1) 저산소성 그리고/또는 고이산화탄소혈증에 기인한 두통

국제두통질환분류 제 2판ICHD-2부터는 저산소증 hypoxia과 고이산화탄소혈증hypercapnea을 따로 분류하는 것이 쉽지 않아 함께 분류하였다. 저산소증이나 고이산화탄소혈증을 유발할 수 있는 대표적 질환으로 호흡기질환(천식, 만성폐쇄성폐질환), 심장질환(울혈성심부전), 혈액질환(빈혈) 등이 있다. 국제두통질환분류 제 3판 베타판ICHD-3β에서는 (1) 고산두통, (2) 항

공여행두통, (3) 잠수두통 그리고 (4) 수면무호흡두통으로 분류한다.

(1) 고산두통

두통은 주로 양측성이며 활동에 의해 악화되며, 고도 2,500 m 이상 상승할 때 발생하고, 하강 이후 하루 이내에 자연소실되면 진단한다(표 32-8). 고산에 급하게 노출 시 거의 80%에서 나타난다. 편두통 환자에서 고산에 노출시에는 편측성의 두통을 보일 수 있다. 고산두통은 구역, 빛공포증, 어지럼증, 집중저하 그리고 심한 경우에는 뇌부종을 시사하는 판단장애 등의 징후가 발생한다. 위험인자는 편두통의 기왕력, 낮은

표 32-8 **고산두통의 진단기준(ICHD-3β)**

A. 진단기준 C를 충족하는 두통

B. 고도 2,500 m 이상 상승함

C. 다음 중 최소한 두 가지로 인과 관계가 입증됨:
1. 두통이 고도상승과 시간연관성을 가지고 발생함
2. 다음 중 한 가지 또는 두 가지 모두:
   a. 지속적인 고도상승과 동시에 두통이 현저히 악화됨
   b. 2,500 m 이하로 하강한 후 24시간 이내에 두통이 소실됨
3. 두통은 다음 세 가지 특성 중 최소한 두 가지
   a. 양측위치
   b. 경도 또는 중등도 강도
   c. 활동, 움직임, 압박, 기침 그리고/또는 굽힘에 의해 악화됨

D. 다른 ICHD-3 진단으로 더 잘 설명되지 않음

표 32-9 **항공여행에 기인한 두통의 진단기준(ICHD-3β)**

A. 진단기준 C를 충족하며, 최소한 2번 이상 발생하는 두통

B. 환자는 항공기로 여행 중임

C. 다음 중 최소한 두 가지로 인과관계가 입증됨:
1. 두통이 항공여행 도중에만 발생함
2. 다음 중 한 가지 또는 두 가지 모두:
   a. 두통이 이륙 후 상승 그리고/또는 착륙 이전의 하강과 시간연관성을 가지고 악화됨
   b. 두통이 상승 또는 하강 후 30분 이내에 저절로 호전됨
3. 두통은 심하며, 다음 세 가지 특성 중 최소한 두 가지
   a. 편측위치
   b. 안와전두부위(두정부위로 퍼질 수 있음)
   c. 찌르는 양상(박동성도 나타날 수 있음)

D. 다른 ICHD-3 진단으로 더 잘 설명되지 않음

동맥산소포화도, 과다한 활동, 하루에 2 L 이하의 수분섭취, 불면증, 높은 심박수를 가진 경우이다. 자세한 병태생리는 밝혀져 있지 않지만, 저산소증으로 인한 혈관성부종이 유력하다. 고령에서 젊은 사람보다 고산두통이 적은 것은 뇌위축의 정도에 기인한다.

치료는 아세트아미노펜이나 ibuprofen과 같은 단순진통제, 항구토제, acetazolamide를 하루 250~500 mg 정도 투여하거나 덱사메타손과 같은 스테로이드 제제를 투여할 수 있다. 상승하기 한 시간 전에 아스피린을 복용하거나 ibuprofen을 미리 복용하면 두통의 발생을 줄인다는 보고가 있다. 고도에서 활동을 하기 전 2일 정도의 적응기간을 두며 천천히 오를 것을 권하고, 충분히 수분을 섭취하고 음주는 금하는 것을 예방법으로 추천하고 있다.

(2) 항공여행에 기인한 두통

항공여행에 기인한 두통은 항공여행 도중 또는 항공여행에 의해 편측으로 눈 주위에 심도의 강도로 발생하며 자율신경증상은 동반되지 않는다(표 32-9). 통증은 대부분 착륙할 때 생기고, 30분 이내에 사라지고 남자에 호발한다. 명확한 기전은 밝혀져 있지 않지만, 하강시에 부비동 벽을 쥐어짜는 효과로 공기가 압축되어 음압이 걸려서 점막부종, 누출이 생기고 강한 통증이 발생한다는 가설이 있다. 예방치료로는 비약물적인 방법은 아픈 부위를 눌러 주거나 발살바수기가 도움이 되며, 단순진통제 또는 비스테로이드소염제나 pseudoephedrine 같은 항히스타민제가 효과적이다.

(3) 잠수두통

잠수병이 없는 상태에서 10 m 아래의 잠수 동안 나타나며, 때로는 수면으로 재부상할 때 증강된다. 대개 이산화탄소 중독의 증상이 동반되며, 산소공급으로 신속하게 사라지거나 잠수 종료 3일 이내에 자연히 사라진다(표 32-10). 고이산화탄소혈증은 뇌혈관 평활근을 이완시켜 혈관을 확장시키고 두개내압을 상승하여 두통이 발생한다. 공기를 절약한다는 잘못된 생각으로 때때로 숨을 억지로 참는 경우나 비좁은 장소나 동굴같은 곳에서 부력변화를 최소화하기 위해 얕은 호흡을 시도하면 체내에 이산화탄소가 축적될 수 있다. 또한 부유보정용 재킷이나 꽉 끼는 잠수복으로 인해 의도하지 않게 흉곽운동을 저하시켜 호흡이 저하되거나 호흡량이 부족하게 될 수 있다. 심한 육체적 활동으로 이산화탄소 생산량을 많게는 열 배 이상 증가시켜 일시적으로 동맥 이산화탄소분압이 60 mmHg 이상 올라가는 결과가 올 수 있다. 대개 감압할 경우나 수면으로 올라올 때에 더욱 심해지기도 한다. 잠수부에게 발생하는 두통은 일반적으로 양성의 경과를 취하지만 심각한 고압에 노출된 결과로 동맥가스색전증arterial gas embolism, 감압병, 귀의 압력손상barotrauma이 있을 수 있으므로 진단적검사를 고려해야 한다. 치료는 100% 산소호흡이나 고압산소탱크를 이용한 치료이다.

(4) 수면무호흡두통

수면무호흡두통은 재발성 아침두통으로 대개 양측성으로 4시간 이내로 지속하며 수면다원검사에서 무호흡-저호흡지수apnea-hypopnea index, AHI 5 이상을 보일 경우 진단한다(표 32-11). AHI는 무호흡 횟수를 수면시간으로 나누어 계산한다. 아침두통은 기타 여

표 32-10 **잠수두통의 진단기준(ICHD-3β)**

A. 진단기준 C를 충족하는 두통

B. 다음의 두 가지 모두:
   1. 환자가 10 m 이상 잠수함
   2. 감압의 증거가 없음

C. 다음 중 최소한 한 가지로 인과관계가 입증됨:
   1. 두통이 잠수 중에 발생함
   2. 다음 중 한 가지 또는 두 가지 모두:
      a. 잠수를 지속하면 두통이 악화됨
      b. 다음 중 한 가지:
         i. 두통이 잠수 완료 후 3일 이내에 저절로 사라짐
         ii. 두통이 100% 산소 치료 후 1시간 이내에 호전됨
   3. 다음의 이산화탄소중독 증상 중 최소한 한 가지:
      a. 정신혼동
      b. 아찔함
      c. 조화운동불능
      d. 호흡곤란
      e. 얼굴이 화끈거리는 느낌

D. 다른 ICHD-3 진단으로 더 잘 설명되지 않음

러 원발혹은 이차두통이나 수면과 관련된 호흡기질환(Pickwikian증후군, 만성폐쇄성호흡질환 등)과 주기사지운동증과 같은 원발수면장애질환에서도 나타날 수 있는 비특이증상이므로 수면무호흡두통 진단을 위해서는 수면다원검사가 필요하다. 수면무호흡두통 기전과 저산소증, 고이산화탄소혈증, 수면장애가 연관이 있는지는 불명확하다. 코골이와 기타 수면장애는 편두통의 유발 또는 악화요인이기도 하며 수면무호흡은 군발두통과 아침두통의 위험인자이기도 하다. 근본적인 수면호흡장애가 치료되면 수면무호흡두통은 자연적으로 호전되는 것이 보통이다.

표 32-11 **수면무호흡두통의 진단기준(ICHD-3β)**

A. 진단기준 C를 충족하며, 수면 후 일어날 때 발생하는 두통

B. 수면무호흡(무호흡–저호흡지수 ≥5)이 진단됨

C. 다음 중 최소한 두 가지로 인과관계가 입증됨:
 1. 두통이 수면무호흡과 시간연관성을 가지고 발생함
 2. 다음 중 한 가지 또는 두 가지 모두:
  a. 수면무호흡의 악화와 동시에 두통이 악화됨
  b. 수면무호흡의 호전 또는 사라짐과 동시에 두통이 현저히 호전되거나 사라짐
 3. 두통이 다음 세 가지 특성 중 최소한 한 가지:
  a. 한 달에 15일을 초과하여 발생함
  b. 다음의 모두:
   i. 양측위치
   ii. 압박성
   iii. 구역, 빛공포증 또는 소리공포증을 동반하지 않음
  c. 4시간 이내에 사라짐

D. 다른 ICHD-3 진단으로 더 잘 설명되지 않음

표 32-12 **투석두통의 진단기준(ICHD-3β)**

A. 진단기준 C를 충족하며 최소한 3번 이상 발생하는 두통

B. 환자는 혈액투석 중임

C. 다음 중 최소한 두 가지로 인과관계가 입증됨:
 1. 각각의 두통은 혈액투석 중에 발생함
 2. 다음 중 한 가지 또는 두 가지 모두:
  a. 각각의 두통은 혈액투석 중에 악화됨
  b. 각각의 두통은 혈액투석 종료 72시간 이내에 소실됨
 3. 성공적인 신장이식으로 혈액투석이 중단된 후 두통이 함께 사라짐

D. 다른 ICHD-3 진단으로 더 잘 설명되지 않음

2) 투석두통

투석 환자의 30~70%에서 비특이적인 두통을 호소하며, 투석 중에 악화되며, 3일 이내에 소실된다(표 32-12). 투석두통 병태생리는 잘 밝혀져 있지 않지만 저혈압과 투석불균형증후군과 흔히 연관되어 나타난다. 투석불균형증후군은 흔히 두통으로 시작하여 의식저하나 혼수까지 이를 수 있으며 경련을 동반할 수 있다. 흔하지는 않으나 투석지표의 적절한 조절로 예방이 가능하다. 낮은 혈청삼투압농도, 저마그네슘증과 고나트륨증이 위험인자일 수 있다. 특별한 치료는 없지만 진통제나 비스테로이드소염제를 투석 동안 사용하기도 한다. 예방적으로 안지오텐신전환효소억제제가 좋은 반응을 보인다는 보고도 있다. 카페인은 투석으로 인해 급속히 체내에서 제거되므로 카페인을 과량 섭취하던 사람에서는 카페인금단두통도 고려해야 한다.

3) 동맥고혈압에 기인한 두통

동맥고혈압에 기인한 두통은 크롬친화세포종, 고혈압뇌병증, 자간전증 또는 자간 그리고 자율신경반사이상에 기인한 두통으로 동맥고혈압에 기인한 두통은 수축기혈압 180 mmHg 이상 또는 이완기 혈압 120 mmHg의 고혈압이 있으며 두통과 고혈압이 인과적 관계가 입증될 때 진단한다(표 32-13). 정의된 이하의 혈압에서는 두통의 발생이 아직도 논란이 있다.

표 32-13 **동맥고혈압에 기인한 두통의 진단기준(ICHD-3β)**

A. 진단기준 C를 충족하는 두통

B. 고혈압은 수축기혈압 ≥180 mmHg 그리고/또는 이완기혈압 ≥120 mmHg으로 정의함

C. 다음 중 한 가지 또는 두 가지 모두로 인과 관계가 입증됨:
   1. 두통이 고혈압 시작과 시간연관성을 가지고 발생함
   2. 다음 중 한 가지 또는 두 가지 모두:
      a. 두통이 고혈압의 악화에 따라 현저하게 악화됨
      b. 두통이 고혈압의 호전에 따라 현저하게 호전됨

D. 다른 ICHD-3 진단으로 더 잘 설명되지 않음

(1) 크롬친화세포종에 기인한 두통

크롬친화세포종pheochromocytoma환자의 51~80%에서 짧고 심한 두통이 전두부 또는 후두부에 박동성 또는 지속성으로 발생한다. 이 때 불안, 죽을듯한 느낌, 떨림, 시야장애, 복부 또는 흉부 통증, 구역 및 구토 그리고 때때로 감각이상이 동반된다(표 32-14). 통증 지속시간이 짧아서 환자 절반 정도에서 15분 이내이고 70% 정도에서 한 시간 이내이다. 진단은 카테콜라민이나 카테콜라민 대사산물의 분비 증가를 확인하고, 혈압이 높은 경우에는 24시간 소변검사를 한다.

(2) 고혈압뇌병증이 없는 고혈압위기에 기인한 두통

경동맥내막절제술이나 경부의 방사선 조사 후에 발생하는 압력수용기반사의 기능이상 또는 장크롬친화세포종양 환자에서 발작적인 고혈압이 발생하면서 양측성의 두통이 발생할 수 있다. 고혈압위기는 발작적인 수축기혈압(≥180 mmHg) 그리고/또는 이완기

표 32-14 **크롬친화세포종에 기인한 두통의 진단기준 (ICHD-3β)**

A. 진단기준 C를 충족하며 반복적으로 매우 짧게 나타나는 두통

B. 크롬친화세포종이 입증됨

C. 다음 중 최소한 두 가지로 인과 관계가 입증됨:
   1. 두통이 크롬친화세포종과 시간연관성을 가지고 발생하거나, 두통으로 질환이 발견됨.
   2. 다음 중 한 가지 또는 두 가지 모두
      a. 각각의 두통은 혈압의 급격한 상승과 시간연관성을 가지고 발생함
      b. 각각의 두통은 혈압의 정상화와 시간연관성을 가지고 소실됨
   3. 두통은 다음 중 최소한 한 가지를 동반함
      a. 발한
      b. 두근거림
      c. 불안
      d. 창백
   4. 크롬친화세포종가 제거된 후 두통이 완전하게 사라짐

D. 다른 ICHD-3 진단으로 더 잘 설명되지 않음

혈압(≥120 mmHg)의 상승으로 정의한다(표 32-15).

(3) 고혈압뇌병증에 기인한 두통

동맥혈압이 180/120 mmHg 이상으로 지속적인 상승으로 양측성의 박동성 두통이 발생하면서 혼동, 기면, 시야장애 또는 경련 등의 뇌병증 증상이 동반되며, 혈압이 정상으로 돌아오면 두통은 사라진다(표 32-16). 이러한 증상들은 뇌혈관의 보상적인 혈관수축이 더 이상 혈압상승으로 인한 과관류를 억제하지 못하여 발생하는 것으로 설명한다. 정상적인 뇌혈류자동조절을 넘어서는 과관류는 내피세포의 투과성을

표 32-15 **고혈압뇌병증이 없는 고혈압위기에 기인한 두통의 진단기준(ICHD-3β)**

A. 진단기준 C를 충족하는 두통

B. 다음 중 두 가지 모두:
1. 고혈압위기가 발생함
2. 고혈압뇌병증의 임상 양상이나 다른 증거가 없음

C. 다음 중 최소한 두 가지로 인과 관계가 입증됨:
1. 두통이 고혈압 위기 중에 발생함
2. 다음 중 한 가지 또는 두 가지 모두
   a. 혈압상승과 동시에 두통이 현저히 악화됨
   b. 고혈압 위기의 호전 또는 사라짐과 동시에 두통이 현저히 호전되거나 사라짐
3. 두통은 세 가지 중 최소한 한 가지를 동반함
   a. 양측 위치
   b. 박동 양상
   c. 신체활동에 의해 촉진

D. 다른 ICHD-3 진단으로 더 잘 설명되지 않음

표 32-16 **고혈압뇌병증에 기인한 두통의 진단기준 (ICHD-3β)**

A. 진단기준 C를 충족하는 두통

B. 고혈압뇌병증이 진단됨

C. 다음 중 최소한 두 가지로 인과관계가 입증됨:
1. 두통이 고혈압뇌병증 발생과 시간연관성을 가지고 발생함
2. 다음 중 한 가지 또는 두 가지 모두:
   a. 고혈압뇌병증의 악화와 동시에 두통이 현저히 악화됨
   b. 고혈압뇌병증의 호전 또는 사라짐과 동시에 두통이 현저히 호전되거나 사라짐
3. 두통이 다음 세 가지 중 최소한 두 가지:
   a. 미만성 통증
   b. 박동양상
   c. 신체활동에 의해 악화

D. 다른 ICHD-3 진단으로 더 잘 설명되지 않음

증가시키고 뇌부종을 유발한다. MRI에서는 두정-후두부의 백질에서 두드러지게 나타난다. 이러한 영상학적 소견과 뇌병증이 있을 때를 후두부백색질뇌병증증후군posterior leukoencephalopathy syndrome, PLES이라 한다. PLES는 거의 대부분 자간전증, 자간, 신장질환을 동반한 고혈압 환자에서 급격하고 과도한 혈압상승 시 발생하지만 혈압상승 없이 발생한 몇몇 경우도 보고되어 있다. 원래 정상혈압이었던 사람에서는 혈압이 160/100 mmHg 정도에서도 뇌병증이 발생할 수 있지만, 만성 고혈압환자에서는 이완기가 120 mmHg 이상으로 증가되어야 발생할 수 있으며 대개 이들 환자는 3~4등급의 고혈압망막증(Keith-Wagner분류)을 동반한다.

(4) 자간전증 또는 자간에 기인한 두통

임신 중이나 자간전증preeclampsia 또는 자간eclampsia을 동반한 산욕기 초기에 발생하며 대개 양측성의 박동성의 두통을 특징으로 한다. 자간전증 또는 자간이 해결되면 두통은 사라진다(표 32-17). 자간전증과 자간은 광범위한 전신면역활동을 동반한 모체의 강한 염증반응으로 여러 형태를 보이는 전신질환이다. 자간전증은 최소한 4시간 간격으로 2번 측정된 혈압이 140/90 mmHg 이상이거나, 요단백 배출이 하루에 0.3 g을 초과하거나, 수축기혈압이 30 mmHg 이상 상승 또는 이완기혈압이 15 mmHg 이상으로 상승할 때, 진단한다.

표 32-17	자간전증 또는 자간에 기인한 두통의 진단기준 (ICHD-3β)

A. 진단기준 C를 충족하며 임신 중이나 산욕기(출산 후 4주까지)의 여성에서 발생하는 두통

B. 자간전증 또는 자간이 진단됨

C. 다음 중 최소한 두 가지로 인과 관계가 입증됨:
 1. 두통이 자간전증 또는 자간의 시작과 시간연관성을 가지고 발생함
 2. 다음 중 한 가지 또는 두 가지 모두:
  a. 자간전증 또는 자간의 악화와 동시에 두통이 현저히 악화됨
  b. 자간전증 또는 자간의 호전 또는 사라짐과 동시에 두통이 현저히 호전되거나 사라짐
 3. 두통이 다음 세 가지 중 최소한 두 가지:
  a. 양측위치
  b. 박동양상
  c. 신체활동에 의해 악화

D. 다른 ICHD-3 진단으로 더 잘 설명되지 않음

표 32-18	자율신경반사이상에 기인한 두통의 진단기준 (ICHD-3β)

A. 진단기준 C를 충족하며 갑자기 시작하는 두통

B. 척수손상과 수축기혈압 ≥30 mmHg 그리고/또는 이완기혈압 ≥20 mmHg의 발작적인 상승으로 입증된 자율신경반사이상이 있음

C. 다음 중 최소한 두 가지로 인과관계가 입증됨:
 1. 두통이 혈압 상승과 시간연관성을 가지고 발생함
 2. 다음 중 한 가지 또는 두 가지 모두:
  a. 혈압 상승과 동시에 두통이 현저히 악화됨
  b. 혈압 하강과 동시에 두통이 현저히 호전됨
 3. 두통이 다음 네 가지 특성 중 최소한 두 가지
  a. 심도의 강도
  b. 지끈거리거나 욱씬거리는(박동) 양상
  c. 머리에서 척수손상부위까지의 발한과 동반됨
  d. 방광 또는 장 반사에 의해 유발됨

D. 다른 ICHD-3 진단으로 더 잘 설명되지 않음

(5) 자율신경반사이상에 기인한 두통

척추손상과 자율신경반사이상이 있는 환자에서 갑자기 발생하는 심도의 박동성의 두통을 보이며, 생명을 위협할 수도 있는 발작적인 혈압상승과 심박수 변화, 발한 등의 다른 증상을 보인다(표 32-18). 심도의 두통은 자율신경반사이상 환자의 56~85%에서 발생한다. 척추손상후의 자율신경반사이상의 시기도 4일에서 15년까지 다양하다. 유발요인으로는 방광확장, 요로감염, 장확장 또는 막힘, 비뇨기과적시술, 위궤양 등의 내장질환과 욕창, 감입발톱, 화상, 외상, 외과적 또는 침습적 진단시술 등이 있다. 자율신경반사이상으로 인해 뇌혈관의 수동적인 확장과 염증물질의 증가가 두통의 원인으로 제시되고 있다. 생명을 위협할 수도 있는 상황이므로 즉각적인 진단과 치료가 매우 중요하다. 급성기에 혈압과 심박수의 면밀한 관찰이 중요하며, 환자는 앉히고 꽉 조이는 옷이나 장치는 제거 또는 느슨하게 하고 유발요인을 면밀히 조사하고 상승한 혈압을 조정하기 위한 속효성의 항고혈압제 치료가 필요하다.

4) 갑상샘저하증에 기인한 두통

갑상샘저하증에 기인한 두통은 여성에서 더 많이 발생하며 양상은 양측성의 비박동성통증이다. 갑상샘저하증 환자의 약 1/3에서 두통이 나타나며 호르몬 치료 후 호르몬 수치가 정상화되면 두통이 호전된다.

표 32-19 **갑상샘저하증에 기인한 두통의 진단기준(ICHD-3β)**

A. 진단기준 C를 충족하는 두통

B. 갑상샘저하증이 있음

C. 다음 중 최소한 두 가지로 인과관계가 입증됨:
  1. 두통이 갑상샘저하증과 시간연관성을 가지고 발생하거나, 두통으로 인하여 질환이 발견됨
  2. 다음 중 한 가지 또는 두 가지 모두:
      a. 갑상샘저하증의 악화와 동시에 두통이 현저히 악화됨
      b. 갑상샘저하증의 호전 또는 사라짐과 동시에 두통이 현저히 호전되거나 사라짐
  3. 두통이 다음 세 가지 중 최소한 두 가지:
      a. 양측위치
      b. 비박동양상
      c. 시간 경과에 따른 지속성

D. 다른 ICHD-3 진단으로 더 잘 설명되지 않음

두통의 발병기전은 확실하지 않다. 이전에 편두통 병력이나 뇌하수체 선종이 있는 경우가 있다. 갑상샘저하증이 발현되고 2개월 이내에 두통이 시작되고 효과적인 치료 후 3개월 이내에 두통이 사라지는 경우 진단할 수 있다(표 32-19).

5) 공복에 기인한 두통

공복에 기인한 두통은 최소한 8시간 이상의 공복을 유지한 상태에서, 미만성의 비박동성두통이 경도에서 중등도의 강도로 발생하여, 식사 후 호전되면 진단한다(표 32-20). 공복에 기인한 두통은 두통 과거력이 있는 경우에 더 흔하며 과거에 편두통 병력이

표 32-20 **공복에 기인한 두통의 진단기준(ICHD-3β)**

A. 진단기준 C를 충족하며 1. 편두통 또는 그 아형의 기준에 충족되지 않는 미만성두통

B. 환자는 8시간 이상 공복을 유지함

C. 다음의 모두로 인과 관계가 입증됨:
  1. 두통이 공복 중에 발생함
  2. 두통이 식사 후에 현저히 호전됨

D. 다른 ICHD-3 진단으로 더 잘 설명되지 않음

있다면 양상은 무조짐편두통과 유사하다. 편두통의 진단기준을 만족한다면 공복은 유발인자로 간주하여 편두통으로 분류한다. 공복이 길어질수록 두통의 발생가능성은 더욱 높아지나 카페인 금단, 수면시간이나 저혈당과는 연관이 없다. 최근 COX-2 억제제, 비스테로이드소염제 또는 트립탄이 효과적이라는 보고가 있다.

6) 심장두통

심장두통은 심장허혈발작 중 발생하는 편두통유사두통이 있으면서 트레드밀검사나 핵의학심장부하검사로 확진이 되어야 진단한다(표 32-21). 혈관조영술로 심혈관질환이 확인될 수 있으며, 재관류 후 두통이 완전히 사라진다. 운동으로 유발될 수 있기에 편두통과의 감별이 필요하다. 심장두통을 빨리 인지하지 못하거나 진단을 정확하게 하지 못하면 심각한 결과를 가져올 수 있다. 특히 허혈성심질환이 있는 무조짐편두통migraine without aura 환자에서 트립탄이

표 32-21 심장두통의 진단기준(ICHD-3β)

A. 진단기준 C를 충족하는 두통

B. 급성심근허혈이 있음

C. 다음 중 최소한 두 가지로 인과관계가 입증됨:
1. 두통이 급성심근허혈의 시작과 시간연관성을 가지고 발생함
2. 다음 중 한 가지 또는 두 가지 모두:
   a. 심근허혈의 악화와 동시에 두통이 현저히 악화됨
   b. 심근허혈의 호전 또는 사라짐과 동시에 두통이 현저히 호전되거나 사라짐
3. 두통이 다음 네 가지 특성 중 최소한 두 가지
   a. 중등도에서 심도의 강도
   b. 구역을 동반함
   c. 빛공포증 또는 소리공포증은 동반하지 않음
   d. 운동에 의해 악화
4. 니트로글리세린 또는 그 유도체에 의해 두통이 호전됨

D. 다른 ICHD-3 진단으로 더 잘 설명되지 않음

나 에르고트ergots와 같은 약물은 혈관수축작용이 있어 금기사항이다. 심장두통의 기전은 잘 밝혀져 있지 않지만 척수뒷뿔로 체성신경과 교감신경의 신경자극과 관련이 있다고도 하고, 심장허혈로 심박출이 감소하여 심장으로의 정맥혈유입이 감소하여 두개내압을 증가시켜 두통이 유발된다고도 한다. 마지막으로 브라디키닌, 세로토닌serotonin 그리고 히스타민 등의 염증물질이 뇌혈관에 변화를 주어 두통이 발생한다고 제시하고 있다. 기능적심실박동조율기functioning ventricular pacemaker도 두통을 유발할 수 있다.

7) 기타 항상성질환에 기인한 두통

위에 기술한 항상성질환 이외의 두통을 말한다. 다양한 전신질환 또는 대사질환과의 연관성은 제기되고 있으나 향후 체계적인 연구를 통한 진단기준의 근거를 마련해야 한다.

참고문헌

1. Alstadhaug KB. Histamine in migraine and brain. *Headache* 2014;54:246-259.
2. Brouwer MC, Tunkel AR, McKhann GM 2nd, van de Beek D. Brain abscess. *N Engl J Med* 2014;371:447-456.
3. De Marinis M, Welch KM. Headache associated with non-cephalic infections: classification and mechanisms. *Cephalalgia* 1992;12:197-201.
4. Diener HC, Katsarava Z, Limmroth V. Headache attributed to a substance or its withdrawal. *Handb Clin Neurol* 2010;97:589-599.
5. Doran KS, Fulde M, Gratz N, Kim BJ, Nau R, Prasadarao N, et al. Host-pathogen interactions in bacterial meningitis. *Acta Neuropathol* 2016;131:185-209.
6. Dueland AN. Headache and Alcohol. *Headache* 2015;55:1045-1049.
7. Fofi L, Orlandi V, Vanacore N, Mizzoni MC, Rosa A, Aurilia C, et al. Headache in chronic cocaine users: a cross-sectional study. *Cephalalgia* 2014;34:671-678.
8. French H, Schaefer N, Keijzers G, Barison D, Olson S. Intracranial subdural empyema: a 10-year case series. *Ochsner J* 2014;14:188-194.
9. Gladstone J, Bigal ME. Headaches attributable to infectious diseases. *Curr Pain Headache Rep* 2010;14:299-308.
10. Guo S, Olesen J, Ashina M. Phosphodiesterase 3 inhibitor cilostazol induces migraine-like attacks via cyclic AMP increase. *Brain* 2014;137:2951-2959.
11. Headache Classification Committee of the International Headache Society (IHS). The International Classification of Headache Disorder, 3rd ed, Beta Version. *Cephalalgia* 2013;33:629-808.
12. Lagman-Bartolome AM, Gladstone J. Metabolic headaches. *Neurol Clin* 2014;32:451-469.
13. Lipton RB. Risk factors for and management of medication-overuse headache. *Continuum* 2015;21:1118-1131.
14. Mainardi F, Maggioni F, Lisotto C, Zanchin G. Diagnosis and management of headache attributed to airplane travel. *Curr Neurol Neurosci Rep* 2013;13:335.

15. Marchioni E, Minoli L. Headache attributed to infections nosography and differential diagnosis. *Handb Clin Neurol* 2010;97:601–626.

16. Marmura MJ, Hernandez PB. High-Altitude Headache. *Curr Pain Headache Rep* 2015;19:483.

17. McGill F, Heyderman RS, Michael BD, Defres S, Beeching NJ, Borrow R, et al. The UK joint specialist societies guideline on the diagnosis and management of acute meningitis and meningococcal sepsis in immunocompetent adults. *J Infect* 2016;72:405–438

18. Messlinger K, Lennerz JK, Eberhardt M, Fischer MJ. CGRP and NO in the trigeminal system: mechanisms and role in headache generation. *Headache* 2012;52:1411–1427.

19. Mitsikostas DD, Jumah MA. Medication overuse and headache. In: Tepper SJ, Tepper DE. The Cleveland clinic manual of headache therapy. 2nd ed. Switzerland: Springer, 2014;197–211.

20. Olesen J. The role of nitric oxide (NO) in migraine, tension-type headache and cluster headache. *Pharmacol Ther* 2008;120:157–171.

21. Russell MB, Kristiansen HA, Kvarner KJ.Headache in sleep apnea syndrome: epidemiology and pathophysiology. *Cephalalgia* 2014;34:752–755.

22. Sav MY, Sav T, Senocak E, Sav NM. Hemodialysis-related headache. *Hemodial Int* 2014;18:725–729.

23. Shih RY, Koeller KK. Bacterial, fungal, and parasitic infections of the central nervous system: radiologic-pathologic correlation and historical perspectives. *Radiographics* 2015;35:1141–1169.

24. Shimada A, Cairns BE, Vad N, Ulriksen K, Pedersen AM, Svensson P, et al. Headache and mechanical sensitization of human pericranial muscles after repeated intake of monosodium glutamate(MSG). *J Headache Pain* 2013;14:2

25. Studahl M, Lindquist L, Eriksson BM, Günther G, Bengner M, Franzen-Röhl E, et al. Acute viral infections of the central nervous system in immunocompetent adults: diagnosis and management. *Drugs* 2013;73:131–158.

26. Torelli P, Manzoni GC. Fasting headache. *Curr Pain Headache Rep* 2010;14:284–291.

27. Torres-Yaghi Y, Salerian J, Dougherty C. Cardiac cephalgia. *Curr Pain Headache Rep* 2015;19:14.

33

눈, 귀, 코 또는 부비동 질환에 기인한 두통

신동진

두통이 눈, 귀, 코 또는 부비동 중 한 부위에 국한되어 나타나는 경우는 다음의 세 가지 기전에 의해 나타날 수 있다. ① 눈, 귀, 코 및 부비동 부위의 질환이 두통의 원인이 되는 경우, ② 신경계의 다른 부위의 병이 두개부에 연관통으로 나타나는 경우, ③ 특수한 두통 증후군의 일부 증상으로 나타나는 경우로 요약할 수 있다. 특정 부위에 국소적으로 나타나는 통증일지라도 여러 원인에 의해 나타날 수 있기 때문에 증상만으로 각각의 원인을 감별하기가 어렵다.

국제두통학회는 두통과 그와 연관된 임상 양상을 고려하여 국제두통질환분류의 진단기준을 제안하였다. 귀, 코 또는 부비동 질환에 기인한 두통의 '진단'은 원인질환의 시작 또는 병소의 발생이 두통과 시간적 연관성을 가지는 경우에 가능하다.

1. 눈 질환에서 기인하는 두통

눈 질환에서 기인하는 두통은 눈과 안와부에 국한되어 통증이 나타난다. 이러한 경우에는 시력, 색약검사, 시야검사, 동공반사, 안압측정, 안구운동검사, 눈꺼풀검사, 눈의 촉진, 안저검사, 각막반사검사, 얼굴근육검사, 안구돌출검사, 두개내 잡음 등의 신경안과적 검진을 해야 한다. 검진소견과 두통의 특성을 종합하여 눈, 시신경, 안와부, 안와상틈새superior orbital fissure, 해면정맥동cavernous sinus, 두개내 또는 삼차신경 부위 등의 병변 부위를 국소화할 수 있다. 눈 질환에 의한 두통은 대부분 결막충혈, 각막부종, 동공의 이상, 복시 또는 시력소실 등이 동반된다. 특히 환자가 '빨간눈red eye'의 징후를 보이는 경우는 대부분 각막, 결막, 공막의 감염성 또는 염증성 질환에 기인하며 쉽게 진단된다. 두통과 함께 눈과 안구에 나타나는 증상, 증후 중에서 위험신호red flags가 있는 경우에는 안과전문의에 응급 의뢰가 필요하다(표 33-1).

표 33-1	안구통을 호소하는 환자에서 안과적 응급의뢰가 요하는 위험 신호

- 새로이 발생한 시력장애, 색각장애, 시야장애
- 구심동공결손
- 외안근이상, 안구정렬장애, 복시
- 안구돌출
- 눈꺼풀뒤땅김, 안검하수
- 결막부종, 결막충혈
- 각막혼탁
- 전방출혈, 전방축농
- 홍채이상
- 안저이상
- 최근 안구수술력
- 최근 안구외상

표 33-2	안구통이 있으나 외견상 정상인 눈의 질환

- 녹내장
- 각막질환
- 포도막염
- 후공막염
- 안구종양, 안와종양
- 시신경질환
- 안와근염

국제두통질환분류에서는 두통의 원인이 되는 다음 5가지 눈 질환의 진단기준을 정하였다.

그러나 안구운동장애, 시각증상, 동공이상, 또는 눈충혈이 없이 안구통이 유일한 증상인 경우에도 눈의 질환이 드물게 발견되는데, 이런 경우 진단하기가 어렵고 안과적 응급질환이 있는 경우가 있어 주의가 필요하다(표 33-2). 급성폐쇄각녹내장의 초기에는 주 증상인 각막혼탁과 눈충혈이 없이 두통 특히 안구통을 호소하는데, 단순 두통으로 오진하여 치료시기를 놓칠 수 있어 실명의 위험이 있다. 시신경염optic neuritis의 초기에는 안구운동에 의한 통증만 나타날 수 있다. 대부분 통증은 심하지 않고 단순진통제simple analgesics에 의하여 좋아지기 때문에 수일 내에 나타나는 시력저하를 간과할 수 있다. 후공막염posterior scleritis은 눈통증만을 호소하는데 대개 전신질환의 일부로 나타나며 적절한 치료가 없을 때 망막박리의 원인이 된다. 아급성폐쇄각녹내장에서는 다른 증상 없이 지속되는 눈통증만을 호소한다. 이 경우 일상적인 안검진으로 알기 힘들고 앞방각보개검사gonioscopy가 필요하다.

1) 급성녹내장에 기인한 두통

녹내장은 정상안압녹내장normal tension glaucoma, 개방각녹내장open angle glaucoma, 폐쇄각녹내장close angle glaucoma 등으로 분류된다. 정상안압녹내장과 원발개방각녹내장에서 심한 통증을 호소하는 경우는 드물다. 다른 전신이 원인이 되어 나타나는 이차성녹내장인 경우에는 원인에 따라 안압이 급격히 상승할 수 있는데 이때 심한 통증을 호소할 수 있다.

폐쇄각녹내장은 방수aqueous의 순환 경로에 문제가 생겨 발생하는 질환으로(그림 33-1). 전방anterior chamber의 도관을 통해 눈 밖으로 배출하지 못하면서 안압이 급격히 증가하게 되고 이로 인해 눈의 통증과 시력 감소가 나타난다. 안압이 30 mmHg 이상 올라가면 영구적인 시력상실의 위험이 높기 때문에 조기진단과 응급치료가 중요하다.

급성폐쇄각녹내장은 40세 이상에서 나타나며 특히 여성이나 원시가 있는 사람에게 호발한다. 병의

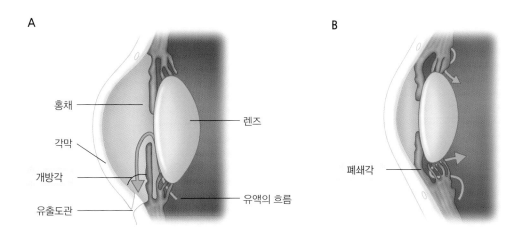

그림 33-1　녹내장의 두 가지 형태. **A.** 개방각녹내장. **B.** 폐쇄각녹내장. 각 상황에서 방수의 순환경로는 초록색화살표로 표기하였다.

초기부터 눈과 눈 주변의 매우 심한 통증을 호소하며 시간이 경과하면서 결막과 상공막의 충혈로 인하여 '빨간눈'을 보이며 구역, 구토, 서맥과 발한이 동반될 수 있다(그림 33-2). 안압 상승이 더 진행하면 동공의 확대와 빛반사 소실이 나타나고 시력상실이 온다. 이 때 후교통동맥의 동맥류로 오인될 수 있다. 폐쇄각녹내장 초기에는 각막부종으로 인하여 시력이 감소될 수 있으며, 불빛을 볼 때 불빛 주위로 무지개가 보이는 현상이 나타나기 때문에 어두운 방에 누워 있기를 원한다. 그리고 동측의 두통이 수 시간 지속되기 때문에 전구 증상을 동반한 편두통과 혼돈하기 쉽다. 그러나 편두통에서는 조짐의 시야/시력 증상이 두통보다 먼저 나타난다. 폐쇄각녹내장 후기에는 허혈성 시각신경병증ischemic optic neuropathy에 의하여 영구적인 시력장애가 올 수 있다.

급성녹내장의 무발작기간에는 눈은 정상소견을 보여 진단에 어려움이 있다. 폐쇄각의 유발은 장시간 독서, 추위, 알러지, 빛 밝기의 급작스런 변화(어두운

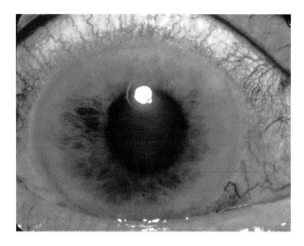

그림 33-2　급성폐쇄각녹내장의 외안 사진. 각막 경계에 있는 결막 혈관들이 확장되어 있고 각막혼탁이 보인다.

곳에서 밝은 곳으로 갑자기 나올 때)과 연관되는 경우가 많다. 의심이 되는 환자가 있을 때 펜라이트를 이용하여 전방의 깊이를 평가하면 응급 상황에서 진단에 도움이 된다. 펜라이트로 홍채와 평행하게 빛을 비추면 전방각의 빛의 통과 상태를 확인할 수 있다. 폐쇄각녹내장이 있으면 홍채가 앞으로 밀려나와 전방각

이 좁아져 빛이 통과할 수 없게 되기 때문에 홍채의 반대편에서 그림자shadow cast가 나타난다.

아급성폐쇄각녹내장은 무증상일 수 있으며, 일시적인 시력의 장애를 가져오는 경우에도 두통이 없거나 경한 두통을 보인다. 동공이 확대되는 환경인 어두운 곳에서 증상이 잘 유발되는 특징을 가진다.

녹내장은 안압의 측정과 앞방각보개검사로 확진할 수 있다. 급성폐쇄각녹내장은 신속히 치료하면 좋은 예후를 갖지만, 치료가 늦어지면 시력소실이 발생하기 때문에 신속한 진단과 치료가 중요하다. 응급치료로는 동공수축제인 pilocarpin으로 폐쇄각을 열어주거나 베타차단제beta blocker 등 국소도포제, 또는 만니톨 주사제도 도움이 된다.

2) 굴절이상에 기인한 두통

굴절이상에 기인한 두통은 오랜 시간 동안 시각작업을 한 후에 증상이 나타나며 두통보다는 눈의 긴장, 불편함 또는 피로 등을 먼저 호소하고, 두통이 있는 경우에는 앞머리와 눈 주변에 경미하게 나타난다. 두통은 눈을 감거나 쉬면 호전된다.

3) 사위 또는 사시에 기인하는 두통

두 눈으로 물체 볼 때 양안융합binocular fusion기전에 의해 물체가 하나로 보이게 되는 데, 눈근육장애나 눈근육을 지배하는 뇌신경의 장애, 또는 눈운동을 조절하는 중추 병변으로 융합기전 장애가 생기면 눈 정렬에 이상이 생기고, 두눈보기를 할 때 상이 두 개

로 보이게 된다. 이를 사시 또는 사위라고 하며 환자는 복시를 호소한다. 이러한 복시로 인해 눈의 긴장, 어지럼이 생기고 두통이 유발 된다. 책 읽기 등의 시각 작업을 할 때 두통이 시작 또는 악화되며 한 눈을 가리면 완화된다.

4) 안구의 염증에 기인하는 두통

안구의 염증성 질환은 해부학적 위치에 따라 홍채염, 모양체염, 포도막염, 각막염, 공막염, 결막염으로 다양하게 나타난다. 그리고 염증의 종류, 염증의 경과 및 원인에 따라 통증이 여러 가지 형태로 나타날 수 있다. 안과 질환이 편측인 경우 두통이 동측으로 주로 나타난다. 대부분 눈의 충혈을 보이는데 충혈의 정도는 염증반응의 범위나 강도와 비례한다. 각막염keratitis과 전공막염anterior scleritis에서는 두통이 심하며 빛공포증과 눈물이 자주 동반된다. 후공막염은 눈의 뒤쪽에 염증이 있어 외관상 눈은 정상이며 통증만 호소한다. 후공막염은 망막박리를 일으킬 수 있어 유의해야 하며 안구 초음파로 진단이 가능하다. 원인은 전신질환의 일부로 자주 나타나기 때문에 진단할 때 확인해야 한다.

5) 활차의 염증에 기인하는 두통

활차trochlea는 안와의 위상내측에 있는 연골성 조직으로 상사근의 인대가 붙어 도로래 역할을 하는 자리이다. 활차의 염증이 발생하면 전두부, 코의 상부와 눈의 통증으로 일으킬 수 있으며, 상사근이 포함되는

눈의 움직임에 악화되고 두통은 동측으로 나타난다. 활차부위 즉 안와의 상내측을 촉진할 때 심한 통증이 유발되는 것이 특징이다. 원발로 발생하며 비스테로이드소염제 복용이나 활차부위에 스테로이드 주사로 호전된다.

활차의 염증에 의해 촉발된 편두통발작은 편두통 또는 그 아형으로 분류된다.

6) 기타 두통을 보이는 눈과 눈 주변의 질환

안와의 여러 질환에서 심한 두통이 나타나는데 안와거짓종양, 안와연조직염, 안와출혈, 안와고름집, 동정맥기형, 안와의 원발성 및 전이성 종양 등이 대표적인 질환이다. 눈의 통증과 함께 눈이나 안와 주변의 부종 및 발적, 눈꺼풀처짐 또는 뒤당김, 안구돌출이 있고 동정맥기형이 있을 때 눈의 박동이 촉진된다.

시신경염의 약 85%에서 눈과 눈 주변의 통증을 호소한다. 통증은 대부분 경미하지만 중등도 이상의 강도를 보일 수도 있다. 스테로이드에 의하여 시신경염과 그와 동반된 통증이 호전된다.

2. 귀의 질환에서 기인하는 두통

귀에 분포하는 감각신경은 귓바퀴, 외이도, 고막과 중이 등에 분포하는 5번, 7번, 9번 그리고 10번 뇌신경의 감각신경이 분포되어 있고, 머리와 목의 통각경로에서 모여지고 통각영역의 겹치기 때문에, 귀의 구조적인 병변은 항상 전형적인 일차성 귀아픔과 함께 두통이 발생할 수 있다. 또한 귀 이외 부위의 병변에 의해서도 연관통으로 귀아픔을 야기한다. 연관통으로 생긴 귀아픔은 환부의 위치나 성격에 따라 진단하여야 한다. 전체 귀아픔의 약 50%만이 외이나 중이의 구조적인 환부에 의한 것으로 알려져 있다.

귓바퀴의 통증은 대부분 국소 외상이나 염증에 기인한다. 외이도는 귀아픔이 시작되는 가장 흔한 부위이다. 수영장, 목욕탕 등에서 감염된 물과의 접촉 및 외이도 청소에 의하여 흔히 발생하게 된다. 외이도염이 심한 경우 발열과 함께 귓바퀴가 빨갛게 부어오르고 심한 압통을 호소하게 된다. 급성중이염은 주로 상기도감염에서 시작되는데 가장 흔한 증상은 귀 아픔이며 고막의 발적 및 발열을 보이고 두통을 호소한다. 적절히 치료받지 않으면 유양돌기염으로 진행할 수 있는데, 이때 유양돌기 부위의 심한 발적 및 압통을 호소한다. 심한 경우에는 목과 머리 전체의 통증을 호소할 수 있다.

3. 코와 부비동의 질환에서 기인하는 두통

코중격의 편위, 갑개turbinate의 비대, 부비동막의 위축과 점막 접촉 등도 두통을 유발할 수 있을 것으로 추정되지만, 아직 검증되지는 않았기 때문에 현재 국제두통질환분류ICHD에는 급성비부비동염에 기인하는 두통과 만성 비부비동염에 의한 두통만 포함하고 있다.

1) 코의 질환에 기인하는 두통

코 부위의 통증 전달은 삼차신경의 제1, 2분지를 통하여 매개된다. 안면신경의 부교감분지가 코의 분비샘과 혈관에 분포하는 자율신경이므로 코중격의 편위나 비염 자체가 두통을 유발하는 확실한 증거는 없다. 코중격의 편위나 비염에 의하여 이차적으로 발생하는 부비동염이 안면통을 야기하는 것으로 추정한다.

2) 부비동 질환에서 기인하는 두통

부비동염paranasal sinusitis은 대개 무증상으로 뇌 MRI검사 등에서 우연히 발견되는데, 이와 같은 무증상 부비동염의 유병률은 45~50%로 매우 높다. 급성부비동염의 경우에서는 코 안의 화농, 후각저하, 후각상실증 또는 발열의 동반되어 진단이 쉽고 두통과 관련성이 확인이 된다. 그러나 만성비부비동염은 열이 없고 무증상으로 임상적 증상으로 진단이 쉽지 않고 두통과의 연관성을 어렵기 때문에 이전 국제두통질환분류에서는 제외되었다. 그러나 최근 만성부비동염이 두통 또는 얼굴 통증의 원인으로 확인되고 있어 2013년 개정된 국제두통질환분류 제 3판 베타판 ICHD-3β에서 두통의 원인의 하나로 포함되었다.

부비동염에 의한 두통은 편두통과 긴장형두통의 두통 위치가 유사하여 진단이 어려울 때가 많다. 특히 편두통의 경우에는 코의 울혈 등 자율신경증상이 흔히 동반되어 혼동될 수가 있어 유의해야 한다. 기후 변화 후에 두통이 있고, 콧물 등 자율신경계 증상이 동반되면 부비동염에서 기인하는 두통sinus headache으로 진단되기도 한다. 그러나 이러한 두통 환자의 대부분에서 급성부비동염의 진단기준인 화농성 콧물 등의 임상증상이 없는 경우가 적지 않다. '부비동두통'으로 진단된 환자를 대상으로 한 연구에서 90% 이상이 편두통의 진단기준에 부합하였고, 트립탄치료에 잘 반응하는 것으로 나타났다.

부비동염에 의한 두통은 통증이 염증이 있는 부비동의 동측부에 위치하는 경우가 흔하다(그림 33-3). 두통의 강도는 심할 수 있지만 편두통이나 군발두통보다는 경하며, 구역이나 구토를 동반하는 경우는 드물다. 중력으로 인한 부비동 내 액체의 흐름 때문에 머리를 숙이거나 흔들거나 정맥압의 증가를 가져오는 발살바수기 등에 의하여 두통이 심해지는 경향이 있다.

각 부비동염은 위치에 따라 두통의 위치나 양상이 다르게 나타난다. 상악동염maxillary sinusitis에서 통증은 위턱굴 바로 위에 위치하는 경우가 가장 흔하며 때로는 귀나 이로 방사되기도 한다. 화농성 배액으로 인하여 후각의 장애를 초래하기도 한다. 전두동염 frontal sinusitis에서는 눈 뒤 또는 이마의 가운데 위치하며 이마굴 부위에 압력을 느끼며 타진 시 통증이 나타난다. 아침 기상 때 가장 심하며 일어서면 호전되는 양상을 보인다. 사골동염ethmoid sinusitis에서 통증은 주로 눈 뒤에 위치하며 관자 부위로 전파된다. 눈에 압통이 올 수 있지만 안과검진은 정상이다. 접형동염sphenoid sinusitis에서 통증은 안와부와 마루점 부위이며 이마나 귀 유양돌기로 방사되기도 한다.

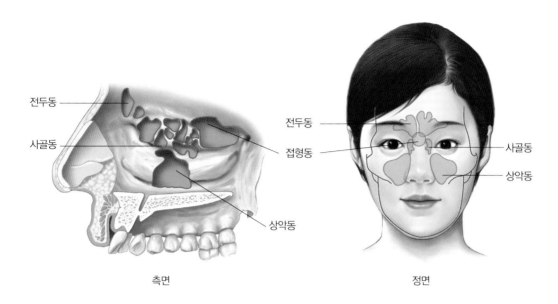

전두동

사골동

전두동

접형동

사골동

상악동

상악동

측면

정면

그림 33-3   부비동의 위치

참고문헌

1. Abu-Bakra M, Jones NS. Prevalence of nasal mucosal contact points in patients with facial pain compared with patients without facial pain. *J Laryngol Otol* 2001;115:629–632.
2. Andrew G. Lee, Nagham Al-Zubidi, Hilary A. Beaver, Paul W. Brazis, An update on eye pain for the neurologist. *Neurol Clin* 2014:32:489–505.
3. Blumenthal HJ. Headache and sinus disease. *Headache* 2001;41:883–888.
4. Cady RK, Dodick DW, Levine HL, Schreiber CP, Eross EJ, Setzen M, et al. Sinus headache: a neurology, otolaryngology, allergy, and primary care consensus on diagnosis and treatment. *Mayo Clin Proc* 2005;80:908–916.
5. Cady RK, Schreiber CP. Sinus headache: a clinical conundrum. *Otolaryngol Clin North Am* 2004:37:267–288.
6. Cashman EC, Smyth D. Primary headache syndromes and sinus headache: An approach to diagnosis and management. *Auris Nasus Larynx* 2012:39 257–260.
7. Gordon GE, Chronicle EP, Rolan P. Why do we still not know whether refractive error causes headaches? Towards a framework for evidence based practice. *Ophthalmic Physiol Opt* 2001;21:45–50.
8. Headache Classification Committee of the International Headache Society (IHS). The International Classification of Headache Disorders, 3rd edition (beta version). *Cephalalgia* 2013;33:629–808.
9. Kenny TJ, Duncavage J, Bracikowski J, Yildirim A, Murray JJ, Tanner SB. Prospective analysis of sinus symptoms and correlation with paranasal computed tomography scan. *Otolaryngol Head Neck Surg* 2001;125;40–43.
10. Levine HL. Patients with headache and visual disturbance: a differentiation between migraine and sinus headache. *Arch Otolaryngol Head Neck Surg* 2000;126:234–235.
11. McCluskey PJ, Watson PG, Lightman S, Haybittle J, Restori M, Branley M. Posterior scleritis. Clinical features, systemic associations, and outcome in a large series of patients. *Ophthalmology* 1999;106:2380–2386.
12. Jones NS. Sinus headaches: avoiding over- and mis-diagnosis *Expert Rev. Neurother* 2009:9:439–444.
13. Pinto A, De Rossi SS, McQuone S, Sollecito TP. Nasal mucosal headache presenting as orofacial pain: a review of the literature and a case report. *Oral Surg Oral Med Oral Pathol Oral Radiol Endod* 2001;92:180–183.
14. Seiden AM, Martin VT. Headache and the frontal sinus. *Otolaryngol clin North Am* 2001;34:227–241.
15. Tosun F, Gerek M, Ozkaptan Y. Nasal surgery for contact point headaches. *Headache* 2000;40:237–240.
16. West B, Jones NS. Endoscopy-negative, computed tomography-negative facial pain in a nasal clinic. *Laryngoscope* 2001;111:581–586.

34

측두하악장애의 진단 및 치료

김성택

측두하악장애temporomandibular disorder, TMD는 양측 턱관절temporomandibular joint, TMJ, 저작에 관여하는 근육masticatory muscle 및 이들 조직에 분포하는 혈관과 신경에 관련되어 나타날 수 있는 여러 임상적 문제를 포함하는 집합적 용어로 정의된다(그림 34-1). 주증상은 저작근과 턱관절의 통증, 턱관절음, 그리고 하악운동의 제한 등이다. 통증이나 불편감은 종종 턱, 턱관절 그리고 저작근에 국한된다. 흔히 연관되는 증상은 귀의 통증이나 뻣뻣함, 이명, 현기증, 경부 통증 그리고 두통이다. 종종 급성으로 나타나고 증상은 경미하고 자기 제한적이다. 만성 TMD의 경우 여러 만성 통증 증후군에서 나타나는 증상과 비슷하게, 신체 여러 부위에서 지속적인 통증과 육체적, 행동적, 심리적 그리고 심리사회적 증상을 동반하면서 진행하게 되고 이들은 모두 진단과 치료에 있어 공조적이고 다분야적인 접근을 필요로 한다.

TMD는 1934년 Costen에 의해 교합 이상과 관련이 있다고 보고된 이래 증상이나 원인에 대한 다양한 견해가 있었으며 지난 수 십년간 TMJ 기능이상, 근막통증증후군, 두개하악장애, 측두하악장애 등 여러 용어로 불려왔다. 이에 따라 연구자간 그리고 의사와 치과의사의 관계에서 보다 객관적인 분류체계의 필요성이 제기되었다. 이후 미국 구강안면통증학회American Academy of Orofacial Pain에서는 두통장애, 뇌신경통 및 안면동통에 대한 국제두통학회의 분류

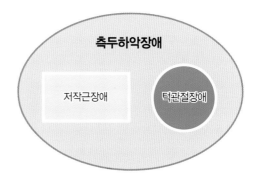

그림 34-1 측두하악장애는 크게 턱관절장애와 저작근장애로 나눌 수 있다. 임상적으로 저작근장애가 치과의사에게 더 자주 접하는 질환이다.

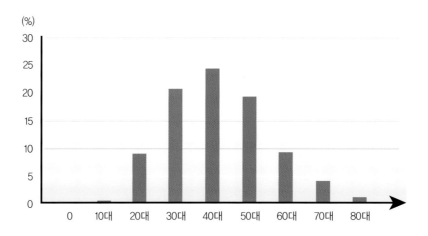

그림 34-2　1993년부터 1995년까지 미국 TMD 클리닉에 내원한 1,505명의 환자를 연령별로 분석한 유병률

와 진단기준에 TMD를 분류하기 위한 기준을 추가하여, 크게 턱관절장애temporomandibular joint articular disorders와 저작근장애masticatory muscle disorders로 구분하였다.

따라서 임상에서는 TMD가 턱관절 만의 질환이 아닌, 주위 근육을 포함한 여러 다양한 조직의 질환이기도 하다는 것을 염두에 두고 검사 및 진단을 하는 것이, TMD 질환에 대해 더욱 깊이 이해할 수 있게 되는 방법이라 사료된다.

1. 역학

TMD를 주소로 치과에 내원하는 상당수 환자들은 턱에서 나는 소리를 치료하지 않으면 나중에 입이 안 벌어지고 관절염으로 진행되어 급기야 수술을 해야 한다는 그릇된 인식을 갖고 있다. 하지만 실제 턱관절에서 나는 소리를 그대로 둔다고 해서 수술까지 해

야하는 경우는 임상적으로 그리 많지 않다. 실제 통증은 교근부에 있는데도 턱관절에서 소리가 날 경우 턱관절장애 때문에 아픈 것으로 오해할 수 있다.

미국의 TMD 클리닉에 내원한 환자들의 TMD의 유병률을 보면(그림 34-2) 청장년기(30~40대)가 가장 많고 그 이후 서서히 감소하는 것을 볼 수 있다. 이는 TMD가 반드시 나이가 들면서 악화되고 발생률이 증가하는 것은 아니라는 반증이다.

성인 중 40~75% 정도가 TMD의 징후 중 적어도 한 가지가 나타난다고 한다. 턱관절의 소리와 편위는 일반인의 50%에서 증상 없이 나타나고 이들은 정상 범위 이내로 간주되어 처치를 필요로 하지 않는다. 개구량의 감소와 교합의 변화와 같은 다른 징후는 전체 인구의 5% 미만에서 나타난다. 환자들의 남녀 비율은 3:1에서 높게는 9:1까지 여성에서 호발하는 것으로 보고되고 있다. TMD의 높은 발병률에도 불구하고 증상을 가진 환자의 5~10%만 치료를 요구한다는 것은, 적지 않은 환자들이 자연적으로 증상이 호전되는 자연 경과를 보여준다.

표 34-1   **치료방법에 따른 측두하악장애 환자들의 추적결과 비교**

	교정치료(39명)		보존적 치료(60명)	
	시행 전	30년 후	시행 전	30년 후
클릭	94.9%	25.6	18.3	1.7
마찰음	7.7	12.8	16.7	6.7
통증	51.3	5.1	93.3	5.0
잠금	33.3	2.6	11.7	0

따라서 TMD는 진행성의 질환이 아니라, 재발가능성은 있지만 연령이 증가함에 따라 증상이 부분적으로 가라앉을 수 있고 자가조절 등 보존적 요법으로 증상 개선을 얻을 수 있기 때문에 치료방법의 선택은 신중해야 한다. 154명의 턱관절 기능장애 환자에 대한 연구에서 치료 후 7년 평가에서 보존적 치료의 효과를 입증되었고, 측두하악장애 환자 99명을 30년간 추적한 연구(표 34-1)에서 보존적인 치료방법만으로 유의성 있는 증상의 완화를 보고하였다. 따라서 TMD의 치료방법의 선택 시 우선 이 치료가 보존적인 치료인지 비보존적인 치료인지 고려해야 한다. 보존적인 치료에는 환자의 주의사항 숙지, 턱운동, 온습포, 물리치료, 약물치료, 덧대장치splint apparatus치료 등이 있고 이러한 치료들은 동시 또는 순서적으로 선택될 수 있다. 그러나 단지 턱에서 소리가 나거나, 통증이 있거나, 입이 안 벌어진다고 위에서 언급한 보존적인 치료 방법을 충분히 시도하지 않은 채, 치아교정·자연치의 교합조정·턱관절수술·악교정수술 등의 비가역적인 치료 방법을 시행한다면 치료 결과에

따라 환자와 술자 모두에게 상당한 부담을 줄 수 있다. 따라서 단순한 턱관절음을 반드시 치료할 필요는 없으며 항상 악화되는 것도 아니다.

2. 병인기전

1996년 미국구강안면통증학회에서는 TMD의 원인을 크게 외상, 교합요소, 병태생리적 요소, 심리사회적 요소 등으로 설명하였다.

최근 관절의 생체역학, 신경근 생리, 자가면역 그리고 근골격계 질환, 통증의 기전에 대한 연구가 진전되면서 TMD는 생물적, 환경적, 사회적, 감정적 그리고 의지적 요소가 단독 또는 복합적으로 관여하는 다원적인 질환으로 고려되고 있다. 근육과 관절 내 질환의 병인에 대한 현재의 관점이 그림 34-3에 제시되어 있다.

대뇌 피질성 회로의 변화를 보여주는 기능적 뇌영상functional brain imaging에서는 TMD가 다른 만성 통증 질환과 매우 비슷하고 삼차신경계에서 비정상적인 통증의 진행과 연관이 있을 수 있다는 개념을 뒷받침해준다. 특히, 근육 혹은 말초조직에서 기원하는 말초적 기전이 아닌 중추성 감작central sensitization에 의해 야기된 통증 유발 기전을 나타낸다. 게다가 대다수의 생물행동학적 연구에선, 만성 TMD와 정신병리학(불안과 우울증, 외상 후 스트레스 장애, 유아기의 신체적, 성적, 심리적 학대) 사이에 관련이 있다고 한다.

최근의 연구에서 TMD와 교합간섭 간의 유의성 있는 연관성을 찾지 못했다. 이처럼 교합과 TMD 간

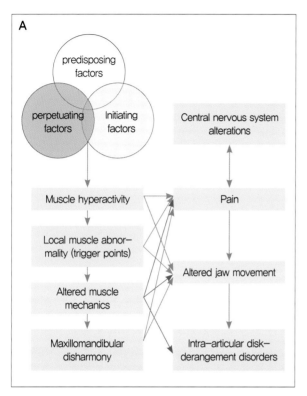
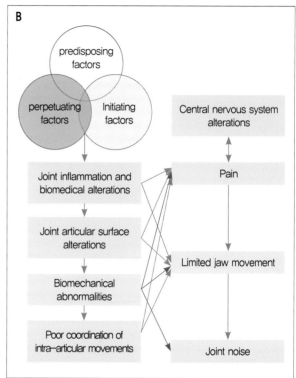

그림 34-3　측두하악장애의 병인. **A.** Muscle Disorder. **B.** Intra-articular Disorders

의 상호 연관성에 관하여는 점점 회의적인 시각이 많으며 오히려 스트레스와 같은 심리사회적 요소가 중요시 되는 추세이다.

3. 진단

진찰과 검사는 정확한 진단을 얻기 위해 필요한 정보를 수집하는 과정으로, 무엇보다도 먼저 TMD가 아닌 타 질환에 의해 환자의 증상이 나타났을 가능성을 생각해야 한다. 포괄적인 병력 청취를 시행하고, 주의깊은 신체적 검진을 수행하며, 기타 잠재적인 심각한 질환을 배제하기 위한 적절한 진단학적 검사를 시행하는 것이 매우 중요하다. 감별해야 할 질환으로 치성(치아우식증, 치주질환) 및 비치성 안면통증, 원발성 혹은 전이성 악골 종양, 두개내 종양 및 두개저의 종양, 기타 안면부 구조의 질환(타액선 포함), 원발두통primary headache 및 이차두통secondary headache 증상, 삼차신경병통증, 전신적 질환(심장, 바이러스 감염, 당뇨, 측두동맥염) 등이 있다. 턱관절이나 인접 악안면 영역에 증상을 나타내는 질환 중에 악성 종양과 같은 치명적인 질환이 있다는 사실도 잊지 말아야 한다.

TMD Examination Chart

Chart No.:   Name: Date: 20   / / /

CC	
Onset : Variation :	
Cause :	

HPI	Pain ( )	Sound ( ) : click / poping / crepitus	Locking ( ) : open / closed

History / Quality / Previous treatment

Aggravating factor   Relileving factor

PMH	
Trauma ( ) Hospitalization / Operation ( ) Illiness ( ) Medication ( ) Allergy ( )	

PDH	Orthodontic Treatment Hx (No / Yes)

Habits	Bruxism ( )	Clenching ( ) : Daytime / Noctumal	
	Gum chewing ( )	Hard food favcrite ( )	Others :

Others	Marriage ( )	Children ( )	Work ( )
	Stress ( )	Depression ( )	Anxiety ( )
	Alcohol ( )	Smoking ( )	Caffeine ( )
	Appetite ( )	Energy level ( )	Sleep disturbance ( )

그림 34-4   교합학회 차트 앞면

4. 진단기준 및 분류

먼저 TMD를 진단하기 위해서는 각 질환에 대한 진단기준을 만족해야 한다. 국제두통질환분류와 DSM의 진단기준 등을 참고해 보면 진단기준이 어느 정도 엄격하고 자세하게 되어 있는지 알 수 있다.

2014년 개발된 TMD 진단분류가 세계적으로 가장 많이 사용되고 인정받고 있으나(표 34-2) 이는 임상가들이 실제 적용하기에는 쉽지가 않다. 따라서 본문에서는 현재 연세대학교 치과병원 구강내과에서

표 34-2　측두하악장애의 질환 분류

I. Temporomandibular joint disorders

  1. Joint pain
    A. Arthralgia
    B. Arthritis
  2. Joint disorders
    A. Disc disorders
      1. Disc displacement with reduction
      2. Disc displacement with reduction with intermittert locking
      3. Dics displacement without reduction with limited opering
      4. Disc displacement without reduction without limited opering
    B. Hypomobility disorders other than disc disorders
      1. Adhesions/adherence
      2. Ankylosis
        a. Fibrous
        b. Osseous
    C. Hypermobility disorders
      1. Disclocations
        a. Subluxation
        b. Luxation
  3. Joint diseases
    A. Degenerative joint disease
      1. Osteoarthrosis
      2. Osteoarthnitis
    B. Systemic arthritides
    C. Condylysis/idiopathic condylar resorption
    D. Osteochondritis dissecans
    E. Osteonecrosis
    F. Neoplasm
    G. Synocial chondromatosis

  4. Fractures
  5. Congenital/developmental disorders
    A. Aplasia
    B. Hypoplasia
    C. Hyperplasia

II. Masticatory muscle disorders

  1. Muscle pain
    A. Myalgia
      1. Local myalgia
      2. Myofascial pain
      3. Myofascial pain with referral
    B. Tendonitis
    C. Myositis
    D. Spasm
  2. Contracture
  3. Hypertrophy
  4. Neoplasm
  5. Movement disorders
    A. Orofacial dyskinesia
    B. Oromandibular dystonia
  6. Masticatory muscle pain attributed to systemic/central pain disorders
    A. fibromyalgia/widespread pain

III. Headache

  1. Headache attributed to TMD

IV. Associated structures

  1. Coronoid hyperplasia

필자가 주로 사용하는 보다 단순한 분류체계를 위주로 설명하겠다(표 34-3).

　총 7개 진단명으로 턱관절 질환 4개, 저작근 질환 3개만 설명한다.

1) 턱관절장애

(1) 턱관절통

　턱관절통을 진단하기 위해서는 턱관절을 손가락으로 촉진할 때 반드시 통증이 재현되어야 한다. 임상적으로 관절낭염과 활막염을 구별하는 것은 어려우므

표 34-3 **측두하악장애질환 분류**

턱관절장애	저작근장애
턱관절통 • 턱관절염증(TMJ inflammation) **턱관절내장증(TMJ internal derangement)** • 정복성 관절원판장애(Disc displacement with reduction) • 간헐적 잠금이 있는 정복성 관절원판장애 　(Disc displacement with reduction with intermittent locking) • 비정복성 관절원판장애(Disc displacement without reduction) • 개구량에 제한이 있는 비정복성 관절원판장애 　(Disc displacement without reduction without limited opening) **턱관절 골관절염(TMJ Osteoarthritis)** **하악과두탈구(Mandibular condyle luxation)**	국소근통(Local Myalgia) 근막통(Myofascial pain) 근경련(Myospasm)

로, 통상 턱관절통이라고 하는 것이 무난하리라 생각 된다.

활막염synovitis은 감염이나 외상에 의해 활막에 염 증이 있는 현상이다. 턱관절낭은 염증이 심하더라도 주위에 종창이 나타나는 경우는 매우 드물다. 따라서 만일 턱관절 주위에 종창이 있다면 우선, 턱관절이나 저작계 이상이 아닐 것이라고 생각하는 것이 좋다. 급성염증이 심해 관절원판 후방조직의 종창이 있거 나 관절 내의 활액이 증가하는 경우에는 환자가 자신 의 교합에 변화가 있다고 호소하기도 하는데, 이때 이환측의 치아가 완전히 물리지 않는 현상이 나타난 다(급성부정교합).

치료로는 턱의 운동을 제한하고 소염제 등의 약물 을 투여하는 것이 효과적인데, 외상으로 인한 경우라 면 48시간까지는 종창을 줄이기 위해 냉찜질을 하고

그 이후부터는 온찜질을 해주는 것이 좋다.

(2) 관절원판장애

관절원판장애disc displacement는 관절원판의 변위 를 동반하는 상태를 말하며, 개구 도중 정복이 이루 어지는 경우와 그렇지 않은 경우로 분류된다. 보통 하악과두mandibular londyle의 전방이나 전내방으로 변위된다.

① 정복성 관절원판장애(그림 34-5)

정복성 관절원판장애disc displacement with reduc- tion에서는전방으로 변위되어 있는 관절원판이 개구 시에 하악과두 위로 다시 정복된다. 정복될 때와 다 시 변위될 때에 각각 클릭이 들릴 수 있는데, 이것을 왕복성 클릭reciprocal clicking이라고 하며, 정복성 변

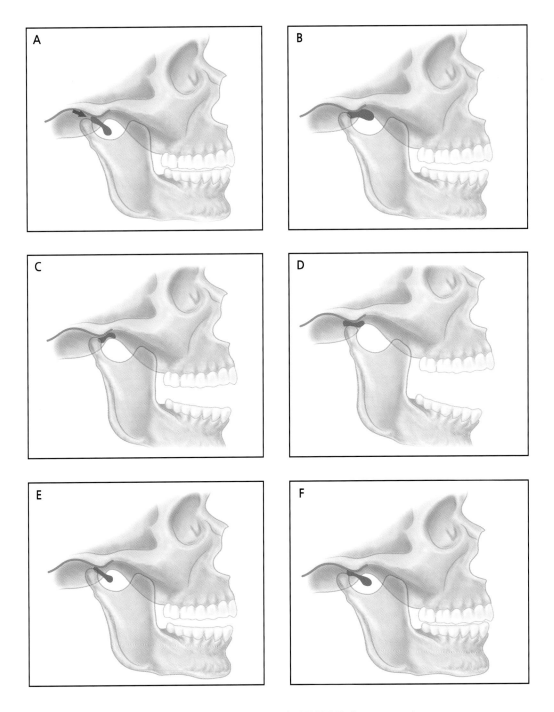

그림 34-5   정복성 관절원판장애

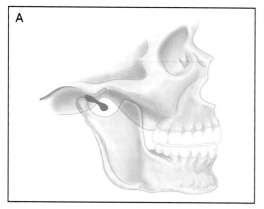
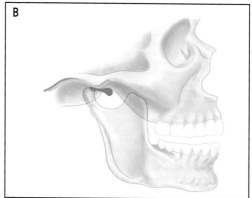
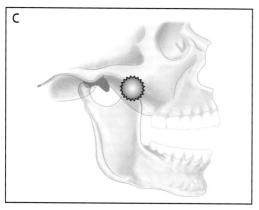

그림 34-6 비정복성 관절원판장애

위의 특징 중의 하나이다. 관절잡음은 다양한 이유로 발생할 수 있기 때문에 잡음과 관절원판변위를 동일시해서는 안 된다.

② 간헐적 잠금이 있는 정복성 관절원판장애

평상시에는 앞에 설명한 정복성 관절원판장애나 하루 중 일시적으로 발생하지만, 간헐적으로 가령 아침에 자고 일어나 기상했을 때 정복이 되지 않는 경우가 함께 나타날 때, 간헐적 잠금이 있는 정복성 관절원판장애disc displacement with reduction with intermittent locking라 한다. 밤에 이갈이나 이악물기가 있는 환자에게 종종 발생한다. 보통 오전에 시간이 지남에 따라 잠금이 풀리고 다시 소리만 나는 정복성 관절원판장애로 돌아간다.

주로 아침 기상 시 발생하나morning lock 질기고 단단한 음식을 오래 씹거나 낮에 이를 장시간 악물고 있어도 발생할 수 있다.

③ 비정복성 관절원판장애(그림 34-6)

비정복성 관절원판장애Disc Displacement without Reduction는 전방으로 변위된 관절원판이 개구 시 하악과두 위로 정복되지 않는 현상이다. 급성인 경우에는 심한 개구장애의 원인이 된다.

대개의 경우, 만성화되면서 개구량이 증가하는 상태가 된다. 경우에 따라서는 개구장애가 지속되는 동안 관절강 내에서 섬유성 유착이 생겨 외과적 처치가 필요할 수 있기 때문에 급성 과두걸림이 일어나면 조기에 하악과두의 운동범위를 회복시켜줄 필요가 있다.

④ 개구량에 제한이 있는 비정복성 관절원판장애

개구량에 제한이 있는 비정복성 관절원판장애disc displacement without reduction without limited opening는 앞에 설명한 비정복성 관절원판장애 상태가 장기간 지속되는 경우 원판후조직이 굳은살 생기듯이 가성 관절원판pseudo disc화 되어 실제 관절원판처럼 적응하게 된다. 이 경우 비록 MRI 영상에는 비정복성 관절원판 상태이나 개구량이 점점 증가되어 거의 정상 범위(손가락 3개 수직으로 삽입될 정도의 개구량)에 가까운 곳까지 벌어질 수도 있다.

(3) 턱관절골관절염

턱관절골관절염의 진단에서는 통증, 마찰음, 방사선 사진 상 골변화 등이 필수 요소이다. 간혹 통증이 없이 두 가지 요소만 있는 경우에서도 이 진단을 내릴 수 있다.

하악과두, 관절융기condylus, 측두와 등의 부위에 골변형이 있는 모든 경우에 골관절염이라고 진단하며 이는 신체의 다른 관절염들과는 달리 20~30대 여성에서 호발하고 소수만이 전신적인 골관절염을 가지고 있다.

외상, 전신성관절염, 또는 턱관절장애에 의해 이차적으로 생기는 골변형이 이곳에 분류될 수 있다. 턱관절골관절염은 관절의 과부하에 의하여 하악과두의 형태가 변하고 이차적인 활막염을 동반하기 때문에 압통과 기능 시의 통증이 있는데, 많은 경우에 자발적으로 증상이 완화될 수 있어서, 하악과두의 퇴행성 변성은 지속적으로 진행된다고만 볼 수는 없다. 통증이 심한 경우에는 보존적 요법으로 치료할 필요가 있으나 치료를 하지 않아도 시간이 지남에 따라 증상이 사라져 개구량도 서서히 회복될 수도 있는 것으로 알려져 있다.

하악과두에 변형이 있으면 골의 흡수, 마모나 골증식 등이 나타난다. 이러한 변화를 부정적으로만 볼 수는 없으며, 경우에 따라서는 우리 몸 스스로 즉 하악과두와 관절융기, 측두와 등이 과도한 압력에 적응하려는 결과로 생긴 변형인 재형성이라는 긍정적인 면도 있다는 점을 염두에 두어야 한다. 턱관절골관절염은 과부하의 결과로 생기는 경우가 많기 때문에, 통증을 나타내는 경우에는 치료의 일환으로, 이갈이 등과 같이 관절에 부담을 줄 수 있는 원인을 적절히 조절해주어야 한다.

(4) 하악과두탈구

하악과두탈구mandibular condyle luxation는 흔히 '턱이 빠졌다'라고 표현하는 상태로, 하악과두가 관절융기의 전방으로 변위되어 입을 다물 수 없는 경우이다. 폐구성 과두잠금closed lock과 구별하여 개구성 과두잠금open lock이라고 하기도 한다. 턱관절의 운동범위가 비정상적으로 큰 환자에게 흔히 나타난다. 임상적으로 습관적인 턱관절의 탈구라고 하는 현상은 대부분 관절인대가 늘어짐으로 인해 개구 시 하악과두의 활주운동을 적절히 제한하지 못하여 하악과두가 관절원판을 넘어 전방으로 넘어가는, 다시 말해서 관절원판이 하악과두의 후방에 놓이게 되는 관절원판 후방변위의 일종이라고 여겨진다.

하악과두탈구 시 재발 장지를 위한 주의사항은 다음과 같다.

① 하품 시 혀를 입천장에 댄다.

② 크기가 작은 음식을 먹고, 크기가 작은 숟가락 및 칫솔을 사용한다.

③ 환자로 하여금 치과치료 시 탈구 병력이 있음을 치과의사에게 알리고, 진료시간을 줄이는 대신 내원 횟수를 늘리는 방법으로 치료를 진행하도록 한다.

2) 저작근장애

전체 TMD 환자 중 관절보다는 근육에 증상을 가지고 있는 경우가 많고, TMD 환자의 90%는 근육장애를 가지고 있다. 일부에서는 근육의 진단과 치료에는 숙련되어 있지 않아서 근육통과 관절통을 구분하지 못하고 관절에 대한 치료만을 시작하는 경우가 적지 않다. 그러므로, 관절통만을 호소하며 찾아온 환자라고 하더라도 근육에도 역시 이상을 가지고 있는 경우가 많기 때문에 좀 더 세심한 주의가 필요하다.

여기에서는 대표적인 저작근질환 3개 만을 설명하고자 하는데 비록 진단명은 다르나 치료법은 거의 유사하다. 촉진 시 근육에 통증이 있는 경우 치료 절차는 비교적 수월하다.

(1) 국소근통

국소근통local myaligia은 근막통증과 달리 촉진시 국소적으로 그 부위만 통증이 있고 허혈현상, 이갈이, 근육피로, 대사장애, 지발성 근통, 보호성 근긴장 등에 의한 이차적 근통이다.

지연성 근통(Delayed onset muscle soreness)은 오랜만에 테니스를 치거나 뜀박질을 한 후 24~48시간 후에 생기는 근육통과 같은 상태를 말한다. 지연성 근통에는 염증 증상이나 근전도상 근육 활성의 상승, 유발점 등이 나타나지 않는다.

보호성 근긴장(protective muscle splinting)은 우리 몸을 보호하기 위해 중추가 관련되어 나타나는 현상으로, 개구 시 통증을 일으키는 일이 발생하면 폐구근이 수축하여 개구를 제한하려고 하는데, 이때 폐구근들은 근육의 수축과 아울러 근통을 나타낸다. TMD에서는 관절낭의 염증으로 인한 개구 시 통증이 가장 흔한 원인으로 작용한다.

(2) 근막통증

AAOP에서는 이 질환을 근막통증 및 발통myofascial pain and trigger point pain이라고 부르고 있다. 만성적인 근육통을 일으키는 근막통증의 진단기준은 근육에 국소적인 둔통이 있을 것과 근육내에서 경결감을 느낄 수 있는 부분에 존재하는 유발점이 있는 것이다. 근막통증의 치료는 바로 이 유발점을 제거하거나 비활성화시키는 것을 목표로 한다. 유발점은 만성적인 근육장애가 지속되면 형성되며 촉진 시 근육 내에 촉진가능한 단단한 밴드가 있는데, 이 부분을 누르면 통증이 유발된다. 이 때 그곳으로부터 멀리 떨어진 곳에 통증이 나타나는데 이를 연관통이라고 한다. 연관통은 근육마다 나타나는 부위가 특징적이다. 실제로는 근육 내 유발점을 기원으로 하는 연관통으로 생긴 두통과 치통때문에 진단에 어려움을 주는 경우가 종종 있다. 따라서, 통증을 호소하는 부위와 통증을 일으킨 원인 부위가 다를 수 있다는 점을 항상 염두에 두어, 근육통·두통·치통 등에 대한 진단을 내릴 때는 연관통에 의해 일어날 수 있는 가능성을 항상 생각해야 한다.

환자의 통증이 근막통증에 의한 연관통인지를 진

단하기 위해서는 국소마취제와 냉각 분사제로 유발점의 활성을 없애준 다음, 통증이 경감하는지를 판단해서 이것을 진단기준으로 삼는다. 유발점을 치료해서 치통이나 두통이 경감된다면 통증이 있는 치아나 두통이 나타난 부분을 치료한다고 해도 효과가 없을 수 있다. 교근이나 흉쇄유돌근의 유발점으로 인한 연관통은 턱관절에 나타날 수 있기 때문에 주목할 필요가 있다. 만일 환자에게 나타난 턱관절의 통증이 흉쇄유돌근으로부터의 연관통이라면 교합장치와 같은 턱관절을 겨냥한 치료에 효과가 나타나기 어려우므로, 보존적인 치료에 효과가 없다는 이유로 환자에게 불필요한 외과적 처치를 하게 될 위험이 있다.

현재 연관통으로서 주목을 받고 있는 것은 경부 근육의 유발점이 측두부의 통증을 유발할 수 있다는 사실이고, 긴장성 두통의 분류 중 목이나 어깨 근육 기원의 연관통도 포함되어 있다고 생각하는 것이 좋다.

(3) 근경련

근육에 대한 손상이나 감염 등에 의한 염증 때문에 통증과 종창, 발열 등이 나타날 수 있는데, 이로 인해 근육의 급성 경련(수축)을 일으킬 수 있다. 발치나 하악 치아의 치료 후에 종종 교근, 내측익돌근 등에 이환되기 쉬우며, 서서히 악화되면서 저항이 매우 강한, 심한 개구장애(경우에 따라서는 10 mm 이하)를 일으킬 수 있다. 가장 흔히 경험하는 경우는 하악공 전달마취 후 내측익돌근에 발생한다.

치료는 급성기에는 안정과 소염제 투여가 필요하며, 외상 직후에는 냉찜질을 하세하고 염증이 기라앉으면 온습포, 개구연습 등의 적극적인 물리요법이 필요하다. 일단 염증이 만성화되면 근육조직의 섬유성 변화가 뒤따르게 마련이므로, 가능한 빠른 시간 내에 염증을 가라앉히고, 통증과 종창 등이 사라지면 기능을 회복시킨 뒤 섬유조직 생성을 막기 위해 적극적인 개구연습과 물리요법이 필요하다.

5. 치료

다른 근골격성 질환에서와 같이, TMD의 징후와 증상은 일시적이거나 저절로 회복하는 경우가 많아 복잡한 교합 치료나 수술과 같은 비보존적·비가역적 치료를 초기치료로 선택하는 것은 가급적 피해야 한다. 따라서 자가요법, 행동 수정, 물리치료, 약물요법, 장치치료 등과 같은 보존적·가역적 치료가 TMD의 초기치료로 추천된다.

1) 자가 요법

자가 요법에는 하악 운동의 제한을 통한 저작계의 휴식, 환자 스스로 구강을 악습관 인식하고 수정하기, 자가 물리치료 등이 있다. 자가 물리치료는 온습포, 냉찜질, 근육 마사지, 운동요법 등이 포함된다. 온습포는 표층에 열을 전달하며 근육의 이완을 촉진시키고, 혈관을 확장시키는 효과가 있다. 냉찜질은 급성 통증에서 국소마취, 항염증 효과가 있다. 급성 외상·염증·감염이 있는 경우 열을 사용해서는 안 되며, 혈액순환이 좋지 않은 부위(당뇨환자, 방사선 조사를 받은 조직)나 개방성 창상에는 냉찜질을 적용해서는 안 된다.

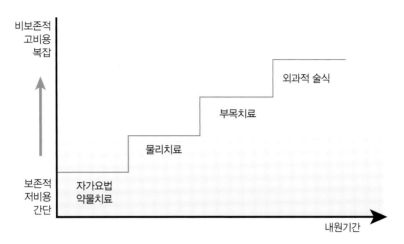

그림 34-7   TMD 치료의 단계

1. 입을 크게 벌리지 않도록 주의하십시오.

    예) 하품, 큰 음식 섭취, 노래부르기, 소리 지르기, 갑자기 입 벌리기 등

2. 가능한 부드러운 음식을 드십시오.

    특별히 피해야 할 음식: 오징어, 껌, 갈비, 딱딱한 음식 등

3. 턱을 괴거나 이를 악물지 않도록 주의하십시오.

    자연스럽게 'N' 발음을 하여 윗니와 아랫니 사이가 2~3 mm 정도 떨어지도록 유지합니다.

4. 따뜻한 물수건을 이용하여 온습포 찜질을 약 10분, 하루 2회 내지 3회 시행해 주십시오.

    (단, 찜질 후 심하게 붓거나 통증이 악화되는 경우 즉시 중단하십시오.)

5. 6×6×6 턱근육 운동

    ① 혀를 위 앞니 안쪽에 닿도록 합니다.
    ② 혀를 세운다는 느낌으로 최대한 입을 벌리고 약 6초간 유지합니다.
    ③ 위 운동을 하루 6차례에 걸쳐 6번씩 반복한다.

6. 경첩(hinge) 운동 – 관절염 환자의 경우에만

    1분 동안 빠른 속도로 입을 벌리고 다물도록 하며 이 때 치아가 부딪히지 않도록 합니다.
    이것을 약 1분간 시행하며 하루에 10회 시행하도록 합니다.

7. 담당의사가 처방한 약재를 중단하지 마십시오. 만일 부작용이 있는 경우 바로 전화하십시오.

그림 34-8   측두하악장애의 자가치료 방법(예시)

(1) 관절과 근육의 안정

관절이나 근육에 통증이 있는 경우는, 무엇보다도 먼저 안정을 취하게 하는 것이 원칙이다. 턱의 사용을 최소한으로 줄이고, 상태를 악화시킬 수 있는 일을 피하면서, 자연치유를 기다리는 것이다. 염좌의 경우 안정시키는 것만으로도 증상은 상당히 호전된다.

부드러운 음식으로 식사를 하며 상하악 치아가 서로 닿지 않도록 한다teeth apart method. 환자에게 위아래 치아가 서로 닿는 것은 저작운동의 최후 순간과 음식이나 침을 삼킬 때뿐이고, 그 외의 시간에는 치아가 접촉하지 않도록 설명한다. 만약 그 외의 시간에 위아래 이가 서로 닿고 있다면, 그것은 이를 악무는 습관이 있는 것으로, 즉시 중지하도록 한다. 이를 악무는 습관은 치아나 턱관절, 근육에 큰 부담을 주고, 이는 통증의 직접적인 원인이 되기 때문이다.

껌은 턱관절이나 근육을 혹사시켜 피로하게 하거나, 미세한 외상을 주어 통증을 일으킬 수 있으므로 피하도록 한다.

(2) 입을 크게 벌리지 않도록 한다

하품을 할 때는 근육이나 관절의 인대가 평소보다 늘어나므로, 조직이 손상을 받을 수 있다. 하품을 하지 않을 수는 없으므로, 입을 크게 벌리지 않고 하품을 할 수 있는 방법을 가르친다.

혀끝을 상악 구개부 전방에 붙이고 혀끝이 떨어지지 않게 하면서 하품을 하는 방법도 있다.

위의 방법은 습관성탈구 환자에게 탈구를 피할 수 있는 방법으로 교육할 수도 있다.

오랫동안 입을 크게 벌리고 있어야 하는 치과치료는, 관절이나 근육에 부담을 더해 증상을 악화시킬 가능성이 있다. TMD 증상이 개선되기 시작할 때 치과치료를 받으면, 또 다시 증상이 악화되는 경우가 많으므로, 증상이 완전히 소실될 때까지 연기하는 것이 바람직하다.

(3) 냉습포

급성통증 시 처음 48시간 내지 72시간은 냉습포를 사용하는 것이 좋다. 차갑게 하면 종창이나 통증을 줄일 수 있으므로, 염좌나 타박상, 혹사로 인한 급성통증 등에 효과가 있다. 물을 종이컵에 채우고 얼려 놓으면 간편하게 사용할 수 있는데, 얼린 얼음팩을 수건에 싼 후 통증이 있는 부위에 대면 좋다.

(4) 온습포

수성콜로이드 계통의 찜질팩을 사용한다. 만일 구입할 수 없으면, 젖은 수건을 전자레인지에서 따뜻하게 데우거나 뜨거운 샤워를 10분 정도 하는 것도 좋은 방법이다. 중요한 점은 집에서 매일 해야 하는 작업이므로 환자에게 부담을 주지 않는 간편한 방법을 선택하는 것이 중요하다.

(5) 마사지

긴장되어 있는 근육을 스스로 가볍게 마사지 하는 것도 효과적이다. 온습포로 근육을 덥혀준 후에, 기분이 좋은 느낌이 들 정도의 가벼운 마사지를 해주면 근육 이완에 효과가 있다.

(6) 운동

규칙적으로 걷거나 수영을 하며, 운동하는 것은 육체적뿐만 아니라 정신적으로도 좋은 효과를 가져온다. 운동은 정신적 스트레스를 낮춰, 기분을 전환시키고, 근육이나 몸의 기관을 건강하게 유지시킨다.

2) 물리치료

물리치료는 근골격 통증을 줄이는데 도움을 주고 염증 완화, 근육활성의 감소, 조직의 치유와 재생을 통해 정상기능재건을 도와준다. 대부분의 경우 물리치료는 다른 치료와 함께 부가적으로 이루어진다. 비록 잘 조절된 임상연구가 없다 하더라도 TMD의 보존적인 치료에 있어 물리치료는 효과적이라고 받아들일 수 있다.

만성 TMD에 있어 치료의 최종의 목적은 자가 관리 프로그램으로 환자가 독립적인 관리를 할 수 있게 하는 것이다. 자가 관리 프로그램은 자기관리와 운동처방을 포함한다.

3) 행동치료, 심리치료 그리고 상담

TMD 환자는 치과의사가 도울 수 없는 복잡한 성격의 우울증에 시달릴 수 있다. 의사가 환자의 심한 감정적 불안상태를 확인했다면 먼저 정신과 전문의에게 의뢰하여야 치과치료를 받을 수 있는지에 대해 확실히 확인하여야 한다. TMD 환자 대부분은 스트레스를 받고 있어 심리치료와 상담이 필요하다. 그들의 증상이 심각한 질병이 아니라는 것과 치료 없이 스스로도 회복될 수 있다는 것을 그들에게 설명해주는 것이 중요하다.

상담은 실제적인 치료이며 근육긴장의 경우 환자가 증상에 있어서 긴장의 중요성을 인식할 때 환자 자신에 의해 감소될 수 있다.

4) 약물요법

진통제, 근이완제muscle relaxant, 삼환계항우울제 tricyclic antidepressant 등이 턱관절통증에 효용성이 있다는 많은 자료가 있다. 약물 중독, 부작용, 기존 복용 중인 약물과의 상충 등과 같은 문제가 발생할 수 있으므로 약물을 처방하기 전에는 내과적인 자문을 통해 차례적인 약물 조정과정을 거치는 것이 중요하다.

급성 단계에서는 비스테로이드소염제가 종종 효과를 보인다. 초기 치료에서 보통 10~14일간 처방되며, 각 처방 시에 환자는 재평가 되어야 한다. 종종 급성 통증 치료에 근이완제가 사용되나 만성 상태에서의 효과가 증명된 바는 없다. 아편계 진통제의 장기간 투여는 가급적 피해야 한다. 항우울제는 만성 통증의 치료에 대하여 오래 전부터 효율적으로 사용되어 오고 있다. 통증과 기능이상이 전신적인 근통과 우울 증상 및 징후가 복잡하게 얽힌 상태의 일부로 나타날 때, 항우울제의 사용이 종종 정당화된다. 삼환계항우울제는 가장 널리 사용되며, 취침 시의 노르트리프틸린, desipramine, doxepin 등을 2~4주간 처방하여 증상의 경감을 기대해 볼 수 있다. 만약 성공적이라면 약물치료는 2~4개월간 유지되며 복용량을 점차 줄여나가게 된다. 선택적세로토닌재흡수억제제도 치료의 한 방법으로 사용되어오고 있으나, 몇몇 약제들(fluoxetine, paroxetine)은 특히 수면 중에 저작근의 활성을 증가시키는 부작용(이갈이)을 보여, 일반적으로 추천되지 않는다. 삼환성 항우울제와 함께 몇몇 새로 개발된 세로토닌노르에피네프린재흡수억제제인 duloxetine도 사용이 될 수 있으며, TMD에서 약간의 효과를 보인다. 벤조다이아제핀 같은 항불안제들도 사용된다. 장시간 지속되는 경우 수면 시, 저용량으로 단기간(수 주) 복용하는 것이 추천된다(다이아제팜 2.5~5.0 mg; clonazepam 0.5 mg). 잠정적인 의존성으로 인하여 벤조다이아제핀의 장기적 사용은 제한되어야 하며 수시로 재평가 되어야 할 것이다.

5) 장치치료

TMD 치료를 위한 많은 종류의 구강 내 교합장치들이 있으나, 아직 최적의 디자인이 존재하지는 않는다. 이러한 장치들은 유지장치나 가철성 의치와 유사하게 치아에 착용되며 보통 경성 아크릴 소재로 가공되어 만들어진다. 그들은 관절의 역학을 변형시켜 턱관절의 기능을 향상시키고 잠정적인 가동성을 증가시킨다. 또한 비정상적인 근기능을 감소시켜 저작운동계의 기능을 향상시키고, 이악물기 등으로 인한 치아 파절이나 마모 등으로부터 치아를 보호하기 위하여 디자인 되었다. 이러한 장치들이 환자를 구강 부기능 습관에 더 민감해지도록 만들고, 저작기능을 개시하고 조절하는 고유수용기와 중추운동계를 변화시킨다는 가설이 있다.

가장 흔한 장치는 치열궁 전체(상악 혹은 하악)에 맞도록 경성 아크릴로 제작된 것이다(그림 34-9). 구강 내에 착용하는 장치를 이용한 연구에 대한 장기간 효과에 대하여 이중 맹검을 이용한 연구들은 거의 없는 상태이다. 그러나 적절한 보조요법들과 함께 이러한 장치들을 사용하면 TMD로 인한 통증과 기능이상을 70~90%까지 경감시키는 역할을 할 수도 있다.

대표적으로 교합안정장치stabilization splint와 전방교합장치anterior positioning splint, APS가 있다. 교합안정장치는 관절을 안정시키고 치아를 보호하고 거상근을 이완시키며, 이갈이를 감소시킬 목적으로 사용한다. 급성 증상인 경우에는 하루 종일 장착하게 할 수 있지만, 구치부 개교합 등의 부작용을 일으킬 수 있으므로 가급적 밤에만 장착하는 것이 좋다. 수면시 일어나는 간헐적인 비정복성 관절원판 변위를 예방하는데 전방교합장치의 야간사용은 효과적이다. 장치치료의 합병증으로는 치아우식증, 치은염, 구취, 발음 곤란, 교합 변화, 장치에 대한 심리적 의존 등이 있으며, 이 중 가장 심각한 합병증은 장기간에 걸쳐 장치를 항상 사용하는 경우 나타나는 교합변화이다. 따라서, 장치의 사용은 수면시간 정도로 한정하는 것이 바람직하다.

6) 수술

턱관절 수술은 특정한 관절장애에 한하여 효과적이다. 그러나 수술기술의 복잡성, 가능한 합병증, 행동, 심리사회적 기여 인자 등으로 인해 턱관절 수술은 오직 선택된 경우에서만 행해져야 함을 제안한다.

수술로 환자를 치료하려는 결정은 관절 내의 병리적 해부학적 장애의 정도, 상태의 회복 가능성, 적절한 비수술적치료의 결과, 문제점이 환자에게 일으킨 손상의 정도에 의존한다. 계류 증인 소송, 우울증 또는 조절이 안 되는 야간의 이갈이와 같은 복잡한 인자들을 가진 환자는 수술의 예후가 좋지 않을 수 있다. 임상의들은 수술실패와 신경성 통증장애(예, 구심로 차단성 통증)를 포함한 합병증의 가능성에 대한 전반적인 이해와 올바른 인식을 갖고 있어야만 한다.

미국 구강악안면외과의사협회의 턱관절 수술에 관한 임상지침은 턱관절 수술이 오직 비수술적 치료가

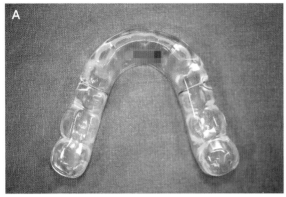

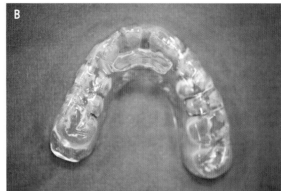

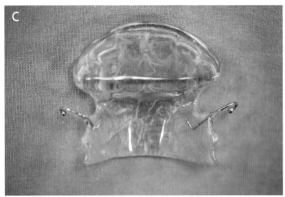

그림 34-9   여러 가지 스플린트 장치들

효과가 없을 때에만 행해져야 하며, 증상이 없거나 증상이 최소인 경우에는 적응증이 아니라고 말한다. 게다가, 수술은 예방적인 이유로 행해져서는 안 된다. 수술의 적응증은 기능을 할 수 없는 중등도에서 심한 통증이나 기능장애를 포함한다. 수술치료는 관절세척, 폐쇄수술법(관절경검사), 개방수술법(관절절개술/관절성형술)을 포함한다.

참고문헌

1. Carlsson GE, Droukas BC. Dental occlusion and the health of the masticatory system. *Cranio* 1984;2:142–147.
2. De Boever JA, Carlsson GE, Klineberg IJ. Need for occlusal therapy and prosthodontic treatment in the management of temporomandibular disorders. Part I. Occlusal interferences and occlusal adjustment. *J Oral Rehabil* 2000; 27:367–379.
3. De Boever JA, Carlsson GE, Klineberg IJ. Need for occlusal therapy and prosthodontic treatment in the management of temporomandibular disorders. Part II. Tooth loss and prosthodontic treatment. *J Oral Rehabil* 2000;27:647–659.
4. de Leeuw R, Boering G, Stegenga B, de Bont LG. Clinical signs of TMJ osteoarthrosis and internal derangement 30 years after nonsurgical treatment. *Journal of orofacial pain* 1994;8:18–24.
5. De Leeuw R. Orofacial pain. 4th ed. Chicago; Quintessence; 2005:158–175.
6. Denbo JA. Malocclusion. *Dent Clin North Am* 1990; 34:103–109.
7. Dimitroulils G, Dolwick MF, Martinez GA. Temporomandibular joint arthrocentesis and lavage for the treatment of closed lock: A follow-up study. *Br J Oral Maxillofac Surg* 1995;33:23–26.
8. Dionne RA. Pharmacologic treatments for temporomandibular disorders. *Oral Surg Oral Med Oral Pathol Oral Radiol Endod* 1997;83:134–142.

9. Hall HD. A technique to improve predictability of condylar position withmodified condylotomy. *Oral Surg Oral Med Oral Pathol Oral Radiol Endod* 1999;88:127–128.

10. Hong CZ. Lidocaine injection versus dry needling to myofasical trigger point. The importance of the local twitch response. *AmJ Phys Med Rehabil* 1994;73:256–263.

11. McNeill C. Management of temporomandibular disorders: concepts and controversies. *The Journal of prosthetic dentistry* 1997;77:510–522.

12. Olivo S, Bravo J,Magee D, Thie NM, Major PW, Flores-Mir C. The association between head and cervical posture and temporomandibular disorders: A systematic review. *J Orofac Pain* 2006;20:9–23.

13. Reston JT, Turkelson CM. Meta-analysis of surgical treatment s for temporomandibular articular disorders. *J Oral Maxillofac Surg* 2003;61:3–10.

14. Scicchitano J, Rounsefell B, Plilowskt I. Baseline correlates of the response to the treatment of chronic localized myofascial pain syndrome by injection of ocal anesthetic. *J Pstchosom Res* 1996;40:75–85.

15. Scrivani, S. J., Keith, D. A., & Kaban, L. B. Temporomandibular disorders. *The New England Journal of Medicine* 2008;359:2693–2705.

16. Segami N, Murakami K, Iizuka T. Arthrographic evaluation of disc position Following mandibular manipulation technique for internal derangement with closed lock of the temporomandibular joint. *J Craniomandib Disord Facial Oral Pain* 1991;4:99–108.

17. Takaku S, Sano T, Yoshida. Long-term magntic resonance imaging after temporomandibular joint discectomy without replacment. *J Oral Maxillofac Surg* 2000;58:739–745.

18. van der Windt DA, van der Heijden GJ. van den Berg SG, ter Riet G, de Winter AF, Bouter LM. Ultrasound therapy for musculoskeletal disorders: A systematic review. *Pain* 1999;81:257–271.

19. Wright EF, Domenech MA, Fischer JR Jr, Usefulness of posture training for patients with temporomandibular disorders. *J Am Dent Assoc* 2000;131:202–210.

20. ZinkW, Graf BM. Local anesthetic myotoxicity. *Reg Anesth Pain Med* 2004;29:333–340.

35

경추성두통

정성우

경추성두통cervicogenic headache은 병원을 방문하는 두통 환자 중 비교적 흔하게 볼 수 있는 두통이며, 상경부의 통각수용구조물인 척수신경, 신경절, 구상돌기uncovertebral관절, 추간판, 후관절facet joint, 근육 그리고 인대 등에서 유래하는 두통이다. 통증의 근원은 머리가 아니라 목이며, 질환이라기보다는 두통의 형태로 나타나는 하나의 증후군이다. 경추성두통은 국제두통질환분류 제 3판 베타판ICHD-3β에서 이차두통으로 분류되며, 경추성두통국제연구회Cervicogenic Headache International Study Group 진단기준도 임상적으로 이용되고 있다. 긴장형두통tension-type headache 이나 무조짐편두통과 달리 경추성두통은 경추의 움직임 또는 일측의 목이나 후두부에 외부에서 압력을 가했을 때 유발되는 편측성 두통이며, 목에서 시작하여 전두-측두부로 방사되는 대개는 비박동성의 중등도 두통이 특징이다. 두통은 다양한 기간 지속되거나 변동을 보일 수 있고, 동측 어깨나 팔의 통증을 동반할 수 있다. 현재까지도 경추성두통의 개념 및 임상

적 진단에 대해 논란이 존재하며 모두가 인정하는 하나의 진단기준이 확립되지 않았고, 치료적 접근도 신경과의사, 통증의학전문의 등 진료하는 의사에 따라 다양한 것도 사실이다. 만성두통질환 중 일정 부분을 차지하는 경추성두통의 병태생리, 진단기준 및 치료의 발전을 위해 더 많은 공동연구가 진행되어야 할 것이다.

1. 역학

경추성두통은 아직 전문가들 사이에서도 진단기준에 의견 일치를 보이지 못하고 있고 연구대상에 따라서도 다른 결과를 보여 정확한 역학조사는 어려운 실정이다. 경추성두통국제연구회의 임상진단기준을 적용한 연구에서 유병률은 일반 인구의 1~4.1%로 보고하고 있으며, 연구에 따라 차이는 있으나 성별에 따

른 차이는 없었다. 다른 연구에서는 만성두통 환자의 15~20%, 심한 두통 환자의 17.5%, 채찍질손상whip-lash 후 두통 환자의 53%에서 경추성두통에 부합된다고 보고하였다.

2. 임상소견 및 진단기준

'경추성두통'이라는 용어는 1983년 Sjaastad 등이 그 당시의 진단기준으로 분류되지 않고, 두통의 원인이 경추에 있는 것으로 보이는 환자들을 기술하면서 처음으로 사용하였다. 1988년 국제두통질환분류ICHD에서 경추성두통이란 용어를 인정하지 않고 '목의 질환에 기인한 두통'이라는 진단기준으로 제시하였다. 1998년 경추성두통국제연구회에서 더 많은 임상연구를 통해 경추성두통의 진단기준을 제시하였는데(표 35-1), 세 가지 주진단기준은 다음과 같다. ① 목을 포함하는 증상과 징후, ② 진단적 국소마취제에 의한 차단이 확인됨, ③ 반대쪽 이동이 없는 편측성 두통. 그러나 양측성인 경우도 보고되고 있으며, 편측성인 환자일지라도 두통이 심해지면 양측으로 확산될 수 있는데, 이 때 반대측은 원래 병변 부위에 비해 약한 증상을 보인다. 중요한 진단기준인 목을 포함한 증상과 징후는 윗목이나 후두부위를 누르면 통증이 유발되며 목의 움직임이나 지속적인 부자연스러운 목의 자세 등에서도 통증이 유발되는 것을 의미한다. 그리고 목의 움직임이 제한적이며, 동측 어깨나 팔까지 비분절성으로 통증을 느낄 수 있으나 간혹 분절성일 수도 있다. 두통은 둔하고 비박동성이며 강도는 중등도나 심도이고 칼로 베는 통증은 아니다. 지속 기간

표 35-1 **경추성두통국제연구회 진단기준(1998)**

주진단기준

1. 목을 포함하는 증상과 징후(아래 a~c 중 1개 이상 존재가 필수적)
   a. 평소 일어나는 두통과 같은 두통을 일으킨다.
      1. 목의 움직임 그리고/또는 지속적인 부자연스러운 목의 자세 그리고/또는
      2. 증상부위와 동측의 상경부 또는 후두부위에 외부 압력
   b. 목의 운동범위 제한
   c. 불명확한 비분절성 또는 가끔 분절성인 동측 목, 어깨 또는 팔의 통증
2. 국소마취제에 의한 진단적 차단 시 확실한 증거
3. 반대측 이동이 없는 편측성 두통

두통의 특징

1. 흔히 목에서 시작하는 중등도-심도, 비박동성두통, 비난자통
2. 지속기간이 다양한 삽화성 두통
3. 기복을 보이며 지속적인 두통

약간 중요한 다른 특징

1. Indomethacin에 단지 최저의 효과 또는 효과 없음
2. Ergotamine과 sumatriptan에 단지 최저의 효과 또는 효과 없음
3. 여성
4. 과거력에 중등도 이상의 강도로 종종 머리를 다치거나 목을 다친 적이 있다.

덜 중요한 다른 특징

발작과 관련된 다양한 현상, 단지 가끔 존재, 그리고/또는 중등도로 나타남
1. 구역
2. 눈부심과 소리공포증
3. 어지럼증
4. 동측의 흐린 시력
5. 연하장애
6. 동측의 부종, 주로 눈주위 부위

표 35-2 경추성두통 진단의 임상적 기준(2001)

1	반대측 이동 없는 편측성 두통
2	목을 포함하는 증상과 징후 • 목의 움직임 또는 지속적으로 부자연스러운 목의 자세 • 동측 뒷목 또는 후두부에 외부압력으로 통증 유발 • 동측 목, 어깨, 팔의 통증 • 목의 운동범위 감소
3	지속기간이 다양한 삽화성 두통 또는 기복을 보이며 지속적인 두통
4	중등도, 극심하지 않은 통증, 대개는 비박동성두통
5	통증이 목에서 시작하여 전두부, 측두부, 안와부위로 퍼짐
6	국소마취제를 이용한 진단적 차단으로 통증이 일시적이라도 완전 차단이 되거나, 두통 발생 전 지속적인 목의 외상
7	발작과 관련된 다양한 현상: 자율신경계증상, 구역, 구토, 동측 눈주위의 부종과 홍조, 어지럼증, 눈부심, 소리공포증, 또는 동측의 흐린 시력

은 매우 다양한 변동이 있다. 가장 신뢰할 수 있는 특징은 목에서 시작하며 전두-측두부로 퍼지는 통증, 동측 어깨와 팔의 통증, 그리고 목의 움직임에 의해 유발되는 통증이다. 2001년 다른 연구자들은 경추성두통의 임상적 진단에 도움을 주고자 7가지 임상기준을 제시하였다(표 35-2).

2004년 국제두통학회 질환분류에서는 경추성두통이라는 새로운 진단기준을 제시하였다. 진단기준 중 목에서 기인하는 연관통으로 두부 그리고/또는 얼굴의 한 부위 혹은 그 이상에서 지각되는 통증으로 기

술되어 있으며, 이는 두통이 없이 단지 안면부의 통증으로도 진단이 가능함을 의미한다. 또한 진단기준에 방사선 영상을 포함시켰는데 실제 대부분의 경추성두통의 진단에 방사선 영상은 도움이 되지 않고, 특히 MRI는 경추성두통의 진단에 감수성과 특이도가 낮다는 제한점이 있다.

여러 진단기준 등에서 비교적 일치를 보이는 점은 두통이 목이나 후두부에서 시작되며 두부의 다른 곳 즉, 전두부, 측두부 그리고 안와부의 통증을 포함한다는 것이다. 국제두통학회의 진단기준도 경추성두통국제연구회의 진단기준처럼 진단적 신경차단에 양성반응이 나오면 목에서 기인한 통증이라 하였다. 흔히 대후두신경, 작은뒤통수신경, 안와부위신경, 안와하신경, 윗목의 근육과 후관절내, 후관절 관절지, 신경뿌리, 그리고 경부 디스크 등에서 신경차단을 시행한다. 진단적 신경차단의 감수성은 80%이나 민감도가 낮아 실제 편두통migraine이나 군발두통cluster headache 환자의 45% 이상에서 신경차단에 양성반응을 보일 수 있다. 또한 어느 부위에서 신경차단을 할 것인가의 문제도 있지만, 신경차단은 경추성두통의 원인이 되는 통증유발 부위를 찾고 치료하는데 유용하므로 이에 대한 더 많은 연구가 필요하다. 국제두통질환분류 제3판 베타판ICHD-3β의 진단기준에서는 두통을 유발할 수 있다고 알려진 경추 또는 경부연조직 질환 또는 병소의 임상, 검사실 검사, 그리고/또는 영상 증거가 필요하고, 경부질환/병소와 두통의 인과관계를 입증하는데, 발생의 시간연관성, 호전 또는 소실의 연관성, 목운동 범위의 감소와 두통 유발수기에 의한 두통의 악화, 경부구조물 또는 신경에 대한 진단목적의 마취에 의한 두통의 소실 중 최소 두 가지를 제시하였다(표 35-3). 편두통, 긴장형두통과 구별되는 경추성두

표 35-3 **경추성두통의 진단기준(ICHD-3β)**

A. 진단기준 C를 충족하는 두통

B. 두통을 유발할 수 있다고 알려진 경추 또는 경부연조
직 질환 또는 병소의 임상, 검사실 검사, 그리고/또는
영상 증거

C. 다음 중 최소한 두 가지로 인과관계가 입증됨:
1. 두통이 경부 질환의 시작 또는 병소의 발병과 시간
연관성을 가지고 발생
2. 경부 질환 또는 병소의 호전 또는 소실과 동시에 두
통이 현저히 호전 또는 소실됨
3. 경부운동 범위가 감소하고 유발수기에 따라 두통이
현저히 악화됨
4. 경부구조물 또는 신경에 진단목적의 마취를 했을 때
두통이 사라짐

D. 다른 ICHD-3 진단으로 더 잘 설명되지 않음

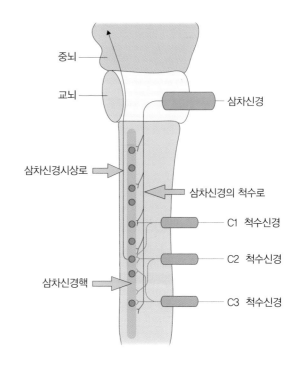

그림 35-1 삼차신경과 상경부 척수신경으로부터 구심신경
흥분의 수렴

통의 두통양상으로 편측으로 국한된 통증, 목근육에
손으로 압력을 가하거나 머리를 움직일 때 발생하는
전형적인 두통, 뒤쪽에서 앞쪽으로 방사되는 통증을
해설 편에 기술하였다.

3. 병태생리

경추성두통의 발생기전에서 신경해부학적으로 가
장 기본이 되는 것은 C1-3 적수신경과 삼차신경 제
1분지의 통각수용구심신경이 척수분절 C1-3에서 같
은 이차 뉴런으로 수렴convergence되는 현상이다(그

림 35-1). 삼차신경과 경부척수신경의 구심섬유 사이
의 수렴에 의해 경추부에서 기원한 통증이 전두부,
측두부, 안와부위의 두통으로 지각된다는 것이다. 윗
목의 근육이나 인대의 긴장손상, 후관절이나 추간판
의 병적 변화가 C-섬유의 통각수용기를 자극하고 이
신경흥분은 C1-C3 신경후근을 통하여 척수로 들어
가 상하로 3분절 정도 하행 또는 상행하여 뒷뿔dorsal
horn로 들어와서 삼차신경의 척수로spinal tract와 섞
이게 된다. 삼차신경핵은 주감각핵principal sensory
nucleus과 척수삼차신경핵spinal tripeminal nucleus으로
구분되는데, 척수삼차신경핵은 꼬리쪽으로 C3-C4
부위까지의 경부척수에 위치한다. 이 신경세포의 기
둥은 삼차신경척수핵의 꼬리 부분pars caudalis과 상

부 3~4개의 경부 척수분절의 회백질에 의하여 형성된 기능적 연속체functional continuum이다. 따라서 상부 3개의 경부 신경뿌리로부터의 구심신경흥분은 삼차신경의 구심신경흥분과 수렴을 이루므로 경부에서 온 통증이 두부로 전개된다. 이 삼차신경촉수핵은 통각수용특이nociceptive specific 신경세포와 광역역동범위wide dynamic range, WDR 신경세포로 구성되어 있다. 광역역동범위신경세포는 C-섬유의 반복자극이 입력되면 뒷뿔의 신경흥분도가 증가되는 중추성감작현상을 초래한다. 정상에서 넓은동력범위신경세포는 무해자극에 통증신호를 전달하지 않으나 감작되면 무해자극을 통증자극으로 감지한다. 이런 기전으로 근육, 인대, 후관절 등에서의 정상적인 감각유입을 통증으로 인식한다.

경추성두통은 해부학적으로 다양한 구조물의 병변이 원인이 될 수 있고, 한 환자에서도 병변의 원인이 한군데 이상일 수도 있는데, C1-3 척수신경의 지배를 받는 어떤 구조도 두통의 원인이 될 수 있다. 여기에는 뒷목근육, 후관절, 고리중쇠관절atlantoaxial articulation, 추간판, 상부경추의 경막, 척추동맥 등이 포함된다. 경추성두통이 의심되는 환자에서 C2-3 돌기사이관절zygapophysial joint이나 외고리중쇠관절lateral atlantoaxial joint을 마취하면 두통이 감소하는 것을 확인할 수 있다. C2-3 후관절이 관련된 가장 대표적인 관절이며, 다음으로 외고리중쇠관절이고, 종종 C3-4 후관절도 관련된다. 경추후관절에서 유발된 통증의 분포도 관절에 따라 차이를 보이는데, C2-3 후관절에서 유래한 통증은 외측 후두를 지나 이마와 안구부위까지 퍼진다.

4. 감별진단

1) 무조짐편두통

경추성두통의 일부 증상은 무조짐편두통과 비슷하여 정확한 진단이 어려울 수 있다. 경추성두통도 편두통처럼 편측성 두통이 대부분이며 흔하지 않으나 동반증상으로 구역, 구토, 눈부심, 소리공포증 등을 보일 수 있고, 편두통발작 시 목 불편을 보이는 경우도 많기 때문이다. 경추성두통 환자에서는 비박동성 두통, 동측 팔로 방사되는 통증, 목의 자세변화나 압박에 의한 두통유발 등이 특징적인 소견이다. 편두통에서는 통증이 주로 머리에서 시작하고 박동성두통과 눈부심이 경추성두통에 비해 매우 흔하며 통증강도가 더 세다. 편두통에서 통증은 좌우가 바뀔 수 있으나 경추성두통에서는 좌우이동 없이 편측성이 지속된다.

2) 긴장형두통

경추성두통의 특징 중 비박동성, 삽화성 형태들로 인해 긴장형두통과 감별이 필요하다. 긴장형두통은 흔히 누르는 듯하며 꽉 끼는 모자를 쓴 듯한 두통이 특징이며, 대부분의 환자는 양측성 두통을 호소한다. 양측성인 경추성두통의 경우 긴장형두통과 감별이 쉽지 않아 신경차단을 이용하기도 한다.

3) 척추동맥 또는 내경동맥의 동맥박리

동맥박리arterial dissection 발생부위의 통증과 함께 동맥에 분포한 신경의 피부영역으로 연관통이 발생하여 목통증과 두통, 안면통을 호소할 수 있다. 두통은 점진적으로 진행되기도 하지만 갑자기 심한 형태로 시작하기도 하며, 두통 발생 이후 뇌혈관 증상이 나타난다. 감별진단이 고려되지 않을 경우, 경추의 수기조작에 의해 동맥박리가 악화되는 위험성에 주의해야 한다.

4) 후두개와 병변

후두개와의 경막과 혈관은 상부경추신경 지배를 받으므로 이곳의 병변은 경추성두통의 감별진단에서 중요하다.

5) 목혀증후군

목혀증후군neck-tongue syndrome에서는 머리를 빠르게 돌릴 때 외고리중쇠관절의 후방아탈구가 일어나 관절낭의 긴장으로 동측 후두의 통증이 발생하고, C2 척수신경이 압박되어 혀의 저린감을 유발한다.

6) 경추(C2) 신경통

외고리중쇠관절의 염증성질환이나 외상에 의해 C2 신경이 영향을 받아 후두부의 간헐적인 난자통이

생기고 눈물흘림과 충혈이 동반된다. 수막종, 신경종, 척추동맥기형 등에 의해서도 생길 수 있다.

7) 후두신경통

후두신경통occipital neuralgia에서는 후두신경 영역에 국한된 편측성 작열통으로 통증부위에 다양한 감각증상과 함께 압통을 보일 수 있다. 후두신경의 외상, Arnold-Chiari기형, 염증, 대상포진 등 여러 원인에 의해 유발될 수 있다.

그 밖에 상부경추의 수막염, 대상포진, Arnold-Chiari기형 등도 감별진단에 포함된다.

5. 치료

경추성두통의 치료적 선택은 치료하는 의사의 전문성에 의해 더 영향을 받는 경향이 있다. 많은 치료법이 제안되었으나 그 중 일부만 무작위대조시험으로 연구되었고, 소수만이 그 효과가 확인되었다. 경추성두통에서는 약물치료, 수기치료, 국소 주사치료 및 중재치료, 그리고 수술치료 등이 적용되고 있다. 심하지 않은 경우에는 약물치료와 물리치료 등으로 증상의 호전을 기대할 수 있으나, 증상이 심한 경추성두통은 신경차단술이 요구되며 수술적 치료가 필요할 수도 있다.

가장 기본이 되는 치료는 약물치료인데, 아세트아미노펜이나 비스테로이드소염제는 증상이 경미한 경추성두통 환자에서 일시적 두통완화를 기대할 수 있

으며, 신경병통증 요소가 동반된 경추성두통의 경우는 삼환계항우울제tricyclic antidepressant, gabapentin이나 pregabalin 같은 항경련제 등을 단독 또는 복합적으로 사용할 수 있다. 그러나 아직 경추성두통 환자에서 효과가 입증된 약제는 없다. 아편유사제는 일반적으로 추천되지 않으며, 에르고트ergots제와 트립탄제는 효과가 없다. 경추성두통에서 보툴리눔독소 ABotulinium toxin A의 효과는 증례를 통해 보고되었으나 무작위대조연구에서는 효과가 없었다.

수기치료의 효과는 주로 증례보고이며 체계적인 리뷰에서는 그 효과가 확실하지 않다. 운동요법은 단독 또는 수기치료와 병용하여 단기간의 추적조사에서는 효과가 보고되었으나 장기간의 잘 된 대조연구는 없는 실정이다. 척추관절수기치료는 신경손상이나 동맥박리 등 심각한 합병증의 보고가 있으므로 금기증을 확인해야 한다.

국소마취제를 이용한 국소주사 또는 신경차단은 진단 및 치료목적으로 사용될 수 있는데, 치료효과에 대한 증거는 제한적이다. 주로 주사치료를 하는 부위는 대후두신경greater occipital nerve과 작은뒤통수신경, 상경부나 측두부의 근육과 후관절내 그리고 후관절 관절지, 제3후두신경, 신경뿌리, 그리고 경막외강 등이며, 국소마취제를 단독으로 사용하기도 하고 필요 시 스테로이드제도 첨가하여 사용한다. 후관절, 신경뿌리, 디스크, 제3후두신경, 그리고 경막외강에 약제를 주입할 때는 반드시 영상투시 하에 시행하여야 정확한 진단과 치료가 될 수 있으며 심각한 부작용을 피할 수 있다.

후관절 관절지나 제3후두신경이나 등뿌리신경절 dorsal root ganglion 등에 고주파열응고술radiofrequency thermocoagulation이나 맥동무선주파술pulsed radio-frequency 등은 가장 많이 연구된 치료방법으로, 연구방법에 따라 다소 논란이 있기는 하지만 장기추적조사에서도 효과가 확인되었다. 특정 경추관절을 지배하는 신경을 국소마취제로 차단했을 때 두통해소의 지속시간이 짧은 경우, 해당 신경에 응고술로 통증신호를 차단하면 오래 지속되는 효과를 볼 수 있다. 이 방법은 특히 C2-3 후관절(제3후두신경이 대상)에서 유래하는 두통에 적합하다. 경추성두통 환자에 경피전기신경자극Transcutaneous electrical nerve stimulation, TENS은 단기적으로 효과가 있다고 보고되고 있으나 잘 된 대조 연구는 없다. 상경부 척수자극술과 신경뿌리나 후두신경 말초자극술 등도 시도되고 있다.

수술적 치료에는 신경절제술, 미세신경감압술, 관절유합술 등 여러 방법이 시도되고 있으며 대부분의 연구는 증례중심의 단기추적조사이므로 더 많은 연구가 필요하다. 고주파열응고술 등에 비해 수술치료는 근본적 치료로 보여지나 심각한 부작용 등 위험성이 많으므로 다른 치료를 먼저 시행한 후 마지막으로 시도가 되어야 한다.

참고문헌

1. Antonaci F, Bono G, Chimento P. Diagnosing cervicogenic headache. *J Headache Pain* 2006;7:145-148.
2. Antonaci F, Sjaastad O. Cervicogenic headache: a real headache. *Curr Neurol Neurosci Rep* 2011;11:149-155.
3. Bogduk N. The neck and headaches. *Neurol Clin* 2014;32: 471-487.
4. Bogduk N, Govind J. Cervicogenic headache: an assessment of the evidence on clinical diagnosis, invasive tests, and treatment. *Lancet Neurol* 2009;8:959-968.
5. Fredriksen TA, Antonaci F, Sjaastad O. Cervicogenic headache: too important to be left un-diagnosed. *J Headache Pain* 2015;16:6.
6. Headache Classification Committee of the International Headache Society. The International Classification of Headache Disorders, 2nd edition. *Cephalalgia* 2004;24:1-160.

7. Headache Classification Committee of the International Headache Society. The International Classification of Headache Disorders, 3rd edition (beta version). *Cephalalgia* 2013;33:629-808.

8. Rana MV. Managing and treating headache of cervicogenic origin. *Med Clin North Am* 2013;97:267-280.

9. Sjaastad O. Cervicogenic headache: comparison with migraine without aura; Vaga study. *Cephalalgia* 2008;28:18-20.

10. Sjaastad O, Bakketeig LS. Prevalence of cervicogenic headache: Vaga study of headache epidemiology. *Acta Neurol Scand* 2008;117:173-180.

11. Sjaastad O, Bakketeig LS. Tension-type headache. Comparison with migraine without aura and cervicogenic headache. The Vg study of headache epidemiology. *Funct Neurol* 2008;23:71-76.

12. Sjaastad O, Fredriksen TA, Pfaffenrath V. Cervicogenic headache: diagnostic criteria. The Cervicogenic Headache International Study Group. *Headache* 1998;38:442-445.

13. Sjaastad O, Saunte C, Hovdal H, Breivik H, Gronbaek E. "Cervicogenic" headache: An hypothesis. *Cephalalgia* 1983;3:249-256.

14. Van Suijlekom JA, de Vet HC, van den Berg SG, Weber WE. Interobserver reliability of diagnostic criteria for cervicogenic headache. *Cephalalgia* 1999;19:817-823.

36

정신질환과 두통

박성파

1. 역학

두통 환자에서 정신질환이 동반되는 경우는 비교적 흔하다고 알려져 있다. 특히 우울과 불안은 여러 개의 대규모 인구기반연구에서 두통 환자가 일반인에 비해 그 유병률이 더 높다고 알려져 있다. 편두통migraine의 경우 주요우울장애major depressive disorder, 불안장애anxiety disorder, 외상후스트레스장애posttraumatic stress disorder, 물질남용substance abuse, 양극성장애bipolar disorder, 자살시도 및 아동학대와 관련성이 성립되어 있다. 이 중에 편두통과 우울의 연관성에 대한 연구가 현재까지 가장 많이 진행되었는데, 12개의 정형화된 연구를 대상으로 한 메타분석에 따르면 편두통 환자에서 우울의 유병률은 8.6%에서 81.5%로 보고되며 일반인에 비해 2.2배 높은 것으로 알려졌다. 우리나라의 경우 인구기반연구에서 환자의 17.7%가 병원기반연구에서 환자의 36.3%가 각각 우울증을 가진다고 보고하였다. 편두통 환자에서 불안의 유병률

은 인구기반연구에서 약 50%로 일반인에 비해 약 2배가량 높다고 한다. 우리나라의 경우 인구기반연구에서 환자의 30.6%가, 병원기반연구에서 환자의 23.1%가 각각 불안증을 가진다고 보고하였다. 이런 우울과 불안은 특히 조짐편두통에서 더 흔하게 보고되고 있다. 긴장형두통의 경우 편두통에 비해 정신질환의 동반연구가 그렇게 많지는 않다. 외국의 다기관연구에 의하면 긴장형두통 환자의 44.4%는 우울장애를 가지고, 19.3%는 불안장애를 가진다고 하였다. 우리나라의 인구기반연구에서는 환자의 18.7%가 우울증을 보였고, 9.3%가 불안증을 보였다. 한편 두통이 한 달에 15일 이상 발생하는 만성매일두통의 경우 삽화성두통보다 우울, 불안의 동반빈도가 더 높다고 알려져 있다. 외국의 인구집단연구에 의하면 만성편두통chronic migraine 환자의 경우 우울함이 일반인에 비해 6.4배, 불안이 6.9배 더 높았다고 하였으며, 우리나라의 병원기반연구에서는 만성편두통 환자의 52.9%가 우울증을, 38.2%가 불안증을 가진다고 보고하였다.

2. 두통과 정신질환의 동반기전

두통에서 정신질환이 동반하는 이유에 관해 많은 연구들이 진행되었으나 아직까지 명확한 기전이 밝혀지지 않고 있다. 단지 편두통에서만 추적연구를 통해 세 가지 가설이 대두되고 있다. 첫째는 정신질환이 편두통 발생의 원인인자라는 것이고, 둘째는 편두통이 정신질환 발생의 원인인자라는 것이며, 셋째는 양측 질환이 이런 관계가 아니고 병인을 공유하며 동시에 발생하는데, 예를 들자면 신경전달물질 또는 신경접합부의 이상이 편두통과 정신질환을 동반하게 한다는 것이다. 그 예로 편두통에서 보이는 세로토닌 serotonin 및 도파민 dopamine 기능이상이 편두통의 발생뿐만 아니라 정신질환도 유발하는 것이다. 여기에 시상하부뇌하수체부신축 hypothalamic-pituitary-adrenal axis, HPA axis 의 과다활동, 염증, 호르몬의 영향, 감각 및 감정신경망의 감작 sensitization 과 같은 생물학적 요인, 스트레스와 불면증과 같은 환경적 요인, 그리고 유전적 요인도 관여하는 것으로 알려져 있다.

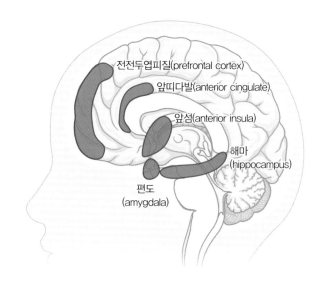

그림 36-1 편두통연구에서 비정상적인 기능 또는 구조를 가지는 것으로 알려진 감정동기부여에 관여하는 뇌 부위

증으로 유발되는 뇌기능의 활성화가 커지거나 뇌 부위의 기능적 연결이 강해짐에 따라 편두통의 감정적인 현상을 유발하게 된다는 것이다. 이렇게 편두통연구에서 비정상적인 기능과 구조를 가지는 감정동기부여 affective-motivational 에 관여하는 뇌 부위가 알려져 있다(그림 36-1).

3. 두통과 정신질환의 신경영상소견

많은 신경영상연구들을 통해 편두통과 정신질환이 왜 같이 동반하는지 설명하고자 하였다. 편두통 환자들의 기능자기공명영상이나 양전자방출단층촬영을 이용한 연구에서 통증이나 다른 감각자극에 대한 감정반응을 결정하고 일반 감정이나 기분을 결정하는데 중요한 뇌 부위에 비정상적인 기능 및 구조, 비정상적 연결성 connectivity 이 보고되고 있다. 즉 통

4. 정신질환에 기인한 두통

국제두통질환분류 제 3판 베타판 ICHD-3β 에서 '정신질환에 기인한 두통'이라 함은 새로운 두통이 정신과 질환과 밀접한 시간연관성을 가지고 처음으로 발생하는 경우를 말한다. 원인 질환으로 확실 시 되는 경우 두통은 정신질환에 의한 이차두통 secondary headache 으로 분류해야 하며, 두통이 어떠한 원발두통 primary headache 의 특성을 갖더라도 마찬가지이다.

원발두통의 특성을 지닌 기존의 두통이 정신과 질환과 밀접한 시간연관성을 가지고 만성화되었거나 악화되었을 때에는 그 질환이 두통을 유발할 수 있다는 유력한 증거가 있다면 처음의 두통진단과 정신질환에 기인한 두통의 진단이 함께 내려져야 한다. 국제두통질환분류 제 3판 베타판(ICHD-3β)에서 정신질환에 기인한 두통은 신체화장애에 기인한 두통과 정신장애에 기인한 두통 두 가지로 나누어 제시되고 있다(표 36-1). 흔한 정신질환 중 우울증이나 불안장애 등과 관련하여 발생하는 두통은 시간연관성에 대한 증거가 불명확하여 국제두통질환분류 제 3판 베타판(ICHD-3β)의 부록 'A12. 정신질환에 기인한 두통'에서 '우울장애, 분리불안장애, 공황장애, 특정공포증, 사회불안증(사회공포증), 범불안장애, 그리고 외상후스트레스장애에 기인한 두통'으로 분류되어 제시되고 있다.

이 외, 두통은 어떠한 시간연관성 없이도 정신과 질환에서 발생할 수 있으며 두통에서 정신질환이 동반질환되는 경우도 흔하다. 이처럼 연관성의 증거가 충분치 않으면 원발두통과 정신질환을 따로 분리하여 진단되어야 한다.

5. 정신질환의 임상적 중요성

1) 편두통과의 인과관계

편두통과 주요우울장애는 양방향관계를 가지고 있다. 미국의 한 연구에 의하면 2년간의 추적조사에서 주요우울장애가 있는 사람은, 없는 사람에 비해 2년 뒤 편두통이 발생할 가능성이 3.4배 높았고, 편두통이 있는 사람은, 없는 사람에 비해 2년 뒤 주요우울장애가 발생할 가능성이 5.8배 높았다고 보고하여 이들의 양방향성 관계를 증명하였다. 또한 양극성장애도 편두통과 양방향성 관계를 가진다고 알려져 있다.

2) 편두통의 만성화

편두통 환자의 추적연구에서 삽화편두통(episodic migraine)을 가진 환자는 매년 2~3% 정도의 빈도로 만성편두통으로 진행한다. 미국의 한 보고에 의하면 우울은 사회인구통계학적 요소와 두통의 임상적 요소를 보정하고도 만성편두통의 중요한 예측인자임이 밝혀졌다. 이러한 경향은 특히 우울증상이 심할수록 뚜렷했다.

3) 자살경향성의 증가

기분장애를 가진 환자는 일반인에 비해 자살시도의 가능성이 높다. 더구나 두통을 가지며 우울증이 있는 경우는 그 위험도가 더 증가한다. 미국의 한 연구결과에 의하면 주요우울장애와 편두통을 동시에 가진 환자가 일반인에 비해 자살시도가 16.2배 높았던 반면 주요우울장애만 있거나 편두통만 있었던 환자들은 각각 7.6배, 3배로 그보다 낮았다. 편두통의 분류상 조짐편두통은 무조짐편두통에 비해 자살시도 가능성이 높다.

표 36-1 정신질환에 기인한 두통의 진단기준(ICHD-3β)

신체화장애에 기인한 두통의 진단기준

A. 진단기준 C를 충족하는 모든 두통

B. 다음의 두 가지 모두를 만족하여 신체화장애로 진단됨

1. 과거력상 30세 이전부터 시작된 여러 신체 증상이 있어야 하며, 이 증상들이 알고 있는 질환으로는 충분히 설명될 수 없거나, 연관된 질환이 있다 하더라도 병력이나, 신체검진, 검사실 소견 등을 바탕으로 예상되는 것보다 지나침

2. 질환 경과 중 다음 중 모두:

　　a. 네 가지 다른 부위나 기능(예로, 머리, 가슴, 등, 복부, 관절, 사지, 항문 등의 부위나 월경이나 성관계, 배뇨 작용 등)에서 최소한 네 가지 통증 증상

　　b. 통증 외에 최소한 두 가지 위장관 증상(임신이나 설사, 음식못견딤에 의한 것이 아닌 구역이나 위팽만감, 구토)

　　c. 통증 외에 최소한 한 가지 성적 증상(성적무관심이나 발기/사정 이상, 월경 불규칙, 과도한 월경출혈, 전임신기 동안 구토)

　　d. 통증 외에 최소한 한 가지 가성신경학적 증상(균형장애나 마비 혹은 국소위약, 삼킴어려움 혹은 목의 덩어리 이물감, 발성불능증, 잔류소변, 환각, 촉각이나 통각 소실, 복시, 실명, 난청, 경련, 기억상실 같은 해리증상, 실신이 아닌 의식소실 등)

C. 다음 중 최소한 한 가지로 인과관계가 입증됨

1. 신체화장애에 기인한 다른 신체 증상들의 발생에 따라 두통이 시작되거나 현저히 악화됨

2. 신체화장애에 기인한 다른 신체 증상들의 기복에 따라 그 시점에 맞추어 두통이 지속 또는 완화

3. 신체화장애에 기인한 다른 신체 증상들의 완화에 따라 두통이 완화됨

D. 다른 ICHD-3 진단으로 더 잘 설명되지 않음

정신장애에 기인한 두통의 진단기준

A. 진단기준 C를 충족하는 모든 두통

B. 두통을 설명할 수 있는 기전에 대한 내용을 포함한 망상이 있음(예를 들어, 환자는 자신의 머리속에 뭔가가 삽입되어 있고 그것이 두통을 유발하였다고 믿거나, 반박할 수 없는 반대의 증거가 있음에도 자신이 두통을 유발하는 뇌종양에 걸렸다고 믿음)

C. 다음 중 한 가지 또는 두 가지 모두로 인과관계가 입증됨:

1. 망상이 시작되면 동시에 또는 그 이후에 두통이 발생

2. 망상이 완화되면 두통도 완화됨

D. 다른 ICHD-3 진단으로 더 잘 설명되지 않음

4) 급성기 약물과 예방약물에 대한 영향

편두통의 급성기 약물 중 가장 흔하게 처방되는 것은 트립탄제이다. 미국의 다기관 연구에서 편두통 환자의 트립탄복용을 중단하는 이유를 조사 해보니 약물의 효과가 없는게 가장 큰 이유였지만 그 외에도

우울증이 있는 환자가 없는 환자에 비해 중단하는 빈도가 더 높았다.

한 관찰연구에 의하면 트립탄계 약물인 frovatriptan을 주요우울장애가 있는 편두통 환자가 복용하게 되면 그런 장애가 없는 환자에 비해 치료에 반응이 없을 가능성이 5.5배 높다고 하였다. 또한 환자가 우울증이나 불안증이 있으면 편두통 예방약물에 대한 부작용을 훨씬 더 많이 느끼게 된다. 이는 예방약물에 대한 순응도를 낮추어 예방치료의 실패를 초래하게 된다.

5) 감각과민증에 대한 영향

편두통 환자의 우울 및 불안은 편두통에 동반되는 빛공포증, 소리공포증, 냄새공포증, 무해자극통증allodynia과 밀접한 관계가 있다. 이러한 감각과민증은 편두통 환자의 두통을 재발시켜 무능력해지고 삶의 질에 영향을 주게 된다.

6) 삶의 질에 대한 영향

우울하거나 불안한 환자는 자신의 삶이 행복하다고 느끼지 않는다. 우리나라 병원기반연구에 의하면 편두통 환자의 삶의 질을 결정하는 가장 중요한 요소는 우울증이었으며, 특히 환자가 여성이고, 만성편두통이며, 두통시간이 길수록 두통에 대한 무능력지표가 상승하면서 우울해지고 이로 인해 삶의 질이 감퇴한다고 보고하였다.

6. 정신질환의 진단

바쁜 외래 진료에서 내원하는 환자들의 정신질환을 밝히는 것은 쉽지 않다. 실제로 이들에게 최소 15분에서 길게는 1시간 가량 시행하는 정신과적 인터뷰를 적용할 수는 없다. 외국의 보고에 의하면 신경과를 내원하는 환자들 중 처음으로 주요우울장애를 진단받은 환자들에게 이전에 정신과적 진단이나 치료를 받은 적이 있는가 확인하였을 때 약 60%는 그런 적이 없었다고 대답하였다. 이는 우리 신경과의사가 신경과적 질환을 가진 환자의 정신질환에 대해서 보다 많은 관심을 가져야 할 필요성이 있음을 반영한다. 이런 이유로 바쁜 외래에서 짧은 시간 내에 정신질환을 찾아내는 선별검사가 매우 중요하다.

1) 우울의 진단

두통 환자에게 우울을 진단하는 선별검사로는 Beck Depression Inventory-IIBDI-II, Patient Health Questionnaire-9PHQ-9과 PHQ-2 및 Hospital Anxiety and Depression Scale-Depression SubscaleHADS-D 등이 있다. 하지만 이런 검사들은 일차의료기관을 방문한 일반환자들을 대상으로 타당도 조사가 시행되었으므로 실제 두통을 가진 환자들에게도 이들이 적합한 검사인지는 알려져 있지 않았다. 최근에 우리나라에서 편두통 환자들을 대상으로 한 PHQ-9와 PHQ-2의 타당도 조사가 시행되었으며 편두통의 주요우울장애 진단에 유용한 검사임이 밝혀졌다(표 36-2). 이들은 외래에서 1~3분 정도의 시간 투자로 검사가 가능하며 PHQ-9의 경우 총점이 8점 이상이면 79.5%의 민감도와 81.7%의 특이도로 주요우울장애를 진단할 수 있고, PHQ-2는 총점이 3점 이상이면 66.7%의 민감도와 90.3%의 특이도로 주요우울장애를 진단할 수 있다. 추후 두통의 우울질환 진단에 한국어판 PHQ-9와 PHQ-2의 보편적 사용을 기대한다. 검사도구는 대한두통학회홈페이지에 접속하면 쉽게 다운로드 받을 수 있다. 한편 우울증을 보이는 두통 환자의 일부분에서는 우울증과 조증을 반복하는 양극성장애를 보이는데 이 경우가 의심되면 선별검사로 Mood Disorder Questionnaire[MDQ]를 사용할 수 있다.

표 36-2 **Patient Health Questionnaire-9 (PHQ-9).**
지난 2주일 동안 당신은 다음의 문제들로 인해서 얼마나 자주 방해를 받았는지 해당번호에 표시(V)해 주세요.

문항	전혀 방해 받지 않았다	며칠 동안 방해 받았다	7일 이상 방해 받았다	거의 매일 방해 받았다	점수
1) 일 또는 여가 활동을 하는 데 흥미나 즐거움을 느끼지 못함	0	1	2	3	
2) 기분이 가라앉거나, 우울하거나, 희망이 없음	0	1	2	3	
3) 잠이 들거나 계속 잠을 자는 것이 어려움, 또는 잠을 너무 많이 잠	0	1	2	3	
4) 피곤하다고 느끼거나 기운이 거의 없음	0	1	2	3	
5) 입맛이 없거나 과식을 함	0	1	2	3	
6) 자신을 부정적으로 봄. 혹은 자신이 실패자라고 느끼거나 자신 또는 가족을 실망시킴	0	1	2	3	
7) 신문을 읽거나 텔레비전 보는 것과 같은 일에 집중하는 것이 어려움	0	1	2	3	
8) 다른 사람들이 주목할 정도로 너무 느리게 움직이거나 말을 함. 또는 반대로 평상시보다 많이 움직여서, 너무 안절부절못하거나 들떠 있음	0	1	2	3	
9) 자신이 죽는 것이 더 낫다고 생각하거나 어떤 식으로든 자신을 해칠 것이라고 생각함	0	1	2	3	
				Total	

PHQ-2는 PHQ-9의 1번과 2번 문항으로 검사함

2) 불안진단

두통 환자에게 불안을 진단하는 선별검사로는 Beck Anxiety Inventory[BAI], Generalized Anxiety Disorder-7[GAD-7]과 GAD-2 및 Hospital Anxiety and Depression Scale-Anxiety Subscale[HADS-A] 등이 있다. 하지만 이것들 역시 일차의료기관을 방문한 일반환자들을 대상으로 타당도 조사가 시행되어 실제 두통을 가진 환자들에게도 이들이 적합한 검사인지는 알려져 있지 않았다. 최근에 우리나라에서 편두통 환자들을 대상으로 한 GAD-7와 GAD-2의 타당도 조사가 시행되었으며 GAD-2 편두통의 범불안장애 진단에 유용한 검사임이 밝혀졌다(표 36-3). 이들 또한 외래에서 1~3분 정도의 시간 투자로 검사가 가능하며

GAD-7의 경우 총점이 6점 이상이면 78.1%의 민감도와 74.6%의 특이도로 범불안장애를 진단할 수 있고, GAD-2는 총점이 2점 이상이면 84.4%의 민감도와 72.8%의 특이도로 범불안장애를 진단할 수 있다. 추후 두통의 불안진단에 한국판 GAD-7과 GAD-2가 유용하게 사용될 수 있기를 기대한다. 검사도구는 역시 대한두통학회홈페이지에 접속하면 쉽게 다운로드 받을 수 있다.

3) 자살사고

심각한 우울장애는 자살관념이나 시도를 유발할 수 있다. 자살사고를 선별하는 설문은 PHQ-9의 9번

표 36-3 **Generalized Anxiety Disorder-7 (GAD-7).**

지난 2주일 동안 당신은 다음의 문제들로 인해서 얼마나 자주 방해를 받았는지 해당번호에 표시(V)해 주세요.

문항	전혀 방해 받지 않았다	며칠 동안 방해 받았다	7일 이상 방해 받았다	거의 매일 방해 받았다	점수
1) 초조하거나 불안하거나 조마조마하게 느낀다.	0	1	2	3	
2) 걱정하는 것을 멈추거나 조절할 수가 없다.	0	1	2	3	
3) 여러 가지 것들에 대해 걱정을 너무 많이 한다.	0	1	2	3	
4) 편하게 있기가 어렵다.	0	1	2	3	
5) 너무 안절부절 못해서 가만히 있기가 힘들다.	0	1	2	3	
6) 쉽게 짜증이 나거나 쉽게 성을 내게 된다.	0	1	2	3	
7) 마치 끔찍한 일이 생길 것처럼 두렵게 느껴진다.	0	1	2	3	
				Total	

GAD-2는 GAD-7의 1번과 2번 문항으로 검사함

문항을 이용할 수 있다. 하지만 자살사고가 있다고 해서 반드시 그 사람이 자살시도를 하는 건 아니다. 따라서 보다 정확하고 심각한 자살경향성을 파악하기 위해서는 MINI International Neuropsychiatric Interview Plus 5.0.0^{MINI Plus 5.0.0}의 suicidality 항목으로 자살경향성의 심각도를 조사할 수 있다. 즉 점수가 10점 이상이 되면 자살위험성이 높다고 볼 수 있다.

7. 정신질환의 치료

모든 정신질환을 신경과의사가 치료할 수 없다. 그렇다고 모든 환자를 정신건강의학과에 보낼 수도 없다. 두통 환자는 자신이 정신질환을 가졌다는 말만으로도 심각한 심적부담을 안게 되고 정신건강의학과에 대한 진료에도 거부감을 가질 수 있기 때문이다. 또한 일부 두통학자들의 연구에 의하면 우울 및 불안증은 통증에 의한 이차 반응일 수도 있다는 결과도 있어 두통의 정신적 문제를 정신과의사의 치료로만 해결될 수 있을지도 의문이 있다. 결국 선별검사를 통해 심각하지 않은 우울, 불안은 두통 환자를 보는 비정신과의사도 치료에 참여할 수 있다고 본다. 하지만 비정신과의사가 진단하거나 치료할 수 없는 심각한 우울장애, 양극성장애, 조현병, 성격장애, 물질남용, 심각한 자살사고를 가진 환자나 적절한 항우울제를 써도 증상이 지속되는 환자들은 정신과의사의 진료를 받도록 하는 것이 바람직하다. 일반적으로 우울, 불안의 치료는 약물치료가 우선적이며 정신요법^{psychotherapy}이 이차적인 접근방법이다. 아쉽게도 두통을 동반한 정신질환에 대한 근거중심의학의 치료지

침은 아직 성립되어 있지 않다.

1) 우울

우울의 치료는 크게 약물치료와 정신요법으로 나뉜다. 약물치료에 사용되는 약제는 선택적세로토닌계흡수억제제^{selective serotonin reuptake inhibitor, SSRIs}, 세로토닌노르에피네프린재흡수억제제^{serotonin norepinephrine reuptake inhibitors, SNRIs}, 삼환계항우울제^{tricyclic antidepressant} 및 모노아민산화효소억제제^{monoamine oxidase inhibitors, MAOIs}가 있으며 그 중 일부는 우울뿐만 아니라 불안의 치료에도 효과가 있다(표 36-4).

우울증 환자는 약물의 부작용에 민감하므로 항우울제를 저용량에서 시작하여 서서히 증량하도록 요구된다. 약물치료를 시작하면 회복 후 6개월간의 추가적인 치료가 요구되며 이후 재발 시에는 적어도 2년간의 추가적인 치료가 필요하다. 치료의 반응은 개개인에 따라 다르지만 효과가 나타나기까지는 약 2주 가량 걸리며 충분한 효과 또는 12주 정도 필요할 수 있으므로 치료도중에 투약을 중단하지 말도록 환자에게 충분한 교육이 필요하다. 우울장애를 가진 편두통 환자의 약물치료는 우울증이 심하지 않은 경우 단독요법을 시도해 보는 것이 바람직하다. 즉 한 가지 약제로 우울, 불안을 함께 치료해 보는 것이다. 아미트리프틸린은 저용량으로도 편두통예방에 효과적이지만 우울증에서는 하루 100 mg 이상의 고용량에서 치료효과를 기대한다. 이는 중추신경계 부작용이나 심장독성 등의 심각한 부작용을 초래할 수 있다. SSRIs는 우울에 효과적인 약물이지만 편두통의 예방

표 36-4 **원발우울 및 불안장애의 SSRIs와 SNRIs의 효과**

항우울제	우울장애	공황장애	범불안장애	시작용량(mg)	최대용량(mg)
Paroxetine (Paxil)[a]	+	+	+	10	60
Sertraline (Zoloft)[a]	+	+	−	25	200
Fluoxetine (Prozac)[a]	+	+	−	10	80
Citalopram (Celexa)[a]	+	−	−	10	60
Escitalopram (Lexapro)[a]	+	+	+	5	30
Fluvoxamine (Luvox)[a]	+	+	+	20	80
Venlafaxine (Effexor)[b]	+	+	+	37.5	300
Duloxetine (Cymbalta)[b]	+	+/−	+	30	120

[a]SSRI: selective serotonin reuptake inhibitor
[b]SNRI: serotonin norepinephrine reuptake inhibitor

치료에는 부적합하다. 일부 투약 초기 1~2주간 fluoxetine, sertraline 및 paroxetine은 편두통을 악화시킬 수 있다고 보고되기도 하였다. SNRIs는 우울에 효과적이고, 특히 venlafaxine의 경우 편두통의 예방에도 효과적이므로 사용이 고려된다. 편두통의 예방약 중에 프로프라놀롤은 불안증에 도움을 주지만 동시에 우울증을 악화시킨다는 보고가 있고, 토피라메이트도 우울증을 악화시킬 여지가 있어 주의를 요한다. Divalproex sodium은 양극성장애를 가진 편두통 환자의 예방치료에 적합하다. 트립탄계 약물과 SSRIs 또는 SNRIs를 동시에 사용했을 때 간혹 세로토닌증후군이라는 심각한 부작용이 발생할 수 있으나 아직 증례보고일 뿐 이것으로 인해 두 가지 약제를 같이 사용하지 말자는 과학적 근거는 없다.

이차적으로 고려되는 정신요법은 점진적근육이완progressive muscle relaxation, 바이오피드백biofeedback 및 인지행동요법cognitive behavioral therapy, CBT이 있다. 이들 모두 편두통과 우울증의 치료에 적합하고 동시에 약물치료로 발생할 수 있는 부작용도 없으며 가격도 저렴한 편이다. 더구나 이들을 약물치료와 병행하면 상승효과를 기대할 수 있다.

2) 불안

우울한 두통 환자의 60~70%는 동시에 불안을 가지고 있다. 따라서 우울과 불안 모두에 효과적인 SSRIs나 SNRIs를 우선 고려해 볼 수 있다. 이들의 효과는 벤조디아제핀 계열 약물과 동일하지만 의존성, 내성, 인지기능적 측면에서 훨씬 유리하다. 단 효과가 4~8주 정도 지연될 수 있으므로 이 기간에 clonazepam같은 벤조디아제핀 계열 약물을 잠시 사용할 수 있다. 우울치료와 마찬가지로 다양한 정신요법이 병행되면 불안치료에 더 효과적이다. 특히 공황장애나 강박충동장애가 동반되는 경우엔 CBT 단독 또는 SSRIs와 병행치료를 고려할 수 있다.

참고문헌

1. Green MW, Muskin PR. The neuropsychiatry of headache. 1st ed. Cambridge: Cambridge University Press, 2013;1-164.
2. Headache Classification Committee of the International Headache Society. The international classification of headache disorders. 3rd edition (beta version). *Cephalalgia* 2013;33:629-808.
3. Minen MT, Begasse De Dhaem O, Kroon Van Diest A, Powers S, Schwedt TJ, Lipton R, et al. Migraine and its psychiatric comorbidities. *J Neurol Neurosurg Psychiatry* 2016; 87:741-749.
4. Seo JG, Park SP. Validation of the Generalized Anxiety Disorder-7 (GAD-7) and GAD-2 in patients with migraine. *J Headache Pain* 2015;16:97.
5. Seo JG, Park SP. Validation of the Patient Health Questionnaire-9 (PHQ-9) and PHQ-2 in patients with migraine. *J Headache Pain* 2015;16:65.

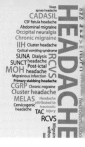

찾아보기

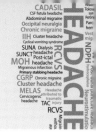

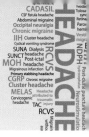